Kinderorthopädie

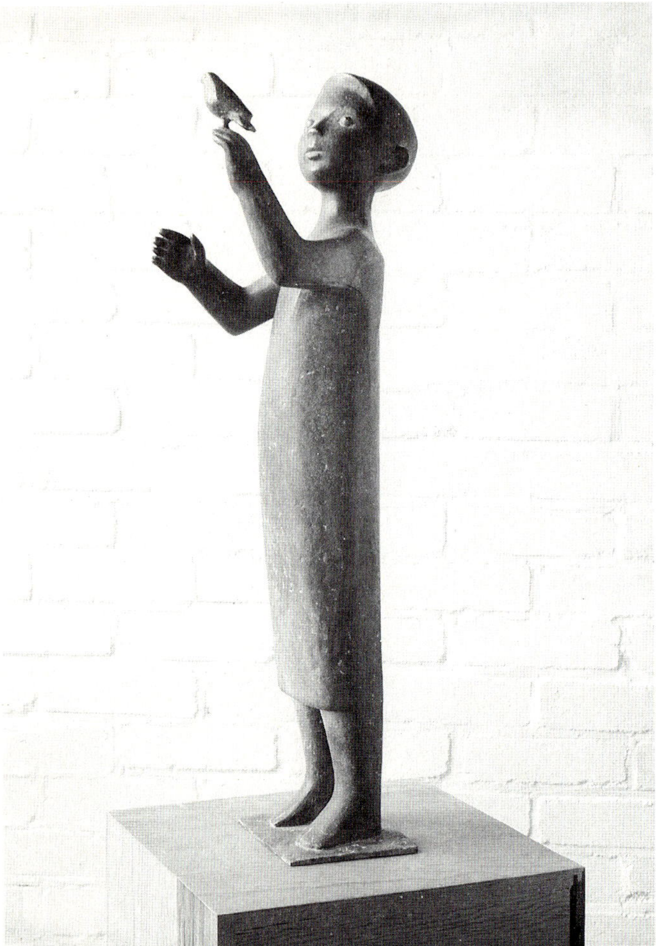

W. Wien

Klaus Buckup

Kinderorthopädie

Geleitwort von Dietrich Tönnis

126 Abbildungen in 229 Einzeldarstellungen,
28 Tabellen

1987
Georg Thieme Verlag Stuttgart · New York

Dr. med. Klaus Buckup, Orthopädische Klinik
Städtische Kliniken, Beurhausstr. 40, 4600 Dortmund 1

Zeichnungen von Friedrich Hartmann

CIP-Kurztitelaufnahme der Deutschen Bibliothek

Buckup, Klaus:
Kinderorthopädie / Klaus Buckup. – Stuttgart ;
New York : Thieme, 1987. –

Wichtiger Hinweis: Medizin als Wissenschaft ist ständig im Fluß. Forschung und klinische Erfahrung erweitern unsere Kenntnisse, insbesondere was Behandlung und medikamentöse Therapie anbelangt. Soweit in diesem Werk eine Dosierung oder eine Applikation erwähnt wird, darf der Leser zwar darauf vertrauen, daß Autoren, Herausgeber und Verlag größte Mühe darauf verwandt haben, daß diese Angabe genau dem **Wissensstand bei Fertigstellung des Werkes** entspricht. Dennoch ist jeder Benutzer aufgefordert, die Beipackzettel der verwendeten Präparate zu prüfen, um in eigener Verantwortung festzustellen, ob die dort gegebene Empfehlung für Dosierungen oder die Beachtung von Kontraindikationen gegenüber der Angabe in diesem Buch abweicht. Das gilt besonders bei selten verwendeten oder neu auf den Markt gebrachten Präparaten und bei denjenigen, die vom Bundesgesundheitsamt (BGA) in ihrer Anwendbarkeit eingeschränkt worden sind. Benutzer außerhalb der Bundesrepublik Deutschland müssen sich nach den Vorschriften der für sie zuständigen Behörde richten.

Geschützte Warennamen (Warenzeichen) werden *nicht* besonders kenntlich gemacht. Aus dem Fehlen eine solchen Hinweises kann also nicht geschlossen werden, daß es sich um einen freien Warennamen handele.

Printed in Germany
Satz: Kittelberger, Reutlingen, gesetzt auf Digiset 400 T 30
Druck: Druckhaus Dörr, Inh. Adam Götz, Ludwigsburg

ISBN 3-13-697601-0 2 3 4 5 6

Geleitwort

Die Orthopädie war in ihren Anfängen eigentlich eine Kinderorthopädie und wurde dann langsam zu dem Fachgebiet, das die Erkrankungen und Verletzungen des Stütz- und Bewegungsapparates in allen Altersstufen behandelt. Heute scheint es manchmal, daß die Kinderorthopädie mit dem Rückgang der Zahl unserer Kinder etwas in den Hintergrund tritt. Sporttraumatologie, Arthroskopie und Endoprothetik erregen vielfach mehr Aufsehen. Aber auch in der Erkennung und Behandlung kindlicher Erkrankungen sind entscheidende Fortschritte erzielt worden, und vieles ist im Wandel. In allen Ländern haben sich Arbeitsgruppen für Kinderorthopädie noch intensiver mit diesem Lebensabschnitt befaßt. Daneben ist aber auch die Aufmerksamkeit der Eltern für Gesundheitsstörungen und Probleme des Kindes sehr geschärft worden. Es wird mehr von uns erwartet.

Die Kinderorthopädie war immer ein Bestandteil der gesamten Orthopädie. Gerade durch die Beobachtung der Folgen kindlicher Erkrankungen und angeborener Fehlformen bis in spätere Lebensjahre konnte ausgesagt werden, wie im Kindesalter vorzugehen ist. Für die Röntgenuntersuchung des kindlichen Skeletts hat die Orthopädie die entscheidenden Voraussetzungen geliefert und viele Normalwerte ermittelt. Inzwischen wurde auch die Ultraschalluntersuchung für die Frühdiagnostik der angeborenen Hüftgelenksverrenkung von Orthopäden eingeführt. In der Behandlung der angeborenen Fußdeformitäten werden neue Wege und noch bessere Verfahren vorgeschlagen. In der Früherkennung und Behandlung von angeborenen Cerebralparesen sind die Erfahrungen gewachsen. Die Skoliosebehandlung hat sich immer weiter verfeinert und verbessert. In der Tumorchirurgie sind neue Möglichkeiten eröffnet.

So erscheint es an der Zeit, diese Errungenschaften noch mehr Menschen zugänglich zu machen, ihre Aufmerksamkeit für wichtige Zeitpunkte zu schärfen, für Hinweise und Beschwerden eines Kindes, denen sorgfältig und umgehend nachzugehen ist, wenn nicht schwerwiegende Folgen für ein Leben entstehen sollen. Neben den Orthopäden und Kinderärzten sind auch die Hausärzte, Schulärzte, Sportbetreuer und andere an vielen Gesundheitsfragen des Kindes interessiert und sollten Fortbildung erfahren.

Ein kurzgefaßtes Lehrbuch hat dabei vermutlich mehr Breitenwirkung als eine zu detaillierte Darstellung. Der Autor Dr. Klaus Buckup und der Thieme Verlag haben sich daher für diese Buchform entschieden.

Die Aufgliederung des Stoffes erfolgte nach praktischen Gesichtspunkten.

Kleinkinder können uns in der Differentialdiagnose von Erkrankungen noch keine Hinweise geben, etwas ältere oft nur sehr undeutlich. Deshalb ist es sehr zu begrüßen, daß hier das Kapitel über die Differentialdiagnose orthopädischer Krankheitsbilder ganz unter „das Leitsymptom“ gestellt wurde. Es sind meistens Schmerzen, oft auch Abweichungen im Gangbild, die eine Untersuchung des Kindes veranlassen. Vom Leitsymptom her und dem Wissen um die wichtigsten Erkrankungen läßt sich am besten zum Ziel kommen.

Im speziellen Teil des Buches werden die wichtigsten Erkrankungen mit ihren diagnostischen Kriterien und therapeutischen Möglichkeiten klar und präzise dargestellt.

Das Buch kann natürlich nicht alle seltenen Erkrankungen und Techniken operativer Verfahren aufzeichnen. Es schien wichtig, die Bedeutung der Prophylaxe und der frühzeitigen Diagnose und Therapie gerade im Kindesalter einem noch größeren Leserkreis nahezubringen; denn bei vielen Krankheitsbildern bestehen heute gute Behandlungsmöglichkeiten, die rechtzeitig genutzt werden müssen.

Dr. Buckup hat sich an unserer Klinik seit langem mit der Kinderorthopädie befaßt und ein großes Krankengut mitverfolgt. Seine Ausführungen spiegeln auch seine eigenen Erfahrungen und bekommen von daher Gewicht. Insgesamt bietet das vorliegende Werk einen umfassenden Überblick über das Gebiet der Kinderorthopädie.

Ich wünsche diesem Buch, daß es die ihm gesteckten Ziele für eine verbesserte Diagnostik und Behandlung unserer kleinen Patienten erreicht.

D. Tönnis

Direktor der Orthopädischen Klinik der Städtischen Kliniken Dortmund

Vorwort

Die Ausweitung und Entwicklung der Orthopädie hat auch in der Kinderorthopädie einen Entwicklungsschub verursacht, der in der bis heute verbreiteten deutschen Literatur nicht entsprechenden Ausdruck findet. Mein Anliegen war es, ein kinderorthopädisches Buch zu konzipieren, welches dem heutigen Wissensstand gerecht wird und die speziell kinderorthopädischen Probleme aus der Allgemeinorthopädie heraushebt.
Im ersten allgemeinen Teil des Buches sind die Besonderheiten des kindlichen Wachstums dargestellt; außerdem wird auf die Untersuchung des Kindes und notwendige Untersuchungsverfahren eingegangen. Ein zusätzliches Kapitel über die Röntgenuntersuchungen erschien mir nützlich.
Im zweiten Teil soll dem Leser differentialdiagnostisch vom auffälligen Symptom her der Weg zur Diagnose erleichtert werden.
Die mögliche Diagnose findet im dritten Teil des Buches eine genauere Erklärung. Hier sind alle wichtigen Erkrankungsformen des Haltungs- und Bewegungsapparates und deren Therapie beschrieben.
Gewisse Überschneidungen werden in Kauf genommen, um dem Leser zeitraubendes Nachschlagen durch häufige Querverweise zu ersparen.
Das Buch soll nicht nur dem Orthopäden, sondern all denjenigen ein Leitfaden sein, die mit dem heranwachsenden Kind zu tun haben, wie der Allgemeinarzt, Kinderarzt, Frauenarzt und auch der Krankengymnast. Dem Medizinstudenten soll es einen differenzierten Einblick in die Orthopädie des Kindes ermöglichen.

Dortmund, im Sommer 1987

Klaus Buckup

Inhaltsverzeichnis

Allgemeiner Teil

Einleitung

Während die Geschichte der Medizin bis in die Antike zurückreicht, ist die spezielle Richtung der Orthopädie noch relativ jung. Skelettfunde bezeugen, daß es fast alle orthopädischen Krankheiten schon im Altertum gab. Infektionen, vor allem tuberkulöse Wirbel- und Gelenkveränderungen, aber auch angeborene und erworbene Mißbildungen, wie Luxationshüften und Verletzungsfolgen, wurden von Hippokrates beschrieben.

Lange Zeit befaßte sich die Orthopädie fast ausschließlich mit mißgebildeten Kindern, die in Kinder- und Krüppelheimen untergebracht waren. 1741 veröffentlichte NICOLAS ANDRY, damals Professor für Medizin in Paris, ein Buch, dessen Titel übersetzt lautete: „Orthopädie, oder die Kunst, Deformierungen bei Kindern zu verhindern und zu korrigieren." Er prägte den Begriff Orthopädie aus den Worten Orthos (gerade oder frei von Deformierungen) und Paidion (Kind) und drückte die Ansicht aus, daß die meisten Deformierungen des Erwachsenenalters ihren Ursprung in der Kindheit haben und sah sie eng mit der Präventivmedizin und Kinderheilkunde verknüpft.

Das gegenwärtige Gebiet der Orthopädie schließt mittlerweile alle Altersgruppen ein und wird als die Kunst und die Wissenschaft verstanden, die sich mit dem Studium der Ursachen und der Entwicklung der Symptome sowie mit der Vorbeugung und der Behandlung aller Affektionen des Haltungs- und Bewegungsapparates beschäftigt.

Um eine vorbildliche Versorgung eines Patienten mit Skeletterkrankungen besonders im Kindes- und Jugendalter zu gewährleisten, muß der orthopädisch tätige Arzt in Verbindung stehen mit anderen Spezialisten, den Kinderärzten, Neuropädiatern, Neurologen, Internisten, Rheumatologen und den chirurgisch tätigen Ärzten. Die Krankengymnastik und Orthopädietechnik sowie die Rehabilitation sind weitere eng mit der Orthopädie verbundene Bereiche.

In den Schriften des Hippokrates finden sich die ersten Beschreibungen orthopädischer Therapie. Dort sind viele Mißbildungen, wie angeborener Klumpfuß, die kongenitale Hüftluxation und die Skoliose eingehend beschrieben und genaue Anleitungen für deren Behandlung gegeben.

Mißbildungen, Deformitäten und Verletzungen wurden zunächst mit mechanischen Mitteln behandelt. Durch Extensionen, Manipulationen,

Quengeln usw. wurde versucht, sie gewaltsam umzubiegen und zu korrigieren.

Anfänglich lag die Behandlung orthopädischer Leiden in den Händen von Handwerkern und Instrumentenbauern, später dann auch bei Orthopädiemechanikern. Erst im 18. Jahrhundert wurde die Behandlung mehr und mehr von Ärzten übernommen und durfte dann auch nur von ihnen betrieben werden.

Krankheiten haben im Laufe der Zeit erhebliche Wandlungen durchgemacht. Während bestimmte Skeletterkrankungen, wie kongenitale Deformierungen und Knochentumoren, immer existiert haben, sind andere langsam zurückgegangen. An ihrer Stelle sind neue Probleme entstanden, die zunehmende Aufmerksamkeit erfordern. Knochen- und Gelenktuberkulose, Vitaminmangel und die Poliomyelitis sind heute dank medizinischer Forschung in den Industrieländern nur vereinzelt anzutreffen, während sie in den Entwicklungsländern noch häufiger vorkommen. Knochen- und Gelenkinfektionen lassen sich durch Einsatz moderner Behandlungsmethoden gut beherrschen.

Schwere Formen von zerebraler Parese und Spina bifida mit den begleitenden paralytischen Problemen sind häufiger als früher, weil Kinder mit diesen Leiden, welche früher in jüngstem Alter verstarben, heute überleben und mit ihren Problemen aufwachsen.

Während der letzten Jahrzehnte hat die Orthopädie mit vielen wichtigen Entwicklungen, die entscheidenden Einfluß auf die Verhinderung, Diagnose und Behandlung von Skeletterkrankungen und Verletzungen hatten, einen großen Sprung nach vorne getan. Präventive Orthopädie ist eine Realität geworden durch genauere Beratung sowie durch intrauterine Feststellungen bestimmter Krankheiten, durch z. B. die Amniozentese und den Ultraschall. In der Vergangenheit war die Beteiligung der Orthopädie an der Behandlung von Neugeborenen begrenzt. Deformitäten des Bewegungsapparates waren im Vergleich zu den dringlichen, oftmals lebensbedrohenden pädiatrischen Erkrankungen weniger ernst. Oft wurde die Behandlung des Klumpfußes, der Hüftluxation und Anomalien der Extremitäten aufgeschoben, bis das Kind groß genug war, um sich einer orthopädischen Behandlung zu unterziehen. Mittlerweile ist allgemein bekannt, daß viele orthopädische Erkrankungen Neugeborener in ihrem Ausmaß gering gehalten werden können durch Früherkennung und rechtzeitigen Beginn einer adäquaten Behandlung. Am eindrucksvollsten läßt sich dies an der angeborenen Hüftluxation aufzeigen. Hier führt die frühzeitige Behandlung zu einem meist gut funktionierenden Gelenk.

Auch die Frühdiagnose (im Rahmen von Screeningmethoden) von Skoliosen mit sofortiger Einleitung einer entsprechenden Therapie hat sich als erfolgreich erwiesen.

Die Entwicklung der konservativen und auch der operativen Therapie ermöglicht es, gezielt orthopädische Leiden zu behandeln. Rehabilitative und krankengymnastische Maßnahmen ergeben letztlich die Wiederherstellung und Optimierung der Funktionen des Skelettsystems bei angeborenen Leiden nach Verletzungen und Operationen.

Wachstum und Frühentwicklung des Bewegungsapparates

Entwicklung, Wachstum und Reifung des Skeletts sind überaus komplizierte Vorgänge, die durch zahlreiche Faktoren bestimmt und gesteuert werden.

Der Einfluß des Wachstums auf den Bewegungsapparat kann positiv oder negativ sein. Das Wachstum kann Deformitäten hervorrufen, so z. B. bei zerebraler Lähmung, wo die Spastik und die unausgewogenen Muskelkräfte die Knochen und Gelenke deformieren, die bei der Geburt normal waren. Auf der anderen Seite kann sich bei entsprechender Behandlung eines Kindes mit einem angeborenen Sichelfuß, Klumpfuß oder einer Hüftluxation mit dem Wachstum ein normaler Fuß oder eine nahezu normale Hüfte entwickeln.

Das schnelle Wachstum von Neugeborenen und Kindern macht diese Periode zu der besten Zeit für den Orthopäden, den Wachstumsfaktor dahingehend auszunutzen, die Entwicklung in normale Bahnen zu lenken.

Knochenwachstum

Das Längenwachstum der Extremitäten ist in der ersten Zeit nach der Geburt größer als zu jeder anderen. Ein Röhrenknochen besteht aus einem mittleren Teil (dem Schaft) und zwei Endstücken. Der Schaft unterteilt sich in die Metaphyse und Diaphyse, die Endstücke in Epiphyse und Epiphysenfuge (die knorplige Wachstumszone). Für das Dickenwachstum der Röhrenknochen ist das endostale und periostale Regulationssystem verantwortlich.

Das Längenwachstum geschieht durch Teilung von Knorpelzellen an der epiphysären Seite der Wachstumsfuge und durch Ersatz des kalzifizierten Knorpels durch Knochen auf der metaphysären Seite. Es sind viele physiologische Faktoren bekannt, die die Entwicklung und die Wachstumsgeschwindigkeit der Epiphysenfuge beeinflussen. Das Wachstumshormon wird konstant sezerniert und ist einer der Faktoren, die die Wachstumsfuge stimulieren. Andere bekannte Faktoren sind die individuelle genetische Ausstattung, Ernährung, allgemeine Gesundheit und weitere

Hormone, wie Thyroxin, Androgene und Östrogene. Sie beeinflussen sowohl die Wachstumsgeschwindigkeit als auch den Zeitpunkt des Auftretens von sekundären Ossifikationszentren.

Epiphysenfuge (Wachstumsfuge)

Anatomisch ist die Wachstumsfuge eine schmale brüchige Grenze zwischen der Metaphyse und der knöchernen oder knorpeligen Epiphyse (Abb. **1**). Es gibt Blutgefäße, die die Fuge beim Neugeborenen durchziehen und die später obliterieren, wenn im 2. Lebensjahr die Wachstumsfuge eine dickere substantiellere Barriere bildet. Diese anatomische Gefäßentwicklung ist bedeutsam, da sie beim Neugeborenen die intraartikuläre Streuung einer metaphysären Infektion erleichtert.

Es gibt viele ererbte Störungen bei der Entwicklung der Wachstumsfuge (osteochondrale Dysplasien), die in der Neugeborenenperiode diagnostiziert werden können. Bei der Achondroplasie z. B., der häufigsten Störung der Wachstumsfuge, besteht ein Mangel an Knorpelreifung und Osteoidablagerung, welche zu einem verminderten Längenwachstum der Röhrenknochen und zu der typischen kleinen Statur führen. Andere Erkrankungen, wie die angeborene spondyloepiphysäre Dysplasie, verhalten sich mehr wie Hypoplasien der Epiphysen. Während des gesamten Wachstums, besonders in der Zeit der pubertären Wachstumsschübe, stellt die Epiphysenfuge eine gewisse Schwachstelle dar. Hier können sich dann unter gewissen weiteren Voraussetzungen Krankheitsbilder, wie z. B. das der Epiphysenlösung, ausbilden.

Der Zeitpunkt des physiologischen Wachstumsschlusses ist genetisch bestimmt. Er ist abhängig von der Lokalisation der einzelnen Wachstumsfugen, vom Geschlecht und von der individuellen Reifung des Kindes.

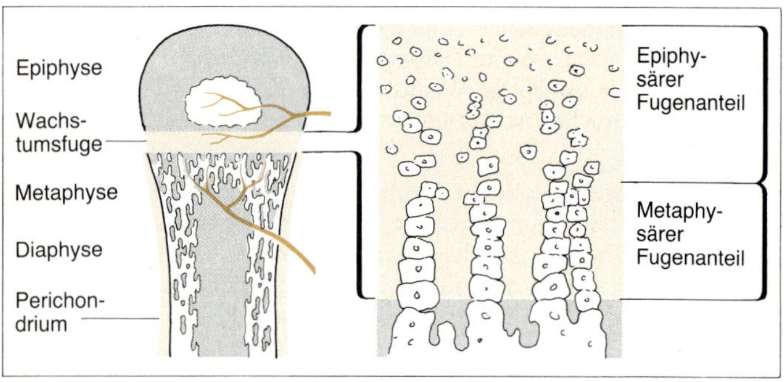

Abb. **1** Aufbau der Epiphysenfuge

Epiphyse

Es gibt für jeden Röhrenknochen eine charakteristische Zeit für das Auftreten von sekundären Ossifikationszentren (Epiphysen) in Röntgenbildern. In der Neugeborenenperiode sind die Epiphysen der proximalen Tibia und des distalen Femurs regelmäßig auf Röntgenaufnahmen zu sehen und können als Kriterium der Reife herangezogen werden.

Das Auftreten der tarsalen und metatarsalen Epiphysen kann zusätzlich dazu dienen, das Gestationsalter des Neugeborenen zu bestimmen. Bei einer Verzögerung der Knochenreife des Neugeborenen können verschiedene Erkrankungen zugrunde liegen, wie die Achondroplasie, Chondrodysplasia punctata, diastrophische Dysplasie, der Hypothyreoidismus und die spondyloepiphysäre Dysplasie. Das Auftreten einer verfrühten Reife einer Epiphyse kann als Folge einer Hyperämie, verbunden mit einer Fraktur oder einer anderen Erkrankung, z. B. einer Infektion, mit vermehrter regionaler Durchblutung vorkommen.

Diaphyse

Der Schaft des Knochens nimmt durch Verdickung der Kompakta und Ausdehnung des Markes durch Apposition an Durchmesser zu. Das Wachstum erfolgt vom Periost her. Das appositionelle Wachstum ist von einer Resorption vorher gebildeten Knochengewebes begleitet und stellt einen lebenslangen Prozeß dar, bei dem das Gleichgewicht zwischen Auf- und Abbau mit dem Alter variiert.

Proximale Femurepiphyse

Der Femurkopfepiphysenkern erscheint im 2.–8. Lebensmonat. Fälle, die in der zweiten Häfte des 1. Lebensjahres noch keinen Epiphysenkern aufweisen, erwecken den Verdacht einer Stoffwechsel- oder Ossifikationsstörung (z. B. Schilddrüsenhormonstörung, Dysostosen).

Das Wachstum des proximalen Femurs wird von der Blutversorgung des Femurkopfes beeinflußt, was ernste Konsequenzen für die Ausbildung einer avaskulären Nekrose bei der Behandlung der angeborenen Hüftdislokation hat.

Bei Neugeborenen wird der Femurkopf sowohl von der lateralen als auch von der medialen A. circumflexa versorgt. Im Alter von 5 bis 6 Monaten, wenn der Oberschenkelhals sich zu entwickeln beginnt, geht der Anteil der lateralen A. circumflexa an der Versorgung von Epi- und Metaphyse zurück. Die mediale A. circumflexa, an der Rückseite des Schenkelhalses, übernimmt die Hauptversorgung des Femurkopfes, da es wenige Kollateralen von der lateralen A. circumflexa und von den vorderen Gefäßen gibt. Daher kann die Unterbrechung der medialen A. circumflexa in den ersten Lebensmonaten möglicherweise nur ein kleines Gebiet betreffen, während der Verschluß bei einem etwas älteren Kind zu einer kompletten Nekrose des Femurkopfes führen kann, mit einem nachhaltigen Effekt auf die weitere Entwicklung des proximalen Femurs.

Wachstum der Wirbelsäule

Das axiale Skelett verändert seine Form mit dem Wachstum. Bei einem Neugeborenen ist die gesamte Wirbelsäule nach vorn konkav. In den ersten 3 Lebensmonaten entwickelt sich mit der Fähigkeit zur Kontrolle des Kopfes die Halslordose. In ähnlicher Weise bildet sich mit dem Sitzen die Lendenlordose aus. Die Wirbelsäule trägt zur Gesamtzunahme der Größe während der Kindheit nicht so viel bei, wie die unteren Extremitäten.

Das Neugeborene hat einen relativ großen Kopf und eine lange Wirbelsäule bei unproportional kurzen Beinen, verglichen mit einem Erwachsenen. Im Alter von einem Jahr hat die Wirbelsäule 50% der endgültigen Länge erreicht. Dies ist wichtig zu wissen bei der Behandlung angeborener Wirbelsäulenveränderungen beim Kleinkind. Eine Wirbelfusion wirkt sich auf die endgültige Größe eines Kindes nicht so hemmend aus, wie eine Fusion der Wachstumszonen der unteren Extremitäten vor Abschluß der Reife.

Während der Periode des Wachstums der Wirbelsäule haben ursprünglich Rückenmark und Wirbelkanal die gleiche Länge. Beim Neugeborenen liegt es in Höhe des 3., beim Erwachsenen in Höhe des 1. Lumbalwirbels.

Wachstum der Extremitäten

Die Geschwindigkeit des Wachstums ist in jeder Altersgruppe unterschiedlich. In den ersten 4 Lebensjahren wächst ein Kind am raschesten und nimmt auch verhältnismäßig viel an Gewicht zu. Vom 5. bis 8. Lebensjahr wächst ein normales Kind 4 bis 6 cm pro Jahr, nimmt jedoch vergleichsweise weniger zu. Diese Wachstumsrate hält auch im 9. bis 12. Lebensjahr an, doch ist die Gewichtszunahme in dieser Zeit wieder stärker. Vom 13. bis 16. Lebensjahr kommt es zu einer letzten raschen Längenzunahme, die bis zu 12 cm pro Jahr betragen kann. Sie betrifft vor allem die Extremitätenknochen und bestimmt damit wesentlich den endgültigen Habitus eines Heranwachsenden. Normalerweise endet das Wachstum beim Mädchen zwischen dem 17. und 18. Lebensjahr, bei Knaben zwischen dem 20. und dem 21. Lebensjahr.

65% des Wachstums der gesamten unteren Extremitäten findet um das Kniegelenk herum statt (distale Femurepiphyse 35%, proximale Tibiaepiphyse 30%), und 35% des Wachstums geschieht im proximalen Femur (15%) und in der distalen Tibia (20%).

Anhand des Knochenalters und Wachstumsnomogrammen für Heranwachsende ist es möglich, relativ einfach eine genaue Vorhersage zu machen über die zu erwartende Gliedmaßenlänge.

Eine Wachstumszonenverletzung oder Infektion kann eine signifikante Gliedmaßenlängendifferenz und/oder eine Achsenabweichung verursachen, insbesondere wenn sie schon beim Kleinkind auftritt.

Die relative Größe und Länge des Femurs und der Tibia in Relation zum Knochenalter sind wichtige Faktoren bei der Vorhersage des Ausmaßes des zukünftigen Wachstums. Es ist offensichtlich, daß ein Kind, das einmal ein großer Erwachsener sein wird, einen relativ größeren jährlichen Wachstumszuwachs hat. Dementsprechend wird letztlich der Beinlängenzuwachs bei einem großen Kind größer sein als bei einem kleinen.

Die Größe der Eltern und der älteren Geschwister hilft beim Abschätzen der zukünftigen Größe eines Kindes, vorausgesetzt, es gibt keine starken Schwankungen innerhalb der Familie. Nach einer Züricher Wachstumsstudie erreichen Mädchen im Alter von 1 Jahr und 4 Monaten, Knaben im Alter von 2 Jahren und 2 Monaten etwa 50% ihrer späteren Endlänge.

Die biologische Reife eines Kindes im Vergleich zu seinem chronologischen Alter kann aufgrund des Verknöcherungszustandes des Skeletts errechnet werden. Durch Vergleiche von Röntgenaufnahmen der linken Hand mit Standardbildern im Handatlas (Greulich, Pyle) kann das Knochenalter bestimmt werden. Beurteilt werden das Auftreten der Knochenkerne, ihre Größe und ihr Differenzierungsgrad.

Bei Vorhersagen über die zukünftige Größe sollte eher das Knochenalter, als das tatsächliche Alter herangezogen werden. Ein anderer Anhaltspunkt für die Knochenreife ist das Auftreten sekundärer Geschlechtsmerkmale, wie Schamhaare, Stimmbruch, Brustentwicklung und die Menarche. Die äußeren Anzeichen unterliegen jedoch einer großen Variationsbreite bezüglich der Reihenfolge und der Ausprägung ihres Auftretens und sind nur grobe Anhaltspunkte. Von einer Beschleunigung der Ossifikation spricht man, wenn das Skelettalter mehr als 1 Jahr dem chronologischen Alter vorausgeht, von einer Retardierung, wenn das Skelettalter mehr als 1 Jahr gegenüber dem chronologischen zurückgeblieben ist. Skelettalterbestimmungen sind besonders dann angezeigt, wenn pathologischeKrankheitsbilder vorliegen, wie Großwuchs, Pubertas praecox oder Minderwuchs. Idiopathisch finden sich frühzeitige Verknöcherungen bei dem Adrenogenitalen Syndrom, beim Hypergonadismus und bei der Hyperthyreose. Eine Verknöcherungsverzögerung zeigt sich z. B. bei der idiopathischen Hypothyreose, beim Morbus Down und wird auch diskutiert beim Morbus Perthes.

Allgemeine Diagnostik

Eine Vielzahl angeborener, entzündlicher und verletzungsbedingter Erkrankungen können das wachsende Skelettsystem befallen. Zur Diagnostik der orthopädischen Erkrankungen gehört die sorgfältige Anamnese und eine systematische klinische Untersuchung. Oft sind hastig gezogene Schlüsse unvollständig und manchmal total falsch. Scheinbar isolierte und angeborene Deformitäten der Extremitäten sind manchmal nur äußere Zeichen einer Gruppe von Veränderungen mehrerer Organsysteme.

Die unvollständige Untersuchung der Hüftgelenke während der neonatalen Zeit und späterhin der Wirbelsäule bedeuten evtl. das Übersehen einer Hüftdysplasie oder Luxation bzw. der Entwicklung von Wirbelsäulendeformitäten. Die Gelegenheit einer effektiven Frühbehandlung geht dann unwiderruflich verloren. Die für das Kindesalter bestimmten Vorsorgeuntersuchungen zur Früherfassung auch der Störung des Haltungs- und Bewegungsapparates in den ersten Lebensmonaten sind hier von besonderer Bedeutung. Nur die intensive Beschäftigung mit dem Kind und die gezielte Befragung der Eltern zur Anamnese ergibt eine ausreichende Basis für die Untersuchung und Diagnosestellung.

Anamnese

Die Anamnese gibt zur Diagnostik häufig besonders wichtige Hinweise. Erst ältere Kinder können Fragen zur Vorgeschichte selbst beantworten. Genauere Angaben über zurückliegende oder familiäre Erkrankungen (Erbkrankheiten) bzw. den Beginn der jetzigen Erkrankung sind über die Eltern zu erfragen.

Die Angaben über die Schwangerschaft (Medikamenteneinnahme, Röntgen) und den Geburtsverlauf (Geburtsstillstand, Sauerstoffmangel) können aufschlußreiche Informationen vermitteln. Die Anamneseerhebung dient nicht nur der Diagnosestellung, sondern auch dazu, eine Beziehung zwischen Eltern, Kind und Arzt herzustellen.

Die Gewinnung des kindlichen Vertrauens ermöglicht erst die problemlose klinische Untersuchung und kindliche Mitarbeit.

Untersuchung

Das Kind darf nicht als kleine Version eines Erwachsenen betrachtet werden. Je kleiner es ist, desto mehr Unterschiede bestehen in seiner anatomischen Form, physiologischen Funktion und Reaktion auf Krankheiten und operative Eingriffe. Die Untersuchung mit Inspektion, Palpation und Feststellung von aktiven und passiven Gelenkbewegungen unterscheidet sich nicht so sehr von dem Vorgehen bei Erwachsenen. Die

Tabelle **1** Erkrankungen in Abhängigkeit vom Lebensalter

Geburt	Kongenitale Schäden	– Dysmelien – Klumpfuß – Hüftdysplasie und -luxation – Coxa vara congenita – Tibiapseudarthrose – Osteogenesis imperfecta
	Geburtstrauma	– Hirnschäden (infantile Zerebralparese) – Geburtslähmungen (Plexus brachialis, obere und [seltener] untere Lähmung) – Frakturen (Klavikula, Humerus usw.)
Säuglingsalter		– kongenitale Hüftluxation – zerebrale Paralyse – septische Arthritis
Kindheit		– M. Perthes
	Infekte:	– hämatogene Osteomyelitis – Tbc
	Frakturen:	– Ellbogen
Adoleszenz		– Epiphyseolysis capitis femoris – M. Scheuermann – Skoliose – habituelle Patellaluxation – M. Osgood-Schlatter, M. Köhler – Plattfuß, spastischer
Junge Erwachsene		– Meniskusläsion (Jugendliche selten) – Diskushernie (Jugendliche und Alte selten) – Osteochondrosis dissecans (auch schon früher)

(aus A. M. Debrunner: Orthopädie der Störungen des Bewegungsapparates in Klinik und Praxis. Huber, Bern 1983)

genaue Kenntnis der mit dem Lebensalter wechselnden Anatomie und Physiologie und seiner Variationsbreite ist unerläßlich zur Diagnosestellung kindlicher Anomalien und Krankheiten.

Die Untersuchung erfordert Zeit, Ruhe, Geduld und Ausgeglichenheit des Untersuchers. Freundliche Worte und das Eingehen auf spezifisch kindliche Belange, wie das Sprechen über das Lieblingsspielzeug, wie Puppen, Eisenbahn usw. bedeuten, schnell das Vertrauen des Kindes zu gewinnen und erleichtern das weitere Vorgehen.

Eine gute Dokumentation aller Auffälligkeiten und pathologischen Befunde sollte immer erstellt werden. Das Ergebnis sollte so registriert sein, daß bei Verschlechterung bzw. Persistenz oder der Verbesserung einer Veränderung späterhin diese mit dem Ausgangsbefund vergleichbar sind.

Tabelle **2** Die wichtigsten orthopädischen Krankheiten, welche rechtzeitig erkannt werden müssen, damit der günstigste Zeitpunkt für die Therapie nicht verpaßt wird

Lebensalter	Krankheit	Diagnose
Bei der Geburt	Kongenitale Hüftgelenksluxation (Luxationsbereitschaft, instabile Hüfte)	– Abduktionshemmung der Hüfte – Schnapp-Phänomen (Ortolanisches Zeichen) Sonographie
Mit 3–4 Monaten	Kongenitale Hüftgelenksluxation (Luxationsbereitschaft, instabile Hüfte)	– Abduktionshemmung der Hüfte – Röntgenkontrolle (Hüftkopfkerne in diesem Alter sichtbar) Sonographie
Erste Lebenswochen	Kongenitaler Klumpfuß	fixierte Equino-varus-Stellung des Fußes, nicht voll redressierbar
Erstes und zweites Lebensjahr	zerebrale Parese	spezifische Reflexe im Säuglingsalter, abhängig von der Entwicklung des ZNS
Mit etwa 4–6 Jahren	Morbus Perthes (Aseptische Nekrose des Hüftkopfes)	Schmerzen in Hüfte oder Knie, Hinken. – Beckenröntgen: Veränderungen des Hüftgelenkes
Vor der Pubertät (Knaben 13–15 Jahre, Mädchen 9–12 Jahre)	Juvenile Hüftkopfepiphysenlösung	Schmerzen in der Hüfte, evtl. nur im *Oberschenkel oder Knie*, Hinken 1. Klinisches Zeichen: Einschränkung der Innenrotation der Hüfte (am besten in Bauchlage bei gestreckter Hüfte geprüft) – Röntgen: Bei Verdacht immer *orthogrades Röntgenbild*
Säuglingsalter und Kindesalter	Septische Arthritis Osteomyelitis Tbc-Arthritis	– septischer Zustand – Funktionsstörung – Veränderung im Röntgenbild erst nach Tagen/Wochen

(aus A. M. Debrunner: Orthopädie der Störungen des Bewegungsapparates in Klinik und Praxis. Huber, Bern 1983)

Tabelle **3** Kinderorthopädische Notfälle

- Akute Epiphyseolysis capitis femoris
- eitrige Arthritis beim Säugling
- Osteomyelitis im Kleinkindesalter
- Ischiaslähmungen (Kompression durch Tumoren, bei Skoliosen usw.)
- Spina bifida aperta bei Geburt
- Phlegmonen (Sehnenscheiden) usw.

Besondere Notfallsituationen nach Verletzungen:

- Schenkelhalsfrakturen bei Kindern
- Frankturen und Luxationen mit Kompression von Nerven, Gefäßen (Ellbogen: Volkmannsche Kontraktur), Druck auf die Haut von innen
- offene Frakturen

(aus A. M. Debrunner. Orthopädie der Störungen des Bewegungsapparates in Klinik und Praxis. Huber, Bern 1983)

Die klinische Fotographie ist oft als medizinisches Protokoll eine wertvolle Ergänzung. Obwohl sich kinderorthopädische Anomalien in jedem Alter entwickeln können, treten solche Erkrankungen mit vermehrter Häufigkeit während spezieller Altersperioden auf (Tab. **1** u. **2**). Abgesehen von Unfällen (Frakturen, Luxationen usw.) sind Notfallsituationen in der Kinderorthopädie selten. Die wenigen aber, die es gibt (Tab. **3**), verlangen eine sofortige Behandlung, da sonst meist irreparable Schäden eintreten.

Gang der Untersuchung

Das Kind bzw. der Jugendliche sollte möglichst ganz entkleidet sein. Die Untersuchung muß in den typischen menschlichen Positionen: stehen, gehen, liegen vorgenommen werden. Hierdurch bekommt man den Eindruck, wie sich der Patient bewegt und wie er sich aufrichtet. Bei der Untersuchung muß darauf geachtet werden, daß die altersspezifischen Haltungen mitverwertet werden. Ein Kleinkind steht anders als ein Jugendlicher in der Prä- bzw. Pubertät. Man sollte auch auf Allgemeinbeobachtungen nicht verzichten, die außerhalb des orthopädischen Fachgebietes liegen. Eventuelle Mißbildungen und Funktionsstörungen, die schon bei der allgemeinen Inspektion auffallen, sollten sofort registriert werden.

Untersuchungsschritte im einzelnen

Kopf: Haltung – Kopfform (z. B. Gesichtsskoliose, Hydrozephalus)
Hirnnerven
Mimische Muskulatur (z. B. Down-Syndrom), Nase, Ohren

Hals: Haltung (z. B. Schiefhals, Kurzhals)
Inspektion und Palpation des Skeletts und der Muskulatur (Pterygium)
Funktion der HWS (Extension-Flexion, Seitneigen, Kopfdrehen) (z. B. entzündliche und angeborene Blockierung der Okzipitalgelenke)

Schultergürtel: Form und Haltung (Abb. **2**)
Klavikula, Skapula (z. B. angeborene Defekte, Sprengel-Deformität)
Sternoklavikular- und Akromioklavikulargelenke (z. B. angeborene Luxation)
Nacken-Schulter-Linie (Schulterkulisse)
Muskulaturdefekte (z. B. Fehlen des M. pectoralis major)
Plexus brachialis (Lähmung)
Funktionsprüfung (z. B. Schultergelenkssubluxation)

Obere Extremitäten: Form und Entwicklung (Defekte, z. B. Dysmelie, Dysplasien)
Achsenfehler (z. B. Cubitus valgus – varus [Abb. **3**])
Skelett und Muskulatur einschl. der Muskelfunktionsprüfungen (Lähmungen, z. B. Erb-Duchenne-Klumpke-Lähmung)
Nerven
Ober- und Vorderarmumfang im Seitenvergleich

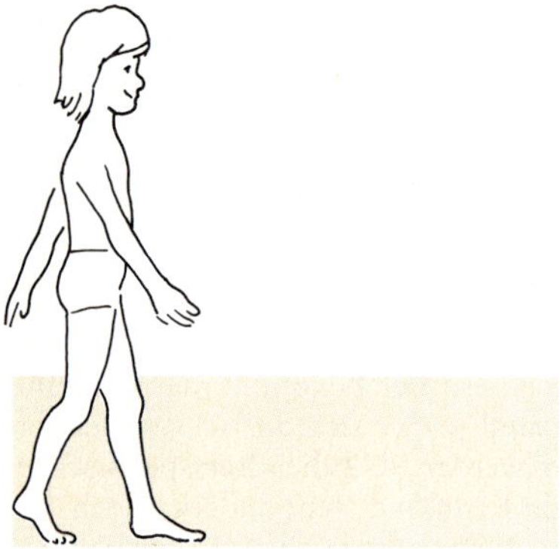

Abb. **2**

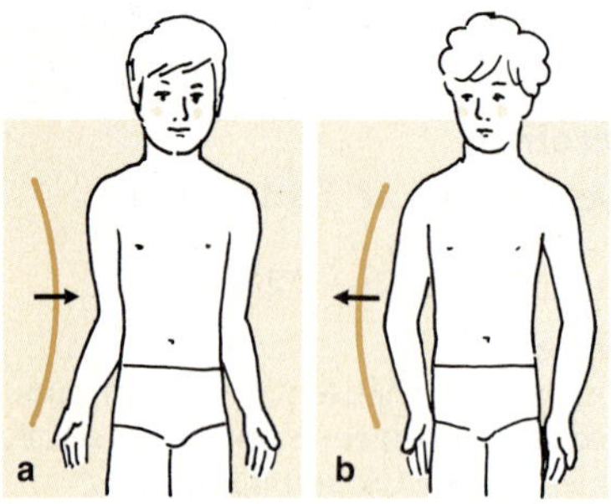

Abb. **3**

Funktionsprüfung der Gelenke
Hände: (Defekte, z. B. Klumphand, Madelungsche Deformität, Lähmungen)
Finger: Fehlhaltung, Fehlform (z. B. chron. Polyarthritis)
Nägel: Form, Trophik

Rumpf: Allgemeineindruck, Form und Haltung
Thorax: Form und Entwicklung (z. B. Trichterbrust)
Beweglichkeit
Palpation der Rippen und Interkostalräume
Brustumfang bei tiefem Ein- und Ausatmen (z. B. Morbus Bechterew).
Abdomen: Form und Größe (z. B. Haltungsschwäche)
Muskulatur

Rücken: Konfiguration, Taille, Falten, Taillendreiecke, Achselkontakt

Physiologische Krümmungen:
Dorsalkyphose, Lendenlordose

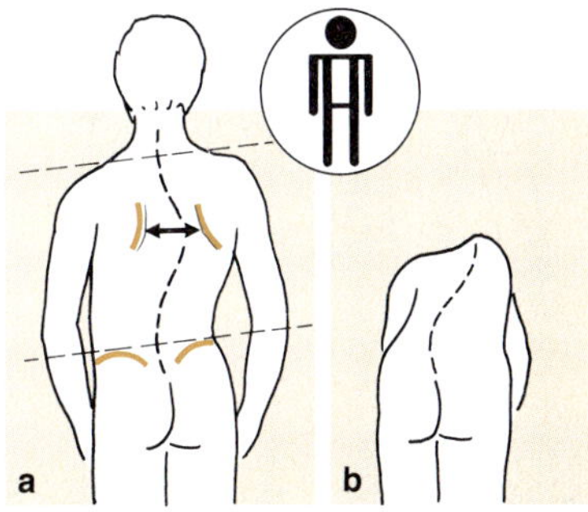

Abb. 4

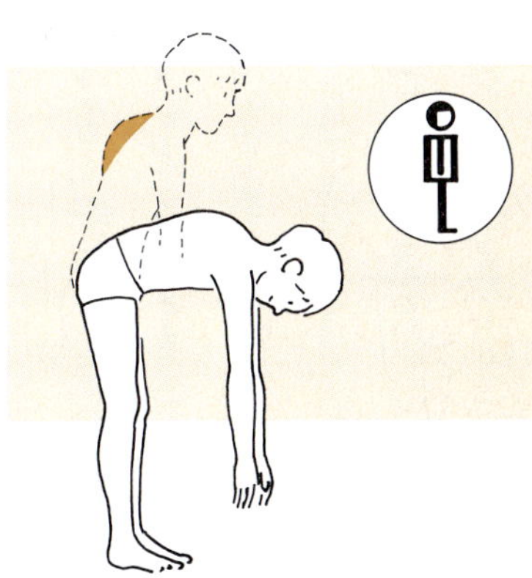
Abb. 5

Pathologische Krümmungen:
Skoliose (Abb. **4**), Kyphose (Abb. **5**), Gibbus, Lordose, Rumpfüberhang, Flachrücken, Rippenbuckel, Lendenwulst

Statik

Palpation des Skeletts und der Muskulatur (Fettpolster, Grübchen, Behaarung usw. als Hinweis für eine Spina bifida – Stufenbildungen, z. B. für Spondylolisthesen)

Klopfschmerz, Stauchungsschmerz (Entzündungen, Tumoren)

Becken: Form, Stellung: Spina iliacae ventralis und dorsalis (Schiefstand) Beckenneigung (stark aufgerichtet – schief)

Beinlängenunterschied (Abb. **6**) (unterlegen von Brettchen unter das verkürzte Bein bis der Beckenschiefstand ausgeglichen und die Wirbelsäule

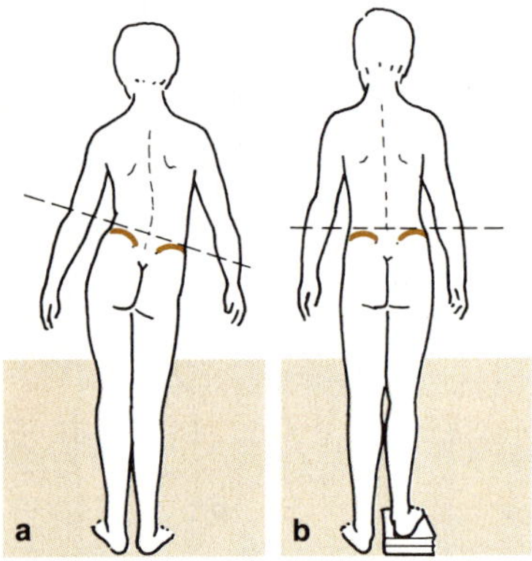

Abb. **6**

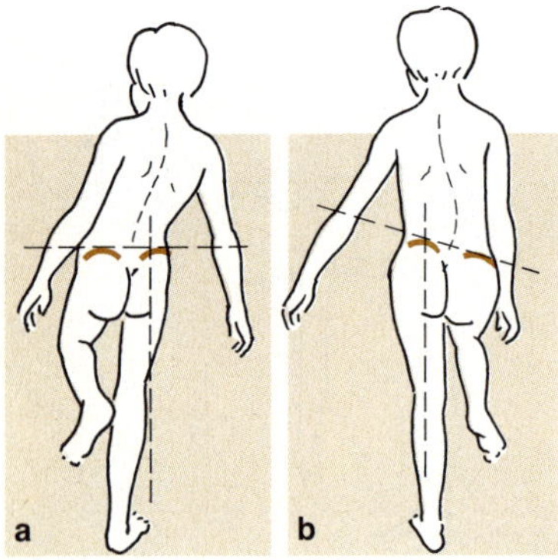

Abb. **7**

im Lot steht. Die Höhe der Brettchen ergibt die Verkürzung. Scheinbare Beinlängendifferenzen sind abzugrenzen wie bei Ab- bzw. Adduktionskontrakturen der Hüftgelenke)

Muskulatur

Duchenne-Trendelenburgsches Phänomen (Abb. 7) (Beim Einbeinstand bleibt das Becken beim Gesunden horizontal oder hebt sich etwas auf der entlasteten Seite. Ein Absinken dagegen ist ein Hinweis auf einen pathologischen Befund an der belasteten Hüfte, z. B. Hüftlähmung, Hüftluxation)

Sakroiliakalgelenke (Blockierung, Entzündung)

Funktionsprüfungen (Fingerbodenabstand, Gradmessung der übrigen Funktionen)

Lokale Fixation (Seitneigung zur Beurteilung der Flexibilität einer Verkrümmung)

Untere Extremitäten: Form und Entwicklung – Statik

Im Gehen: Gangbild (Schonhinken, Schmerzhinken, Lähmungs- und Verkürzungshinken)

Abb. 8

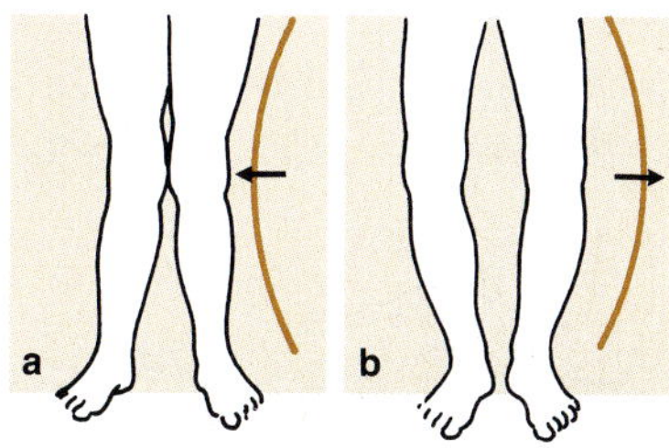

Abb. 9

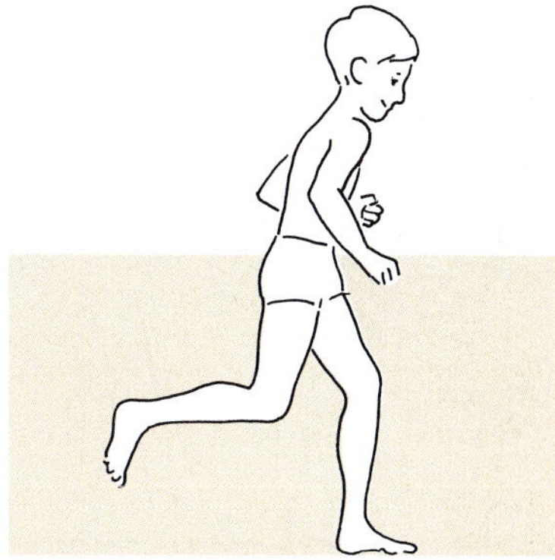

Im Stehen: Achsenfehler (z. B. O-X-Bein) (Abb. **8**)
Rotationsfehler (z. B. Einwärtsgang – Auswärtsgang)
Schnelleres Laufen mit Beurteilung der Koordination (Abb. **9**) (z. B. Störung durch Spastizität bei der Zerebralparese und Schwäche bei Muskelerkrankungen)
Hinsetzen (Beurteilung der Gesamtbeweglichkeit)
Aufstehen (Kraftbeurteilung, z. B. ein Kind mit progressiver Muskeldystrophie muß sich beim Aufstehen mit den Händen auf den Knien abstützen) (Abb. **10**).
Zehen- und Fersengang (Abb. **11**) – (Lähmungen, Kontrakturen)

Im Liegen: Lage der Beine (Kontrakturen Hüfte, Knie)

Spontanmotorik (herabgesetzt z. B. bei Osteomyelitis, Koxitis, Hüftluxation – verstärkt bei zentral-nervösen Störungen, z. B. Zerebralparese)
Aufgehobene Spontanmotorik (z. B. bei schlaffen Lähmungen, wie der Spina bifida)

Hüfte:
Gelenkpalpation (Abduktionseinschränkung (Abb. **12**), Beinlängendifferenz (Abb. **13**), Ortolani-Zeichen (Abb. **14**) (Hüftluxation)

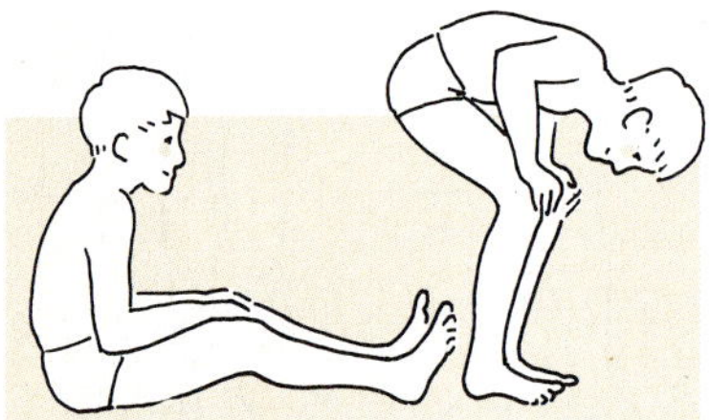

Abb. **10**

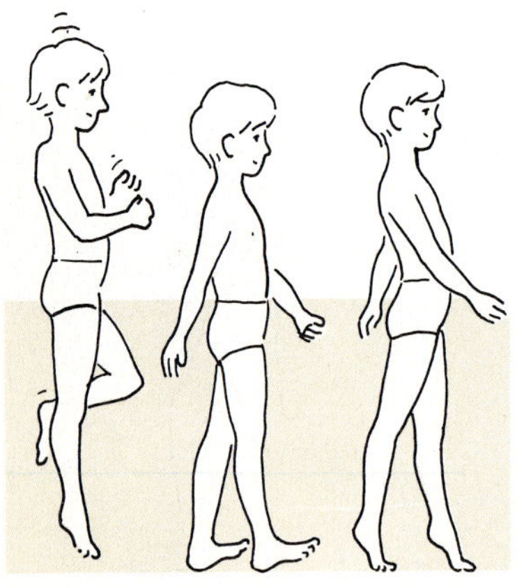

Abb. **11**

Funktionsausmaß (Kontrakturen – Thomasscher Handgriff [Abb. **17**] durch kräftige Flexion der Gegenhüfte wird die Lumballordose ausgeglichen und das Becken aufgerichtet, eine Flexionskontraktur kommt jetzt zum Vorschein)

Oberschenkel:
Form und Zustand des Skeletts (Fehlform, pathologische Beweglichkeit)
Zustand der Muskulatur mit Umfangsmessung oberhalb und unterhalb des Kniegelenkes (z. B. Lähmungen)

Knie:
Form – Kontraktur – Deviation – Haltung – Erguß – Patellatanzen – Zustand der Kapsel – Stellung und Verschieblichkeit der Patella (Krepitation, Lateralisations- bzw. Subluxationszeichen)
Meniskussymptomatik und Bänderbeurteilung
Funktionsausmaß
Art der Bewegungseinschränkung
Kniekehle (z. B. Zyste)

Unterschenkel:
Form, Zustand der Muskulatur, Torsion
Wadenmuskulatur (z. B. Dystrophieerkrankung)

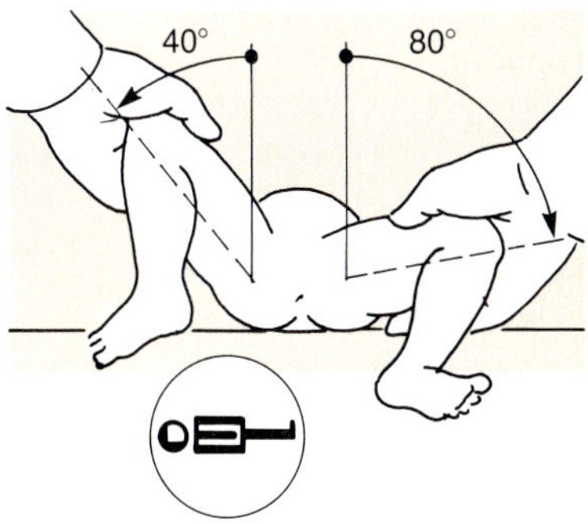

Abb. **12**

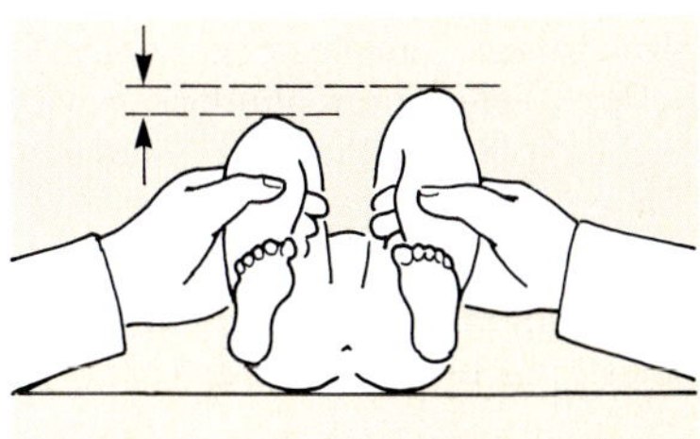

Abb. **13**

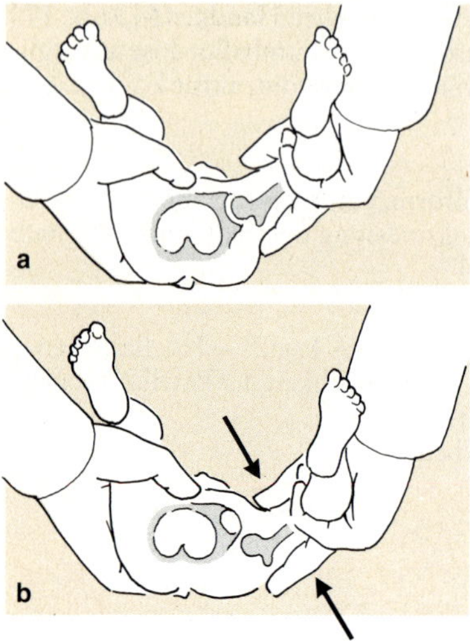

Abb. **14**

Oberes Sprunggelenk:
Stellung der Malleolengabel (z. B. Klumpfuß, Torsionsfehler)
Funktion
Konfiguration (Fehlform, wie Klumpfuß, Spitzfuß, Spreizfuß u. a. (Abb. **15**)
Zustand der Gewölbe
Flexibilität
Kontrakturen
Lähmungen
Fersenstellung
Beurteilung der Beweglichkeit passiv im Talokalkaneal- und dem Chopartschen Gelenk
Motilität der Zehen, Fehlstellungen
Druckschmerzpunkte, z. B. Osteonekrosen (Köhlersche-Freibergsche Erkrankung).

Neurostatus: Ein allgemein orientierender Neurostatus mit Prüfung der Reflexe, Sensibilität, Motorik sowie der Nervendruck- und -dehnungszeichen sollte die klinische Untersuchung beschließen. Nach Bedarf muß eine ergänzende neurologische bzw. neuropädiatrische Zusatzuntersuchung durchgeführt werden.

Zur kompletten Untersuchung gehört auch die Beurteilung der Entwicklungs- und Reifezeichen (s. S. 7).

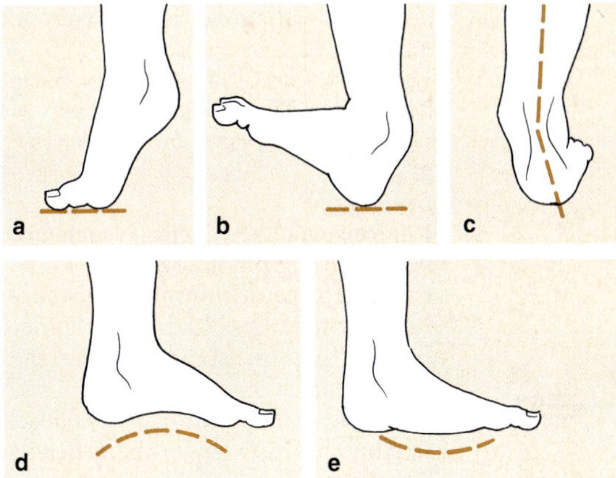

Abb. **15** a) Spitzfuß, b) Hackenfuß, c) Knickfuß, d) Hohlfuß, e) Plattfuß

Wichtige Routineuntersuchungsschritte beim Neugeborenen und Säugling

Allgemein

auf dem Rücken liegend

Beobachtung von Spontanhaltung und Motorik
Tonusanomalien, Haltung und Bewegung im Seitenvergleich, Steifigkeit des Säuglings (Arthrogryposis)
Schlaffheit (Lähmung), Reflexstatus (durch die Lage im Uterus gewisse Seitendifferenzen gegeben, Abgrenzung physiologisch-pathologisch)
Mißbildungen, allgemein
Funktionsdiagnose der Gelenke auf angeborene Luxationen
Schiefhals (passive Bewegungsprüfung der HWS, tasten von Muskelkontrakturen, z. B. des M. sternocleidomastoideus (Klippel-Feil)
Schlüsselbeinfraktur (tasten)
Lähmung bzw. Pseudolähmung eines Armes (passive und aktive Bewegungsprüfung, z. B. durch den Moro-Reflex)
Geburtstraumatisch: Klumpkesche, Erbsche Plexuslähmung
Epiphysenschädigung
Schultergelenksemphyem (Nabelsepsis)
Durchbewegen von Ellenbogen und Handgelenk (Ellenbogen zeigt physiologischerweise beim Neugeborenen

eine etwa 30gradige Streckhemmung bei voller Beugung)
Dysplasie – Luxation (Ortolani, Barlow-Test, Abspreizhemmung). Die Hüftgelenke beim Neugeborenen sind physiologischerweise um 30 Grad gebeugt (Hüftsonographie)
Beinlänge
Kniebeweglichkeit (beim Neugeborenen leichte Kniebeugehaltung physiologisch)
Fußfehlformen (Klumpfuß, Hackenfuß, Sichelfuß usw., Abgrenzung physiologisch-pathologisch)
Schulterblatthochstand (Schulterblätter auf Form und Lage abtasten)

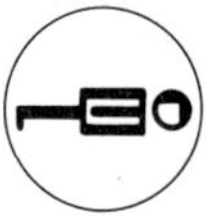

Bauchlage

Wirbelsäulenfehlstellungen (Skoliose, Kyphose, Lordose, Abgrenzung einer vorübergehenden uterusbedingten Lagehaltung)
Mißbildungen
Behaarung
Fettpolster, z. B. Spina bifida, Sakralagenesie.

Längen-, Umfangs-, Gelenkbeweglichkeitsmessungen

Alle Messungen der Länge und des Umfanges müssen auf feste Orientierungspunkte am Skelett bezogen werden. Die exakte Längenmessung der unteren Extremitäten erfolgt von der Spina iliaca anterior superior bis zum Malleolus internus oder externus.

Die genaue Bestimmung einer Beinlängendifferenz kann auch durch ein Röntgenbild des Beckens a.p. im Stehen mit Beinlängenausgleich erfolgen.

Wichtig ist die klinische Beurteilung zwischen der echten und funktionellen Beinlängendifferenz. Der Ausgleich der Beinlänge durch Brettchen (Abb. 6) wird dann versagen, wenn eine fixierte Ad- oder Abduktionskontraktur der Hüftgelenke oder in seltenen Fällen Fehlstellungen zwischen Lendenwirbelsäule und Becken im lumbosakralen Übergangsbereich vorliegen. Bei der Adduktionskontraktur eines Hüftgelenkes ist der Beckenhochstand dieser Seite fixiert, das Bein scheinbar verkürzt. Der Beckenschiefstand kann im Stehen nicht ausgeglichen werden, da die Ursache der Verkürzung eine Kontraktur ist. Durch einen Längenausgleich würde der Beckenschiefstand nur fixiert.

Ähnliches gilt für die Abduktionskontraktur. Hier ist das Bein scheinbar verlängert, das Bein der Gegenseite scheinbar verkürzt.

(Der Ausgleich der Kontraktur sollte Vorrang vor einem Längenausgleich haben.)

Umfangsmessungen werden in bestimmten Höhen des Oberschenkels und des Unterschenkels als Indikatoren für die Muskelmasse durchgeführt.

Unterschiede bei solchen Messungen zeigen eine Muskelatrophie an, entweder als Folge mangelnder Beanspruchung oder als Ergebnis einer Erkrankung. Umfangsdifferenzen verlangen immer nach einer Abklärung. Die Messungen sollten im Seitenvergleich erfolgen.

Es gibt indirekte Meßverfahren zur *Gelenkbeweglichkeitsmessung,* wie das nach Odd, Schober u. a., sowie direkte nach der Neutral-O-Methode. Der Bewegungsspielraum der Gelenke sollte in der Standardform der Neutral-O-Methode registriert werden, wie sie von der Deutschen und Schweizerischen Gesellschaft für Orthopädie ausgearbeitet und empfohlen wurde.

Die Bewegungen jedes einzelnen Gelenkes werden von einer einheitlich definierten Neutral- oder Nullstellung aus gemessen. Die Messung erfolgt in 3 Ebenen, der Sagittal-, Frontal- und Transversalebene. Der Bewegungsumfang in jeder Ebene wird mit 3 Ziffern angegeben, von der eine die Nullstellung wiedergibt (Abb. **16**).
Beispiel: Hüftgelenk Beugung/Streckung 120/0/10 (Null bedeutet die Mittelstellung).

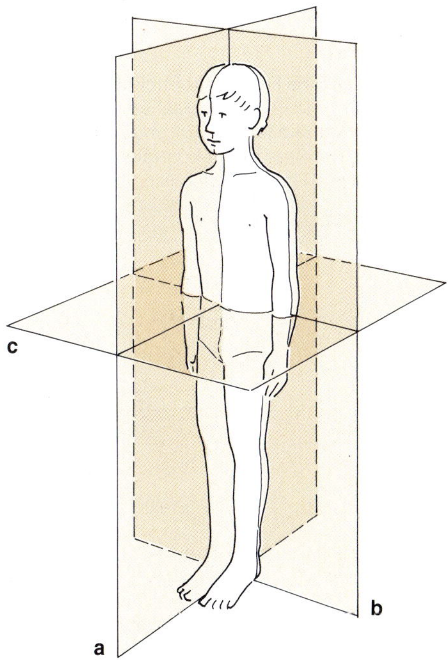

Abb. **16** Die Neutral- oder Nullstellung als Ausgangsposition für die Messung der Gelenkbeweglichkeit.
a) Sagittalebene – Beugung und Streckung (Flexion/Extension),
b) Frontalebene – An-/Abspreizen (Ad-/Abduktion),
c) Transversalebene – Drehung (Rotation)

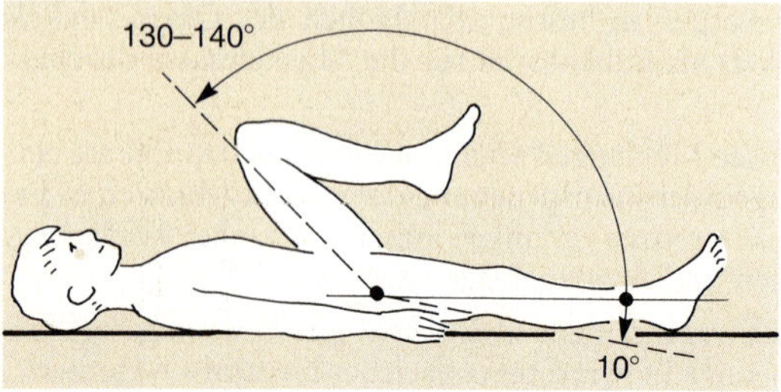

Abb. **17** a) Flexion/Extension im Hüftgelenk

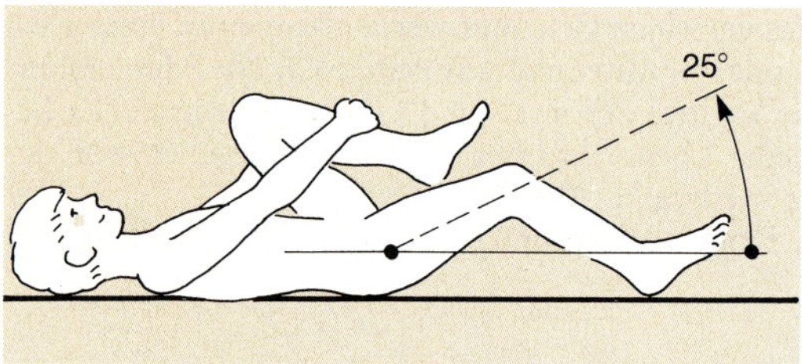

Abb. **17** b) Eine Flexionskontraktur kann kompensiert werden durch Hyperlordose und wird leicht übersehen. Bei der Untersuchung muß das Kreuz auf der Unterlage aufliegen. Ggf. muß man dies durch Flexion der Gegenhüfte erreichen. Bei einer Beugekontraktur hebt das zu untersuchende Bein von der Unterlage ab (Thomasscher Handgriff)

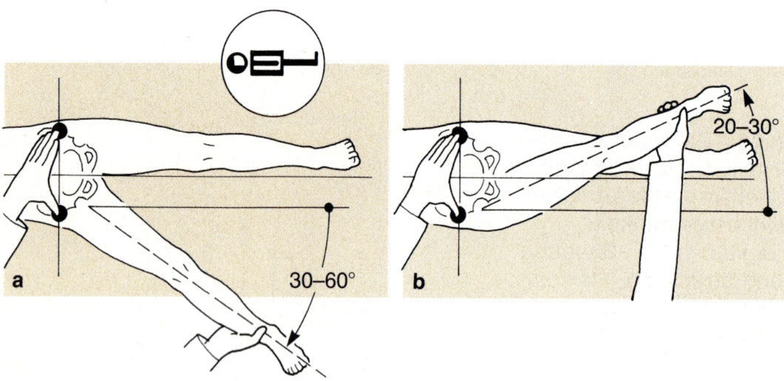

Abb. **18** a) u. b) Ab-/Adduktion der Hüfte. Bezugspunkte sind die beiden Spinae iliacae anterior

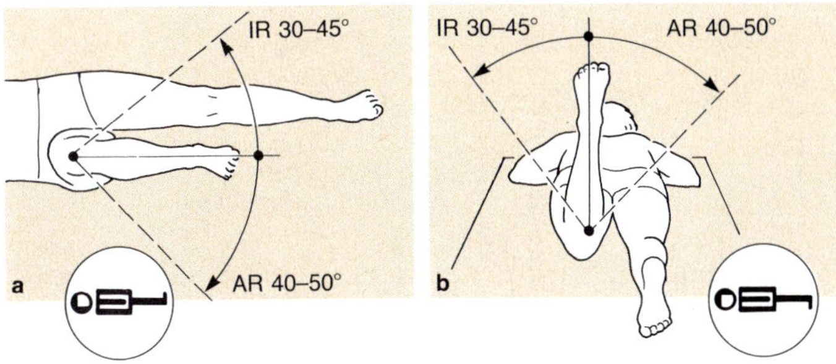

Abb. **19** a) u. b) Innen- (IR) und Außenrotation (AR) bei rechtwinkelig gebeugter Hüfte und Knie. Rotationsmessung auch möglich bei gestreckter Hüfte und Kniebeugung in Bauchlage

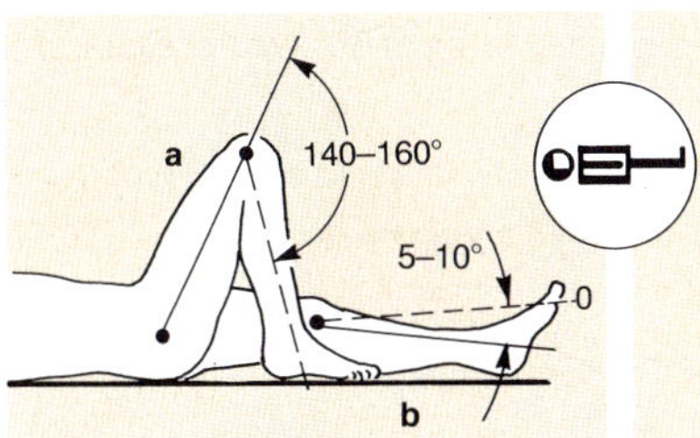

Abb. **20**

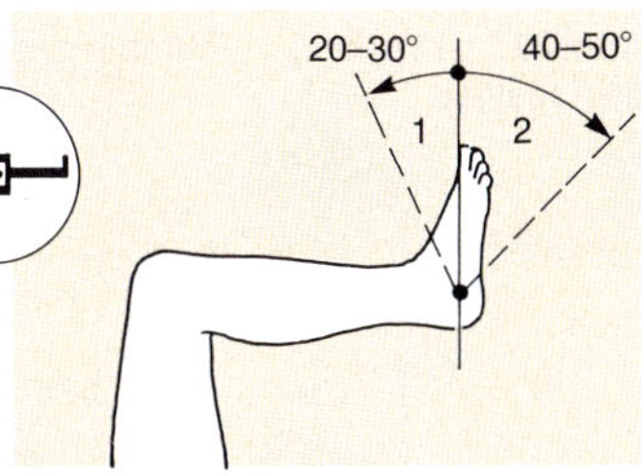

Abb. **21**

Abb. **20** Flexion/Extension des Knies (normal 5–10 Grad Überstreckung)

Abb. **21** Dorsalextension (1) – Plantarflexion (2) im oberen Sprunggelenk bei 90 Grad gebeugten Knien zur Entspannung der Wadenmuskulatur

Messung von Achsenfehlstellungen

Die Messung der Achsenfehlstellungen wird im Winkelmaß durchgeführt. Findet die Achsenabweichung im Gelenk statt, so muß die Abweichung von der Normalachse der Extremität aus gemessen werden.

Die Winkelbestimmung erfolgt aus der Mitte des Gelenkspaltes. Wenn die Achsabweichung in der Meta- bzw. Diaphyse lokalisiert ist, mißt man die Abwinkelung am Scheitel des Knickes. Die klinisch erzielten Meßergebnisse sollten bei ausgeprägten Achsenfehlstellungen sowie zur präoperativen Planung im Röntgenbild genau ermittelt werden.

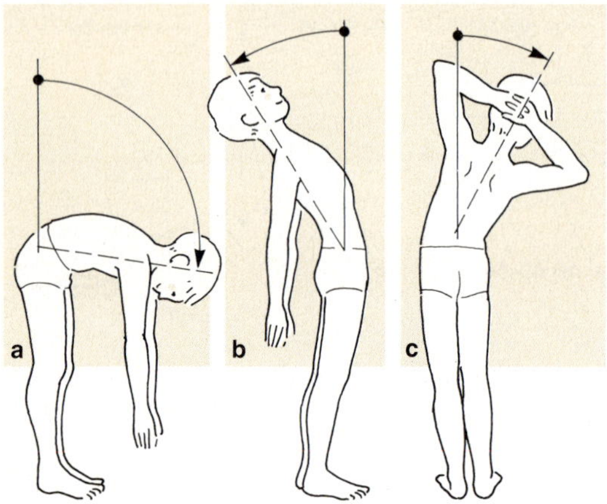

Abb. **22** a) Vorneigen (Rumpfbeuge nach vorn), b) Rückwärtsneigen, c) Seitwärtsneigen

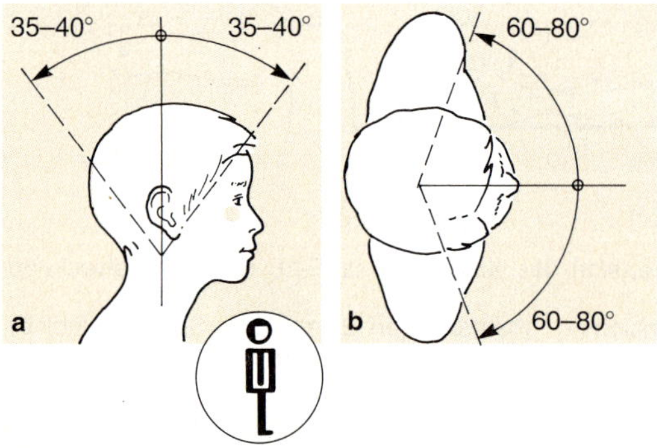

Abb. **23**

a) Vor-Rückneigen des Kopfes zur Messung der HWS-Beweglichkeit (Inklination-Reklination)

b) Rotation des Kopfes zur Messung der HWS-Beweglichkeit

Laboruntersuchungen

Routinemäßige hämatologische Untersuchungen, besonders des Blutbildes, sind in der Kinderorthopädie, wie in anderen Bereichen der Medizin, zur Diagnose von Entzündungen und neoplastischen Krankheiten notwendig.

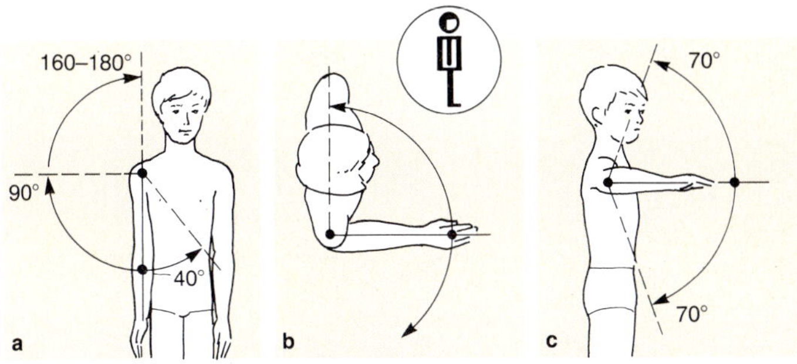

Abb. **24**

a) Abduktion/Adduktion (Seitwärtsheben – Anspreizen) des gestreckten Armes. Beim Heben des Armes über die Horizontale dreht sich das Schulterblatt mit
b) Rotation im Schultergelenk nach außen bei angelegtem Arm nach innen seitwärts abgehoben, jeweils bei 90 Grad gebeugtem Ellenbogengelenk.
c) Arm nach vorn (Elevation) rückwärtsbewegen

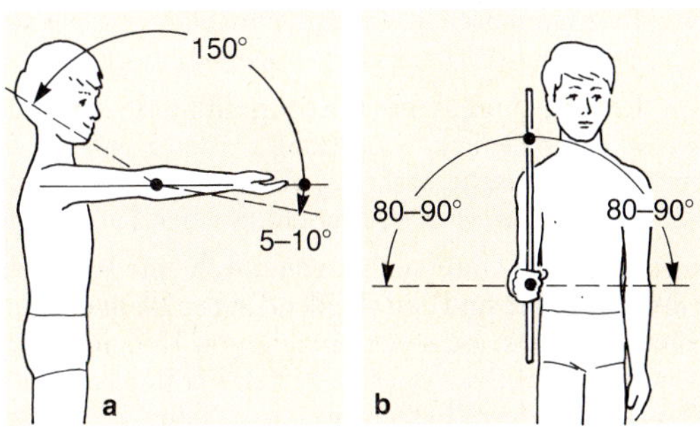

Abb. **25**

a) Flexion/Extension im Ellenbogen
b) Pro-Supination des Vorderarmes (Kombinationsbewegung im oberen und unteren Radioulnargelenk)

Spezielle Blutuntersuchungen, die zur Diagnose von Bluterkrankheiten notwendig sind, können das erste Mal bei Kindern notwendig werden, die einen hämophilen Hämarthros zeigen, oder bei der Diagnose von Hämoglobinopathien. Blutchemische Untersuchungen können bei der Diagnose von metabolischen und generellen Skelettanomalien helfen, wobei die wichtigsten Messungen die des Serumkalziums, des Phosphors und der alkalischen Phosphatase sind. Bestimmungen von Enzymen im Serum,

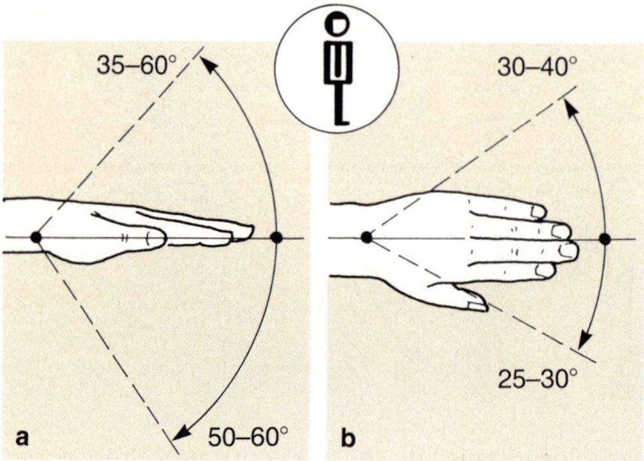

Abb. **26**
a) Dorsalextension/Volarflexion (Handrücken-/Hohlhandwärtsbewegungen) im Handgelenk
b) Radialabduktion/Ulnaabduktion im Handgelenk

wie Transaminasen, Kreatinin, Phosphogenasen usw., sind bei der Untersuchung von Muskelerkrankungen vonnöten.

Die Untersuchung eines Gelenkpunktates ist für die differenzierte Diagnose einer Gelenkerkrankung in der Kindheit wichtig (rheumatoide Arthritis, septische Arthritis, Hämophilie, Tbc usw.). Der Tuberkulintest ist zum Nachweis bzw. Ausschluß einer Tuberkulose anzufertigen.

Histologische Untersuchungen durch eine Probeexzision entnommener Gewebeanteile sind entscheidend in der Diagnose einiger Krankheiten des Skelettsystems. Bei einer Anzahl von Knochenerkrankungen mit zystischen, destruktiven oder reaktiven Veränderungen kann eine Biopsie die Diagnose liefern, besonders dann, wenn bösartige Tumoren vermutet werden. Umgekehrt ist das Aufzeigen einer gutartigen Erkrankung mit Hilfe der Histologie wie etwa eines Chondroblastoms oder eines chondromyxoiden Fibroms möglich.

Die histologische Klärung der progressiven Muskeldystrophie ist durch eine Gewebsprobe ergänzend zum klinischen und serologischen Befund möglich.

Neurologische Untersuchung

Eine neurologische Untersuchung sollte sich jeder orthopädischen anschließen. Häufig sind neurologische Abweichungen Grund für orthopädische Leiden. Die Ausbildung, Persistenz und das anschließende Verschwinden von Reflexen, wie des tonischen Nackenreflexes, Greifreflexes, Moro-Reflexes und des Landau-Rumpfstreckreflexes u. a., sollten dem Arzt, der sich mit der Behandlung von Kindern und deren Entwicklungsstörungen oder -behinderungen befaßt, bekannt sein. Gerade in der neonatalen Phase ist es wichtig, mögliche zentralnervöse Störungen herauszufiltern, um sie frühzeitig zu behandeln.

Die Abduktionsbehinderung einer Hüfte ohne Dysplasie kann z. B. Ursache einer solchen Störung sein. Die Zusammenarbeit mit einem neuropädiatrisch tätigen Arzt ist in diesen Fällen oft ratsam.

Elektrodiagnostische Verfahren stellen eine sinnvolle Ergänzung zur neurologischen Grunduntersuchung dar, besonders bei paralytischen Erkrankungen und zur Beurteilung einer durch Nervenläsion geschädigten Extremität.

Die Elektromyographie ermöglicht eine sichere Differenzierung zwischen einer primären Muskelerkrankung und neurogenen Lähmungszuständen. Neural bedingte Muskelatrophien lassen sich elektroneurographisch differenzieren. Die Meßgenauigkeit ist allerdings im Säuglings- und Kleinkindesalter durch die kurzen Meßstrecken beeinträchtigt. Bei unruhigen und ängstlichen Kindern sollte evtl. vorher eine Sedierung vorgenommen werden.

Röntgendiagnostik

Der Röntgendiagnostik kommt in der Orthopädie eine ganz erhebliche Bedeutung zu. Die Feststellung und Beurteilung vieler Erkrankungen des Muskel-Skelett-Systems ist häufig nur mit Hilfe der Röntgenuntersuchung möglich.

Die genaue Kenntnis der normalen Anatomie und der besonderen Pathologie des wachsenden Skelettsystems ist Voraussetzung zur Beurteilung von Röntgenbildern.

Der Arzt sollte immer sorgfältig die Notwendigkeit einer solchen Untersuchung entscheiden und deren routinemäßige Anwendung vermeiden.

Strahlenschutz ist bei Kindern von besonderer Wichtigkeit. Gonadenschutz ist bei jeder Röntgenuntersuchung des Kindes erforderlich. Nur wenn durch den Gonadenschutz die zu untersuchende Körperregion überdeckt würde, darf auf ihn verzichtet werden. Bei der Anlage des Gonadenschutzes ist darauf zu achten, daß die Ovarien beim weiblichen Säugling weiter kranial liegen und erst beim zweijährigen Mädchen ihre endgültige Position erreichen. Gonadenferne Röntgenaufnahmen bedeuten wegen der kleinkindlichen Körpermaße auch bei gut eingeblendetem Strahlenkegel eine relativ hohe Gonadendosis. Deshalb muß an allen nicht zur Untersuchung gehörenden Körperstellen immer eine Bleiabdekkung vorgenommen werden.

Säuglinge und Kleinkinder sind unruhig und ängstlich, wenn sie zu einer Röntgenuntersuchung kommen. Es ist wichtig sich zu bemühen, das Vertrauen des Kindes zu gewinnen, sich Zeit und Ruhe zu nehmen, lange Wartezeiten in fremder Umgebung und geschäftige Unruhe möglichst zu vermeiden. Zahlreiche Hilfsmittel, vor allem Fixiergeräte, stehen zur Verfügung, um unruhige Säuglinge oder Kleinkinder ruhigzustellen, damit Wiederholungen von Röntgenbildern vermieden werden. Meist sind die Kinder dadurch zu beruhigen, daß Angehörige (besonders Mutter oder Vater) bei der Röntgenuntersuchung zugegen sind und ihr Kind in entsprechend vorher besprochener Position halten. Sie sollten mit Bleischutz und Bleihandschuhen ausgerüstet sein.

Die Beschaffung und Verwendung von Röntgenaufnahmen, die vorher bereits an anderen Stellen angefertigt wurden, ist immer erforderlich, um unnötige Wiederholungen mit erneuten Strahlenbelastungen zu vermeiden.

Radiologische Untersuchungsmethoden

Im allgemeinen sind zwei Röntgenaufnahmen im Winkel von 90 Grad zueinander (anterior-posterior (a. p.), seitl. Strahlengang) für eine adäquate Beurteilung notwendig.

Zusätzliche Aufnahmen, wie Schräg-, Axial-, Faux-Profil- und Zielaufnahmen, mit oder ohne Durchleuchtungskontrolle, können erforderlich sein.

Durch die Größen- und Formveränderungen der Knochen im Verlauf der normalen Skelettentwicklung können Schwierigkeiten in der Diagnostik auftreten. Besteht der Verdacht auf eine einseitige Knochenläsion, hilft im Zweifelsfall der Vergleich mit der gesunden Seite. Hierdurch lassen sich entwicklungsbedingte symmetrische Befunde von krankhaften unterscheiden. Außerdem kann durch den Seitenvergleich ein diskreter pathologischer Befund leichter erkannt werden.

Die *Durchleuchtung* als Standardmethode sollte nur in ausgewählten Fällen vorgenommen werden (intraoperativ, Funktionsdiagnostik). Durch Magnetbandaufzeichnung des Fernsehdurchleuchtungsbildes läßt sich die Durchleuchtungszeit verkürzen, da hierdurch unklare Befunde oder operative Momentanaufnahmen beliebig lang beurteilt werden können.

Die *Tomographie* verbessert die Erkennungsmöglichkeit kleiner Läsionen besonders gut. Die Beurteilung komplexer Fehlbildungen, die häufig durch überliegende Strukturen verdeckt sind (Wirbelsäule), kann durch Schichtaufnahmen deutlich erleichtert werden. Tumoren, Entzündungen, Frakturen und Luxationen verlangen häufig zur ergänzenden diagnostischen Abklärung eine Tomographie (z. B. Osteoidosteom, Marschfraktur).

Mit der Einführung geeigneter kurzlebiger Radiodiagnostika mit entsprechender Reduktion der Strahlenbelastung (99 m-Technetiumverbindung) wurde die Anwendung der *Knochenszintigraphie* erweitert. Die Bedeutung dieser Methode für Screening und Verlaufskontrollen bei Patienten mit malignen Tumoren ist allgemein bekannt.

Benigne Knochentumoren und tumorähnliche Knochenläsionen erfordern ebenfalls oft eine Skelettszintigraphie. Besonders bei Tumoren mit polyostotischem Befall, wie das eosinophile Granulom, die fibröse Dysplasie u. a., gibt die Szintigraphie Auskunft über weitere Lokalisationen des Tumors.

Bei Verdacht auf eine Osteomyelitis ist sie von besonderer Wichtigkeit. Hierdurch lassen sich osteomyelitische Herde schon frühzeitig vor sichtbaren röntgenologischen Knochenveränderungen nachweisen.

Außerdem können klinisch stumme Herde erfaßt werden. Sehr selten findet sich eine verminderte Aktivitätsanreicherung in der Anfangsphase der kindlichen Osteomyelitis infolge der Gelenkschwellung und eines durch die Eiteransammlung vermehrten intrakapsulären Druckes mit Kompression der Blutversorgung.

Auch im Falle einer Kindesmißhandlung bietet die Skelettszintigraphie Aufschluß über Läsionen des Skelettes, die röntgenologisch z. T. noch nicht sichtbar sind.

In der Tumordiagnostik und dem Staging erbringt die *Computertomographie* exakte Informationen über die Struktur und Ausbreitung eines Tumors in die Weichteile und angrenzende Skelettabschnitte. In der Diagnostik des lumbalen Bandscheibenvorfalles oder eines spinalen Tumors hat die Computertomographie eine sehr hohe Treffsicherheit. Bei einem eindeutigen Befund ersetzt sie die Myelographie.

Auch zur Beurteilung der Hüftkopfüberdachung, Tiefe der Hüftpfanne, Hüftkopfeinstellung und -form, Kongruenz von Pfanne und Kopf, Antetorsion des Femurs, Beurteilung der Pfannenöffnung, der Schulterluxation und verschiedener Kniegelenkserkrankungen sowie Torsionsfehlern im Unterschenkel wird die Computertomographie herangezogen.

Die Röntgencomputertomographie verbessert die Diagnostik bei Schädelfrakturen, dem Schleudertrauma der Halswirbelsäule, schweren Verletzungen der Wirbelsäule und des Beckens. Ferner ist sie geeignet, diskrete Knochenveränderungen, wie Ermüdungsfrakturen, Ausrisse und Muskelverletzungen, zu erfassen.

Die Strahlenbelastung ist bei diesen Verfahren relativ hoch. Deshalb sollte die Indikation streng gestellt werden.

Die *Myelographie*, Kontrastfüllung des Rückenmarkraumes, und die Diskographie, Kontrastdarstellung der Bandscheibe, dienen zur Diagnostik einengender Prozesse, welche das Rückenmark selbst bzw. die Rückenmarksbahnen betreffen.

Durch die technologische Verbesserung der *Ultraschallgeräte* hat sich die Sonographie (Ultraschalluntersuchung) zu einem verfeinerten diagnostischen Instrument auch in der Orthopädie entwickelt. Sie ist nicht invasiv, bedeutet keine Strahlenbelastung und ist beliebig wiederholbar.

Zu einer wesentlichen Erleichterung der Früherfassung der Hüftdysplasie hat in der Orthopädie die *sonographische* Untersuchung der Säuglingshüften geführt. Die experimentellen Untersuchungen von GRAF an Säuglingshüften haben eine genaue Identifizierung der anatomischen Strukturen über Ultraschall ermöglicht. Man ist jetzt in der Lage, routinemäßig die Hüftgelenke der neugeborenen Säuglinge mittels Ultraschall zu untersuchen und zu beurteilen sowie den Verlauf einer Luxation oder Behandlung zu verfolgen.

Von guten sonographischen Darstellungsmöglichkeiten bei Achillessehnenrupturen, Knorpeldefekten, Muskelrissen und anderen Erkrankungen wurde in letzter Zeit berichtet. Auch Skelettdysplasien können bereits in der embryonalen Phase mit Hilfe der Sonographie erkannt werden; Wachstumsstörungen lassen sich rechtzeitig feststellen.

Die *Kernspintomographie* als neues bildgebendes Verfahren ermöglicht in allen drei Raumebenen Bilder herzustellen und eine deutliche Unterscheidung zwischen Nerven, Sehnen, Gefäßen, Muskeln und Tumorgewebe zu treffen. Eine Strahlenbelastung findet nicht statt. Indikationen zur Kernspinuntersuchung sind Erkrankungen des zentralen Nervensystems, unklare oder im Frühstadium befindliche Hüftbefunde (Morbus Perthes, Koxitis u. a.), aseptische Nekrosen, Entzündungen und Tumoren (Tumorausdehnung in topographischer Hinsicht – Durchbrechen der Kortikalis, Einbeziehung von Gelenkstrukturen, extra-/intramedulläre Ausbreitung – Tumorstaging).

Die genauere Beurteilung der knorpeligen Gelenkverhältnisse und Gelenkinnenstrukturen ist durch die *Arthrographie* möglich. Nach Instillation von Luft und/oder Kontrastmittel in das Gelenk lassen sich Formveränderungen des Gelenkraumes, Knorpelkonturveränderungen, Synovialerkrankungen und intraartikuläre Weichteilinterpositionen sowie traumatische Verletzungsfolgen (z. B. Meniskus) nachweisen. Der Einsatz dieses Verfahrens wird in den einzelnen Kapiteln besprochen.

Die Arthrographie einzelner Gelenke, besonders des Knie- und Schultergelenkes, wurde durch endoskopische Untersuchungsverfahren zusätzlich ergänzt. Hier wird das Innere der Gelenke mit einem *Arthroskop* gespiegelt. Mit diesem Gerät können mittlerweile unter Sicht und zusätzlichem Einbringen von Spezialinstrumenten durch kleinere Hautschnitte intraartikuläre Operationen durchgeführt werden (Meniskusentfernung, Entfernung freier Gelenkkörper, Bandnähte, Synovektomie).

Radiologie Schulter – Arm

Indikationen: Schulterblatthochstand, geburtstraumatische Epiphysenlösungen, Osteomyelitis, Arthritis, Schultergelenksluxationen, Fehlbildungen, Radiusköpfchenluxation, Osteochondritis, Achsenfehler, Fehlbildung der Hand.

Schultergelenke

1. Anterior-posteriore Aufnahme in Mittelstellung.
2. Axiale Aufnahme.
3. Arthrographie. Sie ermöglicht die Beurteilung von Kapselbandläsionen. Alternativ ist die arthroskopische Untersuchung des Schultergelenkes möglich.
4. Schichtaufnahmen, Szintigraphie, Computertomographie. Sie dienen der Beurteilung von Entzündungen, Tumoren und Verletzungen.

Ellenbogengelenk

Anterior-posteriore Aufnahme bei gestrecktem Ellenbogen, seitliche Aufnahme bei gebeugtem Ellenbogen. Für die Beurteilung der Achsenverhältnisse sollte die Hälfte des Oberarmes und die Hälfte des Unterarmes mit auf der Aufnahme sichtbar sein.

Hand

Anterior-posteriore und seitliche Aufnahme des Handgelenkes, der Handwurzel und der Finger. Die Aufnahmen dienen 1. der Feststellung von Handknochenveränderungen auf angeborener, traumatischer, entzündlicher und tumoröser Grundlage, 2. der Beurteilung der Skelettentwicklung. Der jeweilige Skelettentwicklungsstand der Hand ist Anhalt für das Skelettalter.

Radiologie der Wirbelsäule

Indikationen: Mißbildungen, konstitutionelle Knochenerkrankungen, anhaltende Schmerzen der Wirbelsäule, Wirbelsäulentrauma, Schiefhals, Skoliose, Kyphose, Morbus Scheuermann, endokrine Erkrankungen, Leukämie, Meningomyelozele, neurologische Störungen.

1. Standardaufnahme im üblichen anterior-posterioren und seitlichen Strahlengang.
2. Achsenaufnahme der ganzen Wirbelsäule a. p., möglichst im Stehen, ggf. mit Beinlängenausgleich bei Beckenschiefstand – bedingt durch Skoliosen – idiopathischen oder traumatischen Beinlängenunterschieden u. a.

3. Seitliche Aufnahme im Stehen oder bei Detailbeobachtung im Liegen, z. B. bei Kyphose, Lordose, Morbus Scheuermann, Flach-Rundrükken, Entzündungen, Tumoren.
4. Funktionsaufnahmen zur Klärung des Fixiertheitsgrades, z. B. einer Skoliose oder Kyphose. Die a. p.-Aufnahme erfolgt bei maximaler Beugung in jeweils entgegengesetzter Verbiegung der Skoliose-Ausrichtung (Bending). Die seitliche Aufnahme sollte im Liegen in Hyperextension oder mit Unterlage eines Keiles unter dem Apex des Kyphosebuckels oder in Rutschhalte durchgeführt werden.
5. Schrägbilder zur Beurteilung der Lendenwirbelsäule bei Spondylolysen bzw. -listhesen.
6. Schichtaufnahmen einzelner Wirbelsäulenabschnitte zur Erkennung knöcherner Defekte oder Fehlbildungen, wie Halb-Keilwirbel, posttraumatische Veränderungen, Tumoren und Entzündungen.
7. Szintigraphie zur Abklärung entzündlicher Prozesse, oder tumoröser Veränderungen (ergänzend evtl. Kernspintomographie).
8. Computertomographie mit Darstellung des zervikalen Überganges zur Beurteilung angeborener Fehlbildungen, einer Diastomatomyelie (Sporn im Wirbelkanal), traumatisch-pathologischen Läsionen, Bandscheibenvorfall, Tumoren, Entzündungen.
9. Myelographie zur Beurteilung eines Bandscheibenvorfalls und intraspinaler Tumoren (ergänzend evtl. Kernspintomographie).

Radiologie des Beckens

Indikationen: Epiphysenlösung (geburtstraumatische Hüftluxation), Hüftluxation, Hüftdysplasie, konstitutionelle Knochenerkrankungen, Beckenveränderungen bei Dysostosen und Stoffwechselerkrankungen, epiphysäre angeborene Wachstumsstörungen, Osteomyelitis, rheumatoide Arthritis, Morbus Perthes, Tumoren, unklarer Knieschmerz.

1. Beckenübersichtsaufnahme im anterior-posterioren Strahlengang in Rückenlage. Die Beine müssen gestreckt und parallel liegen und die Kniescheiben nach vorne weisen. Bei Kleinkindern hält am besten die Begleitperson (unter entsprechendem Bleischutz) die Kniegelenke mit beiden Händen umschlossen, so daß die Neutralstellung gewährleistet ist.
2. Funktionsaufnahmen. Rippstein-Müller-Aufnahme (Abb. **27**). Die Lagerung erfolgt auf dem von Rippstein entwickelten Gerät bei 90 Grad Beugung, mittlerer Rotationsstellung und einer Abduktion von 20 Grad. Die Aufnahme ermöglicht es, den realen Antetorsionswinkel festzustellen.
3. Hüftgelenksdarstellung orthograd. Zur Erfassung der Epiphysenlösung müssen immer beide Seiten geröntgt werden. Der Schenkelhals muß genau parallel zur Platte (also orthograd) liegen. Damit läßt sich der Epiphysenabrutsch im Profil erfassen und messen. Da der Schen-

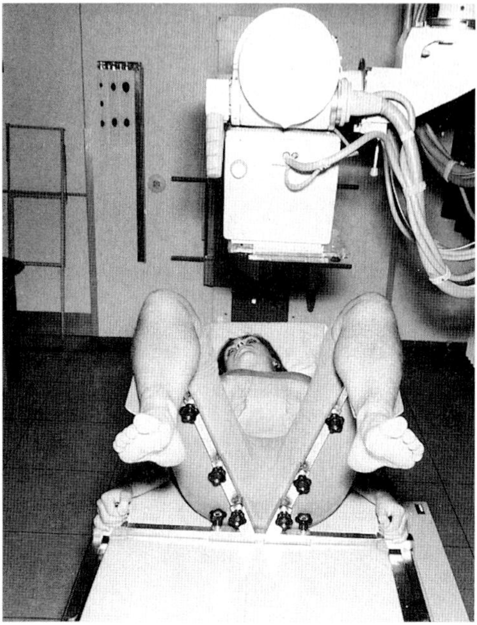

Abb. **27** Lagerung zur Antetorsionsaufnahme nach Rippstein u. Müller

kelhalswinkel bei Kindern etwa 140 Grad beträgt, sollte das Bein bei 90 Grad Beugung, im Hüftgelenk 50 Grad abgespreizt werden, um der Röntgenplatte genau anzuliegen. Bei älteren Kindern sollte 40 Grad gewählt werden, da der reelle CCD-Winkel etwa 130 Grad beträgt. Die Lauenstein-Flektions-Abduktionsaufnahme von 70 Grad/50 Grad sollte zugunsten der obigen Aufnahme aufgegeben werden.

4. Faux-Profilaufnahme (Abb. **28**). Sie dient zur Beurteilung der Überdachung des Hüftkopfes. Während wir auf der Beckenübersicht das Hüftgelenk in der Ansicht von vorn beurteilen, sehen wir bei der Faux-Profilaufnahme die Überdachung von der Seite und können die Überdachung von vorne überprüfen. Die Aufnahme erfolgt im Stehen. Das Becken des Patienten soll an eine schräge Fläche anlehnen. Diese steht in einem Winkel von 65 Grad zur Wand und Halterung, an der die Röntgenplatte liegt.
5. Schrägaufnahmen. Sie sind evtl. zur Beurteilung von Beckenfrakturen notwendig.

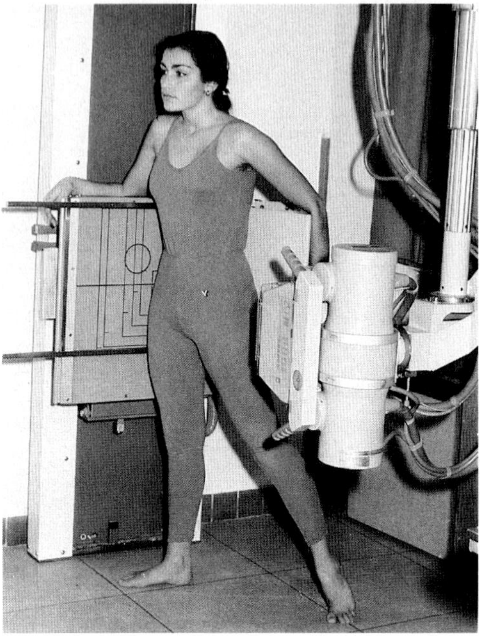

Abb. **28** Lagerung zur Röntgenaufnahme, Position für eine Faux-Profilaufnahme der rechten Hüfte

6. Szintigraphie zur Beurteilung von Hüftgelenksinfektionen, Perthes-Entwicklung u. a., evtl. auch Kernspintomographieuntersuchung.
7. Computertomographie. Zur Erfassung von Beckenfrakturen, Tumoren sowie zur Bestimmung der Pfanneneingangsebene.

Radiologie des Kniegelenkes

Indikationen: Angeborene Knieluxation, Osteomyelitis, Arthritis, Epiphysenerkrankung (Blount), Rachitis, Tumoren, aseptische Knochennekrosen (Osteochondritis), Osgood-Schlatter. Traumatische Läsionen, bei Hüftschmerzen, falls das Röntgenbild der Hüfte keinen pathologischen Befund ergibt.

1. *Das Kniegelenk im anterior-posterioren und seitlichen Strahlengang*

   Das Kniegelenk sollte gestreckt und die Kniescheibe genau nach vorne gerichtet sein.

2. *Funktionsaufnahmen*

a) *Tunnelaufnahme nach Frick*: Sie dient der Beurteilung der posterioren Femurkondylen bei Traumen oder bei Verdacht einer Osteochondritis. Evtl. zusätzliche Schrägaufnahmen bei gestrecktem Knie weisen auf obige Krankheitsbilder hin.

b) *Axiale Aufnahme der Patella und des Femuropatellargelenks* (Abb. **29** u. **30**): Die Standardaufnahme sollte bei 30 Grad Flexion des Kniegelenkes erfolgen. Zu empfehlen sind weitere Aufnahmen bei Kniebeugung von 60 Grad und 90 Grad (Defileeaufnahmen). Sie geben Aufschluß über die Form der Kniescheibe nach Wiberg-Baumgartel und zeigen eine evtl. Subluxationsstellung der Kniescheibe auf. Auch diskrete Strukturveränderungen, wie eine subchondrale Sklerose als Zeichen eines retropatellaren Knorpelschadens, sind zu erkennen.
Die Defilee-Aufnahmen in Kombination mit einer Arthrographie ermöglichen eine bessere Beurteilung des patellaren/femoralen Knorpels und können Hinweise geben für eine verbreiterte und auch einklemmende Plica mediopatellaris.

c) *Gehaltene Aufnahmen*: Sie dienen zur Dokumentation von Kapselbandläsionen und werden je nach Erfordernis in Abduktion oder Adduktion in 30 Grad Beugung oder Streckung und in vorderer oder hinterer Schubladenposition angefertigt.

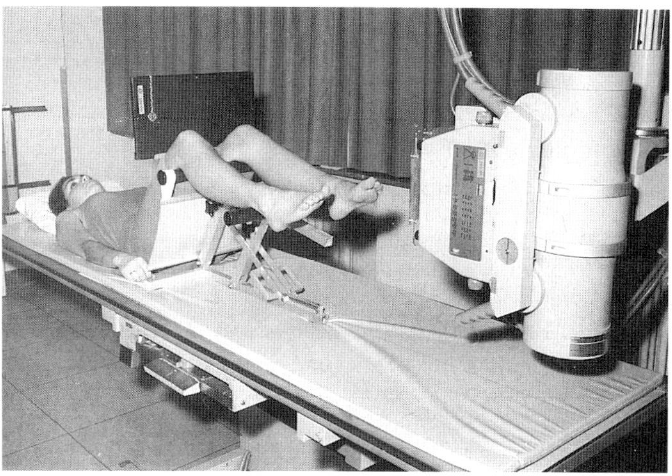

Abb. **29** Lagerungsgerät für Defilèe-Aufnahmen der Patella in Aufnahmeposition

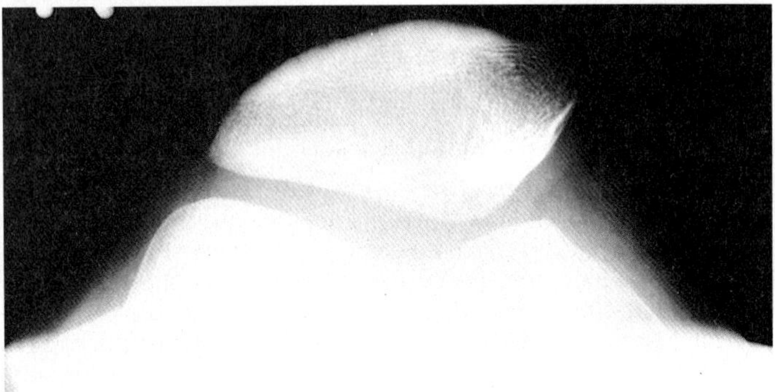

Abb. **30** Röntgen-Tangentialaufnahme einer dysplastischen Kniescheibe

3. *Schichtaufnahmen*

   Bei Tibiakopffrakturen ermöglichen sie, das Ausmaß der Zerstörung des Plateaus zu erfassen oder die Ausdehnung tumoröser Herde darzustellen.

4. *Arthrographie*

   Zur Darstellung von Kniegelenkszysten oder einer Meniskusläsion und Knorpelschädigung (auch arthroskopisch möglich).

5. *Szintigraphie und Computertomographie*

   Zur Beurteilung von Entzündungen, Tumoren und Frakturen.

Radiologie des Fußes

Indikationen: Fußfehlformen (Klumpfuß, Plattfuß, Hohlfuß usw.), Osteochondritis des Talus, Osteonekrosen (Morbus Köhler I, II), Knick-Senkfuß, Verdacht auf Ermüdungsfrakturen, traumatische Veränderungen, Osteomyelitis, Tumoren, Synostosen, Arthritis, kindlicher Hallux valgus, Spreizfuß.

1. *Anterior-posteriore und seitliche Aufnahmen*

   Die Aufnahmen sollten immer im Seitenvergleich und möglichst im Stehen angefertigt werden. Die Belastung erlaubt einen wiederholbaren Streß und zeigt die Beziehung der Fußwurzelknochen in ihrer Funktionalität. Bei Säuglingen und Kleinkindern muß der Plantardruck durch einen Apparat oder einen Assistenten erfolgen. Diese Aufnahmen dienen zur Beurteilung der Längsachsen von Kalkaneus, Talus und den Metatarsalknochen und ihre Abweichungen von Horizontal-

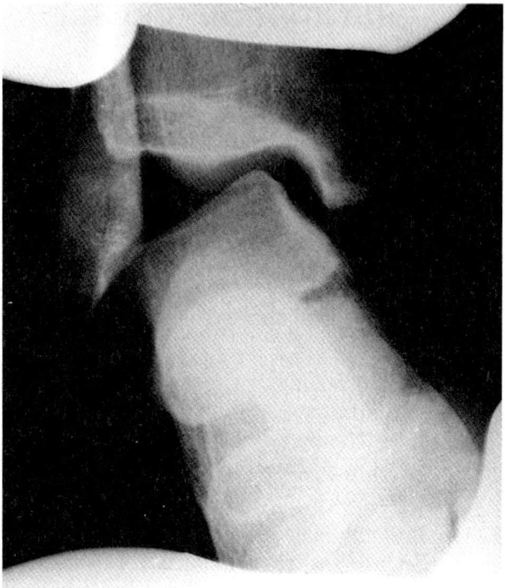

Abb. **31** Aufklappbarkeit des oberen Sprunggelenkes in der Frontalebene bei einem lateralen Bandschaden

und Längsachse. Außerdem ermöglichen sie die Darstellung von Frakturen, Tumoren, Osteonekrosen u. a.

2. *Schichtaufnahmen*

   Zur Aufdeckung von Synostosen im Fußwurzelbereich sowie traumatischer Veränderungen.

3. *Szintigraphie*

   Zur Beurteilung einer Entzündung, eines Tumors oder aber auch eines Traumas. Eine verminderte szintigraphische Anreicherung deutet auf eine avaskuläre Nekrose (Köhler I, II u. a.) hin.

4. *Gehaltene Aufnahmen* (Abb. **31**)

   Zur Dokumentation von Kapsel-Band-Läsionen, besonders im oberen Sprunggelenk (z. B. Außenbandriß). Sie werden je nach Erfordernis in Supinations- oder Pronationsstreß in Fußmittelstellung und in vorderer oder hinterer Schubladenposition angefertigt. Die gehaltenen Aufnahmen müssen im Seitenvergleich erfolgen.

Das Leitsymptom und seine Differentialdiagnose

Schulter-Arm-Schmerz

Kinder und Jugendliche leiden seltener unter Schulter-Arm-Schmerzen als Erwachsene.

Kopf, Nacken, Schultergürtel und Arme stellen eine funktionelle Einheit dar, deren einzelne Komponenten dynamisch miteinander verbunden sind. Bei der Komplexität der anatomischen Strukturen und der funktionellen Zusammenhänge können oft verschiedene Ursachen zu gleichartig empfundenen Schmerzsyndromen führen.

Bei den Erwachsenen überwiegen mehr die degenerativen Veränderungen als Schmerzursache, bei Kindern und Jugendlichen sind es angeborene Veränderungen, entwicklungsbedingte Störungen und Sportüberlastungsschäden. Wenn sie auftreten, so bevorzugen sie meist bestimmte Lebensalter, so das Säuglings-, das mittlere Schulalter und die pubertäre Lebensphase.

Im Säuglingsalter sind die Abgrenzungen einzelner Krankheitsbilder besonders schwierig, da in dieser Zeit auf einen Schulterschmerz undifferenziert mit einer Pseudoparese (hängender Arm) reagiert wird. Besonders die Abgrenzung zwischen einer Klavikulafraktur, einer geburtstraumatischen Plexuslähmung und Epiphysenlösung ist manchmal ausgesprochen schwierig. Die Klavikulafraktur ist sicherlich noch am ehesten zu erkennen, wobei hier wieder eine Klavikulapseudarthrose und später dann auch die traumatische Klavikulafraktur abgegrenzt werden müssen. (Geburtstraumatische Frakturen heilen immer von selbst, Klavikulapseudarthrosen nicht. Kindliche Klavikulafrakturen traumatischer Ursache zeigen ein eigenes klinisches und morphologisches Bild mit heftigen Schmerzen und Heilen der Fraktur mit starker Kallusbildung.)

Deutliche Schmerzen bei der Bewegungsuntersuchung weisen auf eine Epiphysenlösung hin, insbesondere auch dann, wenn zusätzlich noch eine Schwellung im Schulterbereich vorliegt. Schmerzen sind allerdings auch vorhanden, wenn eine Osteomyelitis (Säuglingsosteomyelitis) und später eine rheumatoide Arthritis das Schultergelenk befallen haben. Bei Vorliegen einer reinen geburtstraumatischen Plexuslähmung bereitet die passive Bewegung der Schulter keine Schmerzen oder Abwehrreaktion des Säuglings. Röntgenologisch läßt sich nur die Klavikulafraktur bzw.

-pseudarthrose erkennen. Bei der Plexuslähmung findet sich keine Veränderung. Auch bei der Epiphysenlösung ist zu berücksichtigen, daß nur knöcherne Elemente darzustellen sind und somit nicht der proximale Humerusanteil, da hier noch keine Verknöcherungssituation vorliegt. Erst nach 10 bis 12 Tagen finden wir röntgenologisch den typischen proximalen Kallusmantel, der auf eine Epiphysenlösung hinweist.

Die Prognose einer nicht behandelten Epiphysenlösung ist schlecht. So sollte immer eine sofortige konservative Reposition angestrebt werden. Falls dies nicht gelingt, muß operativ reponiert werden.

Die Lysefraktur mit metaphysärer Beteiligung finden wir dagegen selten und meist erst im späteren Kindesalter.

Im mittleren Schulalter ist eine Instabilität des Schultergelenkes häufige Ursache eines Schulterschmerzes. Bei bestimmten Bewegungen gibt es einen plötzlichen Schmerz mit dem Gefühl des Verhakens oder Hängenbleibens der Schulter und gelegentlich das Bild des hängenden Armes (sog. Dead-Arm-Syndrom). Sportlich starker Körpereinsatz verstärkt dieses Krankheitsbild. Besonders bei chronisch schmerzhafter Schulter muß an eine Instabilität gedacht werden. Betroffen sind meistens männliche Jugendliche mit rezidivierenden Schmerzen, aber freier Beweglichkeit, die oft nach einer primären Luxation auftreten. Hier bestehen weniger diagnostische Schwierigkeiten. Die Probleme verlagern sich auf die einzuschlagende Therapie.

In der pubertären und postpubertären Phase sind neben der Gelenkinstabilität auch zu einem geringen Teil die Tumoren Ursache des Schulterschmerzes.

Besonders bei persistierenden Schmerzen muß an Tumoren gedacht werden.

Selten verursachen angeborene Veränderungen im Schulterbereich Beschwerden, wie die Korakoklavikularsynostose – die gelenkige Verbindung zwischen Korakoid und Klavikula – Luxationen des Akromioklavikular- und Sternoklavikulargelenkes sowie Aplasien.

Neben einer Einschränkung der Schultergelenksbeweglichkeit zeigt sich hier oft ein peripheres Engpaßsyndrom mit ausstrahlenden Schmerzen über die Schulter in den Arm. Auch eine Halsrippe und Anomalie der 1. Rippe können Engpaßsyndrome bewirken.

Schmerzen im *Ellenbogengelenk* bei einem Kleinkind mit Pronationsblokkierung im Unterarm sprechen für eine Subluxation des Radiusköpfchens (Pronatio dolorosa – Chassaignac).

Eine Osteonekrose des Capitulum humeri oder radii bedeutet oft eine schmerzhafte Bewegungseinschränkung im Ellenbogengelenk. Eine etwaige Ablösung des osteonekrotischen Knorpel- bzw. Knochenanteils (freier Gelenkkörper) führt zu Gelenkblockierungen. Neben entzündlich

Tabelle **4** Schulter-Arm-Schmerz

Schulter

Geburtstraumatisch
Klavikulafraktur
(Abgrenzung angeborene Klavikulapseudarthrose)
Schultergelenksluxation allein oder in Kombination mit Erb-Duchennescher Lähmung
Epiphysenlösung – Epiphysenfraktur des proximalen Humerus
Erb-Duchenne-Klumpkesche Lähmung (schmerzfrei)
Hämatogene Osteomyelitis
Juvenile chronische rheumatoide Arthritis
Sub- oder Luxation des Schultergelenkes (habituell-willkürlich)
Knochentumoren (besonders die Schulter betreffend)
  Juvenile Knochenzyste
  Fibröse Dysplasie
  Ewing-Sarkom
Hals-Rippen-Syndrom
Korakoklavikularsynostose
Sternoklavikular-Akromioklavikularsub- bzw. -luxation
Band-Muskelzerrungen – „Sportschäden“
Frakturen

Ellenbogengelenk – Unterarm

Osteochondritis dissecans (Radiusköpfchen – Capitulum humeri)
Subluxation des Radiusköpfchens – Pronatio dolorosa infantum, Chassaignac
Band-Muskelzerrungen-Fraktur
Luxation (Radiusköpfchenluxation angeboren – erworben)
„Tennis- Golferellenbogen“ (Epicondylitis radialis/ulnaris)
Freie Gelenkkörper
Juvenile rheumatoide Arthritis
Angeborene oder erworbene (traumatisch) Radioulnarsynostose
Angeborene oder erworbene (traumatisch) Cubitus-valgus- oder -varus-Armachsenstellung

Handgelenk – Hand

Schnellender Finger
Sehnenscheidenentzündung
Juvenile rheumatoide Arthritis
Styloiditis radii/ulnae (Insertionstendinosen)
Karpaltunnelsyndrom (rheumatisch/traumatisch)
Tumoren (besonders die Handknochen betreffend)
  Enchondrome
  Ekchondrome
Verletzungen
Schulter-Arm-Schmerz auch als ausstrahlender Schmerz bei krankhaften Prozessen der Halswirbelsäule (angeborene/erworbene Instabilität der Halswirbelsäule, Entzündungen, Tumoren etc.)

bedingten (bakteriell-rheumatischen) Ursachen können natürlich Verletzungen (Frakturen – Luxationen) Ursache für Schmerzen darstellen.

Ältere Jugendliche klagen gelegentlich über die besonders bei Erwachsenen vorzufindenden Insertionstendinosen am Ellenbogengelenk (Epicondylitis radialis et ulnaris). *Unterarm- und Handgelenksbeschwerden* sind im Kindes- und Jugendalter sehr selten. Die angeborene oder erworbene Radioulnarsynostose ist mehr mit Bewegungseinschränkungen verbunden und selten Ursache für Beschwerden.

Die Styloiditis radii et ulnae sind Zeichen einer Überlastung des Bandapparates oder zeigen sich im Rahmen einer juvenilen rheumatoiden Arthritis.

Heranwachsende, besonders wenn sie am Beginn einer Lehre stehen, klagen häufig über Sehnenscheidenentzündungen und einen im proximalen Handgelenksbereich nicht immer eindeutig abzuklärenden Schmerz (Handwurzelinstabilität).

Auch eine Madelungsche Deformität, die zunächst symptomlos ist, kann bei zunehmender Handgelenksbelastung (Maschineschreiben) dann zu Beschwerden führen.

Schmerzen in der *Hand* bzw. in den *Fingern* sind nur ausnahmsweise zu finden. Die Manifestation einer juvenilen Arthritis, der schnellende Finger und Tumoren sind hier als Schmerzursache von Bedeutung.

Rückenschmerz

Rückenschmerzen sind beim Kind viel seltener als beim Erwachsenen. Schmerzen der Brust- oder Halswirbelsäule sind weniger häufig, als Schmerzen in der Lendenwirbelsäule. Klagt aber ein Kind über persistierende oder rezidivierende Rückenschmerzen, so handelt es sich im Gegensatz zu den häufiger auftretenden Bauchschmerzen in der Regel um schwerwiegendere Erkrankungen. Sie sind immer ernst zu nehmen und bedürfen der eingehenden klinischen, röntgenologischen sowie blutchemischen Untersuchung. Meist besteht neben dem Kreuzschmerz eine symptomatische Skoliose.

Der Kreuzschmerz des Kindes kann gelegentlich das erste Symptom einer entzündlichen Wirbelsäulenerkrankung (Spondylitis, Spondylodyszitis, Morbus Bechterew, juvenile-rheumatoide Arthritis) oder aber auch das erste Symptom eines in die Wirbelsäule metastasierenden Tumors sein.

Im Gegensatz zum Erwachsenen, bei dem die degenerativen Veränderungen der Wirbelsäule als Ruheschmerzursachen im Vordergrund stehen, ist der Kreuzschmerz des Jugendlichen in erster Linie durch statische Haltungsstörungen aufgrund einer lumbalen Manifestation des Morbus Scheuermann, der Spondylolyse und Spondylolisthesis, einer Spina bifi-

Tabelle **5** Differentialdiagnose Rückenschmerz

Spondylolyse -listhesis
Bandscheibenvorfall
Osteoporose (juvenile angeborene – medikamenteninduzierte [Kortison!])
Wirbelsäulenmißbildungen (z. B. Spina bifida)
Idiopathische Skoliose (insbesondere bei Verbiegungen über 50°, gemessen nach Cobb)
Morbus Scheuermann
Aseptische Wirbelkörpernekrosen (Calvé-Syndrom)

Entzündungen
- Unspezifische (bakterielle) Spondylitis-Diszitis
- Spondylitis Tbc
- Juvenile rheumatoide Arthritis
- Morbus Bechterew

Tumoren (besonders die Wirbelsäule betreffend)
- Osteoidosteom
- Osteoblastom
- Eosinophiles Granulom
- Ewing-Sarkom
- Fibröse Dysplasie
- Extra- intramedulläre Tumoren
- Wirbelhämangiom
- Leukosen
- Metastasen (Neuroblastom – Sarkom)

Exzessive Lumballordose
Iliosakralsyndrom (Kreuzdarmbeingelenk)
Steißbeinveränderungen (Kokzygodynie), bedingt durch Traumen, Entzündungen und Tumoren
Beinlängendifferenzen
Band-Muskelzerrungen
Wirbelgelenksblockierungen
Wirbelfrakturen
Nicht orthopädisch
Rückenschmerz durch Erkrankungen innerer Organe (Nieren, Darm, Magen etc.)

da, einer Lumbalskoliose oder lumbosakraler Übergangsstörungen und Beinlängendifferenzen bestimmt.

Eine Erkrankung der Wirbelsäule oder benachbarter Strukturen kann angenommen werden, wenn gleichzeitig eine Schonhaltung bzw. eine Steifheit eines Wirbelsäulenabschnittes, eine Skoliose oder Kyphose, eine umschriebene Klopfempfindlichkeit und ein Stauchungsschmerz festzustellen sind. Es kann auch eine neurologische Symptomatik vorhanden sein. Die Symptome treten einzeln oder in Kombination auf.

Hinweise sind auch gegeben, wenn Kleinkinder nicht mehr sitzen, stehen oder gehen wollen. Prozesse der unteren LWS oder in den dorsalen Anteilen des Beckenskeletts führen oft zu Schmerzausstrahlungen in die Hüfte, die Leiste oder in das Bein.

Altersspezifisch sind Kreuzschmerzen, die durch Tumoren benigner und maligner Art, besonders das Ewing, seltener das Osteosarkom, bedingt sind. Das Osteoidosteom und das Osteoblastom sind häufig die Ursachen von Rückenschmerzen und symptomatischen Skoliosen. Auch eine Raumforderung durch Weichteiltumoren im Rückenmarkskanal, wie durch extra- und intradurale Tumoren, kann über die Irritation der Rükkenmarkshäute zu Schmerzen und Fehlhaltungen führen.

Eine symptomatische Skoliose, Gangstörungen sowie eine Lendenstrecksteife mit besonderer Verspannung der ischiokruralen Muskulatur, mit starker Einschränkung der Vorbeugung, lassen in erster Linie eine Bandscheibenprotrusion bzw. einen Bandscheibenvorfall vermuten. Insbesondere auch dann, wenn keine sicheren objektivierbaren neurologischen Ausfälle festzustellen sind.

Durch Verkehrsunfälle und verschiedene intensiv betriebene Sportarten häufen sich auch bei Kindern Wirbelsäulenverletzungen. Bei Kleinkindern und Säuglingen ist auch an die Möglichkeit einer Kindesmißhandlung zu denken, vor allem, wenn kein adäquates Trauma angegeben werden kann.

Band- und Muskelzerrungen klingen meist nach einigen Tagen ab und müssen differentialdiagnostisch bei Weiterbestehen der Beschwerden an eine ernstere Erkrankung denken lassen. Es sollte aber auch stets an die Möglichkeit gedacht werden, daß heterotope Erkrankungen (z. B. Pyelonephritis, Nephrolithiasis, perinephritischer oder subphrenischer Abszeß, Appendizitis, Pleuritis, Adnexzitis usw.) ebenfalls Rückenschmerzen verursachen können.

Beinschmerz – Wachstumsschmerz

Beschwerden in den Beinen sind bei Kindern nicht ungewöhnlich und reichen von leichtem Schmerz, manchmal verbunden mit einem Ermüdungsgefühl, bis hin zu ernsthaften Qualen, die das Kind aus tiefem Schlaf wecken können. Hierbei sind oft Knochen- nicht von Gelenk- oder Weichteilerkrankungen zu unterscheiden. Auch ist häufig nicht sicher zu beurteilen, ob die Schmerzen von der Hüfte, dem Knie oder dem Fuß ausgehen. Ein Hinken oder plötzliches Nicht-mehr-laufenwollen bedeutet bei Kleinkindern das erste Symptom.

Die möglichen zugrundeliegenden Ursachen sind zahlreich. Die meisten Erkrankungen, mit Ausnahme der Wachstumsschmerzen, können durch sorgfältige Anamnese und körperliche Untersuchung, verbunden mit geeigneter Labor- und Röntgendiagnostik, richtig erkannt werden.

Manche Erkrankungen, wie z. B. der Ermüdungsbruch, können wiederholte Röntgenuntersuchungen erforderlich machen, bevor die Diagnose gesichert ist.

Nicht genau zu lokalisierende Schmerzen in einem oder in beiden Beinen werden sehr häufig ausgelöst durch Erkrankungen der Wirbelsäule, wie Bandscheibenvorfall, Spondylolisthesis, Tumoren, Entzündungen, oder aber auch durch Veränderungen im Beckenbereich sowie Erkrankungen des Urogenitaltraktes, Abszesse und Stoffwechselstörungen. Die Diagnose „Wachstumsschmerz" bedarf einer näheren Beschreibung.

Der Begriff ist seit ca. 150 Jahren im Gebrauch. Im Laufe der Jahre ist das Krankheitsbild der Wachstumsschmerzen schrittweise näher definiert worden. Es besteht aus periodischen, oft lästigen Mißempfindungen oder Schmerzen, gewöhnlich in den Muskeln des Unter- und Oberschenkels. Die Mißempfindungen bzw. der Schmerz können mit einem Gefühl der Rastlosigkeit einhergehen. Die häufigsten Lokalisationen sind die Vorderseite des Oberschenkels, die Wade und die Rückseite des Knies. Die Leistengegend ist manchmal betroffen. Die Schmerzen sind tief und in Gebieten außerhalb der Gelenkregion lokalisiert. (Schmerzen in den Gelenken verlangen eine eingehende Untersuchung, um rheumatoide oder intraartikuläre Erkrankungen auszuschließen.) Der Schmerz ist typischerweise beidseitig, was eine wichtige Abgrenzung zu Schmerzen organischer Ursache darstellt, die in der Regel einseitig sind. Die Schmerzen treten gewöhnlich am späten Nachmittag oder Abend auf, sie können jedoch auch erst in der Nacht beginnen und das Kind aus dem Schlaf reißen.

Wenn das Kind morgens erwacht, ist der Schmerz verschwunden. Die Beschwerden treten typischerweise bei Kindern und Heranwachsenden auf. Sie können in frühester Kindheit beginnen und plötzlich mit Erreichen der Geschlechtsreife verschwinden. Bei älteren Kindern können die Beschwerden dem ähneln, was Erwachsene als Krämpfe in den Beinen, Kribbeln oder „Restless legs" beschreiben. Wachstumsschmerzen können durch längeres Laufen während des Tages verstärkt werden. Schmerzen durch Ermüdung können mit oder ohne extreme körperliche Belastung des Kindes auftreten. Ihr Charakter ähnelt dem für Wachstumsschmerz kennzeichnenden Krankheitsbild. Aber im Gegensatz zu diesem verschwindet der Ermüdungsschmerz nach einer Ruhepause.

Beim Wachstumsschmerz treten weder Hinken noch Bewegungseinschränkungen auf. Die Krankengeschichte enthält keinen Hinweis auf ein lokales Trauma oder eine Infektion. Der Schmerz ist nicht verbunden mit lokaler Überempfindlichkeit, Rötung oder Schwellung. Es gibt keine objektiven Befunde. Die Ergebnisse der körperlichen Untersuchung, der Laboruntersuchung, der Röntgenaufnahmen sind normal. Die verschiedensten Faktoren wurden in Zusammenhang gebracht mit dem Wachstumsschmerz und sollen entweder ursächlich sein oder in enger Beziehung zu ihm stehen, wie schnelles Wachstum, Pubertät, rheumatischer Formenkreis, Haltungsschäden, Wetter, feuchte Wohnung, psychologische Faktoren, emotionale Belastung, unzureichender Schlaf, sozialer Status, Vererbung, Rasse.

Keiner von diesen hat sich als ätiologisch wirkende Kraft glaubhaft machen lassen. Es ist unwahrscheinlich, daß ein so kontinuierlich sich vollziehender Prozeß, wie das Wachstum, Beschwerden von so intermittierendem Charakter verursachen soll.

Symptomatische Maßnahmen, wie Wärme, Massage und Salizylatmedikamente, reichen meist aus, die Beschwerden zu lindern.

Hüftschmerz

Hüftschmerzen können sehr vielfältige Ursachen haben. Bei Kindern und Jugendlichen bedeuten sie meist eine ernsthafte Erkrankung und bedürfen deshalb auf jeden Fall einer ausführlichen Abklärung. Ein anfangs leichtes und häufig vorübergehendes Hinken ohne Beschwerden ist möglicherweise das erste Zeichen einer Hüftgelenkserkrankung.

Erkrankungen der Hüfte haben ihren Hauptschmerz in der Leistenregion. Sie können auch ausschließlich mit projizierten Schmerzen in der Knieregion beginnen und umgekehrt selbst Ausstrahlungsgebiet eines Schmerzes von Sakral- und Lumbalprozessen und Erkrankungen der Beckenregion sein. Die Ursache des projizierten Knieschmerzes liegt in der Irritation des N. obturatorius, der nahe dem Hüftgelenk verläuft und dessen Ramus posterior über die Innenseite des Oberschenkels in die Kniepartie zieht.

Viele der mit Schmerzen einhergehenden Hüftgelenkserkrankungen können einem bestimmten Lebensalter zugeordnet werden (Tab. **16**). Die anatomische Besonderheit der Hüftgelenksregion des Säuglings bringt es mit sich, daß es in seltenen Fällen zu einer akuten Gelenkentzündung kommen kann (Säuglingskoxitis). Schlechter Allgemeinzustand, Fieber, Verzicht der Nahrungsaufnahme, Schonhaltung, Rötung, Schwellung und Druckschmerz der Leiste und des proximalen Oberschenkels sowie ein durchgemachter Infekt, eine Nabelentzündung und der Zustand nach Fersenblutentnahme (Guthrie-Test) deuten auf dieses Krankheitsbild hin.

Eine bakterielle Entzündung kann auch in der späteren Kindheit vorkommen und entsprechende Symptome verursachen. Die sog. Reizhüfte (Coxitis fugax) findet sich nicht selten im Kindes- und Jugendalter und ist gekennzeichnet durch Leistenschmerzen, Hinken, Schonhaltung bei sonst unbeeinträchtigtem Allgemeinzustand. Sie kann nach allgemeinen bakteriellen und viralen Infekten sowie nach Hüftgelenksoperationen auftreten.

Die ersten Zeichen des Morbus Perthes kündigen sich durch flüchtige,

Tabelle **6** Differentialdiagnose Hüftschmerz

Entzündungen
Säuglingsosteomyelitis!
Bakterielle Arthritiden (unspezifisch)
Morbus Bechterew
Juvenile rheumatoide Arthritis
Spezifische Arthritiden (Tbc, Gonorrhoe etc.)
Coxitis fugax („Hüftschnupfen)“)
Morbus Perthes (Coxa plana)
Osteochondritis dissecans
Epiphysiolysis capitis femoris (Epiphysenlösung)
Chondrolyse
Schnappende Hüfte
Hüftdysplasie – Hüftluxation
Coxa valga-vara
Meralgia paraesthetica
Band-Muskelzerrungen, insbesondere als Sportüberlastungsschäden (Adduktorenmuskelzerrungen, Muskel-Faszienabrisse, Hämatome)
Frakturen
Statische Fehlbelastungsschmerzen durch Kontrakturen, Achsenfehler, Beinlängendifferenzen, Beckenschiefstellung und Fußfehlformen
Ausstrahlende Schmerzen von der unteren Wirbelsäule bei spinalen Bandscheibenerkrankungen, Kreuz-Darmbein-Gelenksveränderungen, Tumoren, Entzündungen und Spondylolysen bzw. Spondylolisthesen
Nicht orthopädisch: Inguinale Lymphadenitis, Hernien, Leistenhoden, Appendizitis, Senkungsabszeß (Psoas)

manchmal nur wenige Tage bestehende Leistenschmerzen und einem vorübergehenden Hinken an.

Der Hüftkopfabrutsch (Epiphysiolysis capitis femoris) im Präpubertätsalter beginnt auffallend oft mit (projizierten) Knieschmerzen.

Die Coxa vara und valga mit verkleinertem oder vergrößertem Schenkelhalswinkel bereiten gelegentlich aufgrund ungünstiger Hebelarmverhältnisse Beschwerden, die mehr tendopathischer Art sind und in der Gegend des Trochanter major liegen.

Die schnappende Hüfte (Traktusspringen) bereitet selten Hüftschmerzen im Trochanterbereich und wird mehr als unangenehm empfunden. Schmerzen in der Hüft- und Leistenregion können auch in seltenen Fällen einer Osteochondrosis ischiopubica (aseptische Knochennekrose) zugeordnet werden.

Tumoren im Hüft- und angrenzenden Beckenbereich sind bei chronischen Schmerzzuständen unbedingt als Ursache abzuklären. Das Ewing-Sarkom, juvenile Chondrome und aneurysmatische Knochenzysten sind die häufigsten.

Traumatische und tendopathische Veränderungen dieser Region sind ebenfalls in die differentialdiagnostischen Überlegungen mit einzubeziehen.

Man soll aber auch bei Hüftbeschwerden stets an die Möglichkeit nichtorthopädischer Krankheitsbilder denken, wie an die inguinale Lymphadenitis, eine Leisten- oder Schenkelhernie, einen eingeklemmten Leistenhoden, eine Hodentorsion, eine Epididymitis, eine Adnexerkrankung bei Mädchen und vor allen Dingen an eine Appendizitis. Ein spondylitischer Senkungsabszeß im M. iliopsoas ist sicherlich im Kindesalter selten als Schmerzursache anzutreffen.

Knieschmerz

Die differentialdiagnostische Abklärung von kindlichen Kniegelenksbeschwerden ist schwierig. Bei Kindern bis 10 Jahren sind Knieschmerzen ungewöhnlich. Jeder, der mit Kindern umgeht weiß, daß diese gern Beschwerden in die unteren Extremitäten projizieren. Selbst bei kniegelenksfernen Beschwerden, wie z. B. einer Blinddarmentzündung, wird zuweilen der Schmerz im Kniegelenk angegeben.

Auf der anderen Seite wissen wir, daß bei Hüftleiden und auch bei Fußdeformitäten Kniebeschwerden bestehen können.

Im Verlauf des Morbus Perthes, einer juvenilen Hüftkopflösung, oder einer Koxitis sind Oberschenkel- und Knieschmerzen häufig die ersten Symptome. Deshalb ist es wichtig, bei Kindern oder Jugendlichen immer die angrenzenden großen Gelenke mit zu untersuchen, um das Initialstadium eines Morbus Perthes oder einer Hüftkopflösung nicht zu übersehen.

Selbst die seltene Osteochondritis dissecans oder die Chondrolyse des Hüftgelenkes können ebenfalls primär Schmerzen im Kniegelenk ergeben.

Angeborene Fußdeformitäten mit Gangbildstörungen sowie eine ausgeprägte Achsenfehlstellung im Kniegelenk (X-/O-Bein, Genu recurvatum/antecurvatum) sind leicht als mögliche Ursachen für Kniegelenksbeschwerden zu erkennen.

Der nicht immer sofort diagnostizierbare haltungsschwache Senk-Spreiz-Fuß führt zu einer Fehlstatik des Fußes mit entsprechenden Belastungsbeschwerden bis ins Kniegelenk. Ein hochrotes, geschwollenes, überwärmtes und schmerzhaftes Kniegelenk führt schnell zur Diagnose einer Entzündung. (Näheres: Differentialdiagnose, das geschwollene und schmerzhafte Gelenk.)

Auch schon im frühen Kindesalter muß bei chronischem Kniegelenkschmerz eine rheumatische Ursache in Betracht gezogen werden.

Tabelle 7 Differentialdiagnose Knieschmerz

Chondropathia patellae
Poplitealzysten (Kniekehlenzyste)
Rezidivierende (habituelle) Patellasub- bzw. -luxation
Patella bipartita (multipartita)
Aseptische Knochennekrosen (Osteochondrosen)
- Morbus Osgood-Schlatter (Tuberositas tibiae)
- Morbus Sinding-Larsen (Patellaspitze)
- Morbus König (Osteochondritis dissecans der distalen Femurepiphyse)
- Osteochondritis dissecans der Patella
- Blountsche Erkrankung (Tibia vara)

Freie Gelenkkörper
Entzündungen
- bakteriell (unspezifisch)
- spezifisch (Tbc, Lues, Gonorrhoe)
- Juvenile rheumatoide Arthritis (Still-Syndrom)
- Morbus Bechterew (Schleimbeutelentzündungen – Bursitiden)

Tumoren (besonders die Kniegelenksregion betreffend)
- Exostosen
- Osteoidosteom
- Aneurysmatische Knochenzyste
- Ewing-Sarkom
- Osteosarkom
- Synovialom, synoviales Hämangiom (Schleimhauttumoren)

Beinachsenfehler
- Genu valgum
- Genu varum
- Genu recurvatum

Beinlängendifferenz
„Wachstumsschmerz“
Knochen-Gelenkschmerz bei Bluterkrankungen
- Hämophilie
- Sichelzellanämie
- Leukämie

Verletzungen (Distorsionen, Bänderrisse – Kreuz-Seitenbänder, Kapsel-Meniskusläsion)
Frakturen (osteochondral – flake fracture-) Luxationen
Hüft-Fuß-Erkrankungen mit Projizierung der Schmerzen in die Kniegelenksregion (Morbus Perthes, Koxitis, Hüftkopflösung, lockerer und spastischer Senk-Spreiz-Fuß)

Die aseptischen Osteonekrosen bereiten je nach Reizzustand lokalisierte Schmerzen und eine Druckdolenz – der Morbus Osgood-Schlatter an der Tuborositas tibiae, der Morbus-Sinding-Larsen an der Patellaspitze.

Gegen Ende des Wachstums ist die Osteochondritis dissecans eine häufige Ursache von Knieschmerzen. Nach Belastung können ein Reizzustand und eine Kapselschwellung bestehen. Aus ihrem Bett gelöste Dissekate verursachen durch das Einklemmen Blockierungsschmerzen.

Bei einer Chondromatose bestehen Klagen über häufige Blockierungen, Reizergüsse, Kapselschwellungen und Bewegungseinschränkungen.

Junge Mädchen klagen des öfteren über wechselnde Kniebeschwerden, ohne daß eine klare klinische Diagnose festgestellt werden kann. Hier muß in erster Linie an eine intermittierende Subluxation der Kniescheibe gedacht werden; es kommt zu nachfolgenden Knieschmerzen, einer vorübergehenden leichten Gelenkschwellung und einer Chondropathiesymptomatik. Stärkere X-Bein-Stellungen erhärten den Verdacht der Subluxation.

Bei der habituellen Patellaluxation ist die chronische Reizsynovitis und Kapselschwellung schmerzverursachend. Auch das Krankheitsbild der Chondropathia patellae mit retropatellaren Schmerzen findet sich in dieser Altersgruppe als Grund für chronische Knieschmerzen. Im Anfangsstadium ist meist die mediale Patellafacette druckschmerzhaft.

Bestehen diffuse Gelenkschmerzen ohne erkennbare Ursachen, muß trotz der Seltenheit von Tumoren ein solcher ausgeschlossen werden. Die klinische Untersuchung bringt hier wenig Klarheit; weitgehendere Abklärungen sind notwendig. Die zahlreichen Schleimbeutel der Kniegelenksgegend geben ebenfalls häufig Anlaß für Beschwerden. Bei Schmerzen oder Druckempfinden im Kniekehlenbereich läßt sich evtl. eine Poplitealzyste tasten.

Ein Scheibenmeniskus fällt klinisch durch ein tastbares oder hörbares Klicken auf, er kann gelegentlich auch mit einem lateralen Ganglion kombiniert sein.

Verletzungen des kindlichen Kniegelenks bereiten erhebliche diagnostische Schwierigkeiten. Leichte Prellungen und Distorsionen werden von Kindern und Untersuchern (auch Eltern), wegen der Schmerzhaftigkeit bei der Untersuchung, häufig überbewertet. Die klinische Abklärung ergibt nur selten eindeutige Ergebnisse, da immer das gesamte Kniegelenk weh tut und eine Differenzierung der Schmerzhaftigkeit einzelner Bereiche des Kniegelenks nicht möglich ist.

Im Vordergrund stehen die Meniskussymptomatik und die Kapselbandverletzung. Bei Jugendlichen kommen vorwiegend traumatische Risse der Menisken vor. Rotationsschmerz und Druckdolenz des entsprechenden Kniegelenkspaltes sind typisch. Sportler klagen häufig über Tendoperiostoseschmerzen, mit Belastungsschmerz und Druckempfinden am Ansatz der Quadrizepssehne, des Lig. patellae und an der Patellaspitze sowie der Tuberositas tibiae, im Bereich der Beugesehne und des Pes anserinus.

Wachstumsschmerzen oder Beschwerden aufgrund von Beinlängendifferenzen müssen ebenfalls als Ursache mit einbezogen werden.

Fußschmerz

Fußschmerzen sind bei Kindern keine ungewöhnliche Beschwerde. Die Diagnose von Fußschmerzen beginnt mit der Anamnese und körperlichen Untersuchung. Bei der Anamnese sollte man das Kind möglichst selbst befragen nach Art und Dauer der Beschwerden sowie ihrer Anhängigkeit von Bewegungen. Der junge Patient sollte angehalten werden, die Lokalisation des Schmerzes mit dem Finger zu zeigen und dessen Qualität genau zu beschreiben.

Ist es ein dumpfer Schmerz?

Sticht es, tut es bei Belastung weh, wird es in Ruhe besser, wie oft schmerzt es?

Es ist hilfreich zu wissen, ob der Schmerz das Kind in seiner normalen Beweglichkeit einschränkt. Gibt es irgendwelche Anzeichen für einen systemischen Prozeß, wie Fieber, Unwohlsein oder den Befall mehrerer Gelenke? Wichtig ist es, nach früheren Verletzungen zu fragen. Sportaktivitäten können wesentliche Anhaltspunkte geben, ebenso die Form und Art der Schuhe, die das Kind oder der Jugendliche trägt.

Beide Beine müssen im Vergleich betrachtet werden, um mögliche Achsenfehler, Kontrakturen von Hüft- und Kniegelenk, als Gründe für Fußschmerzen herauszufiltern.

Die Form des Fußes, die Gewölbestrukturen, die Rückfußstellung, der Abrollvorgang und die Hautbeschaffenheit geben häufig schon die ersten Hinweise für die Diagnose.

Schlecht sitzende Schuhe tragen viel zu Fußschmerzen bei und müssen als Ursache in Erwägung gezogen werden. Auch ein kleines „Steinchen“ in einem täglich getragenen Schuh kann schnell als Grund für Fußschmerzen gefunden werden. Die meisten flexiblen Knick- oder Plattfüße des Jugendlichen sind nicht schmerzhaft.

Gelegentlich entwickelt sich aus einem symptomlosen Knick-Plattfuß, besonders nach starker Belastung, ein kontrakter Knick- oder Plattfuß, mit erheblichen Beschwerden. Ursachen können sein eine knöcherne Brücke zwischen zwei Knochen des Mittelfußes oder der Fußwurzel (Tarsalkoalition) oder ein Spasmus der Peronealsehnen.

Akzessorische Knochen, wie das Os tibiale externum, bereiten in der Regel keine Beschwerden. Es sei denn, sie sind stark vorspringend, was besonders bei ausgeprägtem Knick-Senkfuß zu finden ist (Schuhdruck).

Fersenschmerzen im Wachstumsalter müssen an eine Apophysitis calcanei, im späteren Adoleszentenalter an eine Haglundsche Fersenexostose denken lassen. Davon sind besonders Kinder und Jugendliche betroffen, die nach langer und intensiver sportlicher Betätigung gelegentlich auch über Schmerzen entlang der Achillessehne klagen (Achillodynie). Bei

Tabelle **8** Differentialdiagnose Fußschmerz

Fußfehlformen
Kontrakter Knick- und/oder Plattfuß
Hohlfuß
Spitzfuß
Spreizfuß
Hallux valgus/rigidus
Hammerzehe
Dorsaler Fußhöcker
Os tibiale externum
Fußwurzelknochenverschmelzungen (Coalitio)
Aseptische Knochennekrosen (Osteochondrosen)
Apophysitis calcanei
(Haglundsche Exostose (Kalkaneusapophyse))
Köhler I (Os naviculare)
Freiberg-Köhler II (Metatarsalköpfchen II (III–IV)
Iselin (Tuberositas metatarsale V)
Osteonekrose des Os cuboideum-cuneiformia
Osteonekrose der Talusrolle
Tumoren (besonders den Fuß betreffend)
Synovialom
Osteoidosteom
Ewing-Sarkom
Entzündungen
Bakteriell (unspezifisch) – Brodie-Abszeß
Spezifisch (Gonorrhoe, Tbc)
Juvenile rheumatoide Arthritis
(Zehennagelfalzinfektion)
Hautwarze auf der Fußsohle
Eingetretener Fremdkörper
„Schlecht sitzender Schuh“
„Fremdkörper im Schuh“
Verletzungen
Bänder-Muskelzerrungen (Sprunggelenksaußen-/-innenbänder)
Achillodynie (Paratenonitis achillae)
Frakturen (Ermüdungsfraktur – Streßfrakturen)

hochgesprengten Füßen und bei dem dorsalen Fußhöcker kommt es häufig durch Schuhdruck zu ausgeprägteren Beschwerden.

Mittel- und Vorfußschmerzen aufgrund einer Osteonekrose, wie die des Os naviculare (Köhler I), bereiten geringe Fußbeschwerden; die des Mittelfußköpfchens II und III (Köhler II) beginnen häufiger im Adoleszentenalter mit Spreizfuß- und Abrollbeschwerden.

Bei älteren Heranwachsenden können Ermüdungsbrüche, besonders des 2. und 3. Mittelfußknochens, auftreten, meist nach längerem Laufen.

Bei schmerzhaften Prozessen im Bereich der Fußwurzel sind entzündliche Erkrankungen auszuschließen. Die rheumatoide Arthritis und die Osteomyelitis können schnell serologisch, röntgenologisch und szintigraphisch herausgefunden werden.

Das Osteoidosteom, Synovialom und Ewing-Sarkom als die häufigsten auch im Fußbereich zu findenden Tumoren müssen differentialdiagnostisch mit in Erwägung gezogen werden. Ausstrahlende Schmerzen oder Bewegungseinschränkungen im oberen Sprunggelenk durch eine Osteochondritis dissecans des Sprungbeins oder eines Brodie-Abszesses in der distalen Tibia müssen abgegrenzt werden.

Kinder und Jugendliche, die über Schmerzen beim Stehen und Gehen klagen und häufig öffentliche Schwimmbäder besuchen, haben gelegentlich Hautwarzen auf der Fußsohle.

Zehennagelfalzinfektionen, vor allem der Großzehe, finden sich schon beim Säugling, bes. bei Bauchlage-Kindern, und allen weiteren Altersstufen und können erhebliche Beschwerden bereiten, meist bei einem eingewachsenen Zehennagel durch falsches Schneiden der Nägel.

Angeborene und erworbene Fehlformen des Fußes sind bei der Inspektion leicht zu erkennen und bereiten in der Differentialdiagnose von Fußschmerzen keine Schwierigkeiten.

Versteckte Knochenbrüche oder Muskel- und Sehnenzerrungen bzw. Insertionstendopathien im gesamten Fußbereich finden sich häufiger bei älteren Heranwachsenden, die intensiv Sport treiben.

Kinder, die oft im Freien spielen und barfuß laufen, treten sich Fremdkörper in den Fuß, die zu Schmerzen führen.

Muskulär oder neurologisch bedingter Schmerz

Schmerzen, die sich Gelenken oder Knochen zuordnen lassen, können auch in muskulären oder neurologischen Veränderungen ihre Ursache haben.

Schmerzhafte Schwellungen und Verhärtungen der Muskulatur lassen in erster Linie an ein Hämatom denken, insbesondere, wenn eine entsprechende Anamnese vorliegt.

Tumoren, eine Myositis ossificans oder gelegentlich ein tiefliegender Abszeß kommen ebenfalls in Frage.

Das Auftreten von Muskelschmerzen unter Belastung und Krämpfen (z. B. in der Wade) kann ein Frühsymptom einer Myopathie sein (Muskeldystrophie).

Auch die verschiedenstenStoffwechselstörungen können u. U. Muskelschmerzen verursachen.

Tabelle **9** Differentialdiagnose muskulär oder neurologisch bedingter Schmerz

Hämatome (traumatisch, „Kindesmißhandlung", C-Avitaminose)
Entzündung (Abszeß)
Polymyositis acuta (Influenza B und Coxsackie-Virusinfektion)
Chronische Myositis (Kollagenasen, selten Schmerzen)
Myositis ossificans (traumatisch – angeboren)
Störungen des Kohlenhydratstoffwechsels (muskuläre Glykogenose McArdle)
Muskeldystrophien
Weichteiltumoren (Myo-, Fibro-, Liposarkome)
Extra- und intramedulläre intraspinale Prozesse
Arteria-spinalis-anterior-Syndrom
Pleuritis des Plexus brachialis (Schmerzen in Schulter und Arm)
Skalenussyndrom (Halsrippe)
Ischialgie (bandscheibenbedingt – Neuritis)

Einseitige oder beidseitige wechselnde neuralgiforme Schmerzen in den Extremitäten müssen an Rückenmarkerkrankungen (extramedullär – intraspinal) denken lassen. Eine gezielte neurologische Untersuchung sollte hier veranlaßt werden.

Das geschwollene und schmerzhafte Gelenk

Das geschwollene und schmerzhafte Gelenk bereitet erhebliche Schwierigkeiten in den differentialdiagnostischen Überlegungen. Infektionen, Verletzungen, Blutungen, Tumoren und die rheumatoide Arthritis sind die häufigsten Gründe für Gelenkschwellungen im Kindesalter.

Nicht immer findet sich frühzeitig eine Vorgeschichte der Schwellungszustände. Vielfach bedeuten sie die ersten Symptome eines generellen Krankheitsbildes. Jede rezidivierend beginnende, besonders hypertrophierte und exsudative Kniegelenksschwellung (Synovitis) bei einem Kind, muß an das Vorliegen eines rheumatischen Geschehens denken lassen.

Geschwollene Gelenke im Rahmen einer Hämophilie oder Leukämie bereiten in der Diagnostik selten Schwierigkeiten, da die Krankheit meist bekannt ist, bevor Gelenkssymptome auftreten.

Bei chronischen schmerzhaften Gelenkschwellungen kann es sich auch um eine lavierte bakterielle Arthritis handeln. Deshalb ist es wichtig zu wissen, ob in der Vorgeschichte bakterielle oder virale Infektionen an anderen Stellen durchgemacht wurden.

Kinder mit entzündlichen Gelenken verändern sich häufig in ihrem Verhalten. Ihre Aktivitäten sind reduziert, sie wollen nicht laufen und klagen über Schmerzen, wenn das entsprechende Gelenk berührt oder bewegt wird.

Multiple Schwellungen, meist mit äußeren Verletzungszeichen, finden sich auch bei dem mißhandelten Kind (battered child).

Eine andauernd rezidivierende Gelenkschwellung muß immer Anlaß zur Röntgenuntersuchung sein und Verdacht auf einen Tumor geben.

Gelenknahe Tumoren entwickeln häufig sympathische Gelenkergüsse. Schwellungen von Gelenken ohne größere Weichteilmäntel, wie Knie, Ellenbogen, Sprung- sowie die Finger- und Fußgelenke, sind leicht festzustellen. Gelenke mit erheblichen Weichteilmänteln, wie das Hüft- und Schultergelenk, geben in der Palpationsdiagnostik mehr Probleme auf.

Wichtig ist, daß auch Schwellungen nicht nur durch intraartikuläre Krankheitsprozesse zustande kommen können, sondern Ausdruck eines extraartikulär liegenden Krankheitsgeschehens sein können (z. B. Tumoren, Schleimbeutelentzündungen usw.). Zur Sicherung von Entzündungszeichen sind neben der Klinik Laboruntersuchungen notwendig.

Kapselschwellung und Erguß, Spontan- oder Dauerschmerz, Zeichen der Überwärmung, Rötung und schmerzhafte Bewegungseinschränkung sind verdächtige Zeichen eines Infektionsgeschehens. Bei chronischen Prozessen finden sich zusätzlich Muskelschwund, evtl. Fehlstellungen und Kontrakturen. Sind die unteren Extremitäten betroffen, so hinkt das Kind häufig.

Indirekte Zeichen, wie andauerndes Weinen, Trinkunlust, Schonhaltung oder deutliche Bewegungsminderung einer Extremität, Druckschmerz, subfibrile Temperaturen und mögliche entzündliche Blutbildveränderungen müssen bei einem Säugling an eine entzündliche Gelenkaffektion denken lassen. (Eine sofortige Behandlung ist hier angezeigt.)

An erster Stelle der Laboruntersuchungen steht die Bestimmung der Blutsenkungsgeschwindigkeit und das Blut- und Differentialblutbild; erweiternd die Serumeiweißelektrophorese und die Rheumafaktoren (ggf. Harnsäure, Tuberkulin-, Wassermann-Test).

Die Rheumaserologie ist häufig negativ (seronegative, juvenile Polyarthritiden) und bereitet trotz klinischer Verdachtsmomente erhebliche differentialdiagnostische Schwierigkeiten.

Die Indikation zur Ergußpunktion eines betroffenen Gelenkes muß, da es sich um einen intraartikulären Eingriff handelt, kritisch gestellt werden.

Als absolute Indikation gelten
1. infektiöse Gelenkergüsse,
2. frische Blutergüsse nach Verletzungen,

wenn nicht eine sofortige Operation erfolgt.

Eine relative Indikation stellen langsam auftretende oder rezidivierende Ergüsse dar, die durch konservative Maßnahmen nicht zur Rückbildung gebracht werden können und sich auch röntgenologisch und laborchemisch nicht sicher beurteilen lassen.

Die Beurteilung des Punktats führt zusammen mit der Anamnese der klinischen Untersuchung und dem Röntgenbild in der Regel zu einer Einordnung des zugrunde liegenden Krankheitsbildes. Normale Synovialflüssigkeit erscheint klar und farblos. Ein hämorrhagischer Erguß ist rot, später xanthochrom. Trübungen deuten meist auf ein entzündliches Geschehen hin. Prüfungen der Viskosität sowie spezielle Ausfällungsproben erlauben eine sichere Differenzierung zwischen entzündlichen und nicht entzündlichen Ergußbildungen.

Die histologische und bakteriell-kulturelle Untersuchung ergibt einen möglichen Erregernachweis.

Synovialzellbilder, kristallbestimmende sowie serologisch-immunologische Untersuchungen ergeben Hinweise auf ein rheumatologisches Krankheitsbild.

Langsam sich entwickelnde Schwellungszustände, mit oder ohne Ergüsse, können auch von einem synovialen Tumor, einem Synovialom und synovialen Hämangiom ausgehen. Gelenkeröffnungen (Arthrotomie) oder endoskopische Verfahren (Arthroskopie) ermöglichen dann die Diagnosestellung (Histologie).

Letztlich gibt das Röntgenbild Auskunft über Ursachen, die vom Knochen oder dem Gelenk selbst ausgehen, und verantwortlich sind für meist nicht entzündliche Schwellungszustände (Tumoren, freie Gelenkkörper, Osteochondritis dissecans usw.).

Chronisch-entzündliche Veränderungen (chronische Polyarthritis) zeigen auch röntgenologisch schon bei Kindern und Jugendlichen beginnende destruktive Knochenveränderungen.

Einwärtsgang – Auswärtsgang

Wachstumsbedingte, anatomische Torsionsvarianten an Schenkelhals, Femur und Tibia, Gewohnheitshaltungen und einige, die unteren Extremitäten betreffende, angeborene und erworbene Erkrankungen führen zum Einwärtsgang oder Auswärtsgang (Abb. **32**) der Beine bzw. der Füße.

Die Abgrenzung zu wachstumsabhängigen Normvarianten, dem möglichen Persistieren dieser Torsionen über bestimmte Altersgrenzen hinaus und Torsionsanomalien aufgrund von Erkrankungen, kann u. U. differentialdiagnostische Probleme aufwerfen und Therapieunsicherheiten nach sich ziehen.

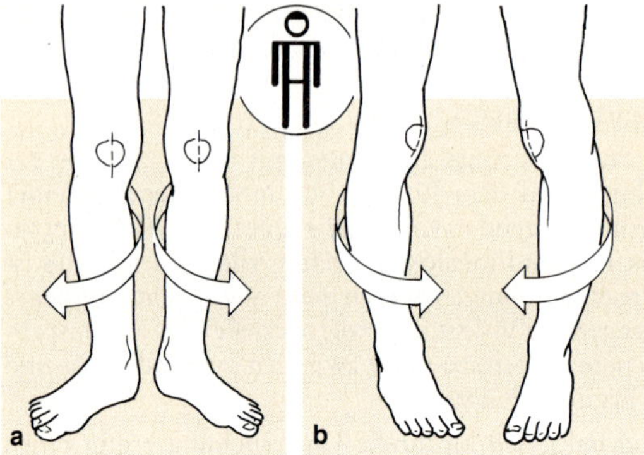

Abb. **32** a) Auswärtsgang, b) Einwärtsgang

Ätiologisch handelt es sich bei dem Einwärts- oder Auswärtsgang in der Regel um Normvarianten des Wachstums, die sich im Laufe der weiteren körperlichen Entwicklung spontan regulieren. Eine familiäre Inzidenz ist bei einigen persistierenden Torsionsvarianten gegeben.

Bestimmte Schlaf- und Sitzgewohnheiten während der Kindheit üben Torsionskräfte auf die wachsenden unteren Extremitäten aus und verhindern entweder die spontane Korrektur der vorübergehend vermehrten Rotationsstellung oder rufen sogar neue Fehlrotationen hervor. Lähmungen, Hüft-, Knie- oder Fußerkrankungen führen aufgrund von Kontrakturen oder auch schmerzbedingt zu Rotationsfehlern meist des ganzen Beines.

Der Sitz der pathologischen Veränderung kann in der Hüfte, dem Oberschenkel, dem Knie, dem Unterschenkel oder dem Fuß liegen.

Einwärtsgang

Der vermehrte Einwärtsgang ist besonders häufig bei Kindern zu finden (Abb. 33). Aufgrund der intrauterinen Lage zeigt das Neugeborene bei gebeugten Hüft- und Kniegelenken eine Oberschenkel-Außendrehung und Unterschenkel-Innendrehung.

Die Rotation des Oberschenkels ist durch die Stellung des Schenkelhalses bestimmt. Der Schenkelhals ist bei der Geburt nach vorne gedreht in Beziehung zur frontalen Femurkondylenachse (Antetorsion). Die Drehung beträgt etwa 40 Grad, korrigiert sich bis zum Alter zwischen 8 und 10 Jahren auf 15 Grad.

Ein Persistieren der Antetorsion des Neugeborenen führt zu einer Außenrotationseinschränkung der Hüftgelenke in Streckung (in Beugung ist bei entspannter, vorderer Gelenkkapsel eine bessere Außenrotation mög-

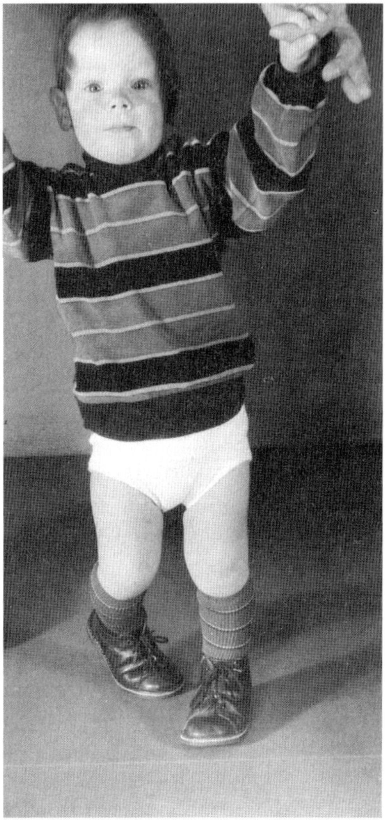

Abb. **33** 2jähriger Junge mit deutlichem Innengangbild bei vermehrter Tibiainnendrehung

lich). Es veranlaßt die Kinder, mit innengedrehten Beinen zu gehen. Die Innenrotation ist erheblich und kann bis zu 90 Grad betragen.

Später stellt sich nach anfänglichem Gehen mit leicht innengedrehten Kniegelenken und gerade ausgerichteten Hüften und Füßen kompensatorisch eine Außendrehung des Schienbeins ein. Eine Knickfußstellung entwickelt sich bei ausgeprägten Formen zusätzlich. Die verbleibende Antetorsion ist gewöhnlich beiderseits, Mädchen sind häufiger betroffen als Jungen.

Bei vermehrter Innendrehung der Hüftgelenke ist es besonders leicht und auch angenehm, im sog. umgekehrten Schneidersitz – Najadensitz – zu sitzen (z. B. beim Spielen). Durch diese Sitzposition wird natürlich die Innenrotation (Antetorsion) verstärkt und behindert die spontane Korrektur.

Die Hüftpfanne (Acetabulum) zeigt beim Neugeborenen mehr nach vorn (Anteversion) als beim Erwachsenen. Diese Position der Hüftpfanne fördert die Innendrehung. Persistiert das Innengangbild bei normaler Antetorsion, so kann die Ursache auch in der Stellung des Acetabulums liegen.

Das Innengangbild kann sich außerdem als Folge eines Muskelungleichgewichts bei paralytischen Erkrankungen, wie der Spina bifida, zerebralen Kinderlähmung und der Poliomyelitis entwickeln.

Die mit Apparaten oder Gips behandelte angeborene Hüftluxation zeigt nach Behandlungsabschluß oft ebenfalls eine vermehrte Antetorsion und ein entsprechendes Gangbild.

Therapie: Da sich die Antetorsion meist bis zum Alter von 7 bis 8 Jahren spontan korrigiert, ist eine Behandlung zunächst nicht notwendig. Falls eine erhöhte Antetorsion mit deutlichem Innengangbild mit Stolpern über die Füße verbleibt, ist eine Therapie anzuraten. Gewohnheitsmäßige Sitz- (umgekehrter Schneidersitz) oder Schlafpositionen (Bauchlage mit angezogenen Beinen und innengedrehten Hüften), die die Torsionskorrektur behindern oder verstärken, sollten vermieden werden.

Apparate, Schuhzurichtungen oder gymnastische Übungen ermöglichen in gewissen Grenzen eine Wuchslenkung.

Bei Weiterbestehen der Innenrotation ist eine Operation zu erwägen. Durch eine hüftgelenksnahe Femurumstellung wird der Drehfehler behoben (Derotationsosteotomie).

Eine verbleibende hohe Antetorsion führt nicht zu einem verfrühten Hüftgelenksverschleiß. Sie hat aber funktionelle und kosmetische Probleme.

Ein weiterer Grund für das Innengangbild ist die Tibia-Innendrehung. Bei Neugeborenen ist aufgrund der intrauterinen Lage der untere Teil der Tibia und Fibula nach innen gedreht. Im Wachstum kommt es zur zunehmenden Außendrehung der Tibia bzw. des Unterschenkels. Bei Gehbeginn besteht im Durchschnitt eine Außenrotation des Unterschenkels von 10 Grad. (Der anfänglich, vor dem Innenknöchel liegende Außenknöchel, wandert allmählich hinter diesen.)

Die Tibiatorsion läßt sich bestimmen, indem das Kind auf die Kante eines Tisches gesetzt wird, mit 90 Grad gebeugten Knien und nach vorn ausgerichteten Kniescheiben. Aus der Stellung des Fußes zur Längsachse der Tibia, kann man annähernd die Winkelabweichung der Tibia messen (Abb. **34**).

Der Drehfehler des Schienbeins ist häufig mit einem angeborenen Metatarsus varus oder entwicklungsmäßigen Genu valgum verbunden. Auch eine gleichzeitig erhöhte Antetorsion der Hüfte kann vorliegen. Hinter einer O-Beinstellung verbirgt sich oft eine hohe Tibiatorsion.

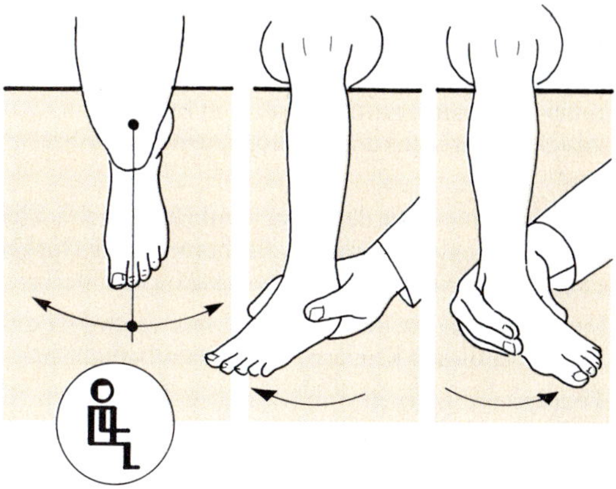

Abb. **34** Schätzung der Tibiatorsion durch Hinein- und Herausdrehen des Fußes, wobei die Mittelstellung bei nach vorn ausgerichteten Kniescheiben etwa der Tibiatorsion entspricht

Therapie: In der Regel ist mit einer Spontankorrektur der Abweichung auf physiologische Werte hin in den ersten Jahren zu rechnen. Bei Persistenz der Innentorsion und Standunsicherheit sowie Stolpern über die eigenen Beine ist eine Therapie einzuleiten.

Verschiedene Apparate, Schienen und Spezialschuhe, sowie passive und aktive Übungen bringen nur begrenzt Erfolge. Eine bessere Wuchslenkung ist durch Oberschenkelverbände zu erreichen. Hier wird der Unterschenkel gegenüber dem Oberschenkel im Knie, Sprunggelenk und Fuß in Außenrotation gebracht. Diese Behandlung bringt allerdings nur in den ersten Lebensmonaten Erfolg.

Wenn bis zum 8. Lebensjahr die abnorme Tibiadrehung verbleibt, ist evtl. eine operative Korrektur der Torsion zu erwägen (Derotationsosteotomie).

Bei dem angeborenen Pes adductus bzw. Metatarsus varus (Sichelfuß) besteht ebenfalls ein Innengangbild ohne Torsion.

Auswärtsgang

Der vermehrte Auswärtsgang ist bei Kindern seltener. Gründe hierfür können in einer verminderten Antetorsion oder ausnahmsweise an einer Retrotorsion der Hüftgelenke liegen.

Eine Außenrotation der gesamten unteren Extremitäten ohne Torsionsfehler besteht bei einem Kleinkind als Folge einer angeborenen Hüftluxation oder durch eine Epiphysenlösung bei älteren Kindern.

Eine verstärkte Außendrehung des Unterschenkels tritt kompensatorisch bei erhöhter Antetorsion des Hüftgelenkes auf. Schlafpositionen, wie die Bauchlagerung mit nach außen gedrehten Unterschenkeln oder die Rükkenlage mit außenrotierten Beinen infolge einer Muskelschwäche (neurologische Erkrankungen), können zur Zunahme der Fehlstellung führen.

Fußfehlformen, wie der Knick-Senkfuß, der Knickhackenfuß und der Pes abductus, Fehlstellung des Acetabulums und Muskellähmungen, können ebenfalls ein vermehrtes Auswärtsgangbild hervorrufen.

Das Laufen in starker Außendrehung erschwert das Gleichgewichtsverhalten bei diesen Kindern. Das Gehen beginnt hier häufig spät.

Therapie: Abgesehen vom Krankheitsbild der Hüftluxation, der Epiphysenlösung und anderer, ist mit einer Spontankorrektur des vermehrten Außengangbildes zu rechnen.

Apparate, Schienen und Bewegungsübungen bringen keinen wesentlichen Erfolg. Fußfehlstellungen sind entsprechend zu behandeln. Auch die Korrektur einer erhöhten Antetorsion der Hüftgelenke wirkt sich günstig auf die Tibiadrehung aus. Selten kann durch Gips eine Wuchslenkung erreicht werden. Die Retrotorsion des Schenkelhalses muß korrigiert werden, da diese später zu einem vorzeitigen Hüftgelenksverschleiß führt.

Beinlängendifferenzen – Achsenfehler

Beinlängendifferenzen und Achsenfehlstellungen werden in der Regel im Kindes- und Jugendalter ohne größere Probleme kompensiert und ohne wesentliche Beschwerden ertragen. Längerfristig führen sie häufig zu einer Sekundärarthrose, wenn sich aus den flexiblen Veränderungen kontrakte Fehlstellungen entwickeln (fixierte Thorakal-Lumbalskoliose, kontrakter Spitzfuß, valgus Gonarthrose usw.). Sie stören die Harmonie des Gehens und die Haltung. Die Ursachen von Beinlängendifferenzen sind vielfältig. Sie sind oft mit der Wachstumsentwicklung progredient und verlangen deshalb eine ständige Kontrolle und Überwachung. Geringe Längenasymmetrien, die einen Zentimeter nicht übersteigen, sind relativ häufig und müssen noch im Rahmen des physiologisch Normalen gesehen werden.

Im Verlauf zeitweiser seitendifferenter Entwicklung der Extremitäten kann es vorübergehend oder auch endgültig zu geringen Längendifferenzen kommen.

Eine Beinverkürzung wird durch eine zusätzliche Adduktionskontraktur der Hüfte kompliziert. Hier kommt es zu einer Verlagerung des Körpergewichtes zur verkürzten Seite unter einer zunehmenden Genu-valgum-Stellung mit Bandlockerung und Ausbildung eines Knickfußes.

Achsenfehler haben ebenso wie Längendifferenzen verschiedene mechanische Fernwirkungen auf die Beanspruchung der proximal und distal gelegenen deformierten Gelenke und Knochen der Extremitäten sowie der Wirbelsäule zur Folge. Der Grad der Fehlbeanspruchung ist von der Größe des Abweichungswinkels und seiner Lokalisation abhängig. Eine Asymmetrie der Länge kann durch ein Mehrwachsen oder ein verzögertes oder plötzliches Sistieren des Wachstums entstehen.

Beinlängendifferenzen sind auch auf diaphysäre und artikuläre Achsenfehler und Fehlhaltungen des Rumpfskeletts (X-O-Bein-Skoliose) zurückzuführen.

Ein Mehrwachstum kann im Rahmen einer systemischen Erkrankung auftreten, wie z. B. der Neurofibromatose, einer vaskulären Anomalie (Lymphangiome, Hämangiome, Klippel-Trenaunay-Syndrom), einer Fraktur oder nach einer Operation.

Eine Beinverkürzung läßt sich bei der Geburt feststellen, besonders bei der primär angeborenen Hypoplasie oder Aplasie einer Extremität (kongenitale Fibula-, Tibia- oder Femuraplasie bzw. Dysplasie), oder sie entwickelt sich durch eine Störung des Metaphysen- und Epiphysenwachstums (Dysostosen), nach Entzündungen und traumatischen Epiphysenschädigungen.

Das weitgehende Verschwinden der Poliomyelitis hat die Zahl der lähmungsbedingten Beinlängendifferenzen deutlich gemindert. Mechanische Faktoren mit teilweisem oder vollständigem Fehlen des Muskeltonus und neurodystrophische Wachstumsstörungen führen hier zu einer Wachstumshemmung.

Die halbseitige spastische Lähmung kann ebenfalls zur lokalen Verlangsamung des Längenwachstums auf der gelähmten Seite Anlaß geben. Meist handelt es sich hier aber mehr um einen relativen als absoluten Beinlängenunterschied, der durch einen Spitzfuß, eine Knie- oder Hüftgelenksbeugekontraktur hervorgerufen wird.

Bei Knochen- und Gelenkinfektionen kann es zur Wachstumshemmung durch Zerstörung der Meta- und Epiphyse wie auch zur Stimulation des Längenwachstums kommen und schließlich zur Entwicklung einer Deformität. Auch bei Tumoren kann es durch Zerstörung der gesamten Wachstumszone zum Sistieren oder zur Verzögerung des Längenwachstums, aber auch zu einer Beschleunigung des Wachstums kommen, indem sekundär eine Hyperämie eine Aktivitätssteigerung in der Wachstumszone ausübt.

Frakturen im Kindesalter führen oft zu Schädigungen der Wachstumszonen mit progressiven Verkürzungen und Deformierungen. Bei partieller Schädigung der Wachstumsbereiche mit umschriebenen knöchernen Überbrückungen der Wachstumszonen entwickeln sich ein asymmetrisches Längenwachstum und Achsenfehler (altersabhängig). Diaphysenfrakturen führen in der Regel zu einer Stimulation des Längenwachstums, weshalb die Konsolidation einer kindlichen Fraktur unter leichter Verkürzung keine Probleme bereitet, sogar häufig erwünscht ist. Behandlungsbedürftige posttraumatische Wachstumsstörungen stellen die Verletzungen der Epiphysenfuge dar. Die Art der Verletzung ist entscheidend, ob es entweder zu einem Wachstumsstopp oder zu einer Wachstumsdeformität im Sinne eines Achsenfehlers kommt. Derartig entstandene Wachstumsstörungen nehmen natürlich mit dem weiteren Längenwachstum zu.

Andere Ursachen für Beinlängendifferenzen sind die angeborenen Hüftluxationen. Hier hängt die Längendifferenz vom Grad der Luxation ab. Auch angeborene Fußdeformitäten, Epiphysenlösung, langes Ruhigstellen einer Extremität und Röntgenbestrahlungen mit Beeinträchtigung der Wachstumszonen haben Beinlängendifferenzen zur Folge.

Therapie: In der Behandlung von Beinlängendifferenzen sind das Alter des Patienten und das Ausmaß der Beinverkürzung von besonderer Bedeutung. Zunächst muß festgestellt werden, ob eine relative oder absolute Längendifferenz vorliegt (Anspreiz-, Abspreiz-, Beugekontraktur von Hüft- und Kniegelenk, Spitzfuß). Danach muß die exakte Messung der Beinlänge erfolgen mittels eines Meßbandes und durch Unterlegen von Brettchen bekannter Höhe unter das kürzere Bein, bis ein Beckengeradstand erreicht ist. Bei Messung der relativen Beinlänge gelingt meist das Unterlegen von Brettchen zur Längenmessung nicht. Ein Beckengeradstand wird häufig erst dann erreicht, wenn beide Beine in gleiche Stellung gebracht werden (überkreuzen, spreizen, beugen). Ein möglicher zusätzlicher absoluter Beinlängenunterschied ist erst dann meßbar.

Eine röntgenologische Beinlängenmessung (Orthoradiographie) ist vor Durchführung eines operativen Eingriffes notwendig. Das Röntgen erlaubt nicht nur die genaue Feststellung der Längendifferenz, sondern gibt auch Auskunft über die Lokalisation und Ausdehnung pathologischer Veränderungen des Knochens. Aus der Gelenk- und Achsenveränderung lassen sich wertvolle Rückschlüsse auf die Gründe und Auswirkungsbreite mechanischer Beanspruchungsfehler ziehen.

Ganzaufnahmen der unteren Extremitäten sind vor allem bei komplexen Deformitäten der Ober- und Unterschenkel aufschlußreich. Zusätzliche Aufnahmen ergeben Rückschlüsse auf Beckenkonfigurationsstörungen mit konsekutiven Beinlängendifferenzen und auch Wirbelsäulenhaltungsfehler.

Nach genauer Feststellung der Beinlängendifferenz sollte auch ätiologisch abgeklärt werden, welche Ursache vorliegt, ob eine Progredienz zu erwarten ist, um entsprechende Behandlungsverfahren gezielter einsetzen zu können.

Es kann konservativ und operativ vorgegangen werden. Bei geringer Längendifferenz sollten konservative Maßnahmen den Vorrang haben.

Beinverkürzungen bis zu 1,5 cm und ohne Schmerzen bedürfen in der Regel keiner Behandlung, insbesondere wenn sie schon einige Jahre bestehen und dadurch Formveränderungen und Formanpassungen an der Wirbelsäule zustande gekommen sind. Die Beinverkürzung kann aber bei Auftreten von Beschwerden ohne Schwierigkeiten durch eine einfache Absatzerhöhung korrigiert werden. Insbesondere sollte eine Beinlängendifferenz, die sich akut nach einem Trauma einstellt, exakt ausgeglichen werden, auch wenn sie gering ist, um Formanpassungen der kleinen Wirbelgelenke, die möglicherweise Seitausbiegungen der Wirbelsäule nach sich ziehen, zu vermeiden. Wichtig ist es, beim Beinlängenausgleich immer auf die Balance der Wirbelsäule und nicht unbedingt auf den Beckengeradestand zu achten. Auch ein leichter Beckenschiefstand kann in Kauf genommen werden, wenn es der Statik der Wirbelsäule nutzt.

Bei mehr als 1 ½ cm und sonst normaler Fußgelenksbeweglichkeit sollte zur Vermeidung einer zu starken Spitzfußstellung die gesamte Schuhsohle erhöht werden. Beinverkürzungen über 3 cm erfordern bereits einen orthopädischen Schnürstiefel, einen orthopädischen Maßschuh mit Innenschuh oder gar einen Etagenschuh, wenn Verkürzungen von mehr als 12 cm vorliegen.

Im allgemeinen sollte man bestrebt sein, stärkere Beinlängendifferenzen durch operative Maßnahmen (definitiv) zu korrigieren. Es sei denn, es bestehen Gegenindikationen (Spastik, Lähmungen usw.).

In einigen Krankheitsfällen ist eine Verkürzung funktionell erwünscht. Eine geringe Verkürzung erlaubt bei Arthrodesen im Knie- oder Hüftgelenk, bei Lähmungen der Hüft- und Kniegelenksmuskulatur, bei einem Hängefuß oder einem kontrakten Spitzfuß ein besseres Durchschwingen des erkrankten Beines und somit eine Besserung des Gangbildes. Hier sollte ein Längenausgleich nicht erfolgen oder aber vor dem Ausgleich eine Schienen- oder operative Behandlung diskutiert werden.

Je nachdem, ob wir einen Beinlängenunterschied beim wachsenden oder ausgewachsenen Kind bzw. Jugendlichen vor uns haben, werden verschiedene Operationsbehandlungsverfahren in Erwägung gezogen. Für die Operationsplanung ist es außerdem wichtig zu wissen, ob weitere Veränderungen, insbesondere Achsenfehler, vorliegen. Die durch Achsenfehler bedingten relativen Beinlängendifferenzen sollten abwartend beurteilt werden, da Spontankorrekturen im weiteren Wachstum zu erwarten sind. Achsenfehlstellungen der Diaphysen können im Wachstumsalter durch funktionelle Anpassung mittels ungleichen Längen- und Breitenwachstums kompensiert oder ausgeglichen werden.

Zur Bremsung des Wachstums am langen Bein steht die Methode der Epiphysiodese zur Verfügung. Hier wird mittels temporärer oder dauernder Verklammerung (Blount) der Wachstumszonen die Länge beeinflußt. Die Klammern werden solange belassen, bis der Ausgleich der Beinlänge erreicht ist. Werden sie dann noch während der Wachstumsphase entfernt, ist ein erneutes Längenwachstum zu erwarten.

Der Zeitpunkt der Operation muß unter der Berücksichtigung des noch zu erwartenden gesamten Längenwachstums der betroffenen Skelettabschnitte bestimmt werden. Eine exakte Beinlängenmessung und die Bestimmung des Skelettalters müssen vorliegen. Aus dem Skelettalter und den Kurven nach Anderson-Green kann das Wachstum an Femur und Tibia abgeschätzt werden und der Zeitpunkt, die Methode und die Anzahl der zu bremsenden Wachstumszonen daraus abgelesen werden.

Mittels Verklammerung der Wachstumszonen lassen sich auch Achsenkorrekturen vornehmen (Abb. **35**).

Bei der definitiven Epiphysiodese (Phemister) wird eine Wachstumsbremsung dadurch vorgenommen, daß Knochenblöcke in die vorher zerstörten Wachstumszonen eingesetzt werden. Die Epiphysiodeseverfahren werden in der Regel bei Mädchen ab dem 11. und bei Jungen ab dem 13. Lebensjahr vorgenommen. Insgesamt verbleibt aber bei allen Epiphysiodesen eine prognostische Unsicherheit und verlangt eine immense Erfahrung, um nicht zusätzliche Fehlkorrekturen zu produzieren.

Eine Verkürzung mit Achsenabweichung, die durch eine Brückenbildung zwischen Meta- und Epiphyse entstanden ist, meist bei einer Epiphysenfraktur, sollte früh operativ angegangen werden. Nach genauer Bestimmung der Knochenbrücke (Computertomographie) kann diese reseziert werden. In den entstehenden Defekt wird Fettgewebe eingelagert. In der Regel kommt es dann zur Korrektur der Achsenabweichung und Verhinderung einer weiteren Progredienz. Auch die Transplantation von Fugenknorpel nach Resektion der das normale Wachstum störenden Brücke ist mit guten Resultaten angewandt worden.

Oft ist eine Beinlängendifferenz durch einseitige Verlangsamung oder frühzeitiges Sistieren des Längenwachstums bedingt. Die günstigste Methode wäre darum die Stimulation des Wachstums am verkürzten, langsam wachsenden Bein. Methodisch definierte Verfahren sind nicht bekannt. Durch Lagerung des kurzen Beines in einem Schafsfellsack kann in gewissen Grenzen durch Erwärmung des Beines und damit verbundene Durchblutungssteigerung der Wachstumszonen eine leichte Verlängerung erreicht werden.

Ein Beinlängenausgleich kann aber auch durch die Verlängerung des kürzeren Beines und Verkürzung des längeren Beines erfolgen. Eine Reihe von kontinuierlichen Verlängerungsverfahren sind möglich. Am häufigsten wird die Methode nach Wagner durchgeführt: Es werden perkutan Schanzsche Schrauben in die proximale und distale Metaphyse eingebracht. Die Schrauben werden mit dem Verlängerungsapparat verbun-

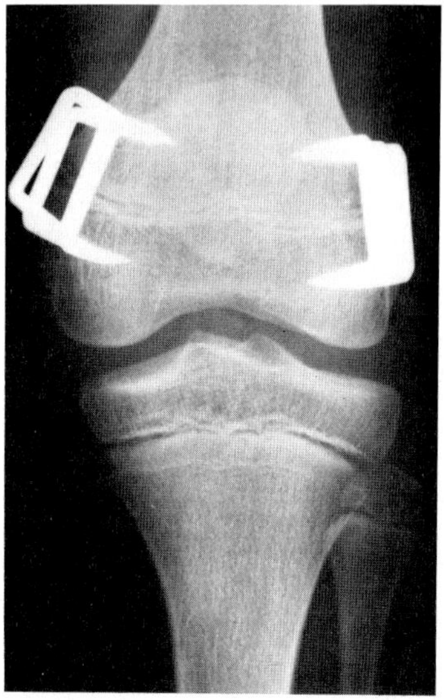

Abb. **35** Röntgenbild einer Epiphyseodese des distalen Femurs durch äußere Klammerung

den und der Knochen in der Diaphysenmitte durchtrennt. Der Patient führt an einer markierten Schraube die Verlängerung selber durch; in der Regel 1,0 bis 1,5 mm pro Tag. Während der Verlängerung ist eine Übungsbehandlung notwendig (Abb. **36**).

Zu kontrollieren sind die Durchblutung, Muskelkraft, das Vorliegen einer Infektion über den Schanzschen Schrauben, eine freie Hüftgelenksbeweglichkeit sowie eine mindest 80gradige Beugefähigkeit im Knie. Falls einer der Parameter gestört ist, muß die Distraktion eingestellt werden.

Bei kürzeren Distraktionsstrecken und jüngeren Kindern kann es zur spontanen knöchernen Überbrückung des Verlängerungsdefektes kommen. Falls keine Überbauung gegeben ist, wird eine spezielle Osteosyntheseplatte (keine Schraubenbohrungen in der Verlängerungsstrecke) zur Stabilisierung mit nachfolgender Knochenanlagerung der Verlängerungsstrecke angelegt.

Grundsätzlich kann jeder Röhrenknochen verlängert werden, meist betrifft es aber die Tibia und den Femur. Einzeitige operative Verlängerungsverfahren sind bis zu 3 cm an den unteren Extremitäten möglich.

Kongenitale Verkürzungen (z. B. Chondrodystrophie) erfordern häufig vor der Distraktion die Revision der Facien- und Bindegewebsstrukturen. Der Behandlungszeitpunkt ist abhängig von der zu erwartenden Verkür-

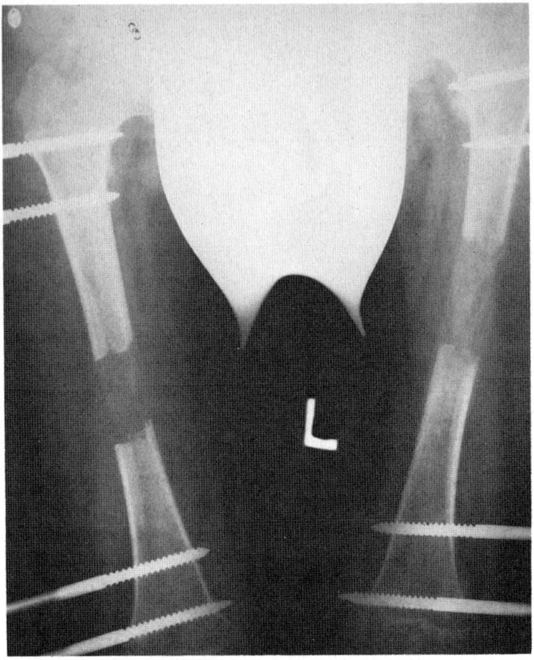

Abb. **36** Röntgenbild einer Verlängerungsosteotomie beider Oberschenkelknochen, wobei die Verlängerungsstrecke schon z. T. durch neugebildeten Knochen überbrückt ist (Abb. 35 u. 36 aus Endler, F.: Orthopädische Röntgendiagnostik. Thieme, Stuttgart 1984)

zung. Verkürzungen bis 8 cm erlauben eine einmalige Verlängerung im Alter von 15–17 Jahren.

Längendifferenzen über 10 cm erfordern häufig ein zwei- bis dreizeitiges Vorgehen mit Beginn der ersten Distraktion im Alter von 10 Jahren.

Der Vorteil der Verlängerung liegt darin, daß sie überwiegend am kranken Bein erfolgt, eine mögliche Achsenkorrektur ermöglicht und die Körperproportionen normalisiert. Nachteile dieses Vorgehens sind: die lange Behandlungsdauer, die im Durchschnitt zwischen 2 und 3 Jahren liegt, und die relativ häufigen Komplikationen.

Eine weitere wirksame Methode zur Verlängerung bietet das Extraktionsverfahren nach Ilisarov. Hier wird meist präpubertär über die noch offene Wachstumszone, z. B. der distalen Femurepiphyse, eine Verlängerung vorgenommen.

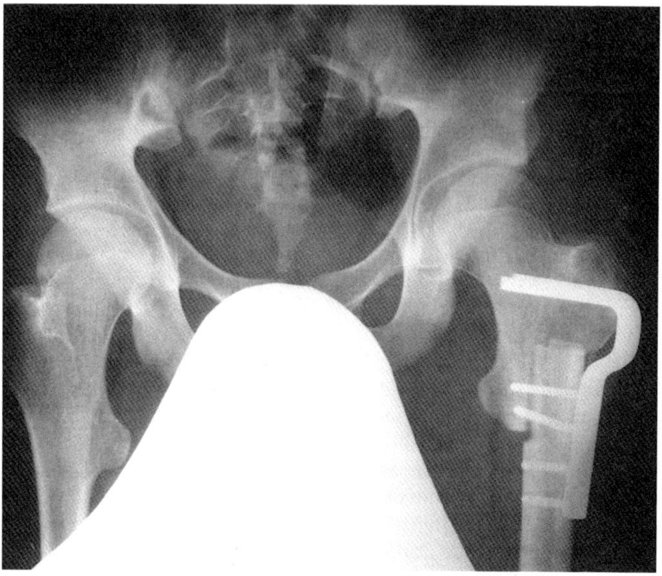

Abb. **37** 16jähriger Jugendlicher mit einer traumatisch bedingten Beinverkürzung rechts. Links intertrochantere stufenförmige Femurverkürzung mit Angleichung der Länge an das gegenseitig verkürzte Bein

Bei allen kontinuierlichen Distraktionsverfahren ist auf vorbestehende Deformierungen im Hüft-, Knie- und Sprunggelenksbereich zu achten, da sich in diesem Bereich liegende pathologische Befunde (z. B. Hüftdysplasie-Luxationsgefahr) durch die Verlängerung verschlechtern können. Verkürzungen bis 2 cm ohne sonstige Fehlstellungen stellen keine Operationsindikation dar. Bei ausreichender oder überdurchschnittlicher Körpergröße ist die weitaus komplikationsärmere Verkürzungsosteotomie vorzuziehen. Eine Reihe von operativen Verfahren werden beschrieben. Meist erfolgt die Verkürzung in der proximalen Metaphyse des Femurs (Abb. 37).

Bei diesen Methoden ist eine schnelle Wiederherstellung der Belastungsfähigkeit gegeben (2–3 Monate), manchmal auf Kosten einer gewissen Disproportionierung mit kurzen Beinen und langem Rumpf. Die Verkürzungsverfahren sind allerdings oft erst nach Wachstumsabschluß möglich. Beinverkürzungen bis 6 cm und Verlängerungen im Ober- und Unterschenkel bis 18 cm sind möglich.

Relative Beinlängendifferenzen erfordern zunächst den operativen Ausgleich der Fehlstellung. Erst die dann noch bestehende, absolute Beinlängendifferenz sollte ausgeglichen werden.

Das Ziel der konservativen operativen Behandlungsverfahren sollte nicht nur die Besserung in kosmetischer Hinsicht sein, sondern vielmehr in der Prophylaxe statischer und dynamischer Störungen am Becken und an der Wirbelsäule liegen.

Gangstörungen

Gangstörungen können als normale Variation des sich entwickelnden Menschen angesehen werden, die im Laufe des Wachstums verschwinden. Sie können aber auch persistieren oder irgendwann im Leben auftreten und Zeichen einer angeborenen oder erworbenen Erkrankung sein.

Das normale Gangbild wird von vielerlei statomotorischen und neuromuskulären Faktoren gesteuert. Basierend auf der Reifung des zentralen Nervensystems entwickelt der Säugling immer differenziertere motorische Funktionen. Aus anfangs unkontrollierten fahrigen Massenbewegungen entwickeln sich willkürliche Bewegungsmuster mit der Möglichkeit des gezielten Greifens, Stehens und Gehens. Die meisten Kinder sind vor Beendigung des 1. Lebensjahres in der Lage, ohne Hilfe zu stehen. Sie fangen zwischen dem 11. und 15. Monat an, allein zu laufen (Abb. **38**).

Eine Verzögerung bis zum 18. Monat kann als noch im Bereich des Normalen angesehen werden. Auf jeden Fall aber sollte das Kind zu diesem Zeitpunkt stehen und sich einige Schritte mit Festhalten an Möbelstücken oder an der Hand der Mutter fortbewegen können. Kinder, die keine dieser Fähigkeiten aufweisen, sind verdächtig, in physischer, neurologischer, emotionaler und intellektueller Hinsicht zurückgeblieben zu sein. Trotzdem entwickeln sich auch aus dieser Gruppe manche wiederum normal und erreichen ihre Selbständigkeit später.

Ätiologisch kommen die verschiedensten Faktoren als Ursache in Frage. Bei einigen Kindern finden sich minimale Zeichen einer spastischen zerebralen Lähmung. Eine Muskeldystrophie kann Ursache für das verspätete Laufen oder eine Gangunsicherheit sein. Falls eine zerebrale Lähmung zugrunde liegt, kann sie mit einem intellektuellen Defizit verbunden sein.

Die angeborene Hüftluxation muß ebenfalls als seltene Ursache beim verspäteten Laufen in Betracht gezogen werden, falls sie nicht mit anderen Erscheinungen verbunden ist.

Eine Gangunsicherheit ist zu Beginn des Laufenlernens nur ein Zeichen der noch unvollkommenen Balance- und Koordinationsfähigkeit. Manche Kinder gehen gewohnheitsmäßig auf den Zehenspitzen, ohne daß Hinweise auf eine Spastizität oder andere Krankheiten bestehen. Besonders das Frühgeborene neigt, bis es eine gewisse Reife erreicht hat, zu diesem „Gangbild".

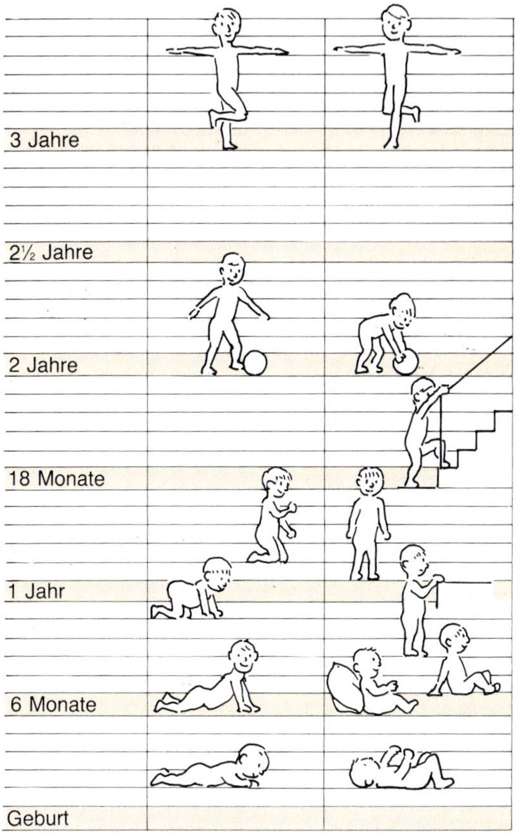

Abb. **38** Zum einen gelangt das Kind über die Rückenlage und das Sitzen zum Stand; zum anderen über die Bauchlage, das Kriechen und den Vierfüßlergang

Meist kann man die Eltern beruhigen, daß es sich um eine vorübergehende im Bereich des Normalen liegende Veränderung handelt. Bei Weiterbestehen des Spitzfußganges über das 2. Lebensjahr hinaus muß an Schmerzen im Fuß, an einen angeborenen Spitzfuß oder eine kongenitale Verkürzung der Achillessehne, eine ausgeprägtere Pes-adductus-Stellung und an einen Restspitzfuß nach einer Klumpfußbehandlung gedacht werden.

Neurologisch sind häufigste Ursachen für den Zehenspitzengang die zerebrale Kinderlähmung vom spastischen Typ, Muskeldystrophien, die peroneale muskuläre Atrophie und Rückenmarkstumoren. Auch metabolische Erkrankungen, wie z. B. die Hypothyreose, verursachen Gangunsicherheiten.

Das deutlichste Zeichen einer Gangstörung ist das Hinken.Das Hinken kann einseitig und doppelseitig auftreten. Aufgrund der Art des Hinkens lassen sich schon gewisse diagnostische Anhaltspunkte ermitteln. Wir unterscheiden das Verkürzungs-, Schmerz-, Kontraktur- und Lähmungshinken.

Normalhaltung – Haltungsschwäche – Haltungsverfall

Haltungsschäden bei Kindern und Jugendlichen stellen ein besonderes Problem dar.

Was ist Haltung?

Die aufrechte Körperhaltung ist das Ergebnis aktiver Muskelarbeit, die der Schwerkraft entgegenwirkt. WAGENHÄUSER bezeichnet die Haltung als das Ergebnis einer artspezifischen Anpassung des Menschen an die funktionellen Anforderungen, welche durch den aufrechten Stand und Gang gegeben sind.

In der Aufrichtung seiner Körperhaltung steht der Mensch unter allen Lebewesen einzig dar, er allein ist fähig, dauernd auf zwei Beinen aufrecht zu stehen oder zu gehen. Einzigartig ist auch, daß der Mensch die artgemäße Haltung im Gegensatz zu allen Säugetieren erst längere Zeit nach der Geburt selbst ausbilden muß. Die Haltung ist stets eine aktive Leistung, nicht nur beeinflußt durch den anatomischen Aufbau des Muskelskelettsystems, sondern seelische Zustandsformen sind mit vielen weiteren Faktoren von Bedeutung.

Treffend definiert SCHEDE die Haltung, indem er sagt, sie sei Ausdruck der seelisch-körperlichen Ganzheit der Persönlichkeit und ein Maßstab ihrer Kraft. Es gibt demnach nicht nur eine bestimmte Haltung, sondern zahlreiche Haltungsmöglichkeiten ein und desselben Körpers in verschiedenen Bewegungsphasen. Die Abgrenzung der Normalhaltung von der eines Haltungsschadens bis hin zum Haltungsverfall und Formfehler ist wichtig. Spätere Schäden der Wirbelsäule können durch das Früherkennen eines Haltungsfehlers weitestgehend vermieden werden.

Infolge ihrer s-förmigen Krümmung überträgt die Wirbelsäule die auf sie einwirkenden Kräfte in Druck- und Biegebelastungen. Das Becken bildet die Basis der Wirbelsäule, und von hier aus werden die Kräfte auf die unteren Extremitäten übertragen.

Die endgültige s-förmige Form der Wirbelsäule ist den Menschen nicht von Anfang an gegeben. Die mehrfache Formung der Wirbelsäule wird erst im Verlauf der ersten Lebensjahre und in Abhängigkeit von der Beanspruchung und ihrer Funktion ausgebildet.

Bei Geburt ist die Wirbelsäule nahezu gestreckt mit leichter Brustkyphose. Erst aus der Bauchlage des Neugeborenen und mit den ersten Fortbewegungsversuchen durch Krabbeln sowie des Anhebens des Kopfes beginnt die Halswirbelsäulenlordose sich auszubilden. Nach dem Erlernen des Sitzens und den ersten Steh- und Gehversuchen kommt es zur zunehmenden Streckung in den Hüftgelenken und Aufrichtung des Beckens. Es entwickeln sich dann über die Lendenlordose allmählich die physiologischen Krümmungen (Abb. **39**).

Der Wandel in Haltung und Bewegungsablauf ist im weiteren Lebensalter dann besonders vom Wachstum abhängig. Zwischen dem 5. und 7. Lebensjahr kommt es infolge des beschleunigten Wachstums der Gliedmaßen und des knöchernen Rumpfes zur endgültigen Ausbildung der normalen Wirbelsäulenkrümmungen.

Im Schulkindalter entwickelt sich häufig ein überschüssiger Bewegungsdrang als Antwort auf den Zwang des längeren Ruhigsitzens. Besonders im Pubertätsalter gibt es Haltungsprobleme und funktionelle Fehlhaltungen. Hier ist die definitive Formgestaltung der Wirbelsäule beeinflußbar. Neben den körperlichen treten seelische Probleme hinzu. Das schnelle Wachstum des Körpers in den pubertären Phasen führt häufig zu einem Mißverhältnis zwischen Skelettwachstum und muskulärer Entwicklung. Schlechte Haltung mit nachlässig gehaltenem Kopf, mit nach vorn fallenden Schultern und schlaksigen Bewegungen führt häufig zu der von Eltern ausgesprochenen Mahnung „halte Dich gerade“.

Meist führen allerdings diese wiederholten Ermahnungen zu einem inneren Widerstand, da jede Kritik an der Haltung auch als Kritik an der Persönlichkeit ausgelegt wird. Persönliche Konflikte, typische pubertäre

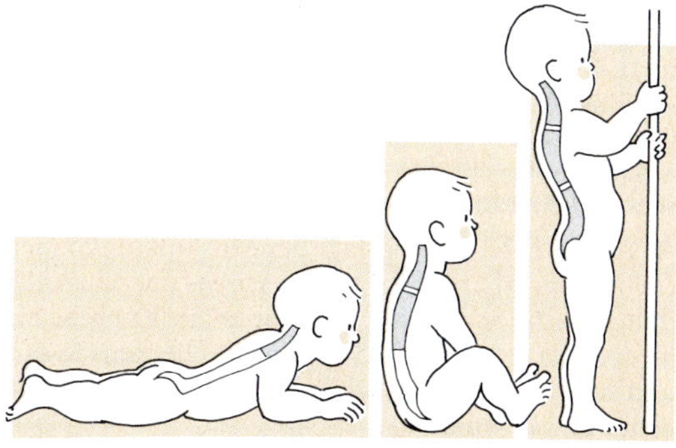

Abb. **39** Ontogenetische Entwicklung der typischen Wirbelsäulenform beim Kleinkind (nach Rizzi aus Tittel, K.: Beschreibende und funktionelle Anatomie des Menschen. Gustav Fischer, Stuttgart 1976)

Verstimmungsphasen, die sog. lässige Haltung des heutigen Jugendlichen und das rasche und gesteigerte körperliche Wachstum in dieser Entwicklungsphase ergeben häufig das Bild einer Haltungsschwäche oder eines Haltungsschadens.

Die Haltung wird nicht allein durch die Stellung der Wirbelsäule bzw. des Rumpfes bestimmt, sondern auch Fußfehlformen und Beinachsenfehler können Einfluß auf die Haltung haben. Das allgemeine Leistungsvermögen seitens des Herz-Kreislauf-Systems, Umwelteinflüsse, das geistige Leistungsvermögen, evtl. Hör- und Sehstörungen können ebenfalls Ursache von Haltungsschäden sein.

Wir unterscheiden zwischen der aufrechten Haltung und der Ruhehaltung. Die aufrechte Haltung ist gespannte Haltung, ist Bereitschafts- oder Erwartungshaltung mit ausgewogenem Kräftespiel der Muskulatur. Ruhehaltung ist entspannte Haltung, ist Erholungshaltung. Die Ruhehaltung bedeutet meist eine Gewohnheitshaltung oder entspricht der individuellen Haltung und ist weitgehend vom anatomischen Bau der Wirbelsäule und des Beckens abhängig.

Unter Haltungsschwäche verstehen wir eine nur mühsam und vorübergehende Aufrichtung in die gespannte Haltung. Es gelingt nicht mehr, oder nur vorübergehend, aus der Ruhehaltung heraus in die aufrechte Haltung überzugehen. Hält die schlaffe Haltung über längere Zeit an, kann es zu einem Haltungsverfall kommen, der in eine Fehlform mündet. Die Schultern fallen bei vermehrtem Rundrücken nach vorne. Es kommt zu Verkürzungen (Kontrakturen) der Mm. pectorales.

Zwischen der Haltungsschwäche und dem Haltungsverfall gibt es alle Übergänge, wobei es gilt, die haltungsgefährdeten Kinder und Jugendlichen frühzeitig herauszufinden, um sie vor den krankhaften Stadien des Haltungsverfalls zu schützen. Die Wachstumszeit ist besonders geeignet für die Entstehung von Haltungsfehlern, da die noch nicht voll entwickelte Muskulatur in dieser Zeit besonders beansprucht wird. Im Kampf um die Eigenhaltung der Wirbelsäule gegen die Einwirkung der Schwerkraft ist die Muskulatur noch nicht voll fähig, ihre Aufgabe zu übernehmen. Versagen die aktiven Kräfte, so resultiert daraus eine schlechte und schlaffe Haltung.

Aus dieser Erschöpfungslage der Muskulatur können sich beim Jugendlichen schmerzhafte Reaktionen seitens der Muskulatur entwickeln (tendomyotische Schmerzen). Die thorakale Kyphose nimmt zu, die Lendenlordose vertieft sich, die Kippung des Beckens nach vorne verstärkt sich, und somit kommt es auch zu einer verstärkten Anspannung der ischiokruralen Muskulatur.

Die Haltung ist neben der Suffizienz der Muskulatur abhängig von den vorgegebenen anatomischen Strukturen. Verschiedene funktionell bedingte Abweichungen von den physiologischen Krümmungen werden

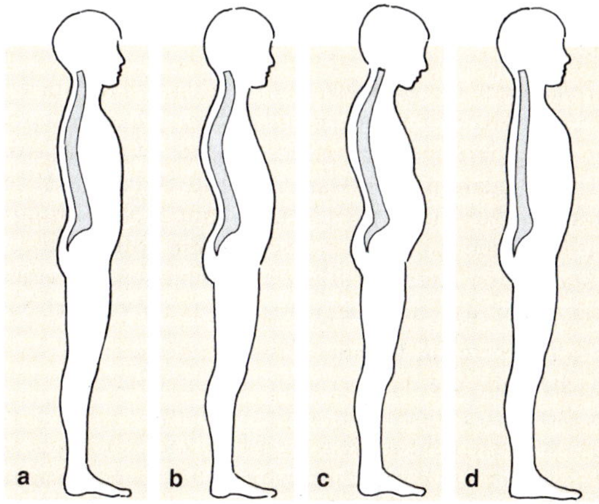

Abb. **40** Rückentypen nach Staffel. a) Normalrücken, b) Rundrücken, c) Hohlrundrücken, d) Flachrücken

beschrieben. Sie bedeuten nach WAGENHÄUSER fehlerhafte Formvarianten einer normalen Haltungsgestaltung (Abb. **40**).

1. Unsichere Haltung,
2. Rundrücken (total rund, hoch rund),
3. Hohlrundrücken,
4. Flachrücken,
5. seitliche Fehlhaltungen.

Diese verschiedenen Formvarianten sind zunächst ausgleichbar, zeigen aber eine Tendenz zum Übergang in die Fehlformen. Mit einer entsprechenden Therapie sind sie noch gut zu beeinflussen. Klinisch zeigen sie aber eine verminderte Belastungs- und Leistungsfähigkeit.

Unsichere Haltung: Die unsichere Haltung wird nur im Kindes- und Schulalter festgestellt und ist Ausdruck eines mangelnden und noch nicht ausdifferenzierten Haltungsgefühls.

Totaler Rundrücken: Der Scheitelwirbel der Dorsalkyphose ist beim Rundrücken nach kranial verlagert. Dadurch scheint der Hals verkürzt und Kopf wie eingezogen. Es kommt zur Verstärkung der Halslordose und Brustkyphose mit der Gefahr der Pektoraliskontraktur und Ausbildung eines fixierten Haltungsfehlers. – Der Rundrücken in üblicher Höhe findet sich am häufigsten besonders pubertär als vorübergehende Haltungsschwäche.

Hohlrunder Rücken: Starke Dorsalkyphose mit kompensatorischer vermehrter Lendenlordose. Zunächst aktiv ausgleichbar, neigt aber schnell bei muskulärer Haltungsschwäche zu einem Haltungsfehler bzw. -verfall.

Hohlkreuz – Hohlrücken: Entsteht durch eine starke winkelige Abknikkung des Kreuzbeines gegenüber dem 5. Lendenwirbelkörper. Frühzeitige Veränderungen der unteren kleinen Wirbelgelenke mit Verschleißerscheinungen sind zu erwarten. Bei zusätzlichen Haltungsveränderungen, wie dem hohlrunden Rücken, kommt es bei leistungsschwacher Muskulatur schnell zum Haltungsverfall. Ein höhergradiger Rund- oder Hohlrundrücken kann natürlich auch Hinweis auf einen Morbus Scheuermann sein und muß dementsprechend abgeklärt werden.

Flachrücken: Die Brustkyphose ist nicht stark ausgebildet. Da die Brustwirbelsäule die darüber oder darunter liegende Krümmung bestimmt, passen sich Lenden- und Halsabschnitt dieser Fehlhaltung an. Belastungen werden nicht so weitergegeben, wie bei den physiologischen Schwingungen, und es kommt infolge erhöhter Bandscheibenbelastung zu einem möglicherweise frühzeitigerem Verschleiß. Ein Flachrücken kann auch durch eine dorsolumbale oder lumbale Kyphose entstehen. Im äußeren Aspekt werden diese Veränderungen dann häufig übersehen (tasten!). Bei Flachrücken ist bei guten Muskelverhältnissen ein Haltungsverfall nicht so schnell zu erwarten. Er kann auch mögliches Vorstadium einer idiopathischen Skoliose sein.

Seitliche Fehlhaltungen: Diese sind selten haltungsgefährdet. Beinlängendifferenzen müssen ausgeschlossen werden. Es handelt sich häufig um physiologische Varianten, und es kommt beim Wachstumsabschluß zum Ausgleich.

Differentialdiagnostisch müssen funktionelle Haltungsschwächen bzw. -störungen von organischen Wirbelsäulenerkrankungen abgegrenzt werden. Objektive Kriterien, die mit Hilfe exakter technischer Methoden die Rückenform einerseits und den Haltungstyp andererseits feststellen, werden in der Literatur verschiedentlich angegeben. Fotogrammetrische Formbestimmungen und haltungspezifische Untersuchungen sind standardisiert möglich, erfordern aber einen großen apparativen Aufwand.

Eine genaue klinische Untersuchung mit Funktionsprüfungen erlaubt frühzeitig die Abgrenzung zwischen einer Haltungsschwäche, einem Formfehler oder idiopathischen Krankheitsbildern. Besonders eine Skoliose, Kyphose (Typ Morbus Scheuermann), eine Spondylolisthesis müssen abgegrenzt werden, des weiteren die Formvarianten, wie der Flachrücken, Rundrücken, Hohlrundrücken. Die Haltungsleistung, d. h. die Möglichkeit zur Feststellung der Leistungsfähigkeit der Muskulatur, erlaubt der Haltungstest nach Matthias. Durch diesen Test können bei Kindern und Jugendlichen muskulär bedingte Haltungsfehler festgestellt werden. Die zu Untersuchenden lassen innerhalb von 30 Sekunden beim Armvorhalten in ihrer Haltung nach. Der Oberkörper neigt sich nach hinten, gleichzeitig rutscht der Schultergürtel nach vorne, der Bauch wölbt sich vor durch Vermehrung der Lendenlordose und Kippung des Beckens. Bei einer Haltungsschwäche ist eine aktive Ausgleichbarkeit meist noch vorhanden. Ist ein Kind überhaupt nicht in der Lage, sich aus der tiefen Ruhehaltung in die aktive Haltung aufzurichten, so handelt es sich um einen Haltungsverfall.

Matthias teilt die Haltungsschwäche in 2 Grade ein: Volles muskuläres Leistungsvermögen spricht für eine gute Haltungsleistungsfähigkeit mit voller Aufrichtung und fehlender Rückverlagerung des Rumpfes beim Armvorhaltetest.

Bei der Haltungsschwäche I. Grades können sich die Kinder zwar aktiv aufrichten, kommen aber dann während 30 Sekunden in Rumpf-Rükkenlage (Abb. **41**). Haltungsschwäche II. Grades findet sich dann, wenn das Kind sich nicht mehr voll aufrichten kann und schon im Beginn der Armvorhalte sich mehr oder weniger weit zurücklegt.

Dem Haltungstest schließt sich eine neurologische Untersuchung an. Geprüft wird weiterhin die Aufrichtbarkeit aus der Bauch- und Rückenlage sowie die Flexibilität der Wirbelsäule. Im Vierfüßlerstand wird das Kind aufgefordert durchzuhängen, dann den Katzenbuckel zu machen und schließlich in die Rutschhalte zu gehen. Rückenmeßgeräte, wie das Kyphometer, erlauben, die Kyphose winkelmäßig zu bestimmen und aus dem Verlauf in etwa eine Progredienz zu beurteilen und therapeutische Konsequenzen festzulegen. Schließlich kann die Röntgenuntersuchung Auskunft geben über organisch bedingte Formfehler der Wirbelsäule (Skoliose, Spondylolisthese, Morbus Scheuermann, Fehlbildungen der Wirbelkörper etc.) aber auch funktionell Aussagen machen über ihre Flexibilität.

Therapie: Nach Matthias findet die Haltungsschwäche I. Grades besonders ihren Häufigkeitsgipfel in der ersten Pubertätsphase. Dann kommt es allerdings sehr rasch mit fortschreitender Reifung zu einem Abfall. Es handelt sich hier eindeutig um eine durch die Entwicklungsphasen bedingte Haltungsschwäche und nicht um einen krankhaften Befund. Eine spezifische Therapie ist nicht erforderlich. Diese Kinder sollten am Sport teilnehmen mit vielseitigem Trainieren der Muskulatur. Sie werden sich dann harmonisch entfalten und zu einer guten Haltung kommen.

Bei Kindern mit Haltungsschwäche II. Grades muß etwas mehr aufgepaßt werden. Hier ist die Indikation zur orthopädischen Krankengymnastik oder evtl. Schulsonderturnen gegeben. Aufgrund der Haltungsgefährdung, besonders in der puberalen Wachstumsphase, sollten in kurzen Abständen klinische Kontrollen erfolgen.

Besonders ausgeprägte Haltungsschwäche bei Kindern erfordert eine vorübergehende Korsettbehandlung. Schon fixierte Veränderungen sind therapeutisch schwierig zu beeinflussen.

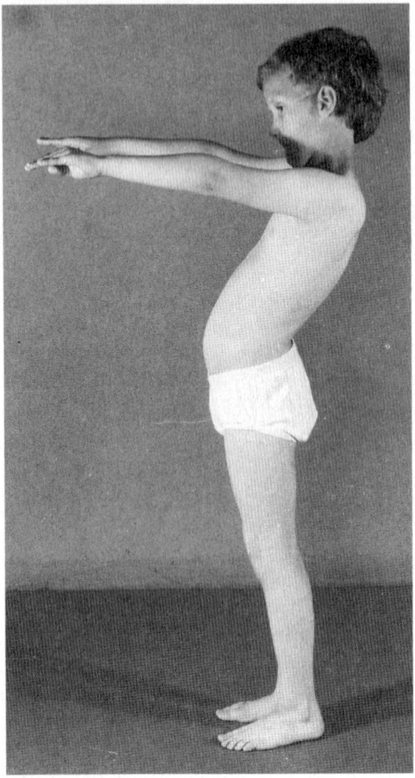

Abb. **41** 8jähriger Junge mit Haltungsschwäche I. Grades, der sich zwar aktiv aufrichten kann, aber dann während 30 Sekunden in Rumpf-Rückenlage fällt

So wichtig der Sport und die Bewegungsübungen sind, ein entscheidender Einfluß für die schlechte Haltung liegt auch in der psychologischen Führung der Kinder, d. h. es ist wichtig, dem Kind Freude an seinem Antrieb zu lassen, ihm die Freiheit zu geben, die es zu seiner Verselbständigung braucht. Wir müssen Kindern Selbstvertrauen durch Vertrauen geben. Anregung und Lob nach vollbrachter Leistung verhilft gesunden Kindern zu einer geistig und physisch aufrechten Haltung.

Nur wenn ernste organische Krankheiten vorliegen, sollten Haltungsschwache vom Schulsport befreit werden.

Prophylaktische Maßnahmen, wie körpergerechte Schulmöbel (Schrägstellung der Tischplatte), die tägliche Turnstunde (kein Leistungssport) sowie die Förderung der geistigen und körperlichen Entwicklung des Kindes schützen in gewissem Grade vor Haltungsschäden.

Tabelle **10** Haltungsstörungen

Normalhaltung	Funktionelle Abweichungen der physiologischen Gegebenheiten mit reversiblen Störungen (Rundrücken, Hohlrundrücken, Flachrücken, seitl. Fehlhaltungen) Diffuse funktionelle Störung des äußeren Gleichgewichts des muskulären Systems (Haltungsschwäche)	Haltungsverfall	Segmentäre Fixierung einzelner Wirbelsäulenabschnite (z. B. Kyphose) Muskelkontrakturen (z. B. Mm. pectorales)
	Organische Störungen	Haltungsverfall	Morbus Scheuermann Spondylolisthese Skoliose angeborene Wirbelsäulenanomalien Beinlängendifferenz neurologische Störungen

Schon im Säuglingsalter kann sich ein Haltungsschaden manifestieren oder seinen Ausgang nehmen.

Die sachgerechte Säuglingslagerung wird aus orthopädischer Sicht immer wieder verschieden beurteilt.

Die Rückenlage ermöglicht eine größtmögliche Bewegungsfreiheit der Extremitäten, fördert aber Schräglagedeformitäten mit Rückenfehlformen.

Durch die Bauchlagerung kommt es durch die frühzeitige aktive Kopfhebung zu einem reflektorisch induzierten Muskeltraining der Rückenmuskulatur und somit zur vorteilhaften Ausbildung der physiologischen Wirbelsäulenkrümmung. Die eingeschränkte Bewegungsfreiheit von Armen und Beinen könnte allerdings zu einer motorischen Entwicklungsstörung führen. Es kann im weiteren zu Außenrotationsfehlstellungen der Beine kommen mit Ausbildung eines Sichelfußes und Verschlechterung einer evtl. Hüftdysplasie. Durch die Bauchlagerung wird die physiologische Beugehaltung der Hüftgelenke frühzeitig gestreckt und somit evtl. eine Hüftdysplasie hervorgerufen.

Das alleinige Seitlagern des Säuglings ist ebenfalls nicht zu empfehlen, da es hier zu möglichen Thoraxdeformitäten, Gesichtsasymmetrien und Hüftveränderungen kommen kann.

Falls das Kind selbst eine einseitige Lage bevorzugt, kann z. B. durch Umstellen des Bettes Einfluß auf das Verhalten des Kindes genommen werden. Auf keinen Fall sind Kleinkinder aufzusetzen oder gar auf die Beine zu stellen, bevor sie es nicht selbst machen. Die Kriechphase ist besonders günstig für die Muskel-Skelettentwicklung des Kindes.

Beim Vorschulkind gilt es, den Bewegungsdrang nicht zu hemmen. Denn sobald die Schule beginnt, kommt es zu einer zunehmenden Bewegungsarmut. Hier sollte die tägliche Turnstunde und das Sporttreiben außerhalb der Schule gefördert werden.

Jugendliche in der pubertären Phase mit gewisser Haltungsschwäche sollte man nicht durch ständiges Mahnen kritisieren und ihren Widerstand hervorrufen. Verständnis für häufig in dieser Entwicklungsphase auftretende seelische Probleme und eine Sportförderung sind angezeigt.

Haltungsfehler aufgrund physiologischer vorübergehender oder aber auch organisch bedingter Formfehler und Achsenfehler der unteren Extremitäten (X-Bein, Knick-Senkfuß usw.) sind in den entsprechenden Kapiteln besprochen.

Minderwuchs – Hochwuchs

Die individuelle Größe des Einzelnen wird durch die verschiedensten Faktoren bestimmt. Eine Normgröße gibt es nicht, wenngleich für bestimmte Gruppen (Rassen) und Gebiete Durchschnittswerte bestehen.

Tabelle **11** Differentialdiagnose Minderwuchs

Familiäre Mindergröße (keine Wachstumsstörung, normale Körperproportion, Eltern und nahe Verwandte ebenfalls klein)
Konstitutionelle Verzögerung des Wachstums (verzögerte Pubertätsentwicklung, Kinder meist kleiner als die Eltern)
Osteochondro-dysplastischer (unproportionierter) Minderwuchs (Gruppe von Wachstumsstörungen aufgrund von Hemmstörungen, Entwicklung knorpeliger Vorstufen knöcherner Organe, aus denen Skelettveränderungen resultieren)
Chondrodystrophie (Achondroplasie)
Diastrophischer Zwergwuchs
Metatrophischer Zwergwuchs
Dysplasia epiphysaria multiplex
Osteochondrodystrophia deformans
Stoffwechselstörungen
Vitamin-D-resistente Rachitis (renale Erkrankung)
Mukosaccharidosen
Glykogenspeicherkrankheiten
Hormonelle Störungen
Hypophysärer Kleinwuchs (Mangel an hypophysärem Wachstumshormon Somatotropin, Keimdrüsen – Schilddrüsen – Nebennierenrindenhormonstörung)
Hypothyreogener Kleinwuchs (Störung der Skelettentwicklung und der Knochenreifung bis hin zum Kretinismus)
Parathyreogener Kleinwuchs
Adrenokortikaler Kleinwuchs (verfrühtes Schließen der Epiphysenfugen)
Primordialer Minderwuchs (Minderwuchs bei intrauterinen Infektionen, z. B. Röteln)
Embryopathie mit Minderwuchs (z. B. Alkoholembryopathie)
Minderwuchs bei der chronischen juvenilen Arthritis
Psychosozialer Kleinwuchs

Es wird zwischen Minderwuchs und Hochwuchs unterschieden, wobei die Extremgrößen als Zwergen- oder Riesenwuchs bezeichnet werden. Bei einseitigem Mehr- oder Minderwuchs sprechen wir von einer partiellen Veränderung. Abhängig vom Lebensalter werden z. B. Größe und Gewicht als wichtige Parameter, entweder absolut oder in Änderung pro Zeiteinheit, in sog. perzentilen Kurven ausgedrückt.

Liegt die Körpergröße eines Kindes unterhalb der 3. Perzentile der Norm, sprechen wir von einem Minderwuchs. Liegt die Größe stark wachsender Kinder mehr als 3 Standardabweichungen über dem Altersmittelwert, spricht man von Hochwuchs. Riesenwuchs nennt man eine mehr als fünffache Standardabweichung. Klein oder übergroß sein heißt zunächst noch nicht, daß ein Minderwuchs oder Riesenwuchs im Sinne einer Krankheit vorliegt.

Tabelle **12** Differentialdiagnose Partieller Minderwuchs

Angeborene Hypoplasie (Femur, Humerus)
Erworben: traumatisch entzündliche Schädigung der Wachstumszonen
Lähmung (Polio, Dystrophie, ischämische Kontraktur Volkmann) (s. auch Beinlängendifferenz)

Tabelle **13** Differentialdiagnose Hochwuchs

Familiärer Hochwuchs (Eltern, nahe Verwandte ebenfalls groß)
Hypophysärer Hoch- und Riesenwuchs (Akromegalie)
(pathol. Wachstumsstimulierung mit einer Reifungshemmung. Wachstum sowie die Reifung der verschiedenen Skelettpartien erfolgt unterschiedlich)
Marfan-Syndrom (Homozystinurie)
Hypogonadaler Hochwuchs (Eunuchoid) (Gonadenhormonstörung – lange Extremitäten, dadurch verspäteter Abschluß der Wachstumsperiode)

Tabelle **14** Differentialdiagnose Partieller Hochwuchs

(Riesenwuchs, kann einzelne Finger, ganze Gliedmaßen oder eine gesamte Körperhälfte befallen)
Klippel-Trenaunay-Syndrom
Sturge-Weber-Syndrom
Elephantiasis

Erst der Ausschluß eines familiär bedingten Kleinseins oder eines verzögerten Reifungsverlaufs bedeutet einen Minderwuchs als Krankheit. Auch die Übergröße kann familiär oder durch einen verzögerten Wachstumsabschluß bedingt sein. Genaue Untersuchungen sind notwendig, um die Ursachen dieser Wachstumsveränderungen zu beurteilen. Skelettalterberechnungen geben Auskunft über den momentanen Stand der Skelettreifung in Beziehung zum chronologischen Alter. Zwischen Skelettalter, Länge und chronologischem Alter bestehen bei bestimmten Formen des Minder- und Riesenwuches charakteristische Beziehungen.

In der Orthopädie stellt sich in diesem Zusammenhang häufig die Frage einer operativen Korrektur des Fehlwachstums. Neben einer hormonellen Therapie stehen heute eine Reihe von Operationsverfahren zur Verfügung, mit denen man das Wachstum in eine Richtung lenken kann.

Die Epiphyseodese (Verödung der Wachstumszone) ermöglicht es, das Wachstum z. B. einer Extremität zu stoppen. Sog. Verlängerungsosteotomien der großen Röhrenknochen in Schaftmitte oder in der Wachstumszone selbst lassen Extremitätenverlängerungen zu, die bei den unteren Extremitäten bis zu 18 cm möglich sind.

Spezieller Teil: Allgemeine Erkrankungen und Deformitäten

Obere Extremitäten und Schultergürtel

Schulter – Oberarm

Klippel-Feil-Syndrom

Das Klippel-Feil-Syndrom entwickelt sich aus Segmentationsstörungen der Halswirbelsäule während der Embryonalentwicklung. Einzelne Wirbel sind teilweise oder ganz verschmolzen (Blockwirbel). Begleitmißbildungen des Skeletts sind häufig: Schulterblatthochstand, Halsrippen, Schädelbasisanomalien und Bogenschlußstörungen. Es finden sich auch Veränderungen des Urogenitaltraktes, des kardiopulmonalen und nervösen Systems (Arnold-Chiari-Syndrom).

Klinik: Tiefer Haaransatz, kurzer Nacken und erhebliche Bewegungseinschränkungen der Halswirbelsäule mit Schiefhalsstellung bei asymmetrischer Wirbelkörperverschmelzung, sind die klassischen Zeichen. – Spätkomplikationen sind Kyphosen und thorakozervikale Skoliosen distal der Wirbelsynostosen und Lähmungen (spastische Lähmungen, Syringomyelie).

Röntgen: Für die genaue Diagnose ist das Röntgenbild wichtig. Das symmetrische oder asymmetrische Verschmelzen zweier oder mehrerer Wirbelkörper, eventuelle Bogenschlußstörungen, Hochstand des oder der Schulterblätter und Halsrippen sind die häufigsten Röntgenbefunde.

Therapie: Eine kausale Therapie ist nicht möglich. Zusätzliche Deformitäten und Mißbildungen des Skelettsystems, wie Kontrakturen, Skoliosen, Kyphosen und Schulterblatthochstand, sollten, wenn möglich, operativ behandelt werden.

Angeborene Pseudarthrose der Klavikula

Bei der angeborenen Klavikulapseudarthrose handelt es sich um eine Störung der Ossifikation des knorpelig vorgebildeten Schlüsselbeins. Das Erscheinungsbild reicht von der einfachen Hypoplasie, die meistens wenig auffällt, bis zu lokalen Defekten (Teilaplasie) und vollständigem Fehlen (Aplasie) der Klavikula.

Klinik: Meist besteht eine Pseudarthrose (Falschgelenkbildung) im mittleren Drittel der Klavikula. Das sternale Ende ist höhergetreten als das laterale. Hieraus resultiert eine sichtbare Verdickung des Pseudarthrosebereiches. Bei schweren Formen kommt es zum Herabhängen der Schulter nach vorne mit konsekutiver Kontraktur der Brustmuskeln. In etwa der Hälfte der Fälle treten Bewegungs- und lokaler Druckschmerz an der Pseudarthrose auf. Die Schulter ist in der Bewegung eingeschränkt, ermüdet schnell und ist nicht voll belastbar.

Therapie: Eine konservative Behandlung bringt keinen Erfolg. Operativ gelingt es durch Überbrückung der Pseudarthrose mittels eines, aus dem Becken des Betroffenen genommenen Knochenspanes, die Falschgelenkbildung und Verkürzung des Schlüsselbeines zu beseitigen. Die Ergebnisse sind deutlich besser, als die bei dem kongenitalen Tibiadefekt, der eine ähnliche Pathogenese hat. Ein Funktionsgewinn, die Beseitigung der Schmerzen und eine Besserung der Kosmetik ist fast immer zu erreichen. Am günstigsten ist es, zwischen dem 3. und 5. Lebensjahr zu operieren.

Die Erkrankung muß *abgegrenzt* werden von einer geburtstraumatischen oder kindlichen Klavikulafraktur; der lateral angeborene Klavikuladefekt muß unterschieden werden von einer angeborenen oder auch erworbenen Schultereckgelenkssprengung, von einer Begleitmißbildung im Rahmen einer Kleidokranialdysostose und einer Neurofibromatose.

Armplexuslähmung

Plexuslähmungen entstehen durch Dehnungen oder Ausrisse von Halsnervenwurzeln infolge einer schwierigen Geburt. Besonders bei überstürzten Geburten zur Sicherung von Kind und Mutter sowie großen, in Steißlage liegenden Kindern ist die Gefahr einer Plexuslähmung groß. Bei Zangenentbindungen und Klavikularfrakturen kann der Plexus direkt geschädigt werden. Bekannt sind auch Plexusschädigungen bei Jugendlichen durch Motorradunfälle. Neben den motorischen, stellen sich später sensible und trophische Störungen ein.

Klinik: Wir unterscheiden:

1. Die totale Plexuslähmung mit vollständigem Ausfall des Plexus brachialis. Hier kommt es zu einer kompletten Lähmung der Arm- und Handmuskeln. Ein Hornerscher Symptomenkomplex (Ptosis, Miosis, Enophthalmus) findet sich in einem Teil der Fälle.
2. Die obere Armplexuslähmung nach Erb-Duchenne, die etwa 80% der echten Lähmung ausmacht, mit Schädigung der 5. und 6. Zervikalwurzel. Von der Lähmung betroffen sind in erster Linie der M. deltoideus, M. supraspinatus, der M. coracobrachialis, der M. bizeps, der M. brachialis und der M. brachioradialis. Dieses Lähmungsmuster bedingt einen schlaff herabhängenden Arm in leichter Innenrotations- und Adduktionsstellung. Das Ellenbogengelenk ist gebeugt, und der Unterarm steht in leichter Pronation. Die Finger sind frei beweglich. (Zur Beurteilung einer Armlähmung im Säuglingsalter kann der Moro-Test herangezogen werden.)

3. Die seltene untere Plexuslähmung nach Klumpke, mit Schädigung der Zervikalwurzel 8 und der Thorakalwurzel 1. Von der Lähmung betroffen sind die von den Nerven des M. ulnaris und medianus versorgten Hand- und Fingerbeuger sowie die kleinen Handmuskeln. Aufgrund des Lähmungsmusters stellt sich eine Klauen- oder Pfötchenstellung der Hand ein.

Therapie: Bei leichten Geburtsschäden ist innerhalb der ersten 6–8 Monate eine Restitutio zu erwarten. Krankengymnastik in Form von täglichen Bewegungsübungen, aktiv und passiv sowie Muskelinnervationsübungen und Ergotherapie sollen zur Behandlung der Kontrakturen eingesetzt werden.

Zur Verhütung von Kontrakturen nach Entlastung des Plexus wird beim Oberarmtyp der Arm in Abduktion und Außenrotation fixiert. Krankengymnastik und Elektrotherapie führen nicht selten zu einer fast vollständigen Rückbildung der Lähmungen.

Beim Unterarmtyp wird neben den krankengymnastischen Übungen früh eine volare Vorderarmhandorthese angelegt, zur Korrektur der Pfötchenstellung.

Mikrochirurgische Eingriffe, mit Rekonstruktion der verletzten Nerven, führen in seltenen Fällen zu einer Besserung. Spätere Muskel-Sehnen-Knochen-Operationen können eine Funktionsbesserung erreichen.

Prognose: Sie ist abhängig vom Ausmaß der Verletzung der Nervenwurzeln. Sie ist bei der Erb-Duchenne-Läsion wesentlich günstiger als bei der selteneren Klumpke-Lähmung. Spätfolgen sind charakteristische Muskelkontrakturen mit Formveränderung der Schulter und des betroffenen Armes. Der Arm ist in seiner Länge verringert. Aufgrund der einseitigen Veränderung kommt es oft zu einer funktionellen, später auch strukturellen Skoliose.

Differentialdiagnose: Differentialdiagnostisch müssen eine Klavikularfraktur, die Epiphysenlösung, die Schulterluxation und die Schulterinfektion ausgeschlossen werden (s. Differentialdiagnose Schulter-Arm-Schmerz).

Angeborene Schulterdefekte

Bei den angeborenen Defekten besteht ein teilweises oder vollständiges Fehlen von Schultermuskeln. Am häufigsten handelt es sich um das Fehlen der beiden Brustmuskeln (M. pectoralis major und minor), Jungen sind häufiger betroffen als Mädchen.

Klinik: Das Fehlen der äußeren Achselfalte, der abgeflachte Thorax und die hochliegende oder fehlende Brustwarze ergeben die Diagnose. Kombiniert können Fehlentwicklungen des Schlüsselbeins und des Schulterblattes bestehen.

Therapie: Krankengymnastisch ist ein Auftrainieren der verbleibenden Muskelanteile und übriger Muskeln im Schulterbereich sinnvoll, um Funktionseinbußen und Fehlhaltungen zu vermeiden. Der Versuch des operativen Ersatzes kann in seltenen Fällen eine funktionelle und kosmetische Besserung bringen.

Weitere Erkrankungen im Schulter-Hals-Bereich

Zervikale Meningomyelozelen haben in der Regel eine gute Prognose. Halsrippen verursachen selten Syptome im Kindesalter. Falls vorhanden, sind die Probleme weniger neurologischer als gefäßbedingter Art. Die rheumatoide Arthritis führt häufig zur Schiefhalsstellung mit nachfolgender Versteifung. Die progressive Myositis ossificans beginnt häufig im Halsbereich. Angeborene Nackensteifigkeit sollte nicht diagnostiziert werden, bevor nicht eine Arthritis, Myositis und angeborene Wirbelkörperanomalien ausgeschlossen sind. (Weiteres s. Kapitel Schulter-Arm-Schmerz.)

Trichterbrust

Die Trichterbrust ist eine angeborene Deformität (Brustwandschwäche) der vorderen Thoraxwand. Sie kann auch als Teil eines Syndroms bei anderen Mißbildungen auftreten. Das Brustbein ist trichterförmig mit den benachbarten Rippenanteilen eingezogen. Form und Ausmaße des Trichters unterliegen dabei erheblichen Schwankungen.

Klinik: Das vollentwickelte Bild der Trichterbrust sieht man erst nach einigen Jahren. Beschwerden haben die meisten Kinder nicht. Bei ausgeprägteren Formen kann es später besonders bei starken körperlichen Belastungen, wie z. B. Leistungssport, zur Beeinträchtigung von Herz, Kreislauf und Atmung kommen. Gehäuft findet sich bei diesen Kindern eine Haltungsschwäche mit nach vorn hängenden Schultern und Rundrückenbildung.

Therapie: Eine Krankengymnastik oder Orthesenbehandlung bringt kaum Erfolg. Atemübungen (Blasinstrument spielen) und Sportaktivitäten beugen einer Leistungsschwäche vor. Ein chirurgisches Vorgehen ist dann zu erwägen, wenn eine deutliche Leistungsschwäche, aufgrund von Störungen des Herz-Kreislauf- und Lungensystems durch eine Herzverlagerung und strukturelle Lungenveränderungen auftreten. Die Veränderungen sind am günstigsten durch eine Computertomographie festzustellen. Kosmetische Gründe sollten auf jeden Fall im Hintergrund bleiben, obwohl die Patienten oft psychisch unter der Brustkorbdeformität leiden.

Eine Reihe von Operationsverfahren sind möglich. Meist wird durch Quer- oder Längsdurchtrennung und Resektionen der Rippen am Sternalrand und Entnahme eines Knochenkeiles, der Trichter gehoben. Die Fixation und das Erhalten des erreichten Ergebnisses bereitet oft Probleme. Langzeitbeobachtungen zeigen Verschlechterungen der anfänglich guten Operationsergebnisse. Auch die Implantation einer Silastikprothese in den Trichter ohne sonstige Maßnahmen kann bei besonders psychisch belasteten Patienten zur Anwendung kommen.

Operiert werden sollte nicht vor dem 13. Lebensjahr, da sonst mit vermehrten Rezidiven zu rechnen ist.

Kielbrust, Hühnerbrust

Es handelt sich um eine angeborene oder erworbene Thoraxdeformität. Das Brustbein und die angrenzenden Rippenanteile springen kielartig hervor. Nicht selten finden sich diese Veränderungen auf der Basis einer Rachitis im Zusammenhang mit einer Skoliose, eines Marfan-Syndroms oder in Verbindung mit anderen Mißbildungssyndromen.

Klinik: Wie bei den Trichterbrustkindern findet sich häufig eine vermehrte Haltungsschwäche. Die Kinder sind voll belastbar seitens des kardiopulmonalen Systems; Einschränkungen bestehen nicht. Eine wesentliche Progredienz der Thoraxfehlform ist während des Wachstums nicht zu erwarten.

Therapie: Im Kindesalter kann man mit einer Orthese, die den Brustkorb in sagittaler Richtung mit je einer vorn und hinten liegenden Druckpelotte komprimiert, versuchen, die Stellung von Brustbein und Rippen zu korrigieren. Bei älteren Kindern hat dies keinen Erfolg mehr. Krankengymnastik und sportliche Aktivität bessern zwar die Haltungsschwäche, aber nicht die Fehlstellung. Operative Korrekturen sind selten bei ausgeprägten Formen und nur aus psychischen und kosmetischen Gründen evtl. durchzuführen. Wie bei der Trichterbrust wird durch sternumnahe Rippendurchtrennungen und Quer- und Längsosteotomien des Sternums der Brustkorb gehoben. Das günstigste Operationsalter liegt zwischen 12 und 15 Jahren. Danach ist nur noch selten mit Rezidiven zu rechnen.

Angeborener Schulterblatthochstand (Sprengelsche Deformität)

Der meist einseitig angeborene Schulterblatthochstand resultiert aus einer embryonalen Entwicklungsstörung mit unvollständigem Descensus der Skapula. In einigen Familien wurde ein rezessiver Erbgang nachgewiesen. Neben dem Hochstand ist das Schulterblatt dysplastisch und hat bindegewebige oder knöcherne Verbindungen zur Wirbelsäule (Abb. **42**). Der Schulterblatthochstand ist oft nur eine Komponente einer komplexen Fehlbildung. Er tritt kombiniert auf mit dem Klippel-Feil-Syndrom, Spondylolysen, Rippen- und Muskelanomalien, der Spina bifida und dem

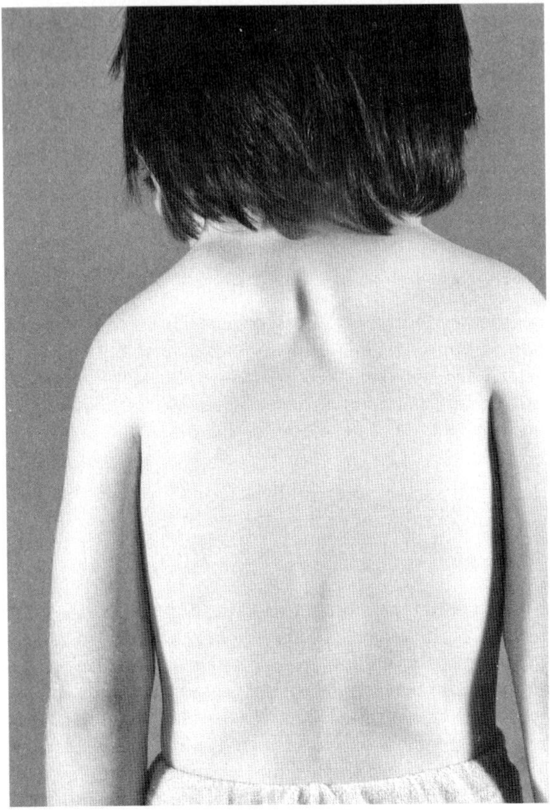

Abb. **42** 8jähriger Junge mit einem angeborenen beidseitigen Schulterblatthochstand

Arnold-Chiari-Syndrom (Herabtreten der Kleinhirntonsille in den zervikalen Spinalkanal).

Klinik: Bei leichten Formen des Schulterblatthochstandes ist die Deformität äußerlich unsichtbar. Schwerere Formen zeigen auf der betroffenen Seite einen deutlichen Kurzhals mit tiefsitzender Haargrenze und das Bild eines Schiefhalses. Die Beweglichkeit der unteren Halswirbelsäule und oberen Brustwirbelsäule sowie die des Schultergelenkes ist oft eingeschränkt.

Therapie: Eine konservative Behandlung durch Krankengymnastik ist erfolglos. Die Indikation zur Operation ist selten wegen Schmerzhaftigkeit gegeben. Die Beeinträchtigung des äußeren Erscheinungsbildes und begleitende zusätzliche Mißbildungen sind in erster Linie die Entscheidungskriterien für eine Operation. Ein chirurgischer Eingriff soll im Kindesalter (3.–4. Lebensjahr) vorgenommen werden; die Prognose ist dann am günstigsten. Eine Reihe operativer Techniken stehen zur Verfügung. Durch die Kaudalverlagerung des Schulterblattes gelingt es meist, eine kosmetische Besserung und einen Funktionsgewinn zu erreichen.

Habituelle Schulterluxation

Das Schultergelenk ist das am häufigsten von Luxationen betroffene Gelenk. Am meisten kommt es zur Luxation nach vorn (95%), 80% der habituellen Luxationen sind traumatisch bedingt, 20% entstehen ohne ein echtes Trauma. Die letzteren zeigen prädisponierende Faktoren, wie schwache Muskulatur, allgemeine Bandschwäche (Marfan-Ehlers-Danlos-Syndrom), anatomische Veränderungen im Schultergürtel, Erblichkeit, Krämpfe bei Epilepsien u. a.

Bei der Mehrzahl der Verrenkungen steht bei Jugendlichen meist am Anfang eine traumatische Luxation, häufig bedingt durch eine Sportverletzung (z. B. Skifahren). Die Luxation entsteht in der Regel durch einen Sturz auf den abduzierten und ausgestreckten Arm. Die richtige Behandlung der Erstluxation ist daher von endscheidender prophylaktischer Bedeutung. Eine Ruhigstellung des verletzten Gelenkes für 4 bis 6 Wochen ist unbedingt einzuhalten (Desault-Verband). Später können dann weitere Luxationen folgen, die schon bei Bagatelltraumen, wie starke Abduktion und Außenrotation im Schultergelenk, denkbar sind.

Klinik: Im Gegensatz zu der Erstverrenkung sind die wiederholt auftretenden Luxationen fast schmerzlos und leicht zu reponieren. Es treten Gelenkveränderungen auf, wie eine Gelenkkapselerweiterung, Verletzung und Abrundung des vorderen Pfannenrandes (Bankartsche Läsion) und der Defekt am dorsalen, lateralen Humeruskopf (Hill-Sachs-Läsion).

Therapie: Akute traumatische Luxationen bereiten keine Probleme (Klinik-Röntgen), durch eine Reihe von Einrenkungsmethoden (Hippokrates, Kocher, Arlt) kann die Luxation behoben werden. Eine Gymnastik zur Stabilisierung und Kräftigung der Schultermuskulatur sowie bewußtes Bewegen bei Vermeidung von starken Rotations- und Abduktionsbewegungen schützen vor erneuten Luxationen. Bei wiederholten Schulterluxationen ist es vor einem operativen Eingriff notwendig zu wissen, in welche Richtung die Luxation des Humeruskopfes erfolgt ist, um das richtige therapeutische Vorgehen festzulegen. Röntgen, Schulterarthrographie und Schulterarthroskopie ermöglichen es, eventuelle Knochen- oder Weichteilschäden im Gelenk festzustellen, die Hinweise auf die Luxationsrichtung geben.

Eine Vielzahl von Operationsverfahren zur Behandlung der habituellen Schulterluxation werden angegeben, wie Kapselraffung, Muskelversetzungen, pfannenverbessernde Eingriffe und Rotationsosteotomien des Humerus:

Eden-Hybinette-Lange: Der abgeflachte vordere untere Pfannenrand wird durch einen Knochenspan angehoben.

Bankart: Raffung und Fixierung der vorderen Kapsel und des Labrum glenoidale an den Pfannenrand.

Putti-Platt: Dopplung und Raffung der vorderen Kapsel mit Naht des abgerissenen Labrum glenoidale.

Bei allen Verfahren wird der Ansatz der Musculus-scapularis-Sehne nach lateral versetzt. Dadurch kommt es zu einer Einschränkung der Außendrehung.

Weber: Subkapitale Drehosteotomie des distalen Humerusanteils um 20 Grad nach außen und somit (nach Plattenosteosynthese) den proximalen Humerus um 20 Grad nach innen.

Die Indikationen sind ein Drehfehler des proximalen Humerus oder eine große Hill-Sachs-Läsion (Herausdrehen des Defektes aus der kritischen Zone).

Die ventrale Luxation wird durch die Einschränkung der Außenrotation verhindert, bedingt durch die Subskapularisverkürzung (Ansatzverlagerung) und Verkürzung der Pektoralismuskulatur, deren Ansatz durch die Osteotomie nach lateral verlagert wird. Nachteile der Operation sind die Einschränkung der Innenrotation (Ankleiden!) durch Anstoßen des Tuberkulums an den vorderen Glenoidalrand und der komplikationsreichere Eingriff im Gegensatz zu den reinen Weichteiloperationen.

Die Nachbehandlung erfolgt im Desault-Verband oder Abduktionsgips für 4 Wochen.

Willkürliche Schulterluxation

Die willkürlichen Schulterverrenkungen sind konstitutionell bedingt durch Kapselschwächen und anatomische Veränderungen des Gelenkes.

Klinik: Meist erfolgt die Luxation nach hinten und tritt häufig doppelseitig auf. Die Verrenkung kann durch die Fähigkeit, einzelne Muskelabschnitte willkürlich zu beeinflussen, von den Betroffenen jederzeit spontan und meist beschwerdefrei ausgeführt werden (Abb. **43**).

Therapie: Falls keine Beschwerden bestehen, ist ein operativer Eingriff nicht zu empfehlen, da in der Mehrzahl Reluxationen zu erwarten sind. In den meisten Fällen ist mit einer spontanen Stabilisierung zu rechnen.

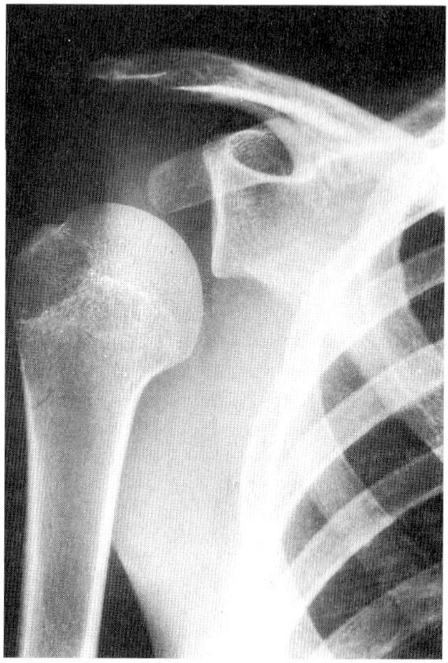

Abb. **43** Röntgenbild eines 16jährigen Mädchens mit einer willkürlichen Schulterluxation

Subluxationen

Selten, dann entwicklungsbedingt, bestehen Subluxationsbilder der Schulter. Bandschlaffe Mädchen und Jugendliche, die aktiv Sport treiben, sind davon betroffen. Selten ist diese Veränderung als Vorläufer der habituellen Luxation anzusehen.

Klinik: Jugendliche klagen über ein Unsicherheitsempfinden und gelegentliches Schnappen in der Schulter.

Therapie: Eine Behandlung ist nicht notwendig. Spontanheilungen sind sehr häufig. Falls Beschwerden auftreten, kann durch eine Kapselraffung eine ausreichende Stabilität der Schulter erreicht werden.

Habituelle Schulterluxation nach dorsal

Die habituelle hintere Schulterluxation ist selten. Schlaffe Kapsel, Pfannendysplasie und dorsale Kippung der Pfannenebene werden als Ursache für eine habituelle Schulterluxation angesehen.

Therapie: Durch eine hintere Spanplastik und Kapselraffung läßt sich eine ausreichende Stabilität erreichen.

Sternoklavikulagelenksluxation

Seltene Luxation, meist nach vorn. Die Luxation kann angeboren sein oder traumatisch durch Kapselverletzungen, Frakturen und Wachstumsstörungen verursacht sein.

Therapie: Frische Luxationen erfordern die Reposition. Angeborene Luxationen sind bei Schmerzen durch bandplastische Maßnahmen ausreichend zu stabilisieren.

Angeborene Schulterluxation

Die angeborene Schulterluxation ist gewöhnlich nur in Verbindung mit anderen Deformitäten der oberen Extremitäten zu finden (partieller Oberarmdefekt, Fehlen des Radius, Arthrogryposesyndrom).

Klinik: Die Schulter ist in der Kontur schmal und das Schultergelenk in alle Richtungen instabil. Trotz der Instabilität bestehen keine Beschwerden. Der M. deltoideus, M. pectoralis und andere Schultermuskeln sind unterentwickelt oder nicht vorhanden. Teile des Humerus fehlen. Das Schultergelenk kann auch während der Geburt dislozieren; es tritt auf in Verbindung mit einer Fraktur, Epiphysenschädigung und oberer Plexuslähmung.

Therapie: Eine suffiziente Behandlung ist selten möglich. Falls noch ausreichend Knochen vorhanden ist, sollte später eine Versteifung oder auch Amputation des Schultergelenks vorgenommen werden. Eine geburtstraumatische Luxation erfordert sofortige Reposition. Falls die Diagnose zu spät gestellt wird, ist eine offene Reposition notwendig.

Humerus varus und valgus

Angeborene oder in Verbindung mit anderen Systemerkrankungen vorkommende Deformität (Chondrodystrophie, metaphysäre Dysplasien, Stoffwechselerkrankungen). Am häufigsten findet sich die Varusdeformität des Humerus. Der Humeruskopfwinkel ist im Varussinne verändert. Das Tuberculum major ist vergrößert und der Abstand zwischen diesem und dem Akromiondach verkleinert.

Verformungen des Oberarmkopfes treten zusätzlich auf.

Klinik: Die *Seitabhebung* des Armes über die Horizontale ist eingeschränkt. Ursächlich kommen neben angeborenen Fehlbildungen, Verletzungen des Oberarmes und der Wachstumszonen hinzu, außerdem infektiöse, tumoröse und neurologische Erkrankungen (Erbsche Lähmung, Arthrogrypose-Syndrom, spastische Kontrakturen bei der kindlichen Zerebralparese).

Die Humerus-valgus-Stellung tritt extrem selten auf.

Therapie: Selten indiziert; falls Schmerzen oder Bewegungseinschränkungen bestehen, sind subkapitale Osteotomien, Weichteileingriffe und Verlängerungsosteotomien angezeigt.

Humerusdefekt

Selten angeborener Defekt, häufig im Rahmen eines Dysmelie-Syndroms zu finden. Meist ist der Humerusdefekt erworben durch eine Verletzung, infolge einer Fraktur oder Epiphysenschädigung.

Klinisch fällt die Verkürzung des Oberarmes auf.

Therapie: Konservativ nicht möglich. Später sind evtl. Verlängerungsosteotomien angezeigt.

Oberarmdefekte bzw. -deformitäten

Die verschiedensten Defekte sind beschrieben. Die wichtigsten sind die Phokomelie (Robbengliedrigkeit): Oberarm und Unterarm fehlen, die Hand entspringt im Schulterbereich.

Amelie: Fehlen des ganzen Arms. Der Schultergürtel ist dysplastisch.

Peromelie: Stumpf wie bei der Amputation, überwiegend am Unterarm.

Ektromelie: Hypo- oder Aplasie einzelner oder mehrerer Röhrenknochen. Sie können mit Fehlstellungen der Gliedmaßen und Kontrakturen kombiniert sein (Humerus-, Radius-, Ulnadefekte) (Abb. **44**).

Ätiologisch sind für die Dysmelie-Syndrome exogene Faktoren, wie die Thalidomid-Embryopathien, teratogene Substanzen und Virusinfektionen (Röteln, Masern, Mumps) verantwortlich. Ionisierende Strahlen führen zu Genmutationen, Amnionstränge sind Ursachen von Schnürfurchen aller Grade bis zur Amputation. Chromosomenaberrationen führen ebenfalls zu Defekten.

Ellenbogengelenk – Osteochondritis dissecans

Die Osteochondritis des Ellenbogengelenkes betrifft entweder das Radiusköpfchen oder das Capitulum humeri und gehört zu den sog. avaskulären Nekrosen. Die Erkrankung ist selten und findet sich meist nicht vor dem 12. Lebensjahr. Jungen sind häufiger betroffen als Mädchen. Ein Trauma ist des öfteren gegeben, muß aber nicht immer vorhanden sein. Häufig findet sich diese Erkrankung beim Leistungssport (Eislaufen, Kunstturnen, Handball).

Klinik: Es bestehen *Bewegungsschmerzen* und eine Bewegungseinschränkung. Eine Dissekatbildung und Ablösung ist selten. Bei Vorhandensein einer Gelenkmaus kommt es zu Einklemmungen mit Schmerzen und gele-

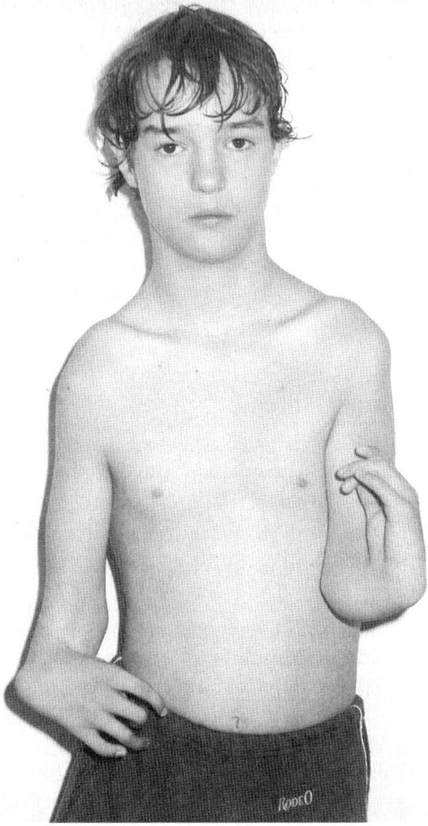

Abb. **44** 16jähriger Junge mit Ektromelie mit entsprechenden Fehlstellungen der oberen Gliedmaßen

gentlicher Ergußbildung. Röntgenologisch zeigt sich dann ein freier Körper bzw. ein Dissekatbett (Mausbett).

Therapie: Die Behandlung sollte zunächst konservativ sein, mit längerer Ruhigstellung. Bei Verdacht einer größeren Dissekatablösung mit subsklerosierender Zone ist ein operatives Vorgehen indiziert, mit Anbohrung bzw. Verschraubung des Dissekates. Bei freier Gelenkkörperbildung wird dieser entfernt.

Angeborene Radioulnarsynostose

Proximale Fusion des Radius und der Ulna. Es handelt sich um eine Hemmungsmißbildung, die auf die frühe embryonale Zeit zurückzuführen ist, wo Radius und Ulnar eine eigene kartilaginäre Mesenchymplatte bildeten. Die Radioulnarsynostose ist häufig mit anderen Mißbildungen kombiniert. Sie zeigt sich meist im proximalen Drittel des Unterarmes. Die Rotationseinschränkung ist oft der einzige Hinweis auf eine Synostose bei Neugeborenen oder Kleinkindern, da das Röntgenbild der Kinder nicht die Synchondrose zeigt, welche sich erst später als knöcherne Brükke zwischen Radius und Ulnar ausbreitet. In einigen Fällen ist zusätzlich das Ellenbogengelenk oder nur das Radiusköpfchen nach vorne oder hinten disloziert, mit Einschränkung der Ellenbogenbeweglichkeit.

Klinik: Der Unterarm ist gewöhnlich in Pronation fixiert. Die Einschränkung kann durch die Schultergelenksbeweglichkeit häufig kompensiert werden.

Therapie: In der Regel bestehen bis auf die Supinationshemmung keine Probleme. Der Verlust der Funktion ist bei einseitigem Befall nicht wesentlich, bei beidseitigem Befall können Schwierigkeiten auftreten. Drehosteotomien sind gelegentlich angezeigt, um die Hand in eine bessere Funktionsstellung zu bringen. Andere Operationsverfahren, wie Resektion der Synostose oder Resektion des Radiusköpfchens und eine Arthroplastik, sind weniger erfolgreich, da Rezidive zu erwarten sind.

Bei der *erworbenen Radio-Ulnarsynostose* handelt es sich um eine Brükkenkallusbildung nach einer Unterarmschaftfraktur mit Einbeziehung der Membrana interossea. Pro- und Supination sind meistens aufgehoben. Röntgenologisch ist die Abgrenzung zur angeborenen Synostose leicht. Therapeutisch ist in diesen Fällen die Resektion des Brückenkallus zu empfehlen.

Angeborene Radiohumeralsynostose

Sie ist selten zu sehen, hauptsächlich in Verbindung mit anderen Veränderungen des Unterarms und der Hand. Die häufigste kombinierte Deformität ist die mit einem teilweisen oder vollständigen Fehlen der Ulna. Es handelt sich um eine Segmentationsstörung des Ellenbogengelenkes während der Embryonalentwicklung, mit Fehlen der distalen humeralen und proximalen Radiusepihpyse und mit einer nachfolgenden Fusion dieser beiden Knochen.

Therapie: Bei einer starken Fehlstellung des Unterarmes ist ein chirurgisches Vorgehen angezeigt. Es erfolgt eine Korrekturosteotomie des Unterarmes in Gebrauchsstellung. Ellenbogengelenksarthroplastiken ergeben meist keinen Erfolg.

Angeborene Luxation des Radiusköpfchens

Die angeborene Luxation des Radiusköpfchens kann in Verbindung mit anderen Anomalien, wie der Arthrogryposis, Radioulnarsynostose und dem Nagel-Patella-Syndrom auftreten. Häufig ist sie aber auch eine isolierte Anomalie.

Klinik: Das Radiusköpfchen kann nach vorn, hinten und lateral luxiert sein. Wegen geringer Funktionsstörungen wird die Diagnose häufig erst spät gestellt. Die posteriore bzw. die posterolaterale Luxation ist verbunden mit einer Einschränkung der Ellenbeugung, zeigt ein Vorstehen im Ellenbogen und läßt sich dort meist frühzeitig erkennen. Die anteriore Luxation bleibt häufig für einige Monate unentdeckt, bis eine Beugebehinderung auf eine Luxation hinweist.

Röntgenologisch erscheint der Radius zu lang, im Verhältnis zur Ulna. Er ist leicht nach ventral verbogen. Später sind sekundäre Veränderungen und Verformungen des Radiusköpfchens zu finden.

Abzugrenzen ist die angeborene Radiusköpfchenluxation von der traumatischen. Diese tritt meist erst ab dem 2. Lebensjahr oder später auf, wenn das Kind zu laufen beginnt.

Therapie: Bei Erkennen der Luxation, kurz nach der Geburt, sollte der Versuch einer offenen Reposition unternommen werden, wenngleich es schwierig ist, das Ergebnis zu halten. Rekonstruktionen des Bandapparates, besonders des Lig. anulare, sind oft notwendig. Probleme bestehen bei dysplastischen Gelenkflächen, wo eine Kongruenz nicht zu erreichen ist. Die Entfernung des Köpfchens im Wachstumsalter sollte möglichst vermieden werden. Eine Störung des distalen Radioulnargelenkes mit nachfolgender Instabilität, Fehlwachstum und Funktionseinbuße ist zu erwarten.

Erworbene Dislokation des Radiusköpfchens

Die wiederholte Luxation ist selten. Meist ist sie mit einer angeborenen allgemeinen Gelenklaxidität verbunden, welche das Radiusköpfchen, ähnlich wie bei der Patellaluxation, nach Verletzungen zu habituellen Luxationen führt. Eine Luxation kann sich auch im Rahmen einer Erbschen Lähmung entwickeln.

Klinik: Bei Luxationen nach dorsal und lateral kommt es, falls die Bewegungen eingeschränkt sind, zu Veränderungen im distalen Radioulnargelenk, mit möglichem Stabilitätsverlust und später auftretenden Beschwerden. Falls allerdings eine posttraumatische Luxation vorliegt, mit alleiniger Luxation des Köpfchens oder in Verbindung mit einer Montegga-Fraktur, entwickeln sich meist keine sekundären Veränderungen.

Therapie: Wenn frühzeitig eine *operative* Revision mit Korrektur der

Ulna und offener oder geschlossener Reposition des Radiusköpfchens erfolgt, sind gute Ergebnisse zu erwarten.

Subluxation des Radiusköpfchens (Pronatio dolorosa infantum chassaignac)

Bei plötzlichem Zug am gestreckten Arm und gleichzeitiger Pronation, kann es zu der bei Kindern zwischen dem 2. und 6. Lebensjahr typischen harmlosen Verletzung kommen.

Klinik: Es handelt sich um eine schmerzhafte Fixation des Ellenbogens in Pronationsstellung durch die Einklemmung des Lig. anulare zwischen Radiusköpfchen und Oberarmköpfchen. Der Röntgenbefund ist negativ.

Therapie: Meist kommt es zur Spontanreposition. Falls nicht, so wird der im Ellenbogengelenk gebeugte Unterarm ruckartig in Supinationsstellung gebracht. Mit einem hörbaren und meist spürbaren Knacken sind dann die oft erheblichen Schmerzen und Bewegungseinschränkungen sofort beseitigt. Eine Ruhigstellung des Ellenbogengelenkes ist nicht erforderlich.

Angeborene Ellenbogengelenksluxation

Sie kommt selten als isolierte Deformität vor. Entweder besteht eine inkomplette Formation des distalen Humerus oder der proximalen Ulna, die in eine Instabilität oder Verrenkung des Ellenbogengelenkes mündet. Im Gegensatz zur traumatischen Luxation ist die angeborene gewöhnlich schmerzfrei. Die Verrenkung ist meist bei der Geburt sichtbar.

Therapie: Eine Reposition sollte angestrebt werden, mit nachfolgender Gipsruhigstellung. Evtl. muß, wie bei der Klumpfußbehandlung, durch wiederholte Gipse mit Redression eine Retention erreicht werden. Selten sind offene Repositionen notwendig.

Wiederholte Verrenkungen des Ellenbogengelenkes

Sie sind selten zu finden nach traumatischen Verrenkungen oder bei allgemeiner Bandlaxidität. Die Verrenkung ist fast immer nach dorsal. Ursache ist eine Dysplasie des Processus coronoideus oder des Capitulum humeri.

Therapie: Meist kommt es im Laufe des Wachstums zur Stabilisierung des Gelenkes. Ist eine Operation notwendig, so ergeben Weichteileingriffe bessere Ergebnisse als Eingriffe zur Verbesserung der knöchernen Führung.

Cubitus valgus et varus

Bei den Fehlstellungen im Ellenbogengelenk sind die X- und O-Fehlstellungen die häufigsten: Cubitus valgus = Abknickung des ausgestreckten und supinierten Unterarms nach außen; Cubitus varus = Abknickung des Unterarms nach innen. Der leichte Cubitus valgus, besonders bei Mädchen, ist physiologisch, außerdem besteht bei Mädchen eine leichte Überstreckbarkeit gegenüber Jungen. Valgusstellungen über 10 Grad, Varusabweichungen sowie Streckbehinderungen können angeboren sein, sind in der Mehrzahl aber erworbene Fehlstellungen. Suprakondyläre Humerusfrakturen führen häufig trotz achsengerechter Ausheilung zu einer posttraumatischen Varusstellung. Funktionell sind diese Kinder nicht stark gestört, wohl aber kosmetisch.

Bei Frakturen am distalen Humerusende können sowohl der Epicondylus ulnaris und radialis betroffen sein. Eine Abrißfraktur des Epicondylus ulnaris führt nicht zu Wachstumsstörungen, da es sich im Grunde um eine Lysefraktur einer Apophyse handelt. Besteht allerdings eine Gelenkbeteiligung mit Wachstumszonenverletzung, entwickelt sich in der Regel eine schwere Cubitus-varus-Deformität.

Die Fraktur des Epicondylus radialis ist immer eine Verletzung der Wachstumszone mit der Gefahr einer progredienten Cubitus-valgus-Entwicklung. Die Fraktur des Capitulum humeri führt ebenfalls zu dieser Deformität. Außerdem kann es bei Zunahme der Valgusstellung zur Ausbildung einer Neuritis des N. ulnaris infolge der chronischen Überdehnung kommen.

Therapie: Bei erheblichen Achsenfehlstellungen sollte möglichst erst nach Wachstumsabschluß eine operative Korrektur vorgenommen werden. Bei einer Nervenirritation oder Funktionsbeeinträchtigung sind frühzeitige Korrekturen notwendig.

Weitere Erkrankungen des Schulter- und Ellenbogen-Bereiches

Turner-Nagel-Syndrom (Dysplasie des Capitulum und Fehlstellung des Radiohumeralgelenkes).

Battered-Child-Syndrom, mit traumatischen Fehlstellungen beider metaphysären Bereiche des Humerus und Dislokation des Ellenbogengelenkes.

Myositis ossificans nach Verletzungen, Humeruskalzinose, Rheuma.

Der obere Humerus ist außerdem häufig Sitz von Knochenzysten und der monostotischen fibrösen Dysplasie.

Unterarm, Hand – angeborene Amputation

Der Unterarm ist häufiger Sitz für angeborene Amputationen. Die Höhe liegt gewöhnlich unterhalb des Ellenbogengelenkes; meist besteht eine ausreichende Funktionalität, falls nur eine Seite betroffen ist.

Therapie: Die betroffene Seite kann in der Regel gut mit einer Prothese versorgt werden. Bei beidseitigem Befall ergeben sich ungünstige Verhältnisse. Eventuell sollte ein Arm mit einer Prothese, der andere mit einer Krukenberg-Plastik versorgt werden. Die Operationen müssen möglichst frühzeitig erfolgen. Für die motorische Entwicklung des Kindes ist es wichtig, ab dem 6. Monat ausreichende Hilfen zu geben, wenn das Kind zu greifen und zu krabbeln beginnt.

Klumphand

Häufige Mißbildung mit radialer und beugeseitiger Abwinkelung der Hand im Handgelenk infolge eines partiellen oder kompletten Defektes des Radius. Der Handwurzel fehlt die Unterstützung auf der Radialseite, so daß nicht nur eine Abwinkelung eintritt, sondern eine Luxation gegenüber dem Ellenköpfchen nach radial und palmar erfolgt.

Die Klumphand ist oft ein Teilsyndrom anderer Erkrankungen, wie z. B. der Arthrogryposis multiplex congenita, dem Dysmeliesyndrom oder im Rahmen einer Madelungschen Deformität, und kommt in Kombination mit einer Ellenbogengelenksteife und einem Handwurzeldefekt vor. Sie kommt bei 50% beidseitig vor. Je größer die Abweichung, desto insuffizienter ist die Muskulatur und die Funktion.

Klinik: Nach Wachstumsabschluß liegt die totale Länge des betroffenen Armes bei etwa der Hälfte bis zwei Drittel der Länge des gesunden Armes.

Therapie: Der Versuch einer Behandlung sollte auf jeden Fall primär eingeleitet werden. Die Indikation wird meistens aus funktionellen und kosmetischen Gesichtspunkten gestellt. Ähnlich wie bei der Klumpfußbehandlung sollten durch Gipse und Schienen die Fehlstellungen redressiert werden, mit Verbesserung der Beugung. Wichtig ist es, spätere Weichteilkontrakturen zu vermeiden und die Muskelfunktion zu erhalten. Die Behandlung ist bis zum 5. und 6. Lebensmonat durchzuführen. Späterhin kann bei schwerem und besonders bei beidseitigem Befall ein chirurgischer Eingriff in Erwägung gezogen werden. Operativ wird dann die Hand über dem Ellenköpfchen zentralisiert, nachdem ein Teil der mittleren Handwurzelknochen zur Aufnahme des Ellenköpfchens reseziert wurde.

Ulnadefekt

Er ist charakterisiert durch eine Ulnardeviation der Hand. Der Radius ist verkürzt, verdickt und verbogen mit der Konkavität zur Ulna hin. Es besteht eine Radiusköpfchenluxation. Die Ulnadefektbildung ist wesentlich seltener als die des Radius. Häufig sind andere Deformitäten, ein- und doppelseitig, mit vorhanden.

Klinik: Es kommt zum instabilen Ellenbogengelenk, da durch die Fehlbildung der Ulna keine ausreichende Stabilität des Ellenbogens gegeben ist.

Therapie: Sie ist ähnlich wie bei der radialen Klumphand. Falls der Unterarm trotz Fehlens der ulnaren Anteile und des Radiusköpfchens luxationsstabil ist, ist keine Operation angezeigt. Falls aber eine Instabilität besteht, sollte sie durchgeführt werden im Sinne des Ein-Knochen-Unterarmes; hier wird eine proximale radioulnare Versteifung mit Resektion des Radiusköpfchens vorgenommen.

Madelung-Deformität

Volare Subluxationsstellung der Hand, mit zusätzlicher Abweichung nach ulnar oder radial (Bajonettstellung). Es handelt sich um eine Wachstumsstörung der distalen Radiusepiphyse, mit stark abgeschrägter distaler Gelenkfläche, bei frühzeitigem Schluß der ulnarseitigen Epiphyse. Ein direkter Erbgang ist nachgewiesen. Mädchen sind häufiger betroffen als Jungen. Die Deformität ist meistens symmetrisch. Mit diesem Krankheitsbild können weitere Veränderungen vererbt sein, wie eine Skoliose, Hals-Rippen-Defekte sowie weitere Fehlbildungen der unteren Extremitäten.

Klinik: Anfangs ist das Vorstehen der Ulna das erste auffallende Zeichen. Symptome entwickeln sich meistens mit Beginn des 2. Lebensjahrzehnts, wo das Wachstum der langen Röhrenknochen schneller vor sich geht. Da die Ulnaepiphyse im Wachstum ungestört bleibt, wächst die Ulna weiter nach und wird im Vergleich zum Radius zu lang (Ellenvorschub). Sie drängt die Hand in leichte Klumphandstellung. Später können Schmerzen im Handgelenk sowie Griffschwäche und Deformitäten mit Bewegungseinschränkungen von Pronation und Dorsalflexion bei Lockerung des Handgelenkes auftreten.

Therapie: Das Ziel der Behandlung ist das kosmetisch störende Vorstehen des Ellenköpfchens und die Subluxationsstellung des Handgelenkes zu verbessern. Die Behandlung sollte nach Funktionsbehinderung und subjektiven Beschwerden vorgenommen werden. Ein Aneinanderstellen der Gelenkflächen ist häufig wegen der Inkongruenz nicht möglich. Frühzeitige Operationen sind nicht zu empfehlen, da weitere Fehlstellungen mit Instabilität folgen können. Später sind die Ulnarköpfchenresektion, Umstellungsosteotomien und letztendlich Versteifungen des Handgelenkes angezeigt.

Spalthand

Spalthände sind das Ergebnis angeborener Strahlendefekte. Man versteht darunter im allgemeinen das Fehlen von Fingern, meistens auch von Mittelhandanteilen. Die Defektbildungen reichen häufig bis in die Handwurzel (Krebsschere).

Klinik: Das klinische Bild zeigt eine Scherenform, die radiale Schere,

Daumen oder Zeigefinger können fehlen. Es bleibt dann lediglich die einstrahlige Hand mit ulnarem Handstrahl übrig. Die leichteste Form der Spalthand besteht im Fehlen des Mittelfingers im Grundgelenk. Die Deformitäten kommen familiär gehäuft vor. Oft besteht ein beidseitiger Befall, der auch die Füße betreffen kann.

Therapie: Die Behandlung wird aus kosmetischen und selten aus funktionellen Gründen gewünscht. In der Regel besteht eine gute Funktion, bei äußerlich schlechtem Bild. Öfters ist jedoch die Spalthand mit verschiedenen Begleitfehlbildungen kombiniert. Eine Operationsindikation zur Funktionsbesserung ist z. B. dann gegeben, wenn begleitende Syndaktylien oder sog. Transversalknochen eine zusätzliche Funktionsbehinderung bedingen.

Hypoplasie und Aplasie des Daumens (Daumenfehlstellung)

Das angeborene Fehlen oder die Unterentwicklung des Daumens ist häufig mit anderen Fehlentwicklungen verbunden. Die Mißbildung kann ein- oder beidseitig vorkommen.

Klinik: Die Funktion ist recht gut mit der Ersatzgreiffunktion zwischen Zeige- und Mittelfinger.

Therapie: Eine Operation bei einseitigem Vorkommen ist nur selten notwendig, evtl. bei unterentwickeltem Daumen mit Instabilität. Bei beidseitigem, totalem Fehlen ist eine Polarisation des Zeigefingers möglich. Der Zeigefinger wird transponiert zum Funktionsersatz des Daumens. Die Operation sollte in den ersten 2 Jahren vorgenommen werden, um eine Greifmusterausbildung nicht zu stören. Eine gute Entwicklung der Daumenfunktion ergibt sich im Laufe des Wachstums.

Der dreigliedrige Daumen

Dreigliedrigkeit eines Daumens im Sinne einer Überschußbildung bedeutet in der Regel keinen wesentlichen Funktionsverlust.

Klinik: Man unterscheidet 2 verschiedene Formen. Einmal den Daumen, der eine normale Länge hat, mit Thenarmuskeln und Oppositionsfähigkeit, sowie den Daumen, der wie ein Langfinger anatomisch in der Länge ausgebildet ist. Bei letzterem fehlt die Daumenballenmuskulatur und die Oppositionsfähigkeit.

Therapie: Osteotomien und bandplastische, rekonstruktive Eingriffe sind gelegentlich zu empfehlen, um eine gewisse Bewegung des Daumens zu erreichen.

Angeborene Beuge- und Anspreizkontraktur des Daumens

Charakteristisch ist die extreme Beugung im Daumengrundgelenk und Anspreizung in die hohle Hand, wobei der Daumen von den geschlossenen langen Fingern verdeckt wird.

Ursachen sind angeborenes Fehlen der Daumenstrecksehnen oder angeborene stenosierende Tendovaginitis mit knoten- bzw. spindelförmiger Auftreibung der Sehne des M. flexor pollicis longus. Häufig findet sich diese Daumenstellung bei der kindlichen Zerebralparese und der Arthrogryposis.

Brachydaktylie

Angeborene und vererbliche kürzere Ausführung eines oder mehrerer Finger, mit oder ohne Beteiligung der Mittelhand. Solche Rückbildungsformen können an einzelnen oder aber auch an allen Fingern vorkommen.

Arachnodaktylie

Gleichmäßige und symmetrische Veränderungen der Hand- und Fingerknochen mit dürftiger Ausbildung der Fingerweichteile und leichter Kontrakturstellung der Fingermittelgelenke (Spinnenfingrigkeit). Die Arachnodaktylie ist das hervorstechende Symptom des Marfan-Syndroms.

Springender Daumen

Anomalie der Hand im Kindesalter, meist bei Kindern unter 2 Jahren. Häufig fehlgedeutet als Luxation des Daumens, aber oft übersehen, da das Kind anfänglich physiologisch eine gewisse Beugehaltung aller Finger hat.

Klinik: Das Daumenendgelenk ist gebeugt, und es läßt sich ein verdicktes Ringband im Verlauf des M. flexor pollicis longus in Höhe des ersten Mittelhandköpfchens tasten. Das Krankheitsbild kann durch passives Strecken des gebeugten Daumens relativ schnell festgestellt werden, wobei es zu einem Schnappen kommt. Gelegentlich ist die Beugestellung fixiert, und die passive Reposition ist nicht möglich. An den anderen Fingern kann diese Erkrankung ebenfalls auftreten.

Therapie: Wenn die Diagnose nach der Geburt gestellt ist, sollte der Daumen passiv gestreckt und evtl. durch einen kleinen Splint in dieser Stellung gehalten werden. Falls nach einigen Monaten kein Erfolg eintritt, wird operativ die mechanische Enge durch eine Ringbandspaltung gelöst.

Windmühlenflügelfinger

Alle Finger weichen symmetrisch von den Mittelhandfingergelenken bzw. auch von der Handwurzel nach ulnar ab.

Klinik: Die Fehlstellung beruht auf einer Verkürzung bzw. einer zu kurzen Anlage der Ligg. collateralia (Gelenkseitenbänder), während die Knochengelenke und Nerven keine Veränderungen zeigen.

Therapie: Die Behandlung besteht in passivem Redressieren. Bei stärkeren Formen ist eine Operation notwendig.

Syndaktylie

Eine der häufigsten Handfehlbildungen mit partiellen oder totalen kutanen oder ossären Verwachsungen einzelner Finger, bis hin zu einer vollständigen Verbindung aller Finger (Löffelhand).

Klinik: Der Daumen ist meist durch eine angedeutete Falte abgetrennt. Es handelt sich um ein Ausbleiben der Weichteiltrennung zwischen den Skelettanteilen.

Kutane Syndaktylie

Schwimmhautbildung zwischen benachbarten Fingern, teilweise oder vollständig.

Ossäre Syndaktylie

Zusätzliche knöcherne Verbindung zwischen Phalangen und benachbarter Finger.

Totale Syndaktylie

Verbindung zwischen 2.–5. Finger. Daumen bleibt meist isoliert. Eine Erblichkeit ist in vielen Fällen nachgewiesen.

Therapie: Die einfache Schwimmhautbildung ist häufig einfacher zu behandeln als bei zusätzlichen knöchernen Fehlbildungen. Hautplastische Operationen sind oft notwendig. Kontrakturen und Fehlwachstum durch Schädigung der Wachstumsfugen bei knöcherner Fusion bedeuten häufig Probleme. Syndaktylien zwischen Fingern ungleicher Länge und Syndaktylien mehrerer Finger mit distaler Knochenbrücke sollten im 2. Lebensjahr operiert werden, um Schäden durch Fehlwachstum der Knochen und Gelenkflächen zu vermeiden. Die einfachen kutanen Syndaktylien sollten im Alter von 3–4 Jahren, spätestens im Vorschulalter behandelt werden.

Apert-Syndrom

Unter diesem Syndrom versteht man eine Reihe von Fehlbildungen, deren Gemeinsamkeit neben den Schädelveränderungen die komplexe Syndaktylie aller 4 Extremitäten in verschiedener Kombination ist (Turmschädel, breites Gesicht, Exophthalmus, hoher Gaumen, Zahnanomalien, Schädelbasisdeformitäten, Hydrozephalus). Häufig bestehen auch eine geistige Retardierung und Intelligenzdefekte. Wenn funktionelle Probleme auftreten, ist eine Operation angezeigt.

Symbrachydaktylie

Sie umfaßt eine Gruppe von Handfehlbildungen, deren Gemeinsamkeit in der Längenreduktion der Fingerstrahlen in Kombination mit einer Syndaktylie liegt. Eine weitere Kombination mit anderen Fehlbildungen, wie Pektoralisdefekt, Defekte der unteren Extremitäten u. a., ist gegeben.

Partieller Riesenwuchs

Bereits bei der Geburt bestehende Vergrößerung eines oder mehrerer Finger, eines Teil der Hohlhand und des Handgelenksbereiches. Neben der Vergrößerung der Knochen besteht eine Vermehrung des Fettgewebes. Sehnen und Blutgefäße sind meist von normaler Beschaffenheit. Die Makrodaktylie muß unterschieden werden von anderen Ursachen, die zur Vergrößerung führen, wie Neurofibromatosis, Hämangiom, Lymphangiome, Arteriovenöse Fistel (Klippel-Trenaunaysche Krankheit), fibröse Dysplasien und Fibrome. Meist ist der Zeigefinger betroffen, danach der Mittelfinger, selten die übrigen. In Kombination mit Syndaktylien gibt es Funktionsverluste und kosmetische Probleme.

Therapie: Um normale Proportionen zu erreichen, erfolgt eine Wachstumshemmung durch Epiphysiodesen der Mittelhandknochen und aller 3 Finger, mit zusätzlicher Fettresektion und Fingerverkürzung. Rezidive erfordern allerdings später häufig auch Amputationen.

Kamptodaktylie

Angeborene Beugekontraktur der Mittelgelenke der Langfinger (hauptsächlich Kleinfinger) bei Überstreckung im Grundgelenk. Die Ursache ist unbekannt. Anfänglich ist die Fehlstellung ausgleichbar, später dann kontrakt.

Therapie: In frühem Stadium sollte durch Redressionsbehandlung, evtl. auch durch kleine Schienen eine Korrektur erreicht werden. Die Behandlung muß so früh wie möglich beginnen. Eine spät erkannte Fehlstellung kann durch konservative Maßnahmen nicht mehr erfolgreich behandelt werden. Hier ist eine Operation notwendig, mit Sehnenverlängerung, Weichteilentlastung und Hautplastik, selten auch eine Versteifung des mittleren Gelenkes in einer Beugung von 30–40 Grad.

Polydaktylie (Vielfingrigkeit)

Häufige Handanomalie, angeboren und vererbt. Sie kann kombiniert sein mit einer Überzahl der Zehen, Mehrfachbildung des Daumens oder des Kleinfingers, seltener der übrigen Finger. Eventuell kann es auch nur zur Doppelung in peripheren Anteilen der Finger kommen. Der Ausgang des gedoppelten Kleinfingers kann im Grundgelenk von der Mittelhand mit fester knöcherner Verbindung, von einem gegabelten Mittelhandknochen oder als völlig getrennter Strahl, von der Handwurzel erfolgen. Der Daumen ist ausschließlich vom Grundgelenk aus gedoppelt.

Therapie: Die operativen Verfahren sollten den früher angewandten durch Ligatur vorgezogen werden. Rudimentäre Formen sind kosmetisch störend und sollten entfernt werden. Ein vorheriger funktioneller Status ist erforderlich. Der funktionell sich am besten zeigende Finger sollte erhalten bleiben. In der Regel wird der lateral gelegene Finger entfernt. Um die Greifmusterausbildung nicht zu stören, ist eine frühzeitige Operation notwendig. Die Polydaktyliebehandlung sollte bis zum Schulalter beendet sein.

Oligodaktylie

Der Polydaktylie entgegengesetzte Verminderung der Fingerzahl. Dazu zählen nicht nur das vollständige Fehlen, sondern auch die Unterentwicklung von Fingern (Daumenhypoplasie).

Amniotische Abschnürung

Amnionfalten, Amnionverwachsungen, enge Nabelumschlingungen und seltener raumbeengende Prozesse führen zu Extremitätenmißbildungen. Der Grad der Ausprägung richtet sich nach dem Zeitpunkt ihrer Einwirkung. Je früher und je stärker die ausgeübte Strangulation erfolgt, um so schwerer ist die Schädigung. Eine schwer gestörte Gliedmaßenentwicklung bis hin zum Absterben derselben ist möglich. Später einwirkende Strangulationen führen zur Schnürfurchenbildung.

Klinik: Klinisch zeigt sich eine Schnürfurchenbildung mit Schwellung distal und kranial dieser Furche als Ausdruck einer Lymphstauung. Schnürringe finden sich auch außerhalb der Hand, an Ober- und Unterarm sowie an den unteren Gliedmaßen.

Therapie: Eine frühzeitige Operation ist anzuraten bei tiefen Ringen mit Zirkulationsstörungen, evtl. ist auch eine Amputation bei funktionslosen oder ästhetisch störenden Fingerstümpfen angezeigt. Des weiteren sind fingerplastische Operationen zur kosmetischen und funktionellen Besserung zu empfehlen.

Volkmannsche Kontraktur

Bei Kindern auftretende Deformität nach Frakturen und *zu fest angelegten zirkulären Verbänden* im Ellenbogenbereich. Sie tritt infolge mangelnder Durchblutung auf und führt auf Dauer zu *narbigen Schrumpfungen* der betreffenden Muskelgruppen, mit Fehlstellungen der Gelenke. Kontrakturen der Finger in maximaler Beugestellung der Mittel- und Endgelenke, mit einer Beugestellung im Handgelenk und fixierter Pronation des Unterarms, sind typische Befunde.

Therapie: Bei frühzeitigem Erkennen bringt die Krankengymnastik und Schienenbehandlung zufriedenstellende Ergebnisse. Bei ausgeprägteren Formen sind operative Verfahren, wie Tenodesen, Muskeltranspositionen, Osteotomien und Versteifungen erforderlich.

Wirbelsäule

Skoliose

Formfehler der Wirbelsäule zeigen sich entweder in sagittaler oder frontaler Abweichung. Die Wirbelsäule wird aufrecht gehalten durch den Tonus der Muskulatur und das Empfinden der Balance. Es bilden sich physiologische Krümmungen in der sagittalen Ebene, im Sinne einer Lordose der Halswirbelsäule und Lendenwirbelsäule sowie einer Kyphose der Brustwirbel aus.

Die Grenze des Normalen genau zu definieren, ist oft schwierig. Eine leichte Seitverbiegung der Wirbelsäule läßt sich häufig nachweisen, ohne gleich krankhaft zu sein. Eine seitliche Verbiegung kann aber dann als pathologisch angesehen werden, wenn sie eine Kurve über 10 Grad zeigt. Einige Abweichungen sind potentiell mehr behindernd als andere. Progressive Skoliosen, besonders thorakal, können mit ernsteren kardiopulmonalen Komplikationen verbunden sein. Starke Kyphosen können Rükkenmarkskomplikationen bis hin zu Lähmungen verursachen. Bei ausgeprägten Lendenwirbellordosen bzw. angeborenen Veränderungen der unteren Lendenwirbelsäule kann es später zu Nervenkompressionen und Verschleißerscheinungen kommen.

Die schwere Skoliose bedeutet für den Patienten neben einer schlimmen Verunstaltung mit weitreichenden psychologischen Belastungen auch eine funktionelle Störung.

Es bestehen viele Gründe für die Seitabweichung der Wirbelsäule (idiopathisch, Lähmungen, einseitige Verbrennungen, Thoraxoperationen, Knochen-Hauttumoren usw.).

Wir sprechen von einer nichtstrukturellen oder funktionellen bzw. Haltungsskoliose (z. B. bei Beinlängendifferenz, Hüft- oder Kniekontrakturen) und einer strukturellen Skoliose. Klinisch und röntgenologisch lassen sich die nichtstrukturellen von den strukturellen Skoliosen nicht immer leicht unterscheiden. Haltungsskoliosen haben beim Vorbeugen keinen Rippenbuckel. Sie verschwinden häufig im Sitzen, Liegen oder bei korrektem Stehen. Sie übersteigen in der Regel nicht Kurvenabweichungen von 20 Grad. Bei einer Beseitigung einer Beinlängendifferenz oder Hüftkontraktur ist die Seitabweichung nicht mehr vorhanden.

Schiefhaltungen finden sich häufig bei Kindern im Alter von 10–15 Jahren, die sonst auch Zeichen einer Haltungsschwäche zeigen. Röntgenologisch ergeben sich großbogige Kurven ohne Rotation und Sekundärkrümmung. Die Bilder im Liegen sind gerade und seitliche Beugeaufnahmen ohne Kontrakturen.

Die sog. Ischiasskoliosen als Schmerzentspannungshaltung, wegen eines Bandscheibenvorfalls oder Wirbelsäulentumors, kommen bei Kindern und Jugendlichen selten vor.

Hysterische (psychogene) Skoliosen finden sich manchmal bei Jugendlichen. Die Veränderungen bestehen im Stehen, Sitzen und Liegen. Sie verschwinden im Schlaf oder unter Anästhesie. Bevor die Diagnose, hysterische Skoliose gestellt wird, sollte die Abklärung eines möglichen Rückenmarktumors oder anderer neurologischer Erkrankungen vorgenommen werden.

Die *Behandlung* der *nichtstrukturellen Skoliosen* erfolgt durch Krankengymnastik, bei Beinlängendifferenzen durch Schuhausgleich oder Operation (s. Kap. Beinlängendifferenz). Bandscheiben- bzw. tumorbedingte Schiefhaltungen erfordern entsprechende konservative oder operative Maßnahmen. Nichtstrukturelle Skoliosen können bei langem Bestehen oder Nichtbehandlung (durch unterschiedliches Wachstum auf der konkaven und konvexen Seite) in eine strukturelle Skoliose übergehen.

Die *strukturelle Skoliose* ist definiert als eine seitliche, teilfixierte Verbiegung der Wirbelsäule, die mit einer Verdrehung (Rotation und Torsion) einer Reihe von Wirbelkörpern einhergeht.

Aus der Verdrehung der Wirbelkörper resultiert im thorakalen Bereich der charakteristische Rippenbuckel und an der Lendenwirbelsäule der Lendenwulst. Auf der Konkavseite entsteht eine vordere Thoraxeinziehung. Der hintere Rippenbuckel täuscht meist eine Kyphosierung des Rückens vor. Die Skoliotiker haben aber eher einen Flachrücken. Oft findet sich eine S-förmige Skoliose mit einer Hauptkrümmung (Primärkrümmung), dem Sitz der strukturellen Veränderung; zum Lotausgleich entwickeln sich ober- und unterhalb der Hauptkrümmung entsprechende Nebenkrümmungen (Sekundärkrümmungen), die zunächst ausgleichbar, später auch strukturell werden können. Je nach Lage des Scheitels der Hauptkrümmung unterscheiden wir zervikothorakale Skoliosen, thorakale Skoliosen, thorakolumbale Skoliosen, lumbale Skoliosen, echte doppelbogige Skoliosen.

Die thorakale Skoliose ist die häufigste Form; sie geht mit einer starken Verformung des Thorax einher und kann zusätzlich, bei erheblicher Ausprägung, kardiopulmonale Komplikationen nach sich ziehen.

Die lumbale Form ist weniger verunstaltend, verursacht aber frühzeitiger Schmerzen durch die gestörte Statik. Die strukturellen Skoliosen lassen sich nach ätiologischen Gesichtspunkten unterteilen. Hierbei unterscheidet man

1. Kongenitale Skoliosen durch Wirbelmißbildungen (Keil-Halb-Blockwirbel) und Rippenanomalien. Bei Kindern selten zu finden sind Skoliosen durch Wirbelveränderungen infolge von Verletzungen oder Erkrankungen, wie Wirbelfrakturen, Tumoren und Entzündungen.
2. Neuromuskuläre Skoliosen. Bedingt durch Poliomyelitis, Syringomyelie, infantile Kinderlähmung, Friedreichsche Ataxie, Myelomeningozele, progressive Muskeldystrophie und angeborene Muskelerkrankungen (z. B. muskulärer Schiefhals).
3. Idiopathische Skoliosen, die größte und bedeutendste Gruppe mit weitgehend unbekannter Ursache.
4. Skoliosen anderer Ursache. Neurofibromatose, Ehlers-Danlos- und Marfan-Syndrom.

Klinik: Die Skoliose entwickelt sich meist langsam, ohne zunächst von dem Betroffenen und seiner Umgebung bemerkt zu werden. Erst die schwerere Skoliose ist leicht zu erkennen. Es sind meist Kinder und Jugendliche betroffen (besonders bei idiopathischen Skoliosen), die sonst keine äußerlichen Zeichen einer anderen Krankheit aufweisen oder über Beschwerden klagen. Daher kommt nach den Haus-, Kinder- und Schulärzten auch den Eltern, später zusätzlich den Betreuern in Kindergärten und Heimen sowie den Sportlehrern die Aufgabe zu, die Kinder zu beobachten und eventuelle Fehlformen der Wirbelsäule weiterzugeben. Um allerdings die Abweichung von der Norm zu erkennen, sollte dieser Personenkreis informiert sein über Entwicklungsprobleme des Haltungs- und Bewegungsapparates. Genaue Beobachtung und einfache Untersuchungsschritte führen schnell zu einem Urteil über die Haltung.

Besteht der Verdacht einer Skoliose, so folgt die eingehende Anamnese und Beurteilung des Allgmeinzustandes des Kindes. Wichtig ist zu wissen:

1. Der Schwangerschaftsverlauf (evtl. die Geburtsanamnese).
2. Vorkommen von Skoliosen in der Familie, besonders bei Eltern und Geschwistern.
3. Wann und von wem die Skoliose diagnostiziert wurde.
4. Ob eine Behandlung stattgefunden hat und ggf. welche (Korsett, Operation).

5. Ob sich evtl. eine Verschlechterung nach der Erstdiagnose eingestellt hat.
6. In der Pubertät ist es wichtig, den Stand der Geschlechtsentwicklung zu beurteilen (zu Beginn der Entwicklung des Brustwachstums und der Schambehaarung setzt der präpubertäre Wachstumsschub ein. In dieser Zeit ist mit einer besonders raschen Verschlechterung der Skoliose zu rechnen. Zum Zeitpunkt der ersten Regelblutung geht der Wachstumsschub langsamer vor sich. Eine Verschlechterung ist auch dann noch zu erwarten).

Die Feststellung des Skelettalters anhand der Verschmelzung der Darmbeinkammepiphysen (Risser-Zeichen) und Ringepiphysen der Wirbelkörper sowie die Beurteilung des Wachstumsabschlusses des Handskeletts ergeben wichtige Hinweise auf den momentanen Wachstumsstand. Die weiteren Untersuchungsschritte sind:

1. Beurteilung der Körperhaltung: Skoliosen sind nicht primär eine Erkrankung haltungsschwacher Kinder. Haltungsschwache Skoliose-Kinder neigen aber mehr zur Verschlechterung.
2. Schulterstand: Durch Tasten der Schultereckgelenke kann eine Asymmetrie festgestellt und in cm gemessen werden.
3. Schulterblattvorfall mit Messen des Schulterblattvorfallwinkels. Bei Skoliotikern findet sich eine seitendifferente Stellung der Schulterblätter, mit Abstehen auf der thorakalen Konvexität. Bei der Kyphose findet sich ein symmetrischer Vorfall, die sog. Sargdeckelform.
4. Beurteilung der Taillendreiecke: Auf der Seite der Konvexität sind die Taillendreiecke abgeflacht (Abb. **45**).
5. Verlauf der Dornfortsatzreihe: In der Regel ist die Seitenverbiegung stärker als die Abweichung der Dornfortsatzreihe.
6. Überprüfen des Beckengradstandes:
   Das Auflegen der Hand von dorsal auf den konvexseitigen Beckenrand bereitet oft Schwierigkeiten bei adipösen Kindern. Die Beurteilung über die vorderen oberen Spinae erscheint dann zuverlässiger. Das scheinbar konvexseitig hochgezogene Becken, besonders bei starken Lumbalskoliosen, muß abgegrenzt werden von einem Beckenschiefstand aufgrund einer Beinlängendifferenz, eines Sakrum- und Ileumschiefstandes oder Ad- und Abduktionskontrakturen im Hüftgelenk.
7. Vorneigetest (Abb. **46**): Dieser zeigt schon bei geringen Abweichungen der Wirbelsäule Veränderungen auf, durch Beurteilung von Höhe und Lage des Rippenbuckels und des Lendenwulstes. Die Höhe des Rippenbuckels kann fotographisch und durch das Meßgerät von Götze bestimmt werden.
8. Bewegungsprüfung durch Rück- und Vor- und Seitneigung der Wirbelsäule: Hierdurch wird die Beweglichkeit und Flexibilität des

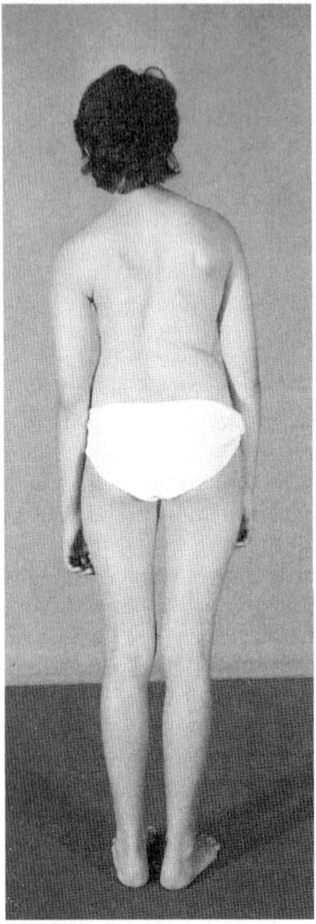

Abb. **45** 12jähriges Mädchen mit einer rechtskonvexen Thorakalskoliose. Die Taillendreiecke sind verstrichen. Der Rumpf fällt leicht aus dem Lot

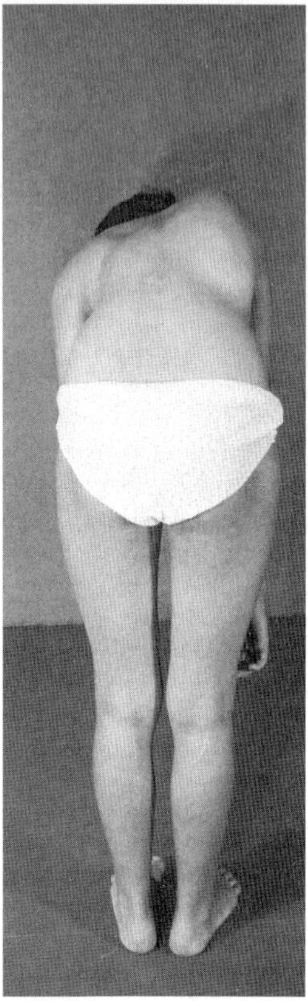

Abb. **46** Das Mädchen in Abb. 45 von hinten gesehen beim Vornüberneigen. Der Rippenbuckel auf der konvexen Seite wird deutlicher sichtbar

Formfehlers geprüft. Zusätzlich muß festgestellt werden, ob weitere Veränderungen, wie Kyphosen und Lordosen, bestehen. Bei Kindern mit Lähmungen erfolgt die Beurteilung der Wirbelsäulenflexibilität im Sitzen und durch passives Extendieren der Wirbelsäule, z. B. durch Hochziehen des Kopfes.

9. Rumpfüberhang: Abweichung des Lotes vom Hinterhaupt oder vom Dornfortsatz des 7. HWK in die Analfalte. Im Lot befindet sich

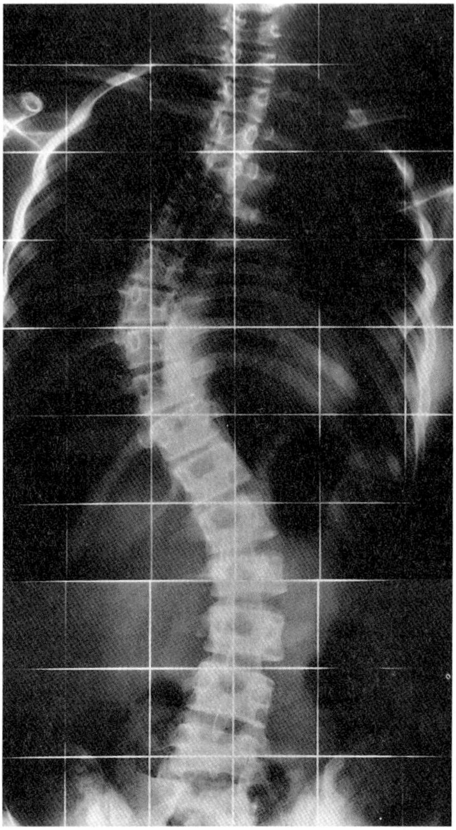

Abb. **47** Röntgenbild einer linkskonvexen thorakalen Skoliose

die gerade Wirbelsäule, aber auch die Wirbelsäule, die gleichgroße Verbiegungen nach beiden Seiten hat. Eine Abweichung vom Lot (Rumpfüberhang) hat ungünstige, statischeVerhältnisse und verschlimmert sich leicht.

10. Bestimmung der Steh-Sitzgröße: Altersgemäßer, normaler Längenzuwachs spricht gegen eine Verschlechterung der Skoliose. Bei Beinlängenzunahme und gleichbleibender Sitzgröße ist von einer Verschlechterung auszugehen.
11. Neurologisch muß abgeklärt werden, ob neuromuskuläre Erkrankungen Ursache des diagnostizierten Formfehlers sein können. Man

sollte nicht zu schnell in die Diagnose „idiopathisch" verfallen. Skoliosen, Kyphosen und Lordosen sind oft Symptome von anderen zugrundeliegenden Erkrankungen.
Eine Behaarung, Lipome, Hämangiome und Naevi über der unteren LWS deuten auf eine Bogenschlußstörung hin. Milchkaffeeartige Flecken (Cafe au lait) und subkutane Knötchen (Fibrome) lassen eine Neurofibromatose vermuten. Eine Hyperelastizität oder Laxizität (Daumen-Unterarmtest) finden sich beim Ehlers-Danlos- oder Marfan-Syndrom. Klauenstellung der Finger (Syringomyelie), Hüftkontrakturen, Fußfehlstellungen und Gangbildstörungen sind weitere Befunde eventueller neuromuskulärer Erkrankungen.

12. Die anschließende, unerläßliche **Röntgenuntersuchung** soll über Ätiologie und Art der Wirbelsäulendeformitäten Auskunft geben und ist entscheidend für die Wahl der Therapie und ihrer Verlaufsbeobachtung. Erforderliche Röntgenaufnahmen sind:
    1. Wirbelsäulen-Ganzaufnahmen im Stehen (Abb. **47**), von vorn und der Seite (zur Beurteilung auch kombinierter Formfehler, wie z. B. einer Kyphoskoliose), Beinlängendifferenzen sind auszugleichen.
    2. Im Liegen Seitbeugeaufnahmen (Bending); durch die Neigung nach rechts wird die rechtskonvexe, durch die Neigung nach links die linkskonvexe Ausbiegung soweit wie möglich korrigiert und ist ein Maß für die Flexibilität der Skoliose. Die Aufnahmen sind besonders präoperativ von Bedeutung. Korrigiert man operativ die Wirbelsäule über das in den Bendig-Aufnahmen gezeigte Maß der Korrektur hinaus, so muß mit Lähmungen gerechnet werden. Die verschiedensten Methoden zur Messung der Krümmungen wurden entwickelt (Risser, Ferguson); die Meßmethode nach Cobb wird heute allgemein und international bevorzugt.

Durch die Richtung der Lote auf die Deck- bzw. Bodenplatten der beiden, am oberen und unteren Ende der Krümmung liegenden Neuralwirbel (die ersten Wirbel, die, nicht verdreht, keine Formabweichung zeigen), wird die Abweichung ermittelt. Der Scheitelwirbel ist der Wirbel mit der stärksten Rotation und Verformung. Der Schnittpunkt der sich treffenden Senkrechten bildet den Winkel der Kurve (Abb. **48**). Alle Haupt- und Nebenkrümmungen sind zu messen. Es muß darauf geachtet werden, daß die Winkelberechnung immer von denselben Wirbelkörpern ausgeht, nur so ist eine Vergleichsmessung möglich. Bei Kindern, die nicht frei stehen können (Lähmungen – Kontrakturen), sollten die Bilder im Sitzen oder Liegen angefertigt werden. Der Rotationsgrad der betroffenen Wirbelkörper kann entweder an der versetzten Dornfortsatzlinie oder an den Bogenwurzelovalen beurteilt werden (Nash-Moe) (Abb. **49** u. **50**). Der Grad der Fehlrotation ist entscheidend für die Verformung, die Prognose und die Art der Behandlung.

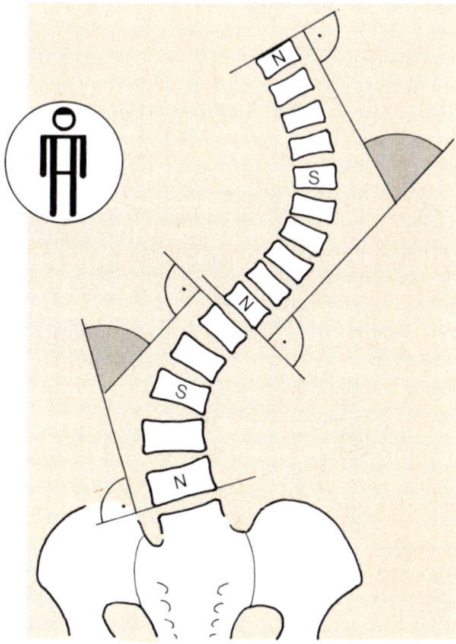

Abb. **48** Bestimmung des Skoliosewinkels nach Cobb. S-Scheitelwirbel, N-Neutralwirbel. Der Winkel zwischen dem Lot auf die Deckplatten der Neutralwirbel ist der Skoliosewinkel

Der momentane Wachstumsstand ist bedeutsam für die einzuschlagende Therapie (Orthese, Elektrostimulation, Operation) oder das Absetzen einer Orthesenbehandlung. Photogrammetrische Methoden, wie die Moiree-Topographie und das Optrimetric-Verfahren, können zur Verlaufsbeobachtung und zur Reihenuntersuchung mit eingesetzt werden. Eine Strahlenbelastung ist bei diesen Verfahren nicht gegeben.

Röntgenbilder der Wirbelsäule in Verbindung mit denen des Beckens erlauben eine Abschätzung der Wachstumspotenz durch Beurteilung der Darmbeinkamm-Risser-Zeichen (Abb. **51 a, b**) und der Ringapophysen der Wirbelkörper. Nach Schluß der Epiphysen können Prognosen über die weitere Skelettentwicklung gemacht werden. Auch die Bestimmung des Skelettalters anhand der Röntgenaufnahmen des linken Handgelenkes und des Atlasses von Greulich und Pyle ermöglicht weitere Auskünfte über den Wachstumsverlauf.

Idiopathische Skoliosen

Diese sind die häufigsten Formen der Skoliosen. Sie machen etwa 90% der gesamten Skoliosen aus. Die Pathogenese ist unbekannt. Diskutiert werden Störungen des Muskelgleichgewichts. Eine erbliche Belastung ist vorhanden. Idiopathische Skoliosen zeigen sich vermehrt bei Erstgeborenen, Frühgeburten mit Reifungsverzögerungen des Zentralennervensystems

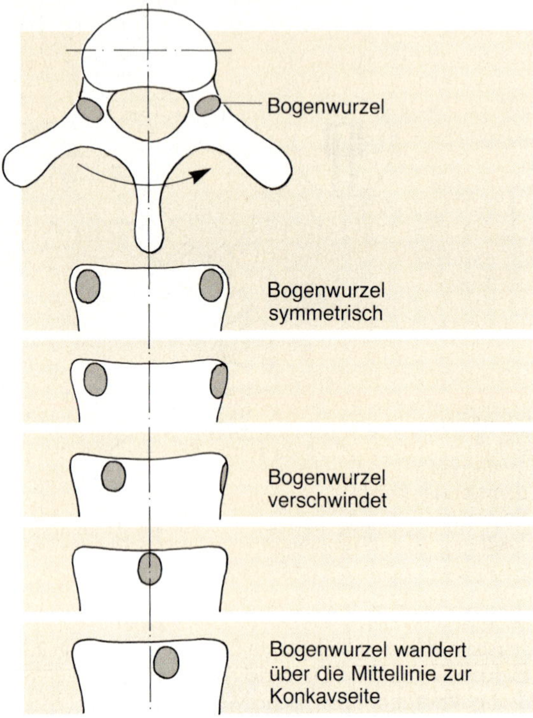

Abb. **49** Die Rotation der Wirbelkörper läßt sich nach der Rotationsmessung von Nash und Moe bestimmen.
Durch die Drehung der Wirbelkörper verschieben sich die Bogenwurzeln und Dornfortsätze zur Seite hin.
Der Wirbelkörper wird in sechs Teile aufgeteilt, wobei das Drehen der Bogenwurzeln um einen Teil etwa 15 Grad ausmacht

und Kindern mit einer dauernden, einseitigen Rückenlage. Man unterscheidet nach dem Erkrankungsalter die infantile, juvenile und adoleszente Skoliose.

Infantile Skoliosen (zwischen Geburt und 3. Lebensjahr)

Jungen sind häufiger betroffen als Mädchen. Es finden sich besonders im Säuglingsalter meist linksthorakale großbogige Krümmungen. Gewöhnlich bilden sich 90% der Kurven in den ersten Jahren zurück. Die anderen 10% verschlechtern sich und können zu schweren Deformitäten führen. Bei Säuglingen fallen neben der langen C-förmigen Seitabweichung häu-

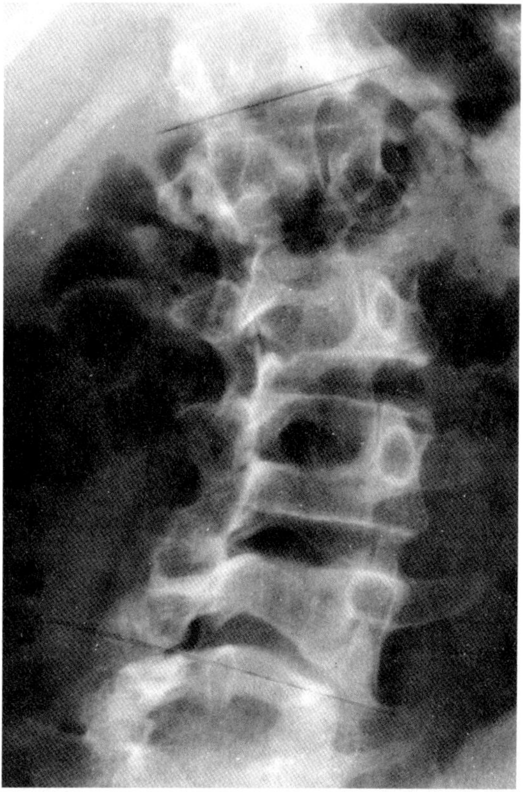

Abb. **50** Röntgenbild einer Skoliose mit Verschiebung der Bogenwurzeln und Dornfortsätze zur Seite hin

fig zusätzlich eine asymmetrische Abflachung des Hinterhauptes, des Brustkorbes und des Beckens auf. Diese Veränderungen stellen sich durch die oft vom Säugling eingenommenen Schräglagen ein.

Weitere Fehlbildungen sind im sogenannten Siebener-Syndrom von Mau beschrieben worden, wie der Schiefhals, Hackenfuß, die Adduktionskontraktur der Hüfte und eine dorsolumbale Kyphose. Diese sogenannten Schräglagedeformitäten entstehen in den ersten Lebensmonaten und verschwinden meist mit Beginn des 2. Lebensjahres. Danach noch bestehende Skoliosen sind progredient und haben unbehandelt eine schlechte Prognose.

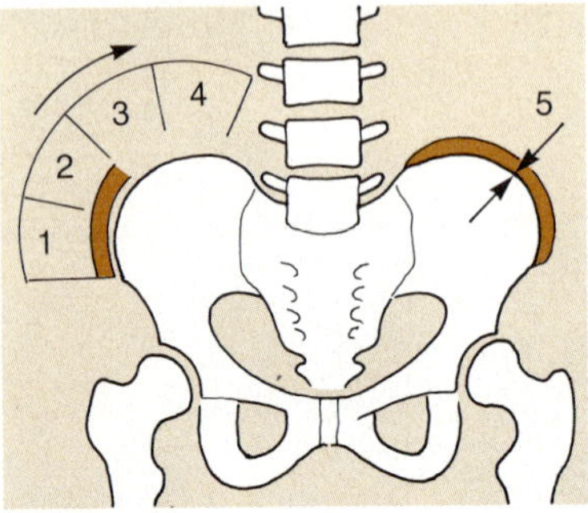

Abb. **51** a) Das Rissersche Zeichen. Die zunächst knorpelige Beckenkammapophyse verknöchert z. Z. des pubertären Wachstumsschubes von ventral (Spina iliaca anterior) gegen dorsal (Spina iliaca posterior) und verschmilzt dann knöchern mit dem Becken und gibt Hinweise auf das Knochenalter. Vom Erscheinen der Apophyse (Stadium I) bis hin zum Verschmelzen der Beckenkammapophyse mit dem Becken (Stadium V) vergehen etwa 3 Jahre. Danach ist das Wirbelsäulenwachstum beendet und in der Regel mit keiner wesentlichen Zunahme der Skoliose zu rechnen

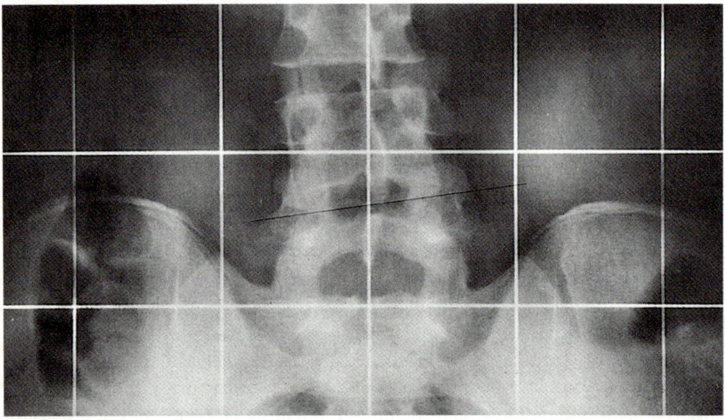

Abb. **51** b) Röntgenbild der Beckenkämme bei einem Skoliose-Patienten mit dem Risser-Stadium III bis IV

Therapie: In der Behandlung ist es wichtig, die Fehlbelastung des Körpers durch Vermeidung der Schräglage zu erreichen. Ein Schaumstoffkeil bzw. Rollen unter die rechte Körperseite oder Lübbe-Lagerungsleibchen, in seltenen Fällen auch Umkrümmungsgipse, können diese Fehlhaltung verhindern. Wichtig ist die Bauchlagerung. Hier kommt es zur Überstrekkung der Wirbelsäule mit entsprechendem Korrektureffekt. Zur Vermeidung von Fußdeformitäten durch die Bauchlage empfiehlt es sich, die Füße in Schaumstoffrollen zu lagern (Abb. **52**). Das Hüftgelenk bzw. das Becken sollte in den ersten 2–3 Monaten leicht hochgelagert werden, um die physiologische Beugekontraktur nicht zu abrupt zu vermindern. Auch die Änderung der Bettposition im Raum zum Licht hin, veranlaßt das Kind evtl. eine andere Position einzunehmen. Spezielle krankengymnastische Übungsprogramme auf neurophysiologischer Grundlage, wie die von Bobath, Vojta usw. sind ergänzende Maßnahmen. Ausgeprägte Seitabweichung mit Progredienz erfordert Umkrümmungsliegeschalen und Bandagen (Kallabis). Bei beginnender Gehfähigkeit ist dann eine Orthesenbehandlung einzuleiten. Die konservative Behandlung sollte möglichst bis zum Abschluß der Skelettreifung durchgeführt werden. Frühestoperationen sind zum Glück nur sehr selten notwendig. Die Operation ist, wenn möglich, bis zum 10. Lebensjahr zurückzustellen, um das Längenwachstum nicht zu beeinflussen.

Juvenile Skoliose (zwischen 4. und 9. Lebensjahr)

In einigen Fällen sind geringe Kurven von den infantilen Veränderungen übriggeblieben oder es handelt sich um eine spät entdeckte, progressive infantile Skoliose. Die Skoliosen sind meist rechtskonvex und thorakal. Jungen und Mädchen sind etwa gleich häufig betroffen. Die lange Zeit-

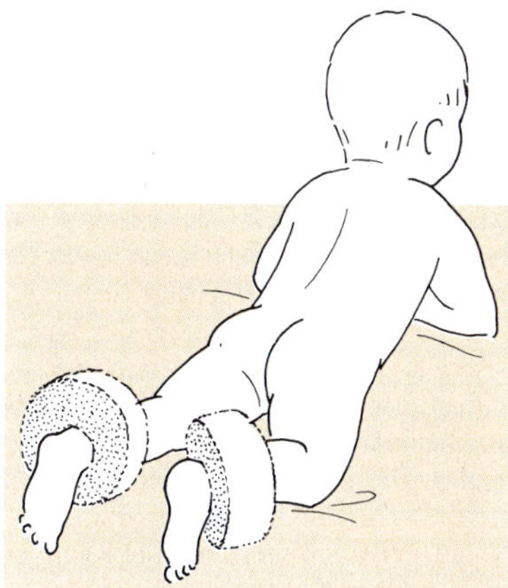

Abb. **52** Typische Torsionsdeformitäten bei Bauchlage-Kindern. Zur prophylaktischen oder therapeutischen Fußzehenfreiheit empfiehlt sich, die Füße in Schaumstoffrollen zu lagern

spanne zwischen dem Auftreten der Krümmung und dem Wachstumsabschluß ergibt in der Behandlung und Prognose schlechtere Ergebnisse.

Adoleszente Skoliose (zwischen 10. Lebensjahr und Wachstumsabschluß)

Häufigste Skoliose mit überwiegender rechtskonvexer Thorakalverkrümmung. Betroffen sind hauptsächlich Mädchen. Die Abweichungen beginnen gewöhnlich früh, im Alter von 10–11 Jahren. In der Zeit der Pubertät können geringbogige Kurven sich mit rascher Progredienz verschlechtern.

Therapie: Ziel der Behandlung ist es, eine Verschlechterung bis zum Wachstumsabschluß aufzuhalten, um auf diese Weise die Zahl notwendiger Skolioseoperationen einschränken zu können. Somit kommt der Früherkennung der Skoliose eine herausragende Bedeutung zu, da sich die Mehrzahl der unbehandelten Skoliosen verschlechtern. Die Behandlungsart der Skoliose richtet sich nach dem Alter und dem Grad der Verkrümmung. Bei flexiblen Skoliosen mit einem Krümmungswinkel von 15 bis 20 Grad ist die krankengymnastische Übungsbehandlung ausreichend. Aufrichtende Übungen der Bauch- und Rückenmuskulatur stehen im Vordergrund. Besonders für haltungsschwache Kinder und Jugendliche, die sicherlich von einer stärkeren Progredienz bedroht sind, ist ein krankengymnastisches Muskeltraining mit Förderung von Ausdauer, Koordination und Auftrainieren der Haltungsmuskulatur günstig. Es ist wichtig, diesen Haltungsschwachen ein Gefühl für die gerade Haltung zu geben. Eine Verschlechterung der skoliotischen Seitverbiegung kann durch die Krankengymnastik allein nicht aufgehalten werden. Skoliosen über 20 Grad mit nachgewiesener Progredienz von über 5 Grad bei Zunahme der strukturellen Veränderungen, wie Rotation, Torsion u. a. erfordern eine Korsettbehandlung. Die Korsettbehandlung verlangt immer eine krankengymnastische zusätzliche Therapie. Sie kann die Nebenkrümmungen mobilisieren, schmerzhafte Kontrakturen lösen und die Haltung bzw. das Zurechtkommen mit dem Korsett trainieren und verbessern.

Das Ziel der Korsettbehandlung ist es, die bestehende Verkrümmung soweit als möglich zu korrigieren und die erreichte Korrektur zu halten. Das Wirkungsprinzip der heute verwendeten Orthesen liegt weniger in der Streckung, sondern mehr in der Derotation der Wirbelsäulenfehlstellung. Die Korrektur erfolgt über eingelegte, speziell angeordnete Pelotten, die jeweils am Scheitel der Kurven angreifen und korrigieren. Am besten lassen sich die lumbalen und thorakolumbalen Skoliosen orthopädietechnisch versorgen (bessere Pelottenwirkung) und damit am günstigsten beeinflussen. Die meisten Orthesen werden nach Gipsabdruck angefertigt. Die Zusammenarbeit zwischen Arzt und Orthopädietechniker ist in der Orthesenbehandlung besonders wichtig. Das Korsett muß Tag und Nacht getragen werden. Die Krankengymnastik sollte in der Regel bei anliegendem Korsett durchgeführt werden.

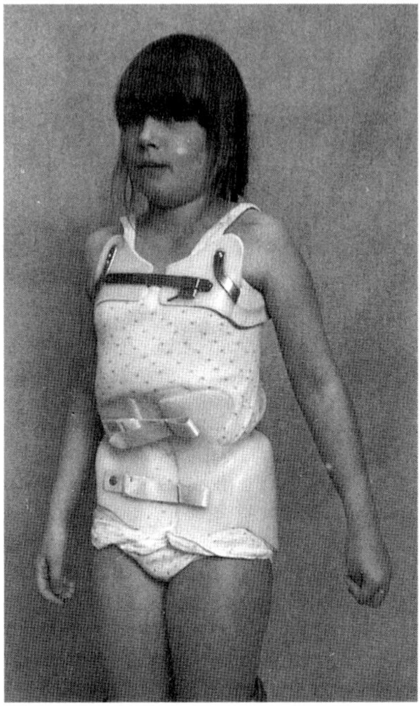

Abb. **53** Versorgung einer S-förmigen Thorakolumbalskoliose durch ein Chêneau-Korsett

Eine Vielfalt von Orthesen steht heute zur Verfügung. Das Milwaukee-Korsett wird nur noch selten verwendet, da das Aufrichtungsprinzip im Bereich der Skoliosebehandlung gerade zwischen dem Krümmungswinkel von 20–40 Grad keine wesentliche Bedeutung hat. Je nach Skolioseform setzen wir heute in unserer Klinik überwiegend bei lumbalen Skoliosen bis Scheitelwirbel Thorakalwirbel 12 das Boston-Korsett oder Chêneau-Korsett (Abb. 53) ein. Eine Skoliose mit Scheitelwirbel der Hauptkrümmung zwischen Thorakalwirbel 6 und 12 versorgen wir ebenfalls mit einem hochgezogenen Boston-Korsett oder der Rotationsorthese nach Chêneau. Bei thorakalen Skoliosen mit Scheitelwirbel oberhalb des Thorakalwirbels 6 setzen wir das Chêneau-Korsett ein oder gelegentlich auch noch das Milwaukee-Korsett.

Bei der Orthesenbehandlung muß ständig die gute Paßform und Positionierung bzw. Druckausrichtung der Pelotten nachgeprüft werden. Klinische Kontrollen in dreimonatigen und röntgenologische Kontrollen in sechsmonatigen Abständen sind in der Anfangsphase der Skoliosebehandlung notwendig, um evtl. Verschlechterungen zu erkennen. Die Progredienzbestimmung ist abhängig von dem Skoliosewinkel, dem Risser-Zeichen und der Flexibilität der Skoliosekrümmung.

Die Korsettbehandlung kann beendet werden, wenn die Wirbelsäule stabilisiert, d. h., wenn die Skoliosenentwicklung abgeschlossen ist und mit einer wesentlichen Verschlechterung nicht mehr gerechnet werden muß. Das Ablegen des Korsetts (Abschulen) erfolgt in mehreren Schritten. Zunächst wird die Orthese über Stunden, dann nach mehreren Wochen auch tagsüber abgelegt und nur noch nachts getragen. Ergeben die weiteren Kontrollen dann keine Verschlechterung mehr, wird die Orthese ganz abgelegt. DieAbschulung muß individuell erfolgen und kann gelegentlich einige Jahre dauern. – Die Korsettbehandlung bereitet den Jugendlichen oft erhebliche Probleme. Sie fühlen sich durch das Korsett für ihre Umgebung auffällig und dadurch in ihrem Selbstvertrauen gemindert. Sie sind in ihren körperlichen Aktivitäten behindert und sehen sich mit dauernden Mahnungen und Verboten konfrontiert, was besonders während der Pubertät problematisch ist. Dem Beginn der Behandlung sollte deshalb ein eingehendes Gespräch mit dem jugendlichen Patienten und den Eltern vorausgehen. Es muß ein dauernder ärztlicher Kontakt mit dem Patienten und den Eltern durch regelmäßige Kontrollen vorhanden sein. Die Jugendlichen sollten ermutigt werden, so aktiv wie möglich zu bleiben, man sollte dafür sorgen, daß sie nicht zu Außenseitern werden, Schul- und Sportaktivitäten sollten fortgesetzt werden.

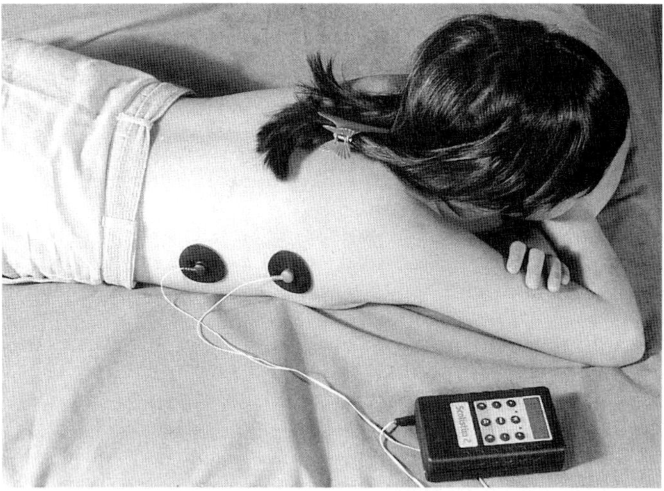

Abb. **54** 12jähriges Mädchen mit einer Skoliose von 25 Grad, die durch Elektrostimulation behandelt wird. Stimulationsgerät mit extern angelegten Elektroden

In Verbindung mit der Orthese empfiehlt Neugebauer die hormonelle Wachstumsbremsung bei progressiven, idiopathischen Skoliosen, die sogenannte Mieder-Hormon-Therapie. Durch die Verkürzung der Wachstumsphase, in der sich die Skoliosen besonders verschlechtern, erreicht man eine Verminderung des zu erwartenden Skoliosewinkels. Die Indikationsvoraussetzungen sind stark progrediente Skoliosen über 20 Grad bei Kindern zwischen 10 und 14 Jahren.

Elektrostimulation. Als weitere Therapiemöglichkeit für die Behandlung der Skoliosen gibt es die Elektrostimulation der konvexseitigen Rückenmuskulatur (Abb. **54**). Sie stellt bei gewissen Skoliosegraden eine Alternative zur Korsettbehandlung dar. Die elektrische Stimulation führt zur Kontraktion konvexseitiger Muskelgruppen, wodurch es zu einer Aufrichtung der Verkrümmung kommt. Die Stimulationsbehandlung erfolgt nur nachts während des Schlafens, tagsüber können die Jugendlichen sich frei bewegen und Sport treiben.

Es entwickelten sich zwei Verfahren: 1. die Implantation von Elektroden in die paraspinale Muskulatur, 2. die Methode durch Anlage von Oberflächenelektroden. Wichtig für den Erfolg der Behandlung sind die Indikationsstellung und Auswahl der Patienten. Es sollte sich um eine idiopathische Skoliose zwischen 15 und 25 Grad handeln (nicht jedoch um Lähmungs- oder Mißbildungsskoliosen). Der Patient muß mindestens noch ein Jahr Knochenwachstum vor sich haben und die Skoliosen müssen eine gewisse Progredienz zeigen. Vor dem Schlafengehen legen die Kinder und Eltern die Stimulationselektroden auf die vom Arzt festgelegten Stellen auf.

Die Elektrostimulationsbehandlung wird heute allerdings verschieden beurteilt. Wegen einer gelegentlich zu beobachtenden Verstärkung der Lendenwirbelsäulenlordose und der nur wenig zu beeinflussenden skoliotischen Veränderungen haben einige Kollegen das Verfahren verlassen. Andere dagegen erzielten günstige Behandlungsergebnisse.

Operation: Das chirurgische Vorgehen ist bei skoliotischen Krümmungen von über 50 Grad nach Cobb indiziert. Die Grenze ist keineswegs starr. Bei nachgewiesener Progression kann auch in Fällen von 40 bis 50 Grad die Operation einer weiteren Korsettbehandlung vorgezogen werden.

Das Operationsalter sollte zwischen dem 12. und 16. Lebensjahr gewählt werden. In diesem Alter ist das Wachstum der Wirbelsäule schon weit fortgeschritten bzw. steht vor dem Abschluß. Auch die Rigidität der Kurven ist nicht so stark ausgeprägt wie zu einem späteren Zeitpunkt.

Angeborene, neuromuskuläre und auch durch Systemerkrankungen entstandene Skoliosen erfordern einen operativen Eingriff schon im frühen Kindesalter. Eine besondere Problemtaik dieser Skolioseformen ist darin zu sehen, daß eine Verschlechterung durch eine Korsettbehandlung nicht aufgehalten werden kann. Darüber hinaus sind operative Korrekturmaßnahmen nach Wachstumsabschluß mit einem höheren neurologischen Risiko verbunden. Das erreichbare Korrekturergebnis ist vor allem im Vergleich mit idiopathischen Skoliosen unbefriedigend. Bei der operativen Korrektur einer kongenitalen Skoliose muß eine Diastematomyelie (Spornbildung im Rückenmark) ausgeschlossen werden, was mit Hilfe der Myelographie oder dem Computertomogramm einfach möglich ist. Zur Verbesserung des Korrekturergebnisses und zur Verminderung der Gefahr einer intraoperativen, neurologischen Schädigung ist eine präoperative Streckung der Wirbelsäule angezeigt. Bei rigiden Kurven und solchen über 80 Grad kann dadurch eine gewisse Mobilität der Skoliosen erreicht werden. (Streckverfahren von Cotrel, Halo-Schwerkraftmethode, Halo-Pelvic-System.)

Die verschiedensten Operationstechniken werden angegeben. Einmal kann die Wirbelfusion von dorsal vorgenommen werden, nach der Methode von Harrington. Hier wird konkavseitig durch einen entsprechenden Stab eine Distraktion, konvexseitig eine Kompression durchgeführt (Abb. 55).

Bei der Operation nach Luque wird je ein Metallstab, entsprechend der gewünschten Korrektur der Skoliose und Kyphose bzw. Lordose gebogen, konvex- und konkavseitig der Wirbelsäule angelegt und auf Höhe eines jeden Segmentes durch je eine Metallschlinge über den Wirbelbogen gespannt und fixiert. Bei einer derart erreichten Fixation der Wirbelsäule ist eine postoperative äußere Schienung nicht mehr notwendig. Der Vorteil dieser Methode liegt darin, daß die damit zu erzielende ausgezeichnete Fixation der Wirbelsäule bei jüngeren, noch wachsenden Kindern ausreicht und eine Versteifungsoperation nicht mehr notwendig ist. Damit werden auch schwer progrediente infantile und juvenile Skoliosen bereits vor dem 10. Lebensjahr der Operation zugänglich gemacht. Wegen des doch relativ hohen neurologischen Risikos einer Luque-Operation sollte sie aber im wesentlichen nur bei Paraplegikern eingesetzt werden.

Es gibt eine Reihe von Skolioseformen, die vom üblichen dorsalen Zugang aus nicht korrigiert werden können. Hier bietet sich der vordere Zugang der Wirbelsäule an. Die verschiedensten Verfahren wurden besonders von Dwyer und Ziehlke beschrieben. Der Vorteil der ventralen Verfahren beruht in der effizienteren Korrektur und kürzeren Versteifungsstrecke. Auch der Skoliosewinkel, die Kyphose, Lordose und Rotation können besser beeinflußt werden. Im Vergleich zur Harrington-Methode kann die postoperative Fixation kürzer gehalten werden wegen des rascheren Durchbaus der intervertebralen Versteifung.

Ein neueres Verfahren nach Cotrel-Dubousset erlaubt ebenfalls eine sofortige Stabilität ohne postoperative Gips- und Orthesenbehandlung. Auch dieses Korrekturverfahren wird von dorsal, ähnlich wie bei der Harrington-Methode, durchgeführt. Wie bei der vorderen Versteifungs-

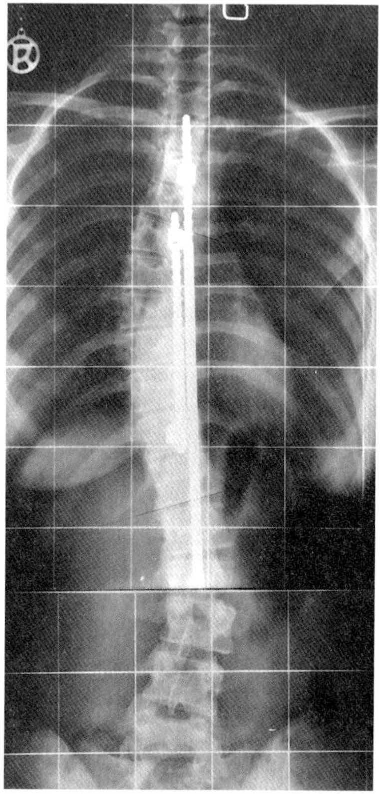

Abb. **55** Röntgenbild einer Skoliose von 80 Grad, die operativ weitgehend korrigiert und durch eine Spondylodese stabilisiert wurde.
Die Spondylodese erfolgt durch Anfrischen der Wirbelbögen und Spongiosaspananlagerung. (Die Spongiosa-(Span)entnahme erfolgt in der Regel vom hinteren Beckenkamm.)

operation wird eine gute Korrektur der Skoliose, Kyphose, Lordose und Rotation erreicht.

Ein ventrales Verfahren muß gewählt werden, wenn Defekte der dorsalen Wirbelelemente vorliegen (Meningomyelozele, Zustand nach Laminektomie). Eine Erhöhung der Stabilität ist zu erreichen, wenn man ventrale und dorsale Operationsverfahren gelegentlich kombiniert (Lähmungsskoliosen).

Die Nachbehandlung erfolgt zunächst durch eine Gipsruhigstellung. Nach einigen Tagen wird ein Gipskorsett angelegt und der operierte Patient mobilisiert. Nach 6–8 Wochen schließt sich dann eine Orthesenbehandlung für mindestens 1 Jahr an.

Nicht nur nach der Korsettversorgung sind gewisse Korrekturverluste zu verzeichnen, auch nach operativen Versteifungen muß mit Korrekturverlusten in den ersten Jahren gerechnet werden, da die eingebrachten Knochenelemente erst nach 2–5 Jahren so stabil sind, daß mit einer Fraktur bzw. Pseudarthrose und Verschlechterung nicht mehr zu rechnen ist.

Die *Sportbelastungsfähigkeit* hängt ab von Ursache und Ausmaß der Seitverbiegung und dadurch evtl. bedingter Einschränkung der Leistungsfunktion. Des weiteren ist sie abhängig von dem verlangten Leistungsgrad, ob es sich um Schul-, Breiten- oder Leistungssport handelt. Besonders in der Präpubertät, in der sich die Skoliosen stark verschlechtern können, d. h. im Alter zwischen 12 und 15 Jahren, verbietet sich jeglicher Leistungssport, insbesondere Sportarten wie Kunstturnen, Trampolin, Delphin, Ringen (Rennradfahren) usw. Es ist wichtig, daß Übungen, die eine Stauchung auf die Wirbelsäule ausüben, unterbleiben. Sportarten, die die Koordination fördern, wie Schwimmen und gewisse Gymnastikübungen, sind zu empfehlen. Das Dressurreiten ist als Koordinationsschulung günstig. Wenn möglich, sollte natürlich Sport bei angelegtem Korsett betrieben werden.

Die sportliche Belastungsfähigkeit nach Versteifungsoperationen der Wirbelsäule ist abhängig von dem Ausmaß der Versteifung. Insbesondere ist die Sportfähigkeit bzw. die Leistung gemindert, wenn die Versteifung unterhalb des 3. Lendenwirbelkörpers durchgeführt wurde und die Wirbelsäule in diesem Bezirk nicht horizontal eingestellt ist. Alle oberhalb davon liegenden Versteifungen erlauben Sportarten, die nicht mit einer zu starken axialen Belastung einhergehen bzw. stark verletzungsgefährdet sind.

Angeborene Skoliosen

Bei angeborenen Skoliosen liegt immer eine knöcherne Fehlbildung der Wirbel vor. Der Grund ist eine primäre Wachstumsstörung. Halbwirbel, Keilwirbel, Blockwirbel, Knochenspangen zwischen den Rippen und den Quer- und Gelenkfortsätzen führen schon frühzeitig zu strukturellen Veränderungen. Klinisch fällt oft ein kurzer Rumpf mit unregelmäßiger, teils starker Kurvenverteilung auf. Die Beweglichkeit der Wirbelsäule ist wesentlich mehr eingeschränkt als bei idiopathischen Skoliosen. Es bestehen stärkere Beckenschiefstellungen und Beinlängendifferenzen (Abb. 56).

Häufig sind andere Fehlbildungen, wie Urogenital- und Herzdefekte, vorhanden. Alle einseitigen Segmentationsstörungen sind gefährlich und prognostisch ungünstig, da durch sie die Wirbelsäule nur auf der Gegenseite wächst. Es kommt oft schon bei Kindern zu progredienten Skoliosen mit Rumpfüberhang und kompensatorischem Beckenschiefstand. Keilwirbel im mittleren und unteren Thorakalbereich sind prognostisch günstiger als Formationsstörungen im zervikothorakalen oder lumbosakra-

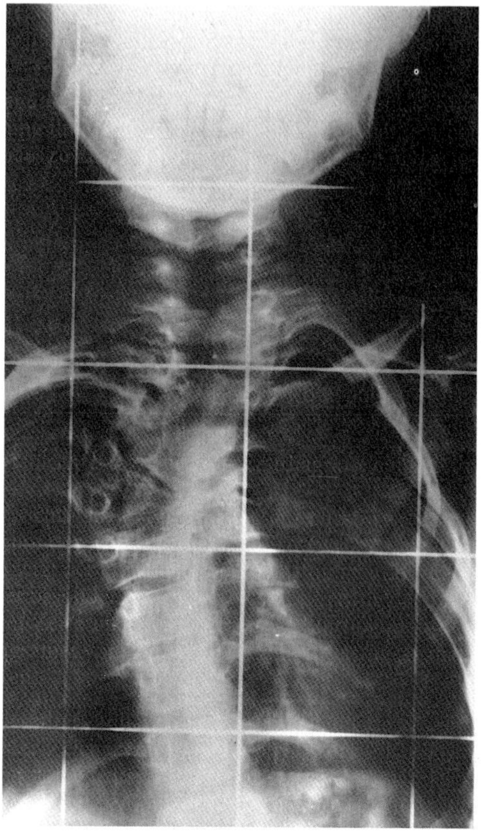

Abb. **56** Hohe thorakale angeborene (Mißbildungs-)Skoliose bei Keilwirbelbildung

len Bereich. Auch Keilwirbel mit dorsolateraler Basis und Entwicklung einer Kyphoskoliose zeigen sich prognostisch ungünstig.

Die Mehrzahl der kongenitalen Skoliosen sind behandlungsbedürftig. Bei Versagen der Korsettherapie und ungünstiger Prognose müssen auch im Kindesalter zur Wachstumskorrektur oder zur Verhütung neurologischer Störungen operative Maßnahmen erfolgen.

Skoliosen treten gehäuft bei folgenden Erkrankungen auf:

Neurofibromatose: Die klassischen Neurofibromatosekurven sind kurzbogig und zeigen scharfe Krümmungen, häufig mit kyphotischem Knick.

Die klinische Untersuchung des Patienten mit Auffinden von Café-au-lait-Flecken und/oder Hautknoten bzw. einer positiven Familienanamnese deuten auf eine Fibromatoseskoliose hin.

Das Hauptproblem ist, daß es zu erheblichen Skoliosen kommt, mit möglichen neurologischen Veränderungen. Daher ist frühzeitige Behandlung notwendig, besonders wenn kyphotische Komponenten dazukommen.

Eine Korsettbehandlung ist oft nicht erfolgsversprechend. Eine frühzeitige Versteifungsoperation ist meist notwendig, unabhängig vom Alter des Patienten. Die Gefahr der Pseudarthrose (kein ausreichender Durchbau des Versteifungsbereiches) ist oft gegeben. Die neurofibromatosen Skoliosen zeigen auch nach Wachstumsabschluß die Tendenz zu weiteren Verschlechterungen.

Marfan-Syndrom: Die Skoliosen zeigen sich häufig mit einer thorakalen lordotischen Verkrümmung und einer Kyphose im lumbalen Abschnitt. Die Lordoskoliose führt zu einer deutlichen Einschränkung der Lungenfunktion und erschwert die Korsettbehandlung. Wirbelsäulenversteifungen sind notwendig.

Osteogenesis imperfecta: Die Skoliosen treten in der Regel erst bei Kindern nach dem 12. Lebensjahr auf. Zunächst sollte eine Korsettbehandlung eingeleitet werden. Bei progredienten Kurven wird eine Versteifung vorgenommen.

Neuromuskuläre Skoliosen: Es gibt eine große Zahl von neurologischen Erkrankungen, die eine Wirbelsäulendeformität verursachen. Jede neuromuskuläre Erkrankung im Wachstumsalter kann bei Kindern Wirbelsäulendeformitäten hervorrufen, früher besonders die Poliomyelitis. Da diese selten geworden ist, stehen in Europa andere Erkrankungen, wie die Meningomyelozele, die zerebrale Kinderlähmung, posttraumatische Lähmungen, die spinale Muskelatrophie und häufig auch die progressive Muskeldystrophie, im Vordergrund. Die neuromuskulären Wirbelsäulendeformitäten unterscheiden sich deutlich von den idiopathischen. Die Behandlung ist unterschiedlich. Die meisten Kurven sind langbogig, Sekundärkrümmungen fehlen häufig. Die Probleme liegen bei diesen Patienten meist auf anderem Gebiet, wie Respirationsprobleme bei Interkostallähmung, Kontrakturen der Hüften, Deformitäten der Beine, Hirnentwicklungsstörungen usw. Die neuromuskulären Deformitäten sind schwer durch Korsette zu behandeln. Sie erfordern in den meisten Fällen Wirbelsäulenversteifungen.

Poliomyelitis: Eine Korsettbehandlung muß früh eingeleitet werden (Milwaukee- oder Boston-Korsett). Bei ausgeprägteren Skoliosen sollte mit der Spondylodese bis zum Ende des Wachstums gewartet werden.

Spinale Muskelatrophie: Durch die Lähmung der Hüftextension kommt es zunächst zu einer Hyperlordose und zur Verlagerung des Körperschwerpunktes. Später wird diese Lordose durch Hüftbeugekontrakturen verstärkt. Die Skoliosen bilden sich erst aus, wenn die Patienten nicht mehr gehfähig sind und vorwiegend im Rollstuhl sitzen. Ein konservatives Vorgehen ist zu empfehlen, da die Skoliosen meist nach dem 12. Lebensjahr auftreten. Die Prognose ist schlecht. Falls eine Stabilisierung der neurologischen Probleme möglich ist, kann bei zunehmender Progredienz auch eine Versteifungsoperation notwendig sein (Luque-Operation).

Zerebrale Kinderlähmung: Bei stark zerebral bewegungsgestörten Kindern verzeichnen wir ein deutlich vermehrtes Vorkommen von Skoliosen. Dies trifft nicht nur auf Spastiker, sondern auch auf athetotische, kinetische und Mischformen zu. Durch Ausstattung der Stühle oder Rollstühle mit Sitzschalen oder Abstützungen ist eine Skoliose meist nicht aufzuhalten. Diese Maßnahmen sind dann indiziert, wenn die Skoliosen sehr rigide und einer weitergehenden konservativen und operativen Behandlung nicht zugänglich sind. Gründe für die skoliotische Fehlhaltung sind häufig Kontrakturen im Bereich der Hüften und Kniegelenke. Sie sollten vor der Entscheidung zu einer Wirbelsäulenversteifung zunächst beseitigt werden. Eine Besserung der Fehlhaltung kann schon dadurch erreicht werden. – Erst nach Ausschöpfung sämtlicher konservativer therapeutischer Maßnahmen, insbesondere auch einer guten Korsettversorgung, erfordern auch diese Skoliosen bei progredientem Verlauf eine Versteifung (Spondylodese). Bei der Indikation zur Operation müssen unbedingt auch der Allgemeinzustand und die geistige Situation des zerebral geschädigten Kindes und die Frage der Gehfähigkeit mit berücksichtigt werden. Sollten alle Punkte eine schlechte Prognose erwarten lassen, ist die Operationsindikation zurückhaltend zu stellen.

Prognose: Bei jeder Skoliose muß mit einer Verschlimmerung bis zum Wachstumsabschluß gerechnet werden. Als Faustregel kann gelten, daß die Prognose der Verkrümmung um so schlechter ist, je früher die Skoliose auftritt. Die stärkste Zunahme der Seitverbiegung erfolgt im pubertären Wachstumsschub. Nach Abschluß des Wirbelsäulenwachstums ist die Verschlechterungsneigung sehr gering, besteht jedoch weiter. Liegt der Krümmungswinkel am Ende der konservativen Behandlung über 40 Grad, dann muß besonders bei thorakalen Skoliosen mit einem allmählichen Fortschreiten der Skoliose gerechnet werden. (1–2 Grad jährlich.) Regelmäßige klinische und röntgenologische Kontrollen in Abständen von 3–6 Monaten sind notwendig, um die Behandlung gezielt zu lenken und evtl. Verschlechterungen frühzeitig zu erkennen.

Differentialdiagnose: Differentialdiagnostisch muß bei folgenden Erkrankungen mit einer begleitenden Skoliose gerechnet werden: Spondylolyse bzw. Spondylolisthesis, Schräglagedeformitäten, Osteoidosteom, Gelenkfortsatzfrakturen, Morbus Scheuermann, nach thorakalen Verbrennungen, asymmetrische lumbosakrale Übergangsstörungen, Klippel-Feil-Mißbildung.

Spondylolyse und Spondylolisthese

Unter einer Spondylolisthese verstehen wir das Abgleiten eines Wirbelkörpers nach ventral durch eine Spaltbildung (Spondylolyse) oder eine übermäßige Ausziehung der Zwischengelenkstücke in der Interartikularportion (Isthmus) des seitlichen Wirbelbogens. Die Pathogenese der Spondylolyse ist nach BROCHER eine angeborene Bogendysplasie. Betroffen sind besonders die Zwischengelenkstücke des Wirbelbogens mit Verschmälerung, Ausziehung und Strukturveränderungen, die fakultativ zu Spaltbildungen führen können.

Der Gleitprozeß kann bis zum frühen Erwachsenenalter und oft symptomlos fortschreiten. Im Extremfall kippt der 5. Lendenwirbel über die Vorderkante des Kreuzbeins in das kleine Becken ab (Spondyloptose). Die Spondylolyse bzw. -listhese entsteht nach der Geburt und vor dem Ende des Wachstums. Gegen ein angeborenes Leiden spricht, daß echte Spondylolysen bei Neugeborenen noch nie beobachtet wurden. Bei 5–7% der weißen Rasse findet sich eine Spondylolyse.

Mit Ausnahme einiger weniger Fälle im unteren Halswirbelsäulenbereich sind Spondylolysen und Spondylolisthesen ausschließlich Veränderungen der LWS. Bei Kindern und Jugendlichen besteht eine Bevorzugung des 5. Lendenwirbels. Erbfaktoren spielen eine wesentliche Rolle beim Zustandekommen von Spaltbildungen. Es wird in der Regel die seitliche Wirbelbogenunterbrechung oder Wirbelverschiebung nicht selbst vererbt, sondern die Anlage dazu.

Selten finden sich Begleitveränderungen angeborener Skelettanomalien, wie Luxationshüften, Coxa vara, Klumpfüße, eine Osteogenesis imperfecta, ein Marfan-Syndrom oder Wirbelbogenspalten. Von einer unfallbedingten Spondylolyse bzw. -listhese kann ausnahmsweise dann gesprochen werden, wenn als Unfallfolge eine Durchtrennung der knöchernen Kontinuität mit gleichzeitiger bzw. nachfolgender Wirbelverschiebung zu beobachten ist (röntgenologisch manchmal abgrenzbar).

Eine Verletzung wirkt allerdings häufig als schmerzauslösender Faktor und führt vom latenten Krankheitsbild der Lyse zu nachfolgenden klinischen Erscheinungen mit Schmerzen. Eine durch einen Unfall hervorgerufene Zunahme der Gleitschwäche bei vorherbestehender Spondylolisthesis ist allerdings mehrfach beobachtet und hinreichend belegt worden. Insbesondere Phasen mit beschleunigtem Wachstum, hormoneller Umstellung, aber auch stärkere mechanische Inanspruchnahme (Sport, Beruf) können später noch eine Spondylolyse oder Spondylolisthesis auslösen.

Je später die Veränderung im Wachstumsalter auftritt, desto geringer ist die zu erwartende Verschiebung nach dem Wachstumsabschluß. Nach Abschluß des Wachstums ist mit einer Zunahme des Gleitprozesses immer weniger zu rechnen. Mit etwa 40 bis 45 Jahren ist der Gleitvorgang dann endgültig beendet. Später kann durch degenerative Umbauvorgänge ein weiterer Gleitvorgang eingeleitet werden (Pseudospondylolisthese).

Klinik: Nach Zippel sind nur 3–10% aller Spondylolisthesen klinisch relevant. Ein Drittel der klinisch und röntgenologisch manifesten Listhesen finden sich im Alter unter 20 Jahren. Vor dem 6. Lebensjahr treten in der Regel keine Beschwerden auf. Die Spondylolyse ist vor diesem Alter meist ein Zufallsbefund. Eine Haltungsschwäche und frühe Ermüdungserscheinungen nach Belastung, auffällige Lordosierung der Lendenwirbelsäule deuten auf eine mögliche Spondylolyse bzw. -listhese hin. Schmerzen im Oberschenkelaußenbereich in Höhe des Trochanter major, Einschränkung der LWS-Beweglichkeit, Muskelverspannungen sowie motorische Störungen finden sich bei Kindern bis zum 10. Lebensjahr selten. Vermehrte Schmerzen treten besonders nach stärkerer sportlicher Belastung auf. Es zeigen sich ein hohlrunder Rücken, verspannte Rückenmuskulatur, eine Stufe in der Dornfortsatzreihe (bei ausgeprägten Fällen), aber selten radikuläre Schmerzen im Bein. Nach längerem Gehen und Stehen ist eine deutliche Verschlechterung feststellbar. Bei ausstrahlenden Schmerzen in beide Hüften müssen differentialdiagnostisch Hüftgelenkserkrankungen ausgeschlossen werden (Koxitis, Morbus Perthes). Bei starkem Abgleiten kommt es zu einer mechanischen Beeinträchtigung der Cauda equina. Objektivierbare neurologische Ausfälle finden sich selten. Bei Kindern zeigt sich in diesem Stadium häufig die sog. Hüftlendenstrecksteife (in Rückenlage läßt sich der ganze Körper an den Füßen anheben). Eine Hüftbeugung ohne gleichzeitige Kniebeugung ist nicht möglich. Diese Lendenstrecksteife ist allerdings auch bei anderen neurologischen und muskulären Erkrankungen festzustellen und differentialdiagnostisch zu unterscheiden. Bei fixierter Lendenlordose ist der Gang kleinschrittig und schiebend mit gebeugten Kniegelenken.

Röntgen: Eine Sicherung der Diagnose ist nur durch eine Röntgenuntersuchung möglich. Neben der Aufnahme im a.-p. und seitlichen Strahlengang sind Schrägaufnahmen notwendig, die die Interartikularportion eindeutig beurteilen lassen. Präoperativ sind zusätzlich Funktionsaufnahmen und zur differentialdiagnostischen Abklärung, bei nicht ganz klaren Befunden, eine Myelographie und eine Computertomographie erforderlich.

Das a.-p. Bild zeigt bei ausgeprägten Formen der Verschiebung des 5. Lendenwirbels eine Projektionsfigur, die wie ein umgekehrter Napoleonhut aussieht. Der abgekippte Lendenwirbel projiziert sich dann auf das Kreuzbein. Im Seitbild kann das Ausmaß der Verschiebung des Gleitwir-

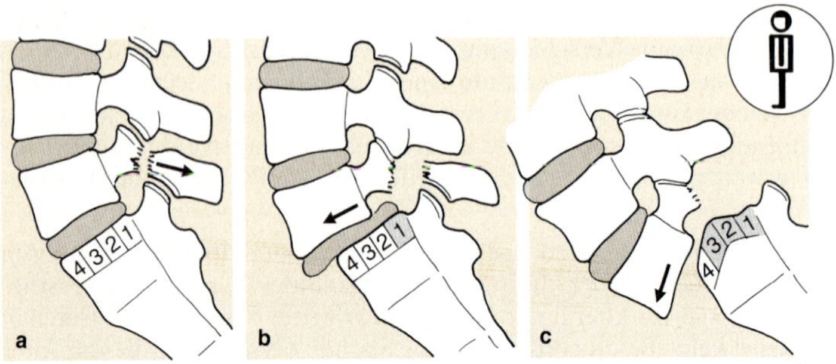

Abb. **57** Wirbelgleiten (Einteilung nach Meyerding in 4 Stadien)
a) Spondylolyse: Meist am 5. Lendenwirbel zeigt sich dieser Wirbelbogendefekt in der Interartikularportion. Symptomlos, häufig ein Zufallsbefund
b) Spondylolisthesis: Ein Wirbelkörper ist abgeglitten, hinterer Bogenanteil und Dornfortsatz blieben zurück
c) Spondyloptose: Die Wirbelsäule ist vom Sakrum abgeglitten. Dieser Vorgang kommt wieder zum Stillstand und stabilisiert sich meistens

bels, im Schrägbild die Defektbildung des Wirbelbogens festgestellt werden. Funktionsaufnahmen in Vor- und Rückneigung geben mögliche Instabilitäten wieder.

Meyerding hat der Länge des Gleitweges 4 Stadien des Abrutsches zugeordnet, wobei das 4. Stadium der Spondyloptose entspricht (Abb. 57 a–c). Nach dem Verfahren von Marique-Taillard wird der Prozentsatz des Gleitvorganges ermittelt.

Therapie: Für die Therapiewahl sind nur Schmerzen oder neurologische Symptome entscheidend, nicht das Ausmaß des Abrutsches. Bei Schmerzen steht an erster Stelle die konservative Therapie mit gezielter Krankengymnastik (isometrisches Training der Bauch- und Rückenmuskulatur) sowie die Verordnung eines entlordisierenden Korsetts.

Eine operative Behandlung muß auch im Kindes- oder Jugendalter schon erwogen werden, wenn trotz langzeitiger konservativer Therapie weiterhin hartnäckige belastungsabhängige Schmerzen bestehen, eine Progredienz des Wirbelgleitens mit Instabilität beobachtet wird oder eine radikuläre Symptomatik auftritt.

Das Ziel der Operation ist eine Reposition mit nachfolgender Versteifung des entsprechenden Bewegungssegmentes. Die verschiedensten operativen Verfahren werden beschrieben. Die Reposition und Versteifung kann von ventral, dorsal oder kombiniert von ventral und dorsal vorgenommen werden. Zunächst erfolgt von dorsal die Dekompression und Reposition des abgeglittenen Wirbelkörpers sowie evtl. eine dorsolaterale Fusion. Von ventral verfolgt die interkorporale Spondylodese eine zusätzliche Stellungsverbesserung des abgeglittenen Wirbelkörpers. Das 12.–14. Lebensjahr ist ein optimales Alter für die Operation.

Prognose: Im Kindes- oder Jugendalter kann eine progrediente Spondylolisthese durch bestimmte leistungsmäßig betriebene *Sportarten* auftreten und klinisch relevant werden (z. B. Turnen). Es gibt aber keinen Fall, wo es durch aktive Sportausübung zu einer Spondylolisthese gekommen wäre, ohne eine vorbestehende Spondylolyse.

Eine Spondylolyse oder -listhese ohne Beschwerden bedarf keiner Freistellung vom *Schulsport,* solange dieser in Umfang und Anforderung keine Höchstleistungen fordert. Bei bestimmten Sportarten mit extremer Belastung des morphologisch veränderten und oft instabilen betroffenen Wirbelsäulenabschnittes, meist der Lendenkreuzbeinregion, zeigt sich eine Häufung von Spondylolysen bzw. -listhesen; bis zu 30% der untersuchten Sportler waren davon betroffen. Je nach technischer Ausführung und abhängig vom Leistungsgrad sind in der Leichtathletik Hoch- und Weitsprung, Ringen, Segeln, Wasserski, Delphinschwimmen, Golf, Eishockey und Turnen potentiell im Hinblick auf eine Spondylolisthese gefährdend. Reiten, besonders in der Dressur, bedeutet einen positiven Effekt durch Kräftigung der Rücken- und Bauchmuskulatur mit Stabilisierung der Wirbelsäule. Besonders ungünstig sind starke sportliche Belastungen auf Wirbelsäulen, die zusätzlich Übergangsstörungen im lumbosakralen Übergang zeigen, wie Assimilationsstörungen oder eine Spina bifida.

Kyphosen – Lordosen

Viele *Kyphosen* sind Folgen verschiedener Wirbelsäulenerkrankungen wie der juvenilen Kyphose (M. Scheuermann), infolge von Wirbelfehlbildungen (Keil-/untere Halbwirbel), aufgrund von Systemerkrankungen (juvenile Osteoporose, Rachitis und enchondrale Dysostosen) sowie bei schlaffen und spastischen Lähmungen, außerdem bei Spondylitiden (unspezifisch, Tbc), Wirbelfrakturen und Tumoren (z. B. eosinophiles Granulom).

Physiologisch hat der Säugling anfangs eine totale Kyphose. Erst bei überlangem Bestehen dieser Wirbelsäulenform kann von einer Krankheit gesprochen werden.

Während des Wachstums muß die Klinik zeigen, welche Art der Kyphose vorliegt und inwieweit diese strukturell ist.

Fixierte *Lordosen* sind wesentlich seltener als Kyphosen. Wir finden sie angeboren als sog. Sacrum arcuatum, bei Spondylolisthesen sowie schlaffen und spastischen Lähmungen. Kompensatorisch können wir sie auch bei starken Thorakalkyphosen und vor allem bei Beugekontrakturen der

Hüftgelenke (Hüftluxation, Hüftkopfnekrosen, Lähmungen usw.) sehen.

Die oben beschriebenen Krankheitsbilder sind bis auf den Morbus Scheuermann sowie die kompensatorische Lordose bei Kindern selten.

Morbus Scheuermann

Unter dem Morbus Scheuermann versteht man eine teilfixierte Formabweichung der Wirbelsäule im Wachstumsalter, meist auf dem Boden charakteristischer Formveränderungen von Wirbelkörpern und Bandscheiben.

Es findet sich eine vermehrte Kyphose, die thorakal, thorakolumbal und lumbal gelegen sein kann. Jeder Wirbelkörper wächst über zwei Wachstumsbereichen, den sog. Deck- und Grundplatten, in die Höhe (Ringapophyse). Besonders in der BWS kommt es zu einer Veränderung in den vorderen Wachstumszonen (avaskuläre Nekrosen), mit dem Ergebnis eines vermehrten Wachstums der hinteren Wachstumsbereiche. Aufgrund der Wachstumsstörung der vorderen Wirbelkörperanteile kommt es zu einer trapezoiden Keilform der Wirbel, die dann das Ausmaß der Kyphose bestimmt. Bandscheibengewebe dringt durch die defekten Deck- und Endplatten in den spongiösen Teil der Wirbelkörper ein (Herniation-Schmorl-Knötchen). Die Veränderungen sind meist im mittleren Thorax, selten im Lumbalbereich.

Man spricht von einer Osteochondritis der Wirbelsäule oder vom Morbus Scheuermann, der Adoleszentenkyphose oder dem adoleszenten Rundrücken. Das relativ häufige, aber nicht restlos geklärte Krankheitsbild betrifft Mädchen und Jungen im Verhältnis 1 : 2. Es beginnt in der Pubertät und verschlechtert sich während des Heranwachsens bis zum Abschluß des Wirbelkörperwachstums. Die familiär gehäuft auftretende Scheuermann-Erkrankung spricht für eine erbliche Disposition. Außerdem werden mechanische (schlechte muskuläre Leistungen) und hormonelle dysregulative Veränderungen (Retardierung des Skelettalters) zusätzlich als weitere Faktoren diskutiert.

Anfänglich besteht das Bild einer Haltungsschwäche, mit zunächst freier Beweglichkeit der Wirbelsäule. Im pubertären Wachstumsschub bis zum Wachstumsende kann es zur Progredienz mit zunehmender Versteifung der großbogigen, meist schmerzfreien Krümmung kommen. Aufgrund der Schmerzfreiheit und der anfänglich ungestörten Funktion werden die Erkrankungen oft erst in einem fortgeschrittenen Stadium erkannt. Eine häufig mitauftretende Scheuermann-Skoliose hat eine günstige Prognose und ist in therapeutischer Hinsicht bedeutungslos. Zur Abgrenzung gegen die idiopathische Skoliose ist die Anfertigung einer anterior-posterioren Aufnahme der Wirbelsäule notwendig. Die Skoliose zeigt eine nur

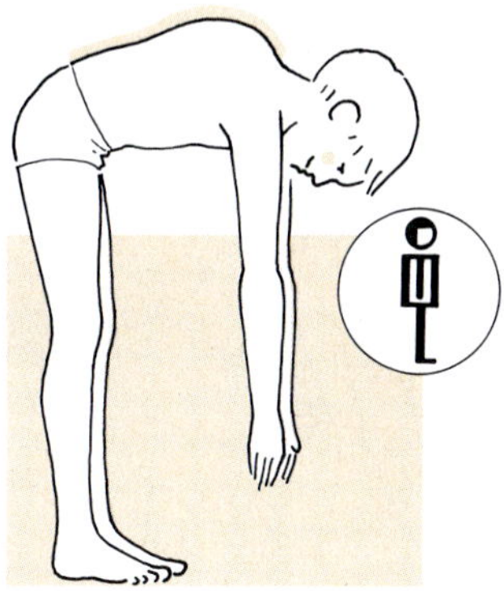

Abb. **58** Sichtbarwerden der Brustwirbelsäulenkyphose beim Vorneigen

geringgradige, meist fehlende Torsion und keine wesentliche Progredienz.

Klinik: Der typische Patient ist zwischen 12 und 15 Jahre alt, mit Rundrückenbildung. Es besteht eine leichte Ermüdbarkeit des Rückens, Angaben über Schmerzen liegen nur bei etwa 20% der Betroffenen vor. Die Eltern dieser Kinder berichten häufig über eine schlechte Haltung. Differentialdiagnostisch ist es manchmal schwierig, einen Morbus Scheuermann von einer haltungsbedingten Rundrückenbildung abzugrenzen. Diese Rundrücken können auf Aufforderung so in ihrer Haltung korrigiert werden, daß sie ein physiologisches Maß erreichen. Dem Patienten mit einem Morbus Scheuermann und möglicher fixierter Wirbelsäulendeformität ist es nicht möglich, die Korrektur im Stehen oder Liegen vorzunehmen. Verschiedene Tests ermöglichen eine objektive Bestimmung der Kyphose, wie der Vierfüßlerstand und die mangelnde Aufrichtbarkeit der BWS, bei maximal passiver Streckung in der Rutschhaltung (das Kind kniet auf dem Boden und wird angehalten, beide Hände möglichst weit nach vorne auf den Boden aufzulegen und sich mit den Schultern dem Boden zu nähern). Eine normale BWS zeigt sich gradlinig oder leicht konkav, bei einer beginnenden Scheuermann-Kyphose zeigt sich an typischer Stelle eine Konvexität. Beim Vorwärtsbeugen verstärkt sich die Kyphose, die Rippen fallen steil nach vorn. Der Musculus pectoralis wirkt bei Rücknahme der Schultern kontrakt (Abb. **58**).

In der klinischen Beurteilung ist es wichtig festzustellen, ob die Kyphose lumbal, thorakolumbal oder lumbal gelegen ist. Insbesondere die thorakolumbalen und lumbalen Kyphosen sind prognostisch ungünstig, führen frühzeitig zu Schmerzen und sind therapeutisch schwieriger anzugehen.

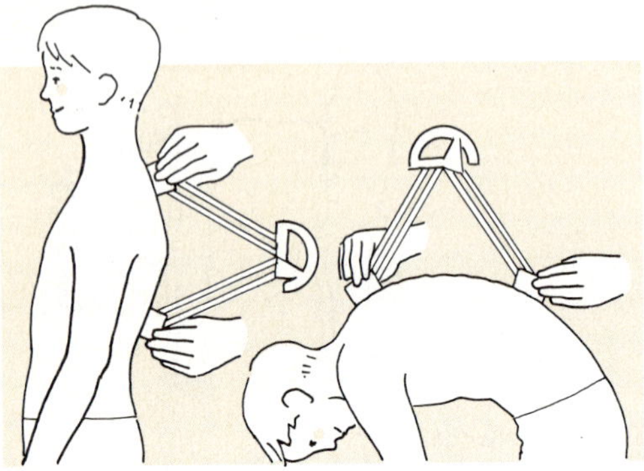

Abb. **59** Messung der Kyphose mit dem Kyphometer, links in habitueller Haltung, rechts in maximaler Beugung

Zur weiteren Objektivierung der Kyphose stehen verschiedene Methoden zur Verfügung, wie das Kyphometer nach Debrunner, der Rückenindex nach Neugebauer und andere (Abb. 59). Auch metrische Verfahren, wie das Moiree-Verfahren und das Verfahren nach Optimetric, erlauben eine Beurteilung der kyphotischen Veränderungen.

Röntgen: Letztendlich entscheidet das Röntgenbild über die Diagnose Morbus Scheuermann. Das seitliche und auch a.-p.-Röntgenbild der ganzen Wirbelsäule ermöglicht die Beurteilung, insbesondere über die Ausdehnung und Lokalisation der Kyphose. Evtl. sind ergänzend die seitliche Aufnahme der BWS in Rutschhalte und die Röntgenaufnahme der linken Hand zur Bestimmung des Skelettalters und als therapeutische Entscheidungshilfe zusätzlich notwendig.

Den Kyphose- bzw. Lordosewinkel mißt man nach der Methode von Cobb (Abb. 60). Ein Kyphosewinkel von mehr als 45 Grad gilt als pathologisch. Klassische Röntgenzeichen des Morbus Scheuermann sind eine Bandscheibenraumerniedrigung, unregelmäßig konturierte Deck- und Bodenplatten von mindestens drei aufeinanderfolgenden Wirbelkörpern, keilförmige Deformität der ventralen Anteile der Wirbelkörper und Zunahme des sagittalen Durchmessers der befallenen Wirbelkörperanteile sowie sogenannte Schmorlsche Knorpelknötchen.

Therapie: Junge Patienten mit flexiblen, nicht scheuermannbedingten Kurven (Haltungsvarianten) können durch eine intensive Krankengymnastik behandelt werden. Flexible und teilfixierte Kyphosen lassen sich noch erfolgreich krankengymnastisch therapieren. Die Behandlung muß

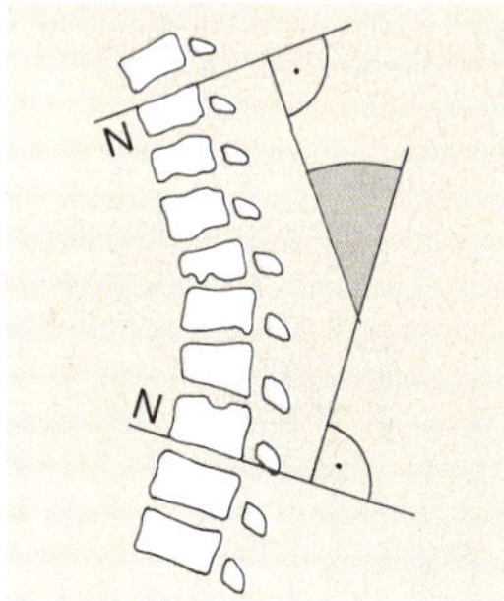

Abb. **60** Kyphosemessung. An die oberen Deckplatten des kranialen und unteren des kaudalen Neutralwirbels (N) werden Tangenten angelegt, deren Lote in ihrem Treffpunkt den Kyphosewinkel angeben

früh einsetzen und langjährig durchgeführt werden. Aufrichtungsübungen und gezieltes Muskeltraining ermöglichen es, die teilfixierte Kyphose aufzudehnen. Wichtig ist, daß die Reklinationsübungen bei weitgehender Lendenwirbelsäulenfixation durchgeführt werden, z. B. im Fersensitz. Auch bei Übungen unter Extension der Wirbelsäule, wie an der Sprossenwand, auf dem Strecktisch oder in einer Streckbandage, kann die sog. lumbale Entlastungshaltung eingenommen werden. Wichtig ist die Aufdehnung der ischiokruralen Muskulatur, besonders des M. psoas, zur Aufrichtung des Beckens und günstigen Beeinflussung der Lendenlordose.

Bei einer fixierten Adoleszentenkyphose, also bei älteren Jugendlichen und Erwachsenen, haben mobilisierende Übungen der Wirbelsäule keinen Sinn mehr, eine Aufrichtung ist nicht mehr zu erreichen. *Stützkorsette,* wie das von Milwaukee, Stagnara, Geschwend, Chêneau und die Münstersche Kyphosenorthese werden notwendig, wenn die Krankengymnastik nicht ausreicht und eine Verschlechterung oder Schmerzen auftreten (Abb. **61**).

Die pathologische Fehlstellung der Wirbelsäule wird durch eine Endlordosierung und Reklination des Oberkörpers korrigiert. Die Endlordosierung wird durch eine zirkuläre Orthesenfassung mit starkem abdominalem Druck erreicht. Die Reklination erfolgt über Pelotten, die dorsal unterhalb des Kyphosescheitels ansetzen.

Das Korsett wird tags und nachts, später in der Abschulungsphase nur nachts getragen. (Besonders nachts ist bei guter Entspannung der Muskulatur die Aufrichtung günstig beeinflußbar.)

Vor der Verordnung einer Korrekturorthese sollte durch einen Rumpfgips eine Vorbehandlung stattfinden; dies hat sich besonders bei kontrakteren Kyphosen bewährt. Eine kombinierte Übungsbehandlung hat zusätzlich zu erfolgen. *Schulsport* sollte nur in besonderen Ausnahmefällen

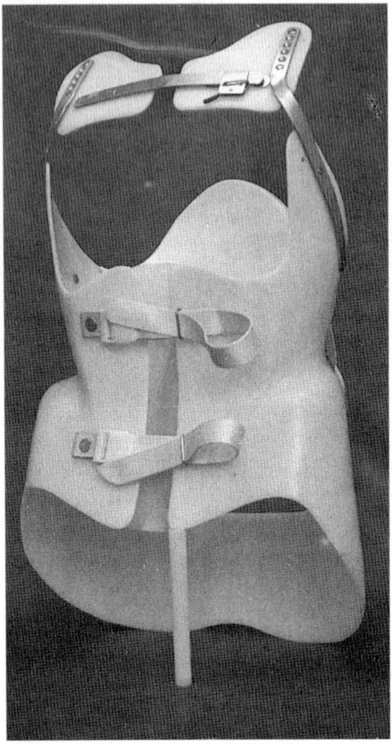

Abb. **61** Münstersche Kyphosenorthese

und bei erheblichen Beschwerden reduziert werden. Sonst ist in jeder Phase der Scheuermann-Erkrankung die Ausübung von Sport möglich und sogar in therapeutischem Sinne empfehlenswert. Sportarten, die die Rumpfmuskulatur kräftigen, die Ausdauer und Koordination verbessern, haben einen günstigen Effekt auf die Fehlhaltung.

Die Prognose der Korsettbehandlung ist günstig, besonders bei frühzeitigem Beginn und ausreichender Flexibilität der Wirbelsäule. Bei schon rigideren Formen sind entsprechend schlechtere Resultate zu erwarten.

Eine *operative Behandlung* ist selten notwendig. Sie ist nur dann indiziert, wenn nach Abschluß des Wachstums starke Kyphosen über 60 Grad vorliegen und chronische Schmerzen bestehen, die im wesentlichen durch die starken kompensatorischen, angrenzenden Hals- und Lendenlordosen hervorgerufen werden.

Verschiedene operative Verfahren werden angegeben: Götze empfiehlt ein zweizeitiges Vorgehen, zunächst mit der ventralen Bandscheibenausräumung und Anfrischen der Deck- und Grundplatten sowie Einbringen von spongiösen oder kortikospongiösen Spänen. In der zweiten Sitzung wird dann die Teilresektion der hyperplastischen Bogen- und Gelenkfortsätze vorgenommen. Danach kann durch Mobilisierung mit Hilfe des segmental angreifenden Harrington-Kompressionssystems oder den Rektorstäben nach Schöllner die Wirbelsäule aufgerichtet und durch eine dorsale Spondylodese stabilisiert werden.

Die kyphotische Veränderung des thorakolumbalen Überganges ist statisch ungünstiger, und hier sollte schon frühzeitiger die Indikation zur Operation und natürlich auch zur Orthesenversorgung gestellt werden.

Bandscheibenvorfall

Bandscheibenvorfälle finden sich bei Kindern selten, besonders nicht vor dem 10. Lebensjahr.

Klinik: Die Kinder bzw. Jugendlichen klagen über Rückenschmerzen, mit oder ohne Ausstrahlung in beide Beine. Es besteht ein paravertebraler Hartspann, eine schmerzbedingte Abweichung zu einer Seite (symptomatische Schmerzskoliose) bei Vorbeugung, eine Gangstörung sowie gelegentlich eine Lenden-Strecksteife. Objektive, neurologische, pathologische Veränderungen, wie sensorische, motorische oder Reflexausfälle finden sich selten. Häufig besteht eine lange Beschwerdeanamnese.

Röntgen: Die Myelographie oder das Computertomogramm ermöglichen letztendlich die genaue Diagnose und Lokalisation einer Bandscheibenprotrusion oder eines Bandscheibenvorfalls.

Therapie: Eine intensive konservative Behandlung mit Bettruhe im Akutstadium und muskelentspannende Übungen sowie die Gabe von schmerzlösenden Medikamenten sind zunächst die Therapie der Wahl. Sollte danach die Symptomatik weiter bestehen, insbesondere die Lendenstrecksteife oder gar Lähmungen, ist die Indikation zu einer Operation gegeben. Die operative Entfernung des vorgefallenen Bandscheibenanteils, aber auch die Chemonukleolyse, sind adäquate Maßnahmen, je nachdem, ob ein Bandscheibenvorfall oder eine Protrusion besteht. Frühspondylodesen sind selten notwendig. Die Ergebnisse einer operativen Behandlung sind gut, bei Kindern besser als bei Erwachsenen.

In den übrigen Wirbelsäulenabschnitten sind Bandscheibenvorfälle im Kindes- und Jugendalter extrem selten. Die Hüft-Lenden-Strecksteife kommt außer beim Bandscheibenvorfall auch bei Tumoren, Spondylolisthesen bzw. -lysen, Wirbelfrakturen, Entzündungen und Erkrankungen im Unterbauch vor.

Differentialdiagnose: Osteomyelitis (Spondylitis), Bandscheibenraumentzündung (Diszitis), Iliosakralsyndrom, Knochentumoren, extra- oder intraspinale Tumoren.

Vertebra plana (calvé)

Bei der Vertebra plana handelt es sich um einen totalen Zusammenbruch eines oder mehrerer Wirbelkörper. Der Wirbelbogen und die Wirbelfortsätze sind nicht betroffen. Ätiologisch wird eine aseptische Nekrose analog dem Morbus Perthes angenommen. Aber auch das alleinige Vorkommen der Vertebra plana in Verbindung mit einem eosinophilen Granulom ist häufig.

Klinik: Belastungsschmerz, frühe Ermüdbarkeit und Haltungsschwäche sind die ersten Zeichen der Vertebra plana. Späterhin kommen lokaler Druck- und Klopfschmerz sowie gelegentlich eine Gibbusbildung hinzu.

Röntgen: Im Anfangsstadium ist eine Sklerosierung des Knochenkerns erkennbar. Dann kommt es zum Zusammenbruch des Wirbelkörpers. Darauf folgt in den meisten Fällen ein Wiederaufbau des Wirbelkörpers in anatomisch normaler Form.

Therapie: Das Ziel der Behandlung ist es, eine ausgeprägtere Gibbusbildung der Wirbelsäule zu vermeiden. Durch eine Ruhigstellung im Gips oder durch ein Korsett kommt es in der Regel zum Wiederaufbau des Wirbelkörpers ohne statische und funktionelle Probleme.

Differentialdiagnose: Spondylitis tuberculosa, eosinophiles Granulom, Morbus Scheuermann, Ewing-Sarkom, Kompressionsfraktur.

Bandscheibenverkalkung

Eine spontan auftretende Verkalkung der Bandscheibe ist eine seltene Erkrankung unbekannter Ätiologie. Zu 90% sind diese Veränderungen in der Halswirbelsäule zu finden.

Klinik: Symptome wie Muskelverhärtungen, Schiefhals, lokaler Schmerz und leicht erhöhtes Fieber treten vorübergehend auf. Laborveränderungen zeigen sich nicht.

Röntgen: Röntgenologisch findet sich eine flockenartige Verkalkung innerhalb der Bandscheibe. Diese Veränderungen verschwinden meist innerhalb von 2–3 Monaten.

Therapie: Milde Schmerzmittel und die Verordnung einer Halskrawatte führen schnell zu einer Besserung der Beschwerden.

Schiefhals (Torticollis)

Unter dem Schiefhals versteht man jede konstante Seitneigung des Kopfes und des Halses aufgrund angeborener oder erworbener Störungen. Der Schiefhals ist ein oft zu findendes klinisches Zeichen, welches bei den verschiedensten Erkrankungen auftritt. Bei einem Schiefhals, der schon nach der Geburt auffällt, handelt es sich meist um einen muskulär bedingten Schiefhals, der häufigsten Ursache eines Torticollis.

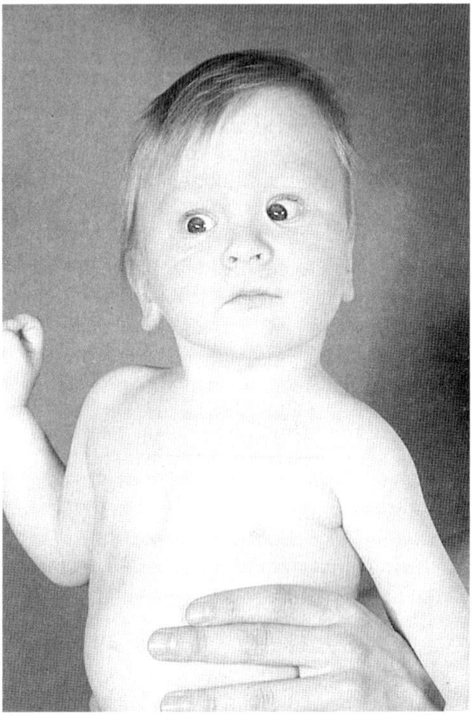

Abb. **62** Muskulärer Schiefhals rechts im Alter von 2 Jahren mit Gesichtsasymmetrie

Muskulärer Schiefhals: Einseitige Verkürzung des Musculus sternocleidomastoideus, die zu einer Neigung des Kopfes zur erkrankten Seite führt (Abb. **62**). Als Ursachen werden geburtstraumatische, intrauterine Fehllagerungen, genetische Einflüsse und exogene Faktoren diskutiert. Ein multifaktorielles Geschehen ist wahrscheinlich.

Klinik: Bei 3 von 4 Kindern findet sich die Läsion auf der rechten Seite, bei 20% eine zusätzliche angeborene Hüftdysplasie. Anfänglich ist ein Muskelknoten im Sternocleidomastoideusverlauf oberhalb des Schlüsselbeines zu tasten, der nach einigen Wochen verschwindet (Kopfnickerhämatom). Danach ist nur noch die strangartige Verhärtung des Muskels zu finden. Falls die Deformität nicht frühzeitig behandelt wird, kommt es zu zunehmenden Kontrakturen, nicht nur im Bereich des M. sternocleidomastoideus, sondern auch der umgebenden Weichteile und zur Entwicklung einer Gesichtsasymmetrie, der sog. Gesichtsskoliose. Kompensatorisch entwickelt sich zusätzlich eine skoliotische Gegenkrümmung der Brustwirbelsäule.

Röntgen: Um eine knöchern bedingte Schiefhalsstellung auszuschließen, sollte eine a.-p. und seitliche Röntgenaufnahme, mit besonderer Beachtung der Atlantookzipital- und Atlantoaxialregion angefertigt werden. Zur genaueren Beurteilung einer knöchern bedingten Fehlhaltung ist eine Tomographie oder Computertomographie zusätzlich erforderlich.

Therapie: Wichtig ist die krankengymnastische Vorbehandlung. Der Kopf wird zur Gegenseite in Richtung der Schulter geneigt, das Kinn zur kranken Seite gedreht. Die Übungen sollten sanft und mehrmals am Tag durchgeführt werden. – Als weitere Möglichkeit bieten sich an, das Kinderbett bzw. die Spielsachen so zu stellen, daß beim Erreichen dieser Dinge oder beim Blick zur Mutter der Kopf zur gesunden Seite bewegt werden muß.
Auch umkrümmende Gipsschalen, die nachts und während des Mittagsschlafes angelegt werden, können im Sinne der Aufdehnung des verkürzten Muskels angewendet werden. Falls eine ausreichende Korrektur bis zum 1. Lebensjahr nicht erreicht wird, ist ein chirurgisches Vorgehen notwendig. Gewöhnlich wird die Sehne des M. sternocleidomastoideus offen am Ursprung und Ansatzbereich (hinter dem Warzenfortsatz und am Schlüssel- und Brustbein) durchtrennt und ein kleinerer Anteil reseziert, um ein erneutes Wiederverwachsen zu vermeiden. Bei schweren Fällen sollte zusätzlich die Halsfaszie mit eingekerbt werden. Als Komplikation kommt es selten zu Schädigungen des N. facialis und accessorius. Postoperativ wird ein Kopf-Rumpf-Gips (Diademgips) (Abb. **63**) für 2 Wochen angelegt und danach aus dem geschalten Gips oder einer Halskrawatte ein frühfunktionelles Übungsprogramm eingeleitet. Wichtig ist natürlich die Mitarbeit des Kindes, die allerdings erst ab dem 3. Lebensjahr ausreichend gegeben ist. So muß in den ersten Jahren eine längere Gipsruhigstellung erfolgen. Die Asymmetrie im Gesichtsbereich entwikkelt sich meist zurück, um so mehr, je früher die Aufdehnung bzw. operative Korrektur vollzogen wurde. Die Skoliosen der Hals- und Brustwirbelsäule bessern sich schnell.

Ein *akuter Schiefhals* kann, vorwiegend bei Jugendlichen und jüngeren Erwachsenen, durch ein Zervikalsyndrom verursacht sein. Bei noch großer Mobilität der Halswirbelsäule führen Bandscheibengewebeverschiebungen zu Nervenirritationen im hinteren Längsband. Reflektorisch kommt es dann zur Schiefhalsstellung und Bewegungseinschränkung.

Anamnestisch sind die Angaben meist uncharakteristisch. Beim Herumtoben oder im Sport mit oft unkoordinierten und ruckartigen Drehbewegungen kann es zur plötzlichen Schiefhalsstellung kommen.

Gelegentlich findet sich aber auch morgens beim Aufstehen ein akuter

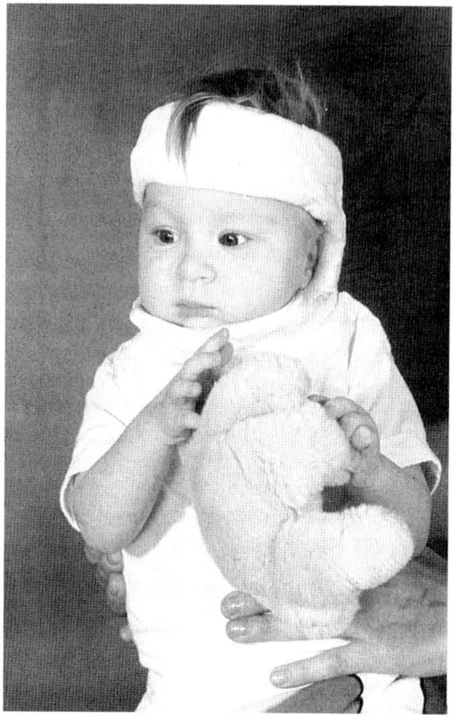

Abb. **63** Postoperativer Gips nach Durchtrennung des M. sternocleidomastoideus in Korrekturstellung (Diademgips)

Schiefhals, wenn das Kind sich verlegen oder über Nacht verkühlt bzw. Zug bekommen hat.

Klinisch findet sich eine einseitige Schiefhalsstellung mit Anspannung der Nacken-Schulter-Muskulatur und deutlicher Bewegungseinschränkung. Schmerzen sind kaum vorhanden. Neurologische Symptome fehlen.

Röntgenologisch sind pathologische Veränderungen nicht nachweisbar.

Therapie: Durch Extension der Halswirbelsäule in Richtung der Schonhaltung ist oft schon eine Besserung der Symptome und auch differentialdiagnostische Abklärung gegenüber den anderen Schiefhalsstellungen zu erreichen.

Die meisten akuten Fälle lassen sich mit Wärme, schmerzstillenden und muskelentspannenden Medikamenten und einer vorübergehenden Ruhigstellung der Halswirbelsäule durch eine Halskrawatte schnell bessern.

Bei Blockierung bietet sich evtl. auch ein manualtherapeutisches Vorgehen an.

Der *unfallbedingte Schiefhals* ist wesentlich seltener. Durch Unfälle und Sportverletzungen kann es zu Frakturen und Luxation (Subluxation) besonders der oberen Halswirbelsäule mit nachfolgender Schiefhalsstellung kommen.

Röntgen: Röntgenübersichtsaufnahmen der Halswirbelsäule in zwei Ebenen, eine Spezialaufnahme des Dens und in Zweifelsfällen Schichtaufnahmen sind dann notwendig.

Therapeutisch sind je nach Verletzung eine Extension, Gipsruhigstellung und/oder Operation notwendig.

Gelegentlich besteht eine schmerzhafte *Schiefhalsstellung* im Rahmen einer akuten *bakteriellen* oder *viralen Infektion* des oberen Respirationstraktes, nach einer Mittelohrentzündung, geschwollenen Halslymphknoten, einer Otitis interna oder externa sowie nach einer Pharyngitis. Wegen eines fortgeleiteten Entzündungsprozesses auf lymphatischen Wegen kommt es zur Erweichung und Lockerung der Kapsel-Band-Strukturen im Bereich der beiden oberen Halswirbelkörper (Atlas, Axis). Es entwickelt sich eine Atlanto-Axial-Dislokation mit Verdrehung und Verkippung der Wirbelkörper zueinander (Grieselsches Syndrom). Meist sind Kinder betroffen, die jünger sind als 12 oder 13 Jahre.

Bei etwa 25% aller Kinder mit juveniler rheumatoider Arthritis oder HLA-B 27-positiver Spondylarthritis zeigt sich als Erstmanifestation eine Beteiligung der Halswirbelsäule. Schiefhals und Bewegungseinschränkung der Halswirbelsäule sind zunächst die einzigen Zeichen. Besonders wenn andere Hinweise auf eine juvenile rheumatoide Arthritis fehlen, wie z. B. ein peripherer Gelenkbefall, besteht die Gefahr, dies zu übersehen und evtl. falsche therapeutische Wege zu beschreiten. Auch hier kommt es aufgrund der entzündlichen Prozesse zu einer Lockerung der Atlanto-Axial-Region mit Zerstörung des Ligamentum transversum, welches das Halteband des Dens axis darstellt.

Röntgen: Röntgenologisch läßt sich die obere Halswirbelsäule am besten durch Computertomogramm beurteilen, da die röntgenologischen Veränderungen gerade in der Anfangsphase sehr diskret und schwer beurteilbar sind.

Eine Lockerung läßt sich durch vorsichtig ausgeführte Funktionsaufnahmen zeigen. Im Röntgenseitenbild fällt meist eine erhöhte atlantodentale Distanz auf.

Therapie: Therapeutisch empfiehlt es sich, besonders in der floriden Phase, durch Wärme, Medikamente (zusätzl. Antibiotika bei Vorliegen einer bakteriellen Infektion) und vorübergehende Ruhigstellung in einer Schanzschen Krawatte eine Besserung zu erreichen. Bei zunehmender

Tabelle **15** Differentialdiagnose des Schiefhalses

Angeboren Muskulär Klippel-Feil-Syndrom Basilar-Impression Atlantookzipitalfusion Pterygium colli Densanomalien Angeborene Fehlbildungen von Wirbelkörpern	*Neurologisch (lähmungsbedingt)* Augendysfunktionen Syringomyelie Rückenmark- und Kleinhirntumoren Infantile Zerebralparese Poliomyelitis
Entzündlich Lymphadenitis Rheumatoide juvenile Arthritis (M. Bechterew) Retropharyngealabszeß Grieselsches Syndrom Wirbelkörperosteomyelitis Diszitis	*Traumatisch* Frakturen, Luxationen, Wirbelgelenksblockierungen Zervikalsyndrom
Sonstiges Tumoren, Bandscheibenverkalkungen, Narben (Verbrennungen, Verbrühungen) Myositis ossificans Schräglage-Deformität Abszeß Hysterisch Meningitis, Enzephalitis Meningismus (in Verbindung mit Infektionskrankheiten im Kindesalter, wie Pneumonie, Otitis media, Tonsillitis, Mumps etc.) intrakranielle Blutung	

Instabilität der oberen Halswirbelsäule sind Versteifungsoperationen notwendig.

Der Schiefhals durch eine *angeborene Fehlentwicklung* ist ernster zu beurteilen. Die Ursache ist hier knöchern, und Weichteildehnungsübungen führen nicht zum Erfolg. Asymmetrische Wirbelkörperverschmelzungen (z. B. Klippel-Feil), zervikale Spaltwirbelbildungen und Anomalien des atlantoaxialen Übergangsbereiches bedingen oft den knöchern fixierten Schiefhals.

Klinisch finden sich neben der Schiefhalsstellung ein Hinterhauptkopfschmerz, seltener Schwindelanfälle, Migräne und Lähmungserscheinungen.

Röntgenologisch ist neben den Übersichtsaufnahmen eine zusätzliche computertomographische Untersuchung notwendig. In dieser läßt sich die obere Halswirbelsäule am besten im Detail abklären.

Therapie: Die Behandlung dieser Fehlstellung ist schwierig. Eine chirurgische Wirbelkörperfusion der betroffenen Segmente oder Versteifungsoperationen zwischen Occiput und den oberen beiden Halswirbelkörpern sind häufig die einzige Möglichkeit, um eine Verschlechterung zu vermeiden.

Hypo- oder Aplasien der hinteren Bögen rufen atlantoaxiale Instabilitäten hervor mit Muskelschwächen oder gar Paraplegien ähnlich, wie bei der progredienten Kyphoskoliose. Auch hier sind gelegentlich okzipitozervikale Fusionen notwendig.

Weitere Ursachen für Schiefhalsstellungen sind Augenerkrankungen mit Teillähmungen der Augenmuskeln und Erkrankungen der Ohren mit reflektorischer Schiefhalsstellung des Kopfes zur Schmerzseite hin.

Erkrankungen der Atlantookzipitalregion

Erkrankungen der Atlantookzipitalregion lassen sich in stabile und instabile Veränderungen trennen, wobei die letzteren die Gefahr von Rückenmarksverletzungen in sich bergen. Hypoplasie oder Aplasie des hinteren Atlasbogens und eine angeborene Verschmelzung der Atlantookzipital- und Atlantoaxialgelenkes führen zu einer Einschränkung der Rotationsbewegung. Kompensatorisch kommt es zu einer Hypermobilität der darunter liegenden Segmente. Eine partielle oder komplette Fusion des Atlasses zur Basis des Occiputs nennt man eine Okzipilisation.

Klinik: Bei der partiellen Fusion zeigen die Betroffenen einen Schiefhals, kurzen Nacken mit tiefer Haargrenze und eine eingeschränkte Beweglichkeit, ähnlich wie beim Klippel-Feil-Syndrom. Die Fusion zur Schädelbasis bedeutet eine vermehrte Belastung der C 1- und C 2-Gelenkbewegung und eine potentielle Instabilität, besonders wenn zusätzlich noch eine Fusion von C 2 und C 3 bestehen. Der Dens kann nach vorne in das Rückenmark eintreten, oder der hintere Ring von C 1 bewegt sich nach vorn und führt ebenfalls zu Rückenmarksverletzungen.

Instabilitäten der oberen Halswirbelsäule können auch durch angeborene Veränderungen des Dens axis bedingt sein. Der Dens kann hypoplastisch sein oder gar fehlen. Wachstumsbedingt muß berücksichtigt werden, daß **röntgenologisch** bei allen Kindern unter 2 Jahren der Dens durch ein breites knorpliges Band vom Körper der Axis getrennt ist (rudimentäre Bandscheibe). Eine komplette Fusion ist erst nach dem 5. Lebensjahr zu erwarten.

Unspezifische Symptome, wie Müdigkeit, Kopfschmerz, Schwindel, öfteres Fallen und Nicht-laufen-wollen, deuten auf eine zunehmende neurologische Symptomatik durch Beeinträchtigung der vorderen und hinteren Rückenmarkstrukturen bei Instabilität der oberen Halswirbelsäulensegmente hin.

Beim Zwergenwuchs, bei Mukopolysaccharidosen und Spondyloepiphysealdysplasien ist mit einer hohen Inzidenz von Dens-anomalien zu rechnen.

Atlantookzipitalsubluxationen entstehen auch durch fortleitende Infektionen im oberen Respirationsstrakt; die Kinder entwickeln einen steifen Nacken mit leichtem Schiefhals (s. Schiefhals).

Beim Down-Syndrom findet sich in etwa 20% eine ausgeprägte Lockerung von C 1 und C 2. Unabhängig von der Art des Defektes der oben beschriebenen Erkrankungen besteht die Gefahr, daß es bei geringeren Verletzungen zu einer Rückenmarkskompression mit Lähmungen kommen kann.

Therapie: Bei Fehlentwicklungen der oberen Halswirbelsäule mit Instabilität ist immer eine *chirurgische Fusion* zu erwägen, auch wenn noch keine neurologischen Symptome vorliegen. Bei der Diagnose Subluxation der oberen Halswirbelkörper ist zu berücksichtigen, daß im Kindesalter in diesem Bereich eine gewisse physiologische „Instabilität" vorherrscht. Infolge lockerer intervertebraler Ligamente, erhöhter Band- und Bandscheibenelastizität sowie aufgrund der relativ horizontal stehenden Wirbelgelenkflächen besteht bei Kindern eine Hypermobilität der Halswirbelsäule. Es handelt sich um eine sog. Pseudosubluxation besonders der Segmente C 1 bis C 4. Die Hinterkantenverschiebung kann bis 5 mm betragen, sie bildet sich bei Dorsalflexion zurück. Etwa 50% aller Kinder unter 8 Jahren zeigen dieses Bild. Zum Wachstumsende hin lassen sich die Veränderungen nicht mehr nachweisen.

Entzündungen der Wirbelsäule

Entzündliche Wirbelsäulenaffektionen – Spondylitiden – können durch die verschiedensten Erreger hervorgerufen werden. Es sind unspezifische von spezifischen (Tbc) Spondylitiden zu trennen. Der Entzündungsprozeß begrenzt sich in der Regel auf einen oder wenige Wirbel, wobei neben dem Wirbelkörper praktisch auch immer die Bandscheiben mitbetroffen sind. Ist nur die Bandscheibe von der Entzündung befallen, so sprechen wir von einer Diszitis. Sind Wirbelkörper und Bandscheiben betroffen, so handelt es sich um eine Spondylodiszitis. Spondylitiden finden sich besonders in der Altersgruppe zwischen dem 10. und 20. Lebensjahr.

Klinik: Die Kinder oder Jugendlichen klagen über Rückenschmerzen. Oft geben sie anfangs auch nur Bauchschmerzen an. Die Rückenmuskulatur ist verspannt. Es wird ein deutlicher Klopf- und Erschütterungsschmerz über dem betroffenen Wirbelsäulenabschnitt angegeben. Fieber und eine Lendenstrecksteife können zusätzlich bestehen.

Blutsenkung und Blutbild sowie gezielte serologische Untersuchungen, wie Titerbestimmungen (Salmonellen, Brucellen, Streptokokken, Staphylokokken u. a.) können den Verdacht auf eine Entzündung bestätigen. Auch der Tine-Test kann, wenn die Kinder nicht BSG geimpft sind, Hinweise geben.

Röntgen: Zur weiteren Abklärung ergibt das Röntgenbild entscheidende Hinweise. Im Initialstadium lassen sich bei den infektiösen Spondylitiden trotz erheblicher Schmerzhaftigkeit röntgenologisch oft keine Veränderungen nachweisen. Hier hilft das Szintigramm, den entzündeten Bezirk festzulegen. Zur Frage der Ausdehnung des entzündlichen Prozesses im Wirbelkörper und der Umgebung hilft das Computertomogramm entscheidend weiter.

Röntgenologisch ist das erste Zeichen die Verschmälerung der Bandscheiben. Später kommt es dann zu einer fortschreitenden Destruktion mit

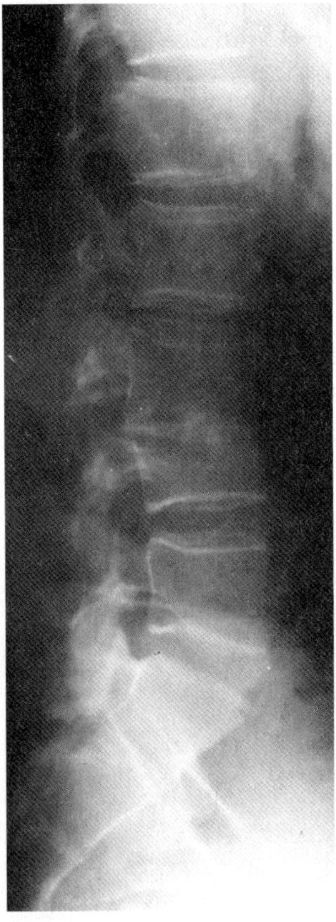

Abb. **64** Röntgenbild der seitlichen Wirbelsäule. Fortgeschritteneres Stadium einer Spondylitis L 3/L 4 mit Destruktion der Grundplatte von L 3 und Einbruch des 4. Lendenwirbelkörpers

Zusammensinterung der Wirbelkörper (Abb. **64**). Reparative Vorgänge setzen dann ein, mit Abstützreaktionen, Spangenbildungen und letztendlich Blockverschmelzungen der betroffenen Wirbelkörper.

Therapie: Die Diagnose und Therapiewahl kann definitiv nur durch die histologische und bakteriologische Untersuchung erfolgen, die durch eine Stanzbiopsie aus dem betroffenen Wirbelsäulenabschnitt ermöglicht wird. Bei nicht zu ausgeprägten Befunden ist die vorübergehende Ruhigstellung in einem Gips oder aber nur durch alleinige Bettruhe, in Verbindung mit einer oralen antibiotischen Therapie für 3–6 Wochen notwendig. Nach dieser Zeit können die Kinder in der Regel in einem pelottenverstärkten Mieder mobilisiert werden. Bei Verdacht auf eine tuberkulöse Spondylitis oder bei ausgeprägteren Befunden mit starker Schmerzsymptomatik, hoher BSG und röntgenologisch, computertomographisch und szintigraphisch gesicherten Nachweisen einer Spondylitis mit umgebender Weichteilabszedierung ist ein operativer Eingriff notwendig. Hierbei erfolgt eine Vertebrotomie mit Ausräumung des Abszesses und Spülung sowie u. U. gleichzeitige Stabilisierung und zusätzliches Einbringen antibiotikahaltiger Knochenzementketten, die das Medikament am Entzündungsort abgeben. – Eine antibiotische oder bei Tuberkulose tuberkulostatische Behandlung sowie längere Ruhigstellung, anfangs im Gips, später dann im Korsett, schließt sich der Operation an.

Differentialdiagnose: Parasitäre Spondylitiden, die Spondylitis bei Sarkomatosen, die Spondylitis bei einem Ewing-Sarkom, Morbus Scheuermann, Morbus Bechterew, Spondylodiszitis.

Flüchtige Spondylitiden und Spondylodiszitiden treten gelegentlich in Verbindung mit grippalen Infekten auf. Wesentliche röntgenologische Veränderungen sind nicht nachweisbar. Die Kinder klagen über belastungs- und bewegungsabhängige Schmerzen, die durch einige Tage Bettruhe wieder verschwinden.

Hüftgelenk

Das Hüftgelenk ist anfällig für eine Reihe von Krankheitsprozessen während der Kindheit und Jugend. Erkrankungen, die zu einer Inkongruenz zwischen Femurkopf und Hüftpfanne am Ende des Wachstums führen, prädestinieren zur frühzeitigen Arthrose. In den meisten Fällen vermindern prompte Diagnose und frühe Behandlung die Spätfolgen einer kindlichen Hüfterkrankung. Da die Frühsymptome von Hüfterkrankungen bei Kindern oft vage und unspezifisch sind, ist ein hohes Maß an Sorgfalt bei der Untersuchung notwendig.

Tabelle **16** Synapsis der wichtigsten Erkrankungen des Hüftgelenkes

	Manifestationsalter	Hinken	Schmerzen	Richtung der Bewegungseinschränkung	Röntgenbild Veränderungen
Angeborene Hüftluxation	0.–4. Lebensjahr	bei Lux.-Grad III bis IV	keine	Abspreizung	Dislokation des Hüftkopfes
Perthessche Erkrankung	4.–12. Lebensjahr	Verkürzungs-, Belastungs- u. Ermüdungshinken, weniger Schmerzhinken	im fortgeschr. Stadium	Abspreizung u. Innendrehung	stadienbedingte Epiphysenumbaustörungen
Epiphysiolysis capitis femoris lenta – acuta	8.–15. Lebensjahr	lentaform ermüdungs-, belastungsbedingtes Hinken, in der Akutaform Verkürzungs- u. Schmerzhinken	lentaform mäßig akutaform stark	Abspreizung Innendrehung bei fortgeschr. Stadien Kontrakturen	Epiphysenabrutsch (orthograde Achsenaufnahme notwendig zur Bestimmung des Abrutschwinkels)

Tabelle **16** (Fortsetzung)

	Manifestationsalter	Hinken	Schmerzen	Richtung der Bewegungseinschränkung	Röntgenbild Veränderungen
Coxa saltans	9.–14. Lebensjahr	bei ausgeprägten Formen	mäßig bis mittelgradig während u. nach Schnappen	Abspreizung Innendrehung	normal
Coxitis fugax	4.–8. Lebensjahr	Schmerzbedingt, gelegentlich starke/ keine Belastung möglich	starke	alle Bewegungen	normal
Septische Koxitis	jedes Alter	keine Belastung möglich	sehr starke	alle Bewegungen	normal bis leichte Lateralisation des Hüftkopfes bei starker Ergußbildung, Kapselweichteilschatten vergrößert
Säuglingskoxitis	erste Tage	–	Schonhaltung Trinkunlust	–	

Angeborene Hüftdysplasie und Hüftluxation

Die Hüftdysplasie ist eine Reifungsstörung, im wesentlichen der Hüftgelenkspfanne, weniger des koxalen Femurendes. Hieraus können sich dann die verschiedenen Grade der Hüftluxation als Folgeerscheinung entwickeln. Je nach Entwicklungszeit unterscheidet man eine embryonale, fetale und postnatal entstandene Luxation.

Die in der Embryonalentwicklung entstehende Luxation hat ihre Ursache in einer Fehlentwicklung der Organgenese. Störungen des neuromuskulären Systems und des Stoffwechsels sowie Chromosomveränderungen führen zu der sog. teratologischen Luxation. Sie ist in der Regel mit anderen kongenitalen Fehlbildungen kombiniert (Arthrogryposis multiplex congenita, Meningomyelozele, Trisomie 18 (Edwards-Syndrom), Ullrich-Turner-Syndrom (XO-Zustand).

Fetale Veränderungen (Fruchtwassermangel, Fehllagerung etc.) führen zu kongenitalen Deformitäten und so auch zur Hüftluxation.

Die typische kongenitale Hüftluxation ist charakterisiert durch ihre postnatale Entwicklung wegen der bei der Geburt vorhandenen Dysplasie des Hüftgelenkes. Es finden sich Veränderungen, wie die anlagebedingte Hüftpfannendysplasie und Steilstellung des Schenkelhalses mit vermehrter Antetorsion, evtl. verbunden mit einer Instabilität. Für die angeborenen Hüftluxationen werden vielfältige Ursachen verantwortlich gemacht. Eine familiäre Häufung ist bekannt. Sind ein oder beide Elternteile von einer Hüftluxation betroffen, so ist die Inzidenz für die Erkrankung deren Kinder bis zu 10mal erhöht. Zweieiige Zwillinge haben scheinbar kein höheres Dislokationsrisiko als normale Geschwister. Eineiige Zwillinge sind jedoch in fast der Hälfte der Fälle beide betroffen.

Mechanische Faktoren scheinen ebenfalls eine entscheidende Rolle bei der Hüftluxation zu spielen. Bei der sog. reinen Steißlage, bei der die Hüften stark gebeugt und die Kniegelenke gestreckt sind, kommt es durch Druck auf den verformbaren hinteren Pfannenrand zur Entwicklung einer Dysplasie oder Luxation. Auch dem Fruchtwassermangel, als raumbeengenden Faktor, kommt entscheidende Bedeutung zu (Potter-Syndrom, Schwangerschaftshochdruck).

Postnatales, enges Wickeln in Streckstellung der Beine, wie dies bei Eskimos, Indianern und Japanern früher üblich war, fördert eine Hüftdysplasie und Luxation. Durch diese Wickeltechnik wird die angeborene Beugehaltung abrupt unterbrochen, die für eine gute Ausreifung des Hüftgelenkes wichtig ist. Die zu starke Anspreizung bedeutet einen vermehrten Druck gegen den oberen äußeren Pfannenrand und damit eine mögliche Verformung.

Eine allgemeine, meist familiärbedingte Bandschwäche mit Gelenkhypermobilität ist für einen Teil der Kinder auch als Ursache für eine Hüftluxa-

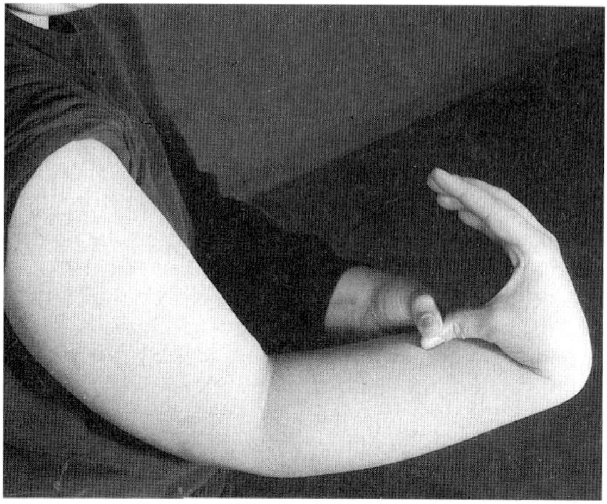

Abb. **65** Daumen-Vorderarmabstand. Im Falle einer Bandlaxidität erreicht der Daumen den Vorderarm

tion zu sehen. Zur Objektivierung einer generalisierten Hypermobilität beschrieben CARTER u. WILKINSON 5 Hypermobilitätstests (Abb. 65):

1. passive Apposition des Daumens an den Unterarmen,
2. passive Hyperextension der Finger, so daß sie parallel zum Unterarm liegen,
3. Überstreckung des Ellenbogengelenks um mehr als 10 Grad,
4. Überstreckung des Kniegelenkes um mehr als 10 Grad,
5. passive Dorsalflexion des Fußes über 45 Grad.

Eine generalisierte Hypermobilität wird diagnostiziert, wenn mindestens 3 der genannten Test positiv ausfielen.

Ein zusätzlicher Faktor, der bei der Entstehung der kongenitalen Hüftluxation eine Rolle spielt, scheinen hormonelle Umstellungen zu sein. Bänder relaxierende Hormone (Östrogen, Progesteron, Relaxin), die fetal und postnatal unterschiedlich einwirken, können eine allgemeine Gelenkhypermobilität und Instabilität des Hüftgelenkes hervorrufen.

Der Prozentsatz der Hüftluxationen beträgt in der Bundesrepublik und DDR 2–5%, in den angloamerikanischen Ländern liegen die Zahlen etwas niedriger. Die linke Hüfte ist in 60%, die rechte in 20% befallen. Doppelseitige Luxationen sind in etwa 20% vorhanden. Die Hüftluxation tritt 5- bis 8mal häufiger bei Mädchen als bei Jungen auf.

Klinik: Es erfolgt zunächst die Inspektion des ganzen Säuglings. Zur

Beurteilung der Hüftgelenke wird besonders auf Bewegungsasymmetrien und Stellungsabweichungen der Beine geachtet. Weiterhin auf Mißbildungen und Fehlformen, z. B. Fußfehlformen, wie Klumpfuß, Knick-Hackenfuß oder Schiefhals, die nicht selten in Verbindung mit einer Luxationshüfte vorkommen.

Hüftentwicklungsstörungen können auch im Rahmen des „Siebener Syndroms" nach Mau und bei einer Schräglagedeformität auftreten.

Die entscheidende Überprüfung der Hüftgelenke auf Instabilität, Luxierbarkeit und Luxation führt man nach den von ORTOLANI und BARLOW angegebenen Tastuntersuchungen durch. Der Hüftkopf läßt sich bei voller Kniebeugung und 90 Grad Hüftbeugung, bei Anspreizung und Druck nach dorsolateral an den Pfannenrand in die Subluxations- oder gar Luxationsstellung drücken und schnappt bei Abspreizung hörbar und fühlbar wieder in das Pfannenzentrum zurück (Abb. **66** a–c). Mit dieser Methode lassen sich aber nur subluxierbare, instabile oder bereits in Subluxation oder Luxation stehende Hüften erkennen.

Manchmal (auch für den Erfahrenen) schwer zu erkennen sind doppelseitig luxierte Hüftgelenke, die sich mit den üblichen Manövern und bei Abspreizung nicht reponieren lassen. Oft fällt zunächst nur eine gewisse Abduktionsbehinderung auf, die auch bei hüftgesunden Kindern vorkommt.

Während der Untersuchung sollte das Kind möglichst entspannt sein und der Test sehr vorsichtig durchgeführt werden, um den Hüftkopf durch das Ein- und Ausrenken nicht zu schädigen.

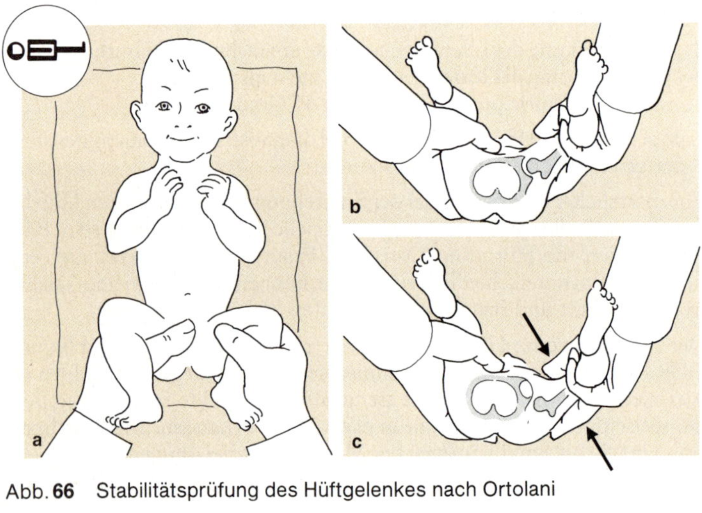

Abb. **66** Stabilitätsprüfung des Hüftgelenkes nach Ortolani

Hüftdysplasien ohne Instabilitäten oder Subluxation bieten keinen auffälligen Befund und können höchstens durch Abspreizbehinderung Verdacht erregen.

Bevor ein positives Ortolani-Barlow-Zeichen diagnostiziert wird, sollte beachtet werden, daß dieses „Knacken" auch bei anderen Erkrankungen auftreten kann. Es gibt z. B. auch ein häufig vorkommendes, provozierbares leises Knacken im Hüftgelenk (Dry-Hip-Click). Es hat beim Fehlen anderer Luxationszeichen nichts zu sagen und verschwindet innerhalb weniger Wochen von selbst. Das Gelenk ist in diesen Fällen stabil.

Weiterhin muß man ein Knacken im Knie, verursacht durch eine subluxierte Patella oder einen lateralen Scheibenmeniskus, abgrenzen.

Die Luxationsbereitschaft und die Instabilität des Gelenkes zeigt verschiedene Verrenkungsgrade.

1. *Leicht instabile Hüftgelenke* ohne Hüftschnappen.
2. *Subluxierbare Hüfte.* Sie ist voll oder weitgehend und nur durch Abduktion zu reponieren (Schnappgeräusch). Es liegen eine Kapselerschlaffung, Bänderdehnung und Verformung des Limbus und des Pfannenrandes vor.
3. *Aus- und einrenkbare Hüfte.* Adduktion mit zusätzlichem Druck führt zur vollen Verrenkung. Der Kopf kann in dieser Stellung stehenbleiben, da Kapsel und Bänder überdehnt sind. Beim Repositionsvorgang gleitet er entweder weitgehend oder nicht mehr voll in die Pfanne zurück. Er bleibt dann lateralisiert und in Subluxation. Ein Repositionsschnappen kann vorhanden sein.
4. *Volluxierte, nicht mehr einrenkbare Hüfte.* Hier ist die Pfanne leer, der Kopf dorsal zu tasten. Die Abduktion ist deutlich eingeschränkt. Das Reponieren ist nicht möglich.

Mit dem lateralen und proximalen Höhertreten des Femurkopfes entwikkeln sich weitere, zum Teil typische Zeichen, wie die Faltenasymmetrie, bedingt durch das Höhertreten des Kopfes, mit Verziehung der Weichteile in der Gluteal- und Inguinalgegend. Dies ist ein relativ unsicheres Zeichen. Auch bei gesunden und Schräglagehüften sind ähnliche Weichteilveränderungen feststellbar.

Die passive Abduktion der betroffenen Hüfte zeigt eine Einschränkung der möglichen 80gradigen Abduktion (Abb. **12**). Dabei sind auch schon kleine Seitenunterschiede verdächtig. Es sollte deshalb genau auf die richtige Lage des Beckens geachtet werden. Die Abduktion wird bei Hüft- und Kniebeugung von 90 Grad geprüft, das Becken muß genau horizontal liegen. Eine Abduktionskontraktur findet sich ebenfalls bei der Schräglagehüfte, bei Koxitiden, Tumoren, bei infantilen Zerebralparesen und bei der Coxa Vara congenita. Auch idiopathische, angeborene, nicht pathologische Abspreizhemmungen von etwa 10–15 Grad sind bekannt.

Verbleibt die starke Abspreizfähigkeit des jungen Säuglings, muß an eine schlaffe Lähmung oder Myopathie gedacht werden. In der Beinlängenuntersuchung zeigt sich durch Beurteilung der verschiedenen Kniehöhe bei 90 Grad gebeugten Hüften und Kniegelenken in Rückenlage eine scheinbare Verkürzung des Oberschenkels (Abb. **13**).

Bei einer Beinverkürzung muß differentialdiagnostisch an eine Coxa vara congenita, Femur varum und einen partiellen Femurdefekt gedacht werden.

Trotz der klinisch differenzierten Untersuchungsmöglichkeiten mit Verbesserung der Früherkennungsrate von Hüftluxationen bleiben doch und hier besonders doppelseitige Hüftluxationen solange unbekannt, bis das Kind anfängt zu laufen. In dieser Zeit sind ein Insuffizienzhinken, laterales Abweichen der Wirbelsäule zur betroffenen Seite und ein teleskopartiges Höhertreten der entsprechenden Extremität typische Zeichen für die Hüftluxation. Das Trendelenburg-Zeichen ist positiv (das Becken sinkt beim Stand durch Insuffizienz der Abduktoren auf dem betroffenen Bein zur Gegenseite ab). Zeichen für eine doppelseitige Hüftluxation sind auch seitlich prominentes Abheben der Trochantären sowie eine Hyperlordose. Neben den Ganganomalien kann bei älteren Kindern ein belastungsabhängiger Schmerz in der Leiste und im seitlichen Hüftbereich bestehen.

Nur die Früherfassung von Hüftreifungsstörungen mit Einleitung einer adäquaten Therapie ermöglicht eine anatomische Ausheilung und verhindert unbefriedigende, langjährige Verläufe. Trotz der ins Vorsorgeprogramm aufgenommenen Hüftuntersuchungen kommen immer noch Kinder im 2. Lebensjahr oder auch erst später zur Hüftluxationsbehandlung.

Röntgen: Wegen der Interpretationsprobleme von Röntgenaufnahmen in der Neugeborenenperiode bestand bei klinisch unauffälligem Befund die Indikation zur Röntgenuntersuchung erst nach drei Monaten. Die Indikation vor dem 3. Lebensmonat erfolgte bei deutlichem klinischen Verdacht sowie bei Dispositionsfaktoren, wie positiver Familienanamnese, Geburt aus Steißlage und schwereren Fußdeformitäten. Eine Lateralisation der Femura mit einem Femurdiaphysenabstand von mehr als 5 mm zum Schambein lassen auch in den ersten Tagen schon ausgeprägtere Befunde von Luxationen erkennen.

Ultraschall: Dieser bietet heute die Möglichkeit, das Problem der klinischen und röntgenologischen Beurteilung einer Dysplasie schon im Säuglingsalter zu lösen. Im Gegensatz zur Röntgenuntersuchung ermöglicht das *Sonogramm* eine Darstellung der Weichteile, wie dies auch bei der Arthrographie gegeben ist. So kann der hyalin präformierte knorpelige Pfannenrand, das Labrum acetabulare, das knöcherne und knorpelige Pfannendach sonographisch dargestellt und in der Form und Struktur beurteilt werden (Abb. **67**).

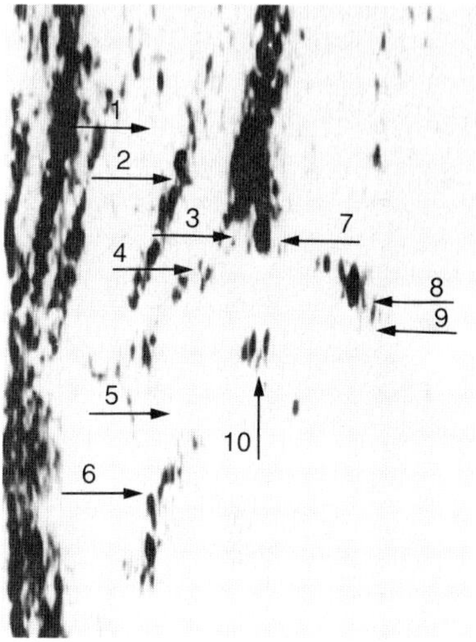

Abb. **67** Sonogramm einer linken Hüfte
1. Glutealmuskulatur
2. Intermuskuläres Septum
3. Knorplig verbreiterter Pfannenerker
4. Labrum acetabulare
5. Knorpliger Schenkelhalsanteil
6. Knorpel/Knochengrenze
7. Knöcherne Erker
8. Unterrand Os ilium
9. Y-Fuge
10. Hüftkopfkern

Diese Methode erlaubt eine Klassifizierung und engmaschige Verlaufskontrolle der Hüftgelenksentwicklung des Neugeborenen ohne jegliche Strahlenbelastung. Mit Hilfe des Ultraschallverfahrens ist es möglich, einerseits die Stellung des Hüftkopfes zur Pfanne zu beurteilen, andererseits auch prognostische Aussagen über die weitere Entwicklung der Hüftpfanne, insbesondere des knorpelig präformierten Erkerbereiches zu machen. Diese Untersuchung kann innerhalb der 1. Lebensjahres sehr gut vorgenommen werden. Wegen der dann zunehmenden knöchernden Hüftkopfentwicklung, welche das Eindringen des Schalls in den Pfannenraum verhindert, nimmt die Bedeutung nach dem 12. Lebensmonat rapide ab.

Alle Neugeborenen sollten im Sinne des Screenings sonographisch untersucht werden. Eine Sonographie ist aber auf jeden Fall bei einer angeborenen Hüftinstabilität, einer Abspreizbehinderung, bei Beinverkürzung, Geburt aus Beckenendlage, Frühgeburt, Fruchtwassermangel, einer entsprechenden Familienanamnese oder bei Kombinationsmerkmalen durchzuführen.

Heute werden Ultraschallgeräte mit 5 Megahertz (MHz)-Transducer verwendet. Es gibt verschiedene bildgebende Verfahren, die sich in ihren Bildausschnitten unterscheiden, wie das Compound-Verfahren, den Sektor- und den Linear-Scanner.

Der Säugling oder das Kleinkind wird seitlich gelagert. Bei der Untersu-

Tabelle **17** Übersicht über Hüftreifungsstand, Beschreibung, Winkelangaben und klinisch-therapeutische Konsequenz

Typ	Formgebung	Knöcherner Erker	Knorpliger Erker	α	β	Klinische Konsequenz
Ia ausgereifte Hüfte (jedes Lebensalter)	gut	eckig	schmal weit übergreifend (spitzzipfelig)	$> 60°$	$< 55°$	Keine Therapie, evtl. Kontrolle bis zum Auftreten des Kopfkernes empfohlen
Ib „Übergangsform“	gut	meist geschweift („stumpf“)	breitbasig kurz-übergreifend	$> 60°$	$> 55°$	Keine Therapie – Kontrolle
Physiologische Verknöcherungsverzögerung altersgemäß	ausreichend	rund	breit-übergreifend	50°–59°	$> 55°$	Keine Therapie-Kontrolle
IIa mit Reifungsdefizit (bis 3. Lebensmonat)	mangelhaft	rund	breit-übergreifend			(vorsorglich) Abspreizbehandlung
IIb echte Verköcherungsverzögerung (ab 3. Lebensmonat)	mangelhaft	rund	breit-übergreifend	50°–59°	$> 55°$	Kontrolle in Grenzfällen, gewöhnlich Abspreizbehandlung

Tabelle **17** (Fortsetzung)

Typ	Formgebung	Knöcherner Erker	Knorpliger Erker	α	β	Klinische Konsequenz
IIc gefährdete oder kritische Hüfte (jedes Lebensalter)	mangelhaft	rund bis flach	breit – noch übergreifend	43°–49° Gefährd. Bereich	70°–77°	sofort Therapie m. Spreizhose (werden unbehandelt schlechter)
IId Hüfte im Begriff zu dezentrieren (jedes Lebensalter)	hochgradig mangelhaft	rund bis flach	verdrängt	43°–49° Gefährd. Bereich	> 77° Dezentr. Bereich	sofort Therapie, sichere Fixation notwendig
luxierte Hüften IIIa	schlecht	flach	verdrängt, ohne Strukturstörung	< 43°	> 77°	sofort Therapie, Klinikeinweisung, Reposition b: gute Kopf-Tiefeinstellung notwendig
IIIb	schlecht	flach	verdrängt, mit Strukturstörung			
IV	schlecht	flach	verdrängt	< 43°	> 77°	sofort Therapie, Klinikeinweisung, Reposition

chung wird der Oberschenkel in der Hüfte in leichter, zu diesem Zeitpunkt noch physiologischer Beugestellung gehalten.

Der Schallkopf sollte möglichst zentral auf das Ilium ausgerichtet sein. Die Schallebene muß durch die Mitte der Pfanne und damit der Fossa acetabuli gehen.

Die Iliumdarstellung zu weit von ventral oder dorsal führt zu Fehldeutungen. Das Bild muß ferner das Pfannendach mit der Y-Fuge, insbesondere den Unterrand des Os ilium und das Labrum acetabulare gut darstellen.

Zusätzlich wird eine dynamische Untersuchung mit Bewegung und Stauchung des Hüftkopfes nach kranial und dorsal durchgeführt. Bei instabilen Hüften sind dann Verlagerungen des Hüftkopfes unter Mitnahme des Labrums und der Kapsel erkennbar.

Bei Luxationen zeigt sich ein Höhertreten des Hüftkopfes neben dem meist verformten Erker. Für spätere Vergleichsuntersuchungen und zur Auswertung ist eine Bilddokumentation in Form von Röntgenbildfolien (Multiformatsystem) erforderlich. Das Polaroidsystem ist für die Dokumentation von Hüftsonogrammen wegen schlechter Bildqualität und Bildausmessung nicht geeignet. Als Weiterentwicklung steht heute die Computerdokumentation zur Verfügung, mit der durch die Reduzierung auf wichtige Bereiche die Erhöhung der Präzision bei der Abbildung der Sonogramme möglich ist.

Die Einteilung der Hüftreifungsstörung erfolgt in 4 Grundtypen, in denen die Entwicklung des knöchernen Pfannenerkers und Pfannendaches sowie die Form und Struktur des knorpeligen Pfannendaches ihre Beurteilung finden. Ergänzend stehen noch Winkelparameter zur Verfügung, die eine reproduzierbare Aussage über die knöcherne und knorpelige Pfannendachgebung ermöglichen (Abb. **68**).

Der Knochendachwinkel Alpha ist ein Maß für die knöcherne Formgebung und wird aus der Pfannendach- und der Grundlinie (Basis-Iliumwandlinie) gebildet. Die Pfannendachlinie ist die Verbindungslinie des Unterrandes des Os ilium in der Fossa acetabuli und dem lateralsten Punkt der knöchernen Pfanne.

Die Grundlinie wird ermittelt durch Bestimmung des proximalsten Punktes des knorpeligen Pfannendaches von dem dann eine Linie tangential an die Iliumwand gelegt wird. Die hintere Schallauslöschung liegt in der Regel parallel zur Grundlinie.

Der Knorpeldachwinkel Beta beschreibt die ergänzende knorpelige Hüftkopfüberdachung. Der Winkel ergibt sich aus der Grund- und Knorpeldachlinie. Die Ausstellungslinie verbindet den lateralsten Punkt der knöchernen Pfanne mit der Mitte des Labrum acetabulare.

Hüfttyp I a und b entsprechen der ausgereiften Hüfte mit einem eckigen knöchernen Pfannenerker. Das knorpelig praeformierte und im Rönt-

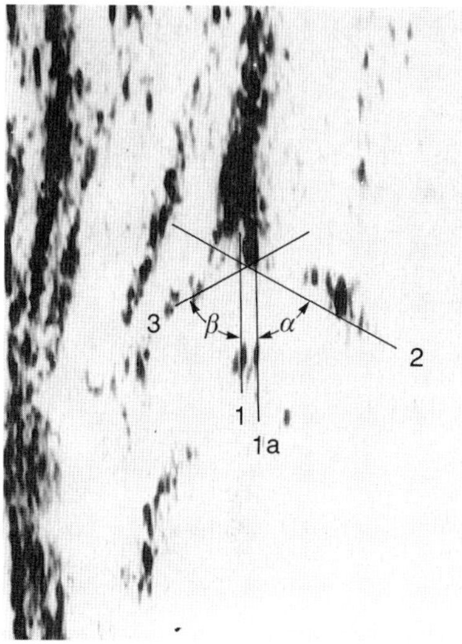

Abb. **68** 5 Monate altes Kind. Scharfkantiger knöcherner Pfannenerker mit physiologischer Ausformung des knöchernen und des knorpligen Pfannendachs. Labrum wird nicht nach lateral verdrängt. Knochendachwinkel Alpha = 60 Grad. Knorpeldachwinkel Beta beträgt ebenfalls 60 Grad.
Hüft-Typ I b
1/1a Grundlinie, 2 Pfannendachlinie, 3 Knorpeldachlinie

genbild nicht sichtbare Pfannendach ist gut ausgebildet, so daß mit einer normalen Pfannendachentwicklung zu rechnen ist.

Der Hüftkopf wird bei Typ I a vom knorpeligen Dach mit dem Labrum etwas besser umfaßt als bei Hüfttyp I b (Abb. **68**). Beide weisen Knochendachwinkel Alpha von 60 Grad auf. Der Knorpeldachwinkel Beta liegt beim Typ I a über 55 und beim etwas kürzeren Pfannenerker vom Typ I b unter 55.

Beim Typ II a + besteht eine physiologische Verknöcherungsverzögerung bei altersgemäßem Reifungszustand. Die knöcherne Formgebung ist noch ausreichend mit abgerundetem knöchernem Erker. Das knorpelige Pfannendach ist verbreitert, aber übergreift den Hüftkopf ausreichend. Der Hüftkopf steht zentriert unter dem Pfannendach.

Beim Hüfttyp II a – handelt es sich ebenfalls um eine physiologische Verknöcherungsverzögerung. Der altersgemäße Reifungszustand ist hier aber nicht erreicht. Es besteht ein Reifungsdefizit. Vorsorglich sollte eine Abspreiztherapie eingeleitet werden.

Verbleibt die Verknöcherungsverzögerung nach dem 3. Lebensmonat und liegt der Alpha-Winkel weiterhin unter 60 Grad, aber nicht unter 50 Grad, so entspricht dies einer Dysplasie, ist nicht mehr eine physiologische Unreife und muß behandelt werden. Allerdings kann in Grenzfällen manchmal noch mit einer gewissen Spontanausreifung gerechnet werden.

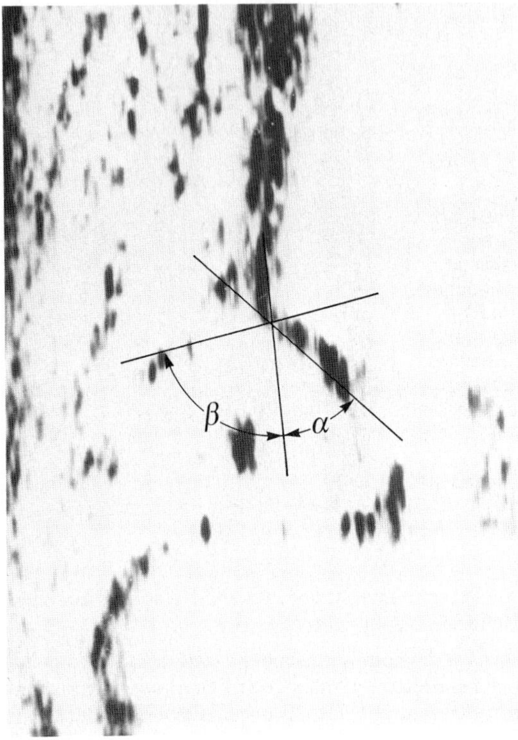

Abb. **69** 7 Wochen altes Kind. Deutliche Abrundung des knöchernen Pfannenerkers und zu steiles knöchernes Pfannendach. Knorpliges Pfannendach übergreift aber den Hüftkopf gut. Der Hüftkopf steht zentriert, großer Hüftkopfkern. Knochendachwinkel Alpha = 46 Grad, Hüft-Typ II c

Der Typ II c (Gefährdungsbereich) mit Absinken des Alpha-Winkels unter 50 Grad bis auf 43 Grad mit Steilerwerden der Pfanne, breitem, verbiegbarem Knorpeldach bedeutet eine sehr schwere Dysplasie im Grenzbereich zur Subluxation (Abb. **69**).

Hüften im Gefährdungsbereich neigen zum Dezentrieren. Liegt bei II c Hüften (Alpha zwischen 43 und 50 Grad) der Beta-Winkel im Dezentrierungsbereich (Beta größer als 77 Grad), so sprechen wir von einer „Hüfte am Dezentrieren" (II d). II c und II d Hüften erfordern unabhängig vom Alter sofort eine Therapie.

Bei zunehmender Dysplasie des Pfannenerkers verformen sich das La-

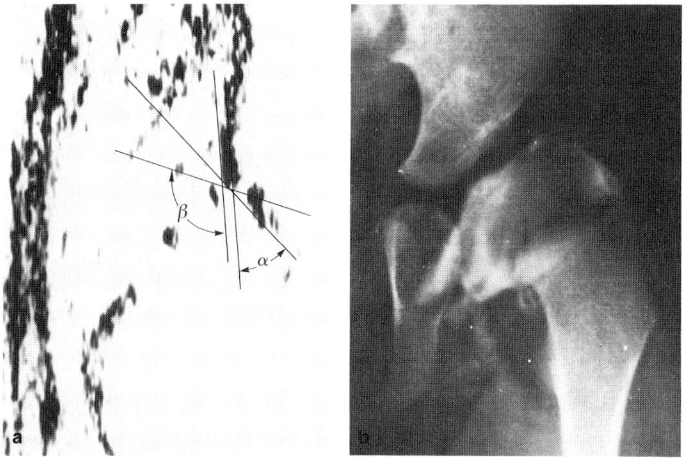

Abb. **70** 3 Monate altes Kind
a) Abflachung des knöchernen Pfannenerkers mit fließendem Übergang in das Os ilium. Die knorpelige Pfannenanlage ist nach kranial abgedrängt, die Struktur noch echoarm. Beginnende sonographische Strukturverdichtung. Knochendachwinkel Alpha 40 Grad, Knorpeldachwinkel Beta 110 Grad. Typ 3 a
b) Das entsprechende Arthrogramm zeigt eine Hüftluxation bei fließendem knöchernen Pfannendach. Der knorpelige Erker ist plattgedrückt, der Hüftkopf lehnt sich an den Erker an

brum acetabulare und die angrenzenden knorpeligen Pfannenteile. Der Kopf beginnt zu dezentrieren, und je nach Grad und Form des verdrängten Knorpeldaches handelt es sich hier um Hüfttyp III a oder III b. Der Knochendachwinkel Alpha liegt dann unter 43 Grad, der Knorpeldachwinkel Beta über 77 Grad (Abb. **70**). Der Hüfttyp IV entspricht meist der hohen Luxation.

Als ausgereift gilt eine Hüfte, wenn ihr Knochendachwinkel Alpha 60 Grad oder mehr beträgt. Bis zur 12. Woche zeigt die Hüfte allerdings noch eine gewisse physiologische Unreife, in der noch Werte im Alpha-Winkel von mindestens 50 Grad oder ein Beta-Winkel nicht über 70 Grad geduldet werden können. Soll aber das Hüftgelenk in der 12. Woche Typ I erreichen, muß es kontinuierlich nachreifen. Die in den ersten Wochen jeweils geforderte Mindestreifung ist dem Sonometer nach Graf zu entnehmen (Abb. **71**). In diesem erfolgt die zeichnerische Zuordnung der Winkelparameter zu den verschiedenen Hüfttypen.

Bei den Hüfttypen III und IV nach Graf sind gelegentlich zur vollen Beurteilung des Gelenkes vor einer Einrenkungsbehandlung Röntgenaufnah-

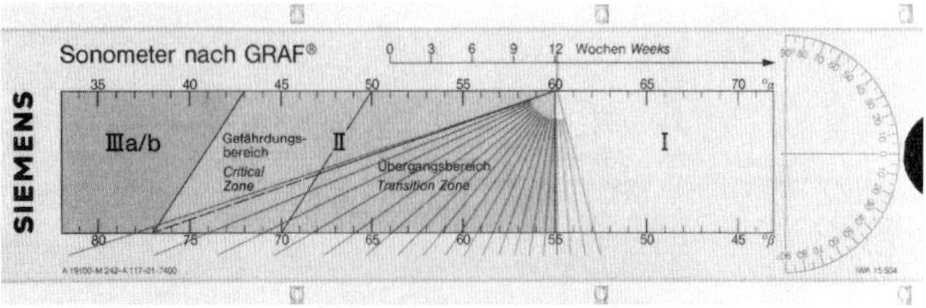

Abb. **71** Graphische Zuordnung der Winkelparameter zu den verschiedenen Hüfttypen. Mit Hilfe der Zeitskala kann bei Untersuchungen innerhalb der ersten 12 Lebenswochen die geforderte Mindestreifung am Sonometer abgelesen werden

men angezeigt. Eine zusätzliche Arthrographie ermöglicht die exakte Feststellung, ob sich der Hüftkopf gefahrlos in die Pfanne einstellen läßt. Je nach klinischem Befund und Anamnese sind sonographische Kontrollen in den ersten 3 bis 4 Lebensmonaten in 4- bis 6wöchentlichen Abständen durchzuführen. Bei Abschluß der Dysplasiebehandlung sollte ein normales Sonogramm mit Darstellung des Hüftkopfkernes vorhanden sein. Bei ausgeprägteren Befunden empfiehlt sich, gegen Ende des 1. Lebensjahres ein Röntgenbild anzufertigen, um Hüftkopfnekrosen auszuschließen und die völlige Ausheilung ganz sicherzustellen. Röntgenbilder sind auch zur Verlaufsbeurteilung der nachholenden Pfannendachentwicklung über das 1. Lebensjahr hinaus anzufertigen.

Lagerung des Kindes zur Röntgenuntersuchung: Die richtige Lagerung des Kindes bei der *Röntgendiagnostik* und Verlaufskontrolle der Hüftdysplasie und Luxation ist von erheblicher Bedeutung, da Fehllagerungen die Beurteilung erschweren und zu diagnostischen Irrtümern führen können. Bei Kleinkindern zieht man am besten die Begleitperson unter entsprechendem Bleischutz hinzu, die die Kniegelenke des Kindes mit beiden Händen umschlossenhält, so daß die Neutralstellung gewährleistet ist. Eine leichte Hüftbeugung, die dabei zustande kommt, entspricht etwa der physiologischen Beugestellung der Hüftgelenke des Säuglings. Auch ein leichter Abstand zwischen den Kniegelenken ist in diesem Alter zulässig und deckt sich mit der Normalstellung. Bei erhöhter Antetorsion sollten die Kniegelenke leicht innengedreht gelagert sein (vorherige Bewegungsprüfung), um Fehldiagnosen hinsichtlich einer Coxa valga oder Lateralisation zu vermeiden. Die Beckenquerachse muß horizontal und parallel zur Röntgenplatte verlaufen. Die Kippung des Beckens um die Quer- oder Hochachse kann zur Veränderung der Hüftprojektion führen, vor allem auch des Pfannendachwinkels. – Um eine exakte Beckenkippung zu erhalten, muß zum Ausgleich der Lendenlordose bei der Beckenaufnahme eine Unterlage unter das Sitzbein gebracht werden.

Arthrographie: Tritt der Hüftkopf nicht ausreichend tief in den Pfannengrund ein, kann durch eine *Arthrographie* das Repositionshindernis dargestellt werden. Die Beurteilung der Gelenkkonturen ist grundsätzlich mit 3 verschiedenen Techniken möglich: Gas, Kontrastmittel und Kontrastmittel-Gas. Die Arthrographie läßt die Weichteilstrukturen erkennen, insbesondere Verengungen des Pfanneneingangs. Ein verformter, zur Pfanne zurückgedrängter knorpeliger Pfannenerker mit Labrum hindert den Hüftkopf am tiefen Eintritt in die Pfanne, wenn gleichzeitig das untere Labrum (Ligamentum transversum) vorgezogen ist, so daß sich zwischen beiden Strukturen eine Enge ergibt.

Welche Faktoren beurteilen wir am Röntgenbild?

Kopf-Pfannen-Beziehung: Der Kopfkern muß gut zentriert stehen, d. h. dicht vor dem ischialen Sektor der Hüftpfanne. Bei stärkeren Dysplasien tritt er weiter nach lateral und kranial, entfernt sich vom Pfannengrund, drückt vermehrt gegen den seitlichen Erker der Pfanne und verhindert sein Wachstum.

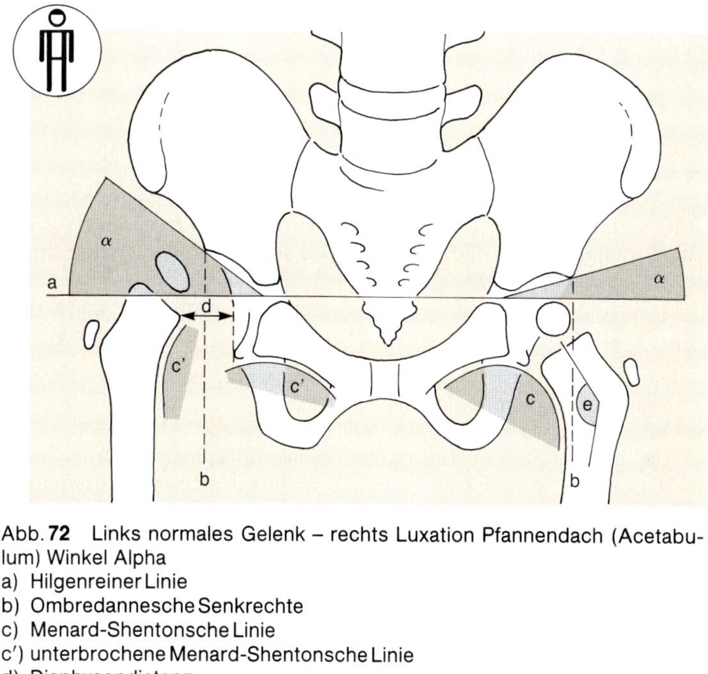

Abb. **72** Links normales Gelenk – rechts Luxation Pfannendach (Acetabulum) Winkel Alpha

a) Hilgenreiner Linie
b) Ombredannesche Senkrechte
c) Menard-Shentonsche Linie
c') unterbrochene Menard-Shentonsche Linie
d) Diaphysendistanz
e) CCD-Schenkelhalswinkel

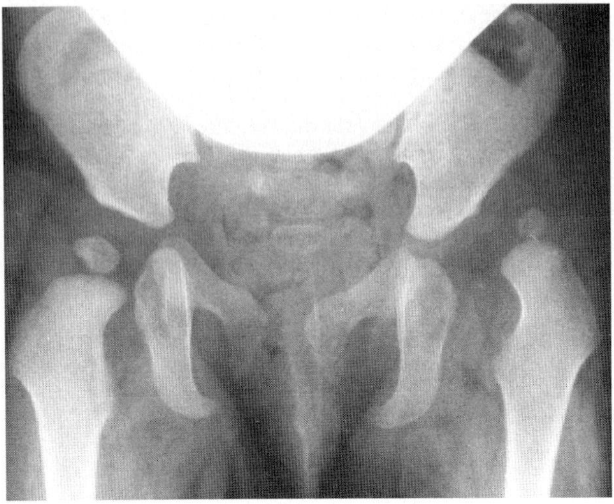

Abb. **73** Hüftluxation; röntgenologisch Grad III nach Tönnis, sonographisch Dreier- bis Viererhüfte

Wenn der Kopfkern noch nicht sichtbar ist, sollte das Kopitsche Viereck die richtige Form und Lage haben. (Das Pfannendach und das proximale Femurende zeigen normalerweise eine etwa geradlinig und parallel zueinander verlaufende Begrenzung. Verbinden wir deren Endpunkte, so erhalten wir ein Quadrat oder ein Rechteck. Bei der verrenkten Hüfte ergibt sich dagegen ein Rhomboid.)

Das Röntgenbild des Beckens läßt sich anhand von Winkeln und Hüftlinien auswerten und dem klinischen Bild zuordnen (Abb. **72** u. **73**).

a) Hilgenrainer-Linie: Nach zwei Seiten lateral verlängerte Verbindungslinie der Fußpunkte der Y-Fugen.
b) Ombredannsche Senkrechte: Von der lateralen Hüftpfannenecke wird das Lot auf die Hilgenrainer-Verbindungslinie gefällt.
c) Menard-Shentonsche Linie: Die Verbindung der Konturen des Schenkelhalses und des Schambeines, die eine gleichmäßige Rundung ergeben. Eine Stufenbildung deutet auf eine Luxation hin.
d) Pfannendachwinkel: Der Pfannendachwinkel Alpha wird gebildet von der Hilgenrainer-Linie und einer Geraden, die durch den Fußpunkt der Y-Fuge und dem Pfannenerker verläuft. Bei erhaltenem Kopfkern kann zusätzlich noch der Zentrumeckenwinkel nach Wiberg bestimmt werden. Er wird zwischen der durch den Femurkopfmittelpunkt zu ziehenden Parallele zur Körperlängsachse und der Ver-

Tabelle **18** Grenzwerte normaler Pfannendachwinkel

Alter (Jahre/Monate)	Mädchen				Jungen			
	leicht dysplastisch (s)		schwer dysplastisch (2s)		leicht dysplastisch (s)		schwer dysplastisch (2s)	
	rechts	links	rechts	links	rechts	links	rechts	links
0/1 +0/2	36	36	41,5	41,5	29	31	33	35
0/3 +0/4	31,5	33	36,5	38,5	28	29	32,5	33,5
0/5 +0/6	27,5	29,5	32	34	24,5	27	29	31,5
0/7 −0/9	25,5	27	29,5	31,5	24,5	25,5	29	29,5
0/10−0/12	24,5	27	29	31,5	23,5	25	27	29
0/13−0/15	24,5	27	29	31,5	23	24	27,5	27,5
0/16−0/18	24,5	26	29	30,5	23	24	26,5	27,5
0/19−0/24	24	25,5	28	30,5	21,5	23	26,5	27
2/0 −3/0	22	23,5	25,5	27	21	22,5	25	27
3/0 −5/0	18	21	22,5	25,5	19	20	23,5	24
5/0 −7/0	18	20	23	23,5	17	19	21	23

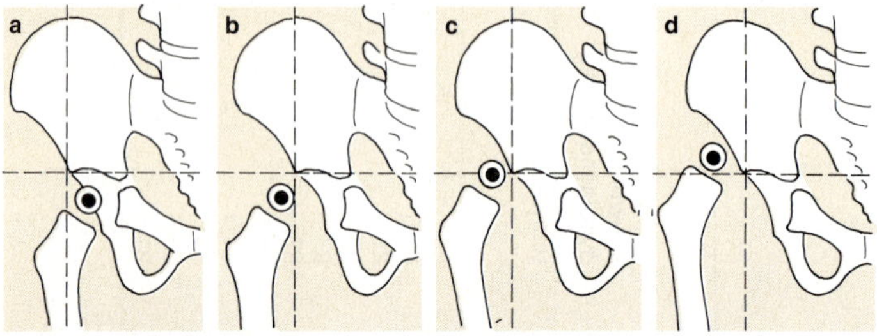

Abb. **74** Luxationsgrade des AKH (Arbeitskreis für Hüftdysplasie)
Grad 1: Kopfkern innerhalb der durch den Pfannenerker gezogenen Senkrechten (Ombrédanne- oder Perkins-Linie)
Grad 2: Kopfkern außerhalb der Senkrechten und unterhalb des Pfannenerkers
Grad 3: Kopfkern auf Höhe des Pfannenerkers
Grad 4: Kopfkern deutlich oberhalb des Pfannenerkers

bindungslinie zwischen Oberschenkelkopfmittelpunkt und lateralem Hüftpfannendacherker gemessen.

Eine tabellarische Festlegung des normalen Pfannendachwinkels im Laufe der Wachstumsphase ist durch Nachuntersuchungen bis zum 5.–7. Lebensjahr von TÖNNIS u. BRUNKEN aufgestellt worden (Tab. **18**).

Neben der Pfannendachwinkelfestlegung ist die Pfannenerkerausbildung für die Entwicklung mitentscheidend. Die Sonographie erlaubt es, schon früh mögliche Ossifikationsstörungen zu erkennen, wie z. B. in der Abrundung und Verbreiterung des noch knorpeligen Pfannenerkers. Der Schweregrad einer Hüftluxation richtet sich nach dem Ausmaß der Dislokation, Instabilität sowie der Pfannendachdysplasie. Die Auswahl der Therapie ist vom Repositionsgrad (ersichtlich in der Arthrographie) abhängig. Die Behandlungsdauer hängt vom Alter und der genügend straffen Fixation ab.

Man unterscheidet nach dem knöchernen Befund im Röntgenbild verschiedene Luxationsgrade. Dieser Befund stellt nur den Entwicklungsstand des Hüftgelenkes und die momentane Beziehung zwischen Kopfkern und Pfanne dar (Abb. **74**).

Luxationsgrad I: Kopfkern innerhalb der durch den Pfannenerker gezogenen Senkrechten (Ombrédannesche Linie).

Luxationsgrad II: Der Kopfkern steht außerhalb der Senkrechten und unterhalb des Pfannenerkers.

Luxationsgrad III: Der Kopfkern steht in Höhe des Pfannenerkers.

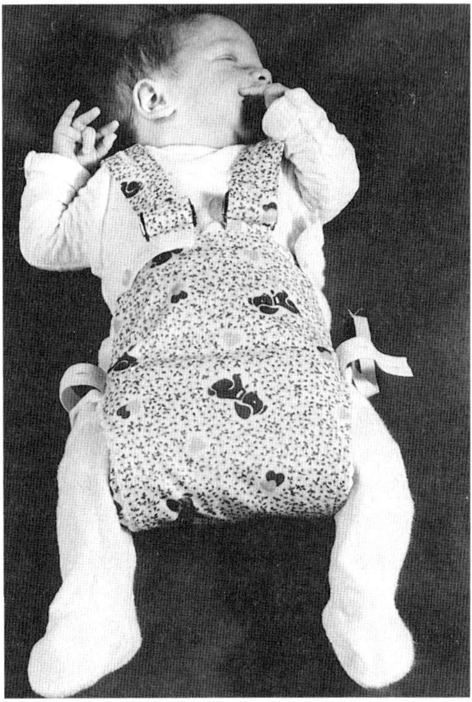

Abb. **75** Angelegte Spreizhose

Luxationsgrad IV: Der Kopfkern steht deutlich oberhalb des Pfannenerkers.

Therapie: Es ist unumstritten, daß nur die frühzeitige Behandlung der Hüftdysplasie die häufig drohende invalidisierende Dysplasie-Koxarthrose verhindern kann. Das therapeutische Vorgehen richtet sich nach dem Grad der Dezentrierung bei Dysplasien und der Reponierbarkeit bei Luxationen (s. Tab. **17**).

Das Ziel der Behandlung ist es, den Hüftkopf nach Reposition stabil und tief unter das Pfannendach zu stellen, um die Pfannendysplasie (Erkerdefekt) zur Ausheilung zu bringen. Dies wird erreicht durch eine Beuge-Spreizhaltung im Hüftgelenk. Eine zu starke Spreizung, d. h. über 70 Grad (Lorenz-Position), sollte wegen der Gefahr einer Hüftkopfnekrose vermieden werden. Bei der Hüftdysplasie, ohne wesentliche Instabilität und Luxation, kommt man in den ersten Monaten ohne weiteres mit der Spreizhose aus (Abb. **75**). Durch Beugung und gleichzeitige Abspreizung wird der Kopf in die Pfanne zentriert. Das Spreizhöschen darf einerseits nicht zu schmal in seinem Steg sein, da dieser sonst bei instabilen Gelenken den Hüftkopf bei der Anspreizung nach hinten aus der Pfanne hebeln kann; andererseits nicht zu breit bemessen sein, um eine Abduktion von mehr als 80 Grad zu vermeiden. Bei starken Abspreizpositionen treten Hüftkopfnekrosen vermehrt auf. Die Spreizhose muß ständig getragen und darf nur zum Wickeln und Baden abgenommen werden. Regelmäßiges Überprüfen des richtigen Sitzes ist erforderlich. Die Behandlung mit der Spreizhose ist bei Dysplasien bis zum 8. Monat sinnvoll, dann ist ihre Wirkung auf die Pfannendachentwicklung nur noch gering. Bei subluxierten instabilen Gelenken infolge von Kapsellockerungen kann auch eine Spreizhöschenbehandlung in den ersten 4 bis 6 Wochen erfolgreich sein. Bleibt eine anhaltende Instabilität oder besteht gar das Ein- und Ausrenkphänomen oder eine ungenügende Zentraleinstellung des Hüftkopfes, so muß sofort auf andere Maßnahmen übergegangen werden.

Verschiedene Einrenkungsverfahren wurden beschrieben, die früher angewandte „forcierte manuelle Reposition", die manchmal mit erheblicher Kraftanstrengung ausgeführt wurde, wird heute wegen der hohen Hüftkopfnekroserate nicht mehr durchgeführt. Neben den sog. funktionellen Behandlungsmethoden (Bandagen, Schienen) sind stärker fixierende Verfahren (Gips) zur Dislokationsbehandlung oft nötig.

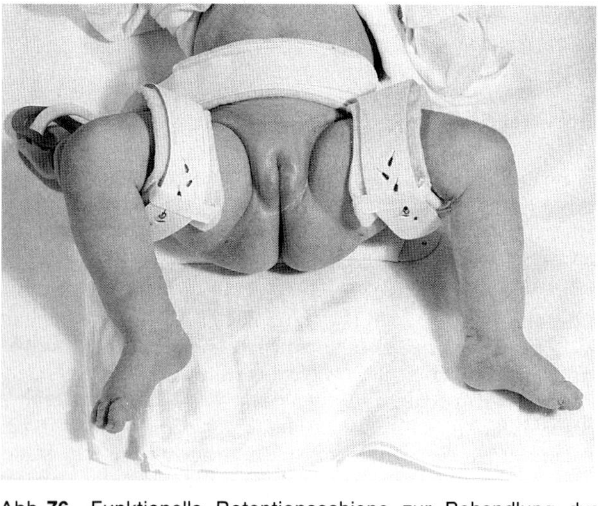

Abb. **76** Funktionelle Retentionsschiene zur Behandlung dysplastischer Hüften (Düsseldorfer Spreizschiene)

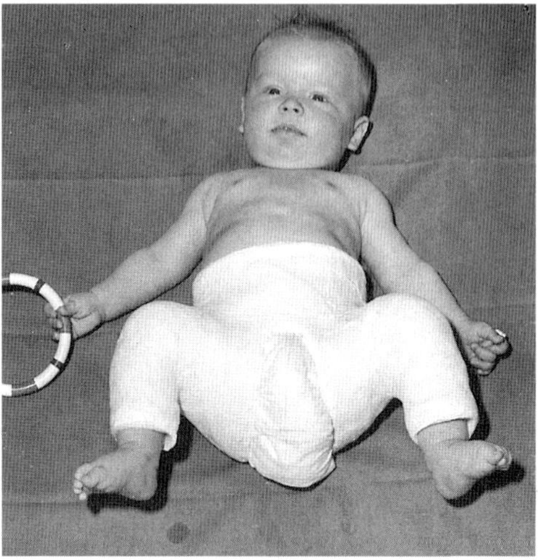

Abb. **77** Hockgipsverband nach Fettweis

Durch die funktionelle Therapie soll nach der Reposition die nachholende Entwicklung der Pfannendysplasie durch einen größeren Bewegungsspielraum erreicht werden. Die straffere Gipsfixation ermöglicht in der Frühphase und bei instabilen, aber zentral eingestellten Hüftgelenken eine oft günstigere und schnellere Abheilung des Erkerdefektes. Besonders bei instabilen Hüftgelenken genügen einfache Schienen meist nicht, die Pfannendachentwicklung ausreichend zu beeinflussen, so daß Restdysplasien verbleiben. Schwere dysplastische Hüften ohne stärkere Abduktionsbehinderung und ausreichend zentraler Einstellung können durch Schienen (z. B. Düsseldorfer Spreizschiene (Abb. 76), Hanauseck-Apparat, von-Rosen-Schiene u. a.) oder Gipsverbände versorgt werden. Die Gipsfixation erfolgt in einer Hockstellung, wie sie von Fettweis beschrieben wurde. Sie beruht auf der Annahme, daß die Sitz-Hockstellung (110–120 Grad Beugung und 40–50 Grad Abduktion), die der Haltung des Kindes im Mutterleib ähnelt, die Wachstumszonen an den Pfannenerkern entlastet und so für die Pfannenentwicklung die beste Voraussetzung bringt (Abb. 77). Eine vorherige Arthrographie ist gelegentlich zu empfehlen, um zu beurteilen, ob sich der Hüftkopf durch Einnahme der Beugestellung und Abspreizung ausreichend tief in die Pfanne einstellen läßt. Der Gipsverband verbleibt jeweils für 4–6 Wochen, danach wird der Gips gewechselt und eine klinische Kontrolle durchgeführt. Zwei bis drei Gipse sind bei schweren Dysplasien oft notwendig, um eine Stabilität der lockeren Gelenke zu erreichen. Zur Dysplasiebehandlung kann danach auf eine Schienenbehandlung übergegangen werden.

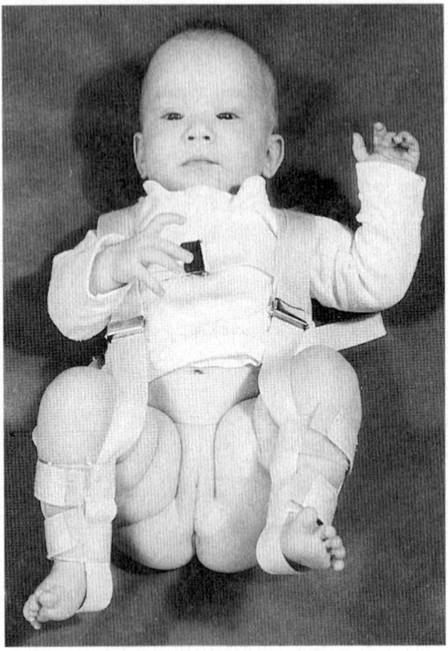

Abb. **78** Angelegte Pavlik-Bandage

Liegt neben der Lateralisation noch eine deutliche Kranialverschiebung in einer zunehmenden Luxationsstellung vor, so kommen mehrere Methoden in Betracht.

1. Pavlik-Bandage (Abb. 78)

Oft ist die Behandlung besonders in den ersten Wochen durch eine Pavlik-Bandage erfolgversprechend. In ihr wird der Oberschenkel in eine Beugung von 100 bis 110 Grad gebracht. Unter Strampelbewegungen und langsamer Abduktion gleitet der Hüftkopf in einem hohen Prozentsatz spontan in die Pfanne. Für die Dauerfixierung und Stabilisierung eines luxierten Hüftgelenkes ist die Pavlik-Bandage aber nicht immer ausreichend.

Die Reluxationsgefahr ist groß. Daher muß bei instabilen Gelenken nach der Reposition zur Kapselstabilisierung und Pfannenausheilung eine Schienen- oder Gipsbehandlung folgen.

2. Gips- oder Schienenbehandlung

Läßt sich der Hüftkopf stabil und ausreichend tief unter das Pfannendach einstellen, so kann nachfolgend zur Retention eine Schiene oder, sicherer, ein Gips angelegt werden.

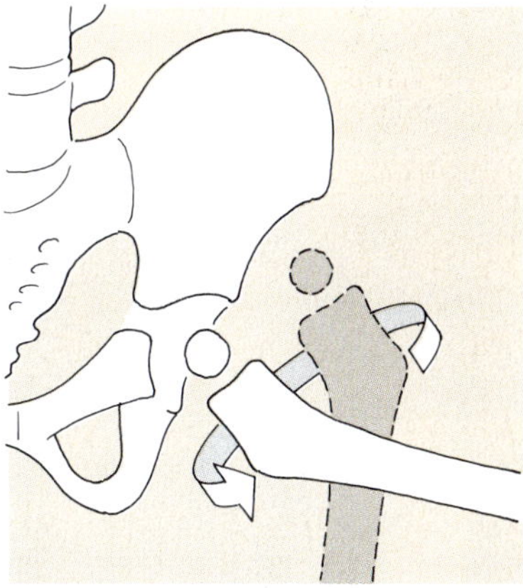

Abb. **79** Schematische Darstellung des Extensions-Repositionsmanövers. Die erste Phase der Extension in axialer Richtung (rot) mündet in der letzten Phase der Extension in die Reposition und Retention (weiß).
Nach Erreichen der letzten Phase kann bei ausreichender Stabilität zur weiteren Dysplasieausheilung auf die Schienenbehandlung übergegangen werden

3. Extension (Abb. 79)

Steht der Hüftkopf luxiert und ist der Pfanneneingang stark verengt, so ist die Gefahr einer Hüftkopfnekrose durch Druck am verengten Pfannenrand besonders hoch. In solchen Fällen ist eine Aufdehnung von Kapsel und Labrum durch Vorextension erforderlich.

Das Prinzip der Extensionsbehandlung liegt in einem langsamen Aufdehnen der verengten Kapsel, des Labrums und der Pfannenöffnung und einem Rückführen des Hüftkopfes in das Pfannenzentrum. In jeder Phase der Einrenkung muß immer sichergestellt sein, daß der Hüftkopf ausreichend tief unter dem Pfannendach steht bzw. sich in der Extension auf die Pfanneneingangsebene zubewegt. Durch die Ultraschalluntersuchung sind entsprechende Kontrollen jederzeit möglich.

In seltenen Fällen ist eine geschlossene Reposition wegen längerbestehender Luxation, starker Instabilität und ausgedehnterer Repositionshindernisse (verformtes Labrum und wulstiger Pfannenrand, enger Kapselschlauch, vorgezogenes Lig. transversum etc.) nicht möglich, so daß das Hüftgelenk operativ eingestellt werden muß.
Nach der operativen Einstellung erfolgt eine Gipsruhigstellung in leichter Abduktion und Innenrotation. Extremstellungen sollten auch hier vermieden werden. Aus dem im Bauchteil gedeckelten Gips sollte den Kindern frühzeitig die Möglichkeit gegeben werden, sich aufzusetzen, um dadurch die Beugung der Hüftgelenke zu üben. Nach 8 bis 12 Wochen Gipsfixation kann dann zur Ausheilung eines noch bestehenden Erkerdefektes wieder auf eine Schiene übergegangen werden. Falls eine Reluxationsgefahr bei noch steilem Pfannendach besteht, sollte unter Umständen gleichzeitig eine Pfannendachplastik vorgenommen werden.

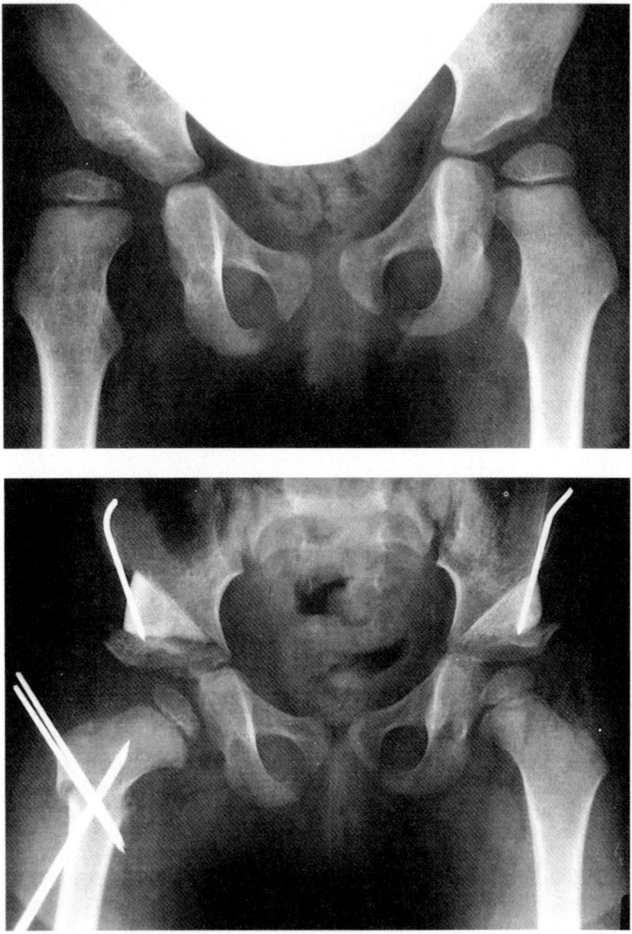

Abb. **80** Röntgenbilder eines 2jährigen Kindes

a) bei dem eine Hüftluxation rechts und Hüftdysplasie links vorlag und durch Bandagen vorbehandelt wurde. Rechtsseitige Kopfnekrose. Beidseitige deutliche Lateralisation der Hüftköpfe (rechts mehr als links).

b) Es wurde rechts eine Drehvarisierung sowie beidseitige Acetabuloplastik durchgeführt.

Fixation der Osteotomie mit gekreuzten Kirschnerdrähten und der enteiweißten Knochenkeile im Pfannendach durch einzelne Kirschnerdrähte

Mit der Ausheilung einer stärker dysplastischen Pfanne durch Schienen oder Gipse ist nach dem 2. Lebensjahr nicht mehr zu rechnen.

Varisierende Operationsverfahren, bei denen der Hüftkopf durch eine proximale Femurumstellung tiefer unter das dysplastische Pfannendach gestellt wird, sind nicht ausreichend, um schwerere Hüftdysplasien zu verbessern. Fast immer kommt es im Laufe des weiteren Wachstums zu einer erneuten Aufrichtung des Schenkelhalses in eine stärkere Valgus- und Antetorsionsposition (Revalgisierung, Kopf-in-Nacken-Lage) mit erheblicher Verschlechterung der Hüftgelenkssituation.

Nur bei extremer Coxa-valga- und antetorta-Stellung mit der Gefahr einer Reluxation bzw. Verschlechterung des Pfannenwachstums ist eine Detorsions-Varisierungsoperation, kombiniert mit einer Pfannendachplastik, vorzunehmen (Abb. **80** a u. b). Eine wirkliche Besserung und Beseitigung der Dysplasie ist nur von Eingriffen am Pfannendach selbst zu erwarten. Neben Acetabuloplastiken kommen bei Kindern auch Salter-Osteotomien in Frage. Ab dem 10. Lebensjahr kann dann eine 3fache Beckenosteotomie vorgenommen werden (Abb. **81** a u. b). Die Chiari-Osteotomie im Wachstumsalter führt nur teilweise zur Überdachung des Hüftkopfes mit belastungsfähigem Knorpel und ist daher nicht zu empfehlen.

Bei den pfannenverbessernden Eingriffen sind Gipsruhigstellungen von 4 bis 6 Wochen postoperativ notwendig. Lange Gipsbehandlungen führen häufig zu Kontrakturen und Knorpelschäden. Teilmobilisierungen in Funktionsgipsen mit Beuge- und Streckbewegungen sollten daher frühzeitig ermöglicht werden.

Nachbehandlung der operierten Hüfte: Nach langer operativ bedingter Entlastung ist es notwendig, die Hüfte zunächst langsam an die Belastung zu gewöhnen. Eine spezielle Nachbehandlung innerhalb der ersten 12 Lebensmonate ist nicht notwendig. Es genügt hier, die Kriechphase möglichst lange zu halten. Bei stehfähigen Kindern soll eine Belastung der Hüfte nicht gefördert werden. Teil- und Vollbelastung (evtl. auch in Spreizschienen) erfolgen bei größeren Kindern erst allmählich. Eine gute Möglichkeit zur dosierten Belastung bieten das Laufrad von Schede und das Münster-Pferdchen (Abb. **82**). Durch Tieferstellen des Sattels kommt es zur allmählichen Belastung der Hüftgelenke aus der Abduktionsstellung heraus.

Wenn die Kinder frei herumlaufen, besteht die Neigung, mit etwas gebeugten, abgespreizten und innenrotierten Beinen zu gehen. Man sollte dies nicht korrigieren, weil so eine günstigere zentrale Einstellung des Kopfes in die Pfanne erreicht wird. Längeres Gehen, Stehen und Springen sollte zunächst vermieden werden. Den Bewegungsdrang der Kinder muß man durch Fahrradfahren, Tretroller, Kett-car, Schwimmen und Reiten steuern.

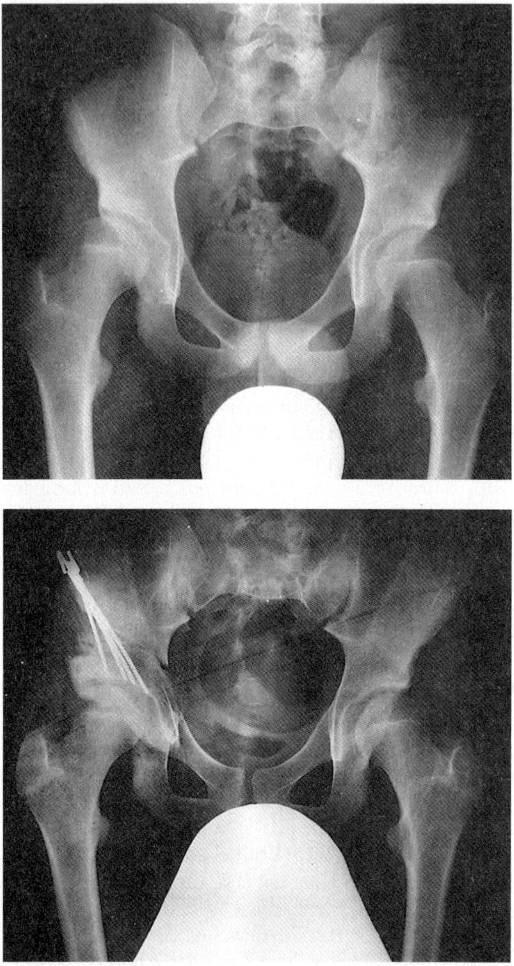

Abb. **81** 17jähriger Junge

a) mit Hüftdysplasie beidseits (rechts deutlicher als links) mit Belastungsschmerzen im rechten Hüftgelenk.
Die rechte Pfanne ist steilgestellt und der Hüftkopf subluxiert. Es besteht eine Inkongruenz zwischen Kopf und Pfanne.

b) Durch die Dreifachbeckenosteotomie (nach Durchtrennung von Sitz-, Scham- und Darmbein kann die Hüftpfanne entsprechend der fehlenden Überdachung nach ventral und/oder lateral geschwenkt werden) läßt sich die Hüftpfanne in einen weitgehend normalen Neigungswinkel über den Hüftkopf stellen und ihn damit gut überdachen

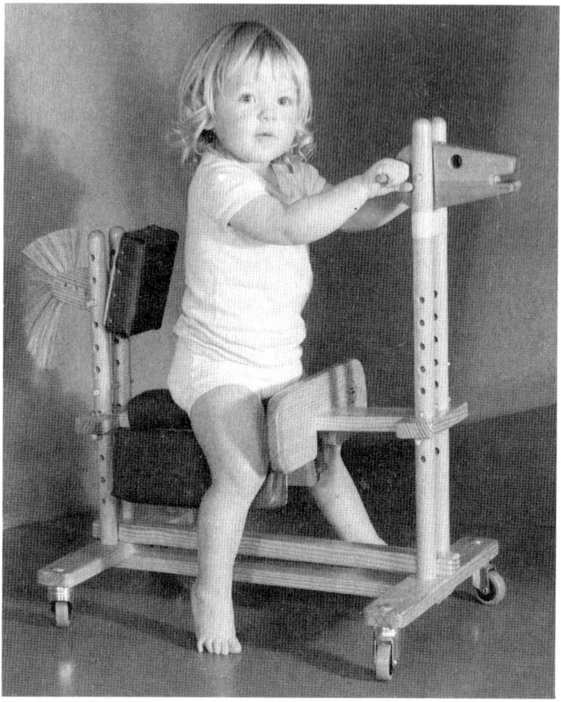

Abb. **82** Nachbehandlung einer operativ behandelten Hüftluxation mit einem sogen. Münster-Pferdchen.
Die Beinchen stehen in Abduktion bei Teilbelastung

Komplikationen: Die schwerwiegendste und gefürchtete Komplikation der Hüfteinstellung ist die *Hüftkopfnekrose.* Bei allen Verfahren gibt es eine gewisse Nekroserate, die mindestens bei 1–3% liegt. Ist sie einmal eingetreten, so können wir nur noch abwarten, denn ausheilende Behandlungsmaßnahmen existieren nicht. Bei schwereren Nekrosen heilt der Kopf unter Deformierung und mit Wachstumsstörungen des Schenkelhalses und oft Fehlformen des ganzen Hüftgelenkes aus. Eine frühzeitige Arthrose ist die Folge.

Epiphysiolysis capitis femoris (Hüftkopfgleiten)

Das Hüftkopfgleiten ist eine Erkrankung mit Abrutschen der Hüftkopfkappe vom Schenkelhals; meist chronisch (Lenta-Form), selten akut (Akuta-Form). Der Gleitvorgang erfolgt in der Wachstumszone. Die Ätiologie der Erkrankung ist noch weitgehend unklar.

Verschiedene Theorien versuchen das Krankheitsbild zu erklären. Mechanische Faktoren werden möglicherweise dann entscheidend, wenn das Körpergewicht des Heranwachsenden zunimmt, was eine besondere Beanspruchung für die Wachstumszone bedeutet. Eine endokrine Grundlage für das Gleiten zeigt sich häufig bei Wachstumsabnormitäten. Man findet des öfteren mit der Epiphysiolysis ein Adiposogenitalsyndrom, welches durch Übergewicht, Gonadenunterentwicklung und eine Übergröße charakterisiert ist. Aus der Störung des endokrinen Gleichgewichtes resultiert eine aufgelockerte und breite Epiphysenfuge, mit mechanischer Instabilität und verminderter Belastbarkeit. Familiengehäuftes Auftreten spricht für zusätzliche genetische Faktoren.

Die häufigste Dislokation der Epiphyse ist nach dorso-distal, wobei der Schenkelhals nach ventral-proximal gerichtet ist. Es kommt zu einer Vergrößerung des Schenkelhalswinkels im Röntgenbild. Besteht schon vorher ein größerer Schenkelhalswinkel, so rutscht die Hüftkopfkappe mehr nach dorsomedial. Wenn das Abrutschen einmal begonnen hat, setzt es sich fort, bis sich die Wachstumszone zum Ende des Wachstums oder durch chirurgische Maßnahmen schließt. Der Gelenkknorpel bleibt bei mäßiggradigem Abrutsch intakt.

Klinik: Kinder, die müde sind, zeigen ein leichtes Hüfthinken. Die Bewegungsprüfung ergibt eine Abduktionsbehinderung bei vermehrter Außenrotation und eingeschränkter Innendrehung. Bei Hüftbeugung weicht die Hüfte in Außenrotation aus (Drehmannsches Zeichen). Ist es zu einem kompletten Abrutsch gekommen, so besteht ein akuter Hüftschmerz mit meist voller Gehunfähigkeit. Die Frühdiagnose der Epiphysenlösung ist für das Schicksal des Patienten entscheidend.

Röntgen: Die frühesten radiologischen Befunde zeigen die Epiphysenlinie verbreitert und unregelmäßig. Beim akuten Abrutsch sind die Konturen von Schenkelhals und Femurkopf deutlich und leicht zu erkennen. Bei der chronischen Epiphysiolysis treten Umbauprozesse mit periostalen Knochenappositionen am medialen und hinteren Rand der Schenkelhalsmetaphyse gleichzeitig mit der Epiphysenverlagerung auf. Erst mit zunehmendem Abrutsch ist die Epiphysenlinie abgeflacht und die Kopfkappe leicht verschoben. Später erscheint die Epiphyse dann stark höhenreduziert. In der orthograden Aufnahme wird die Darstellung des Abkippens und Abgleitens der Epiphyse deutlicher. Daher sind bei Verdacht einer Epiphysenlösung immer Röntgenaufnahmen in 2 Ebenen notwendig. – Als Abgleitwinkel ist jener Winkel zu verstehen, der von der Senkrechten

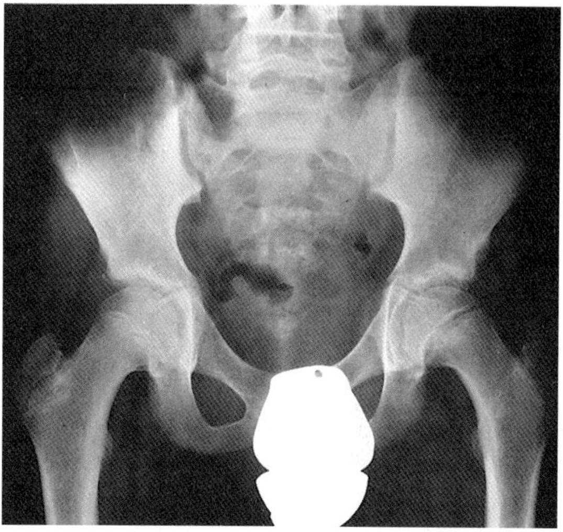

a

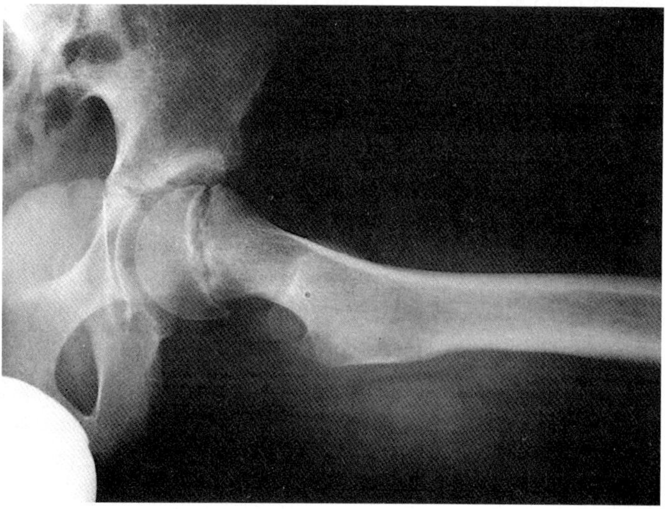

b

Abb. **83** Röntgenbild einer linksseitigen Epiphysenlösung.

a) In der a.-p. Aufnahme sind die Veränderungen wenig zu erkennen. Die Epiphysenlinie ist etwas verbreitert und aufgelockert. Die Epiphyse ist geringgradig nach medial verschoben. (Meist schneidet die obere Schenkelhalsbegrenzung gerade noch die Epiphyse am oberen Rand)

b) In der entscheidenden orthograden Aufnahme zeigt sich der Abrutsch deutlicher

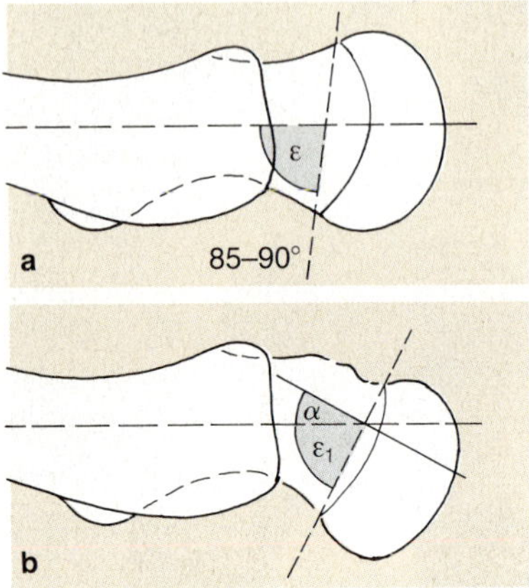

Abb. **84** Epiphysenlösung
a) Orthograde Aufnahme mit normalem Epiphysenwinkel
b) Epiphysenlösung mit Verkleinerung des Epiphysenwinkels I. Der Winkel Alpha gibt den Grad des Abrutsches an

der Femurlängsachse und der Epiphysenbasislinie gebildet wird. Die Basis der Epiphyse bildet normalerweise mit der Femurlängsachse einen Winkel von 85–90 Grad, beim Epiphysengleiten verkleinert sich dieser Winkel und kann als Maß für das Gleiten gebraucht werden (Abb. **83** u. **84** a u. b).

Therapie: Die Behandlung sollte direkt nach der Diagnosestellung erfolgen, um ein weiteres Abrutschen zu vermeiden. Ziel der Therapie ist die weitgehende Wiederherstellung der Gelenksymmetrie. Konservative Maßnahmen, wie langfristiges Ruhigstellen im Becken-Bein-Gipsverband oder eine Extension sind nicht erfolgversprechend.

Über die Art der Operation entscheidet der Zeitpunkt des Auftretens und der Grad des Abrutsches. Ein akuter Abrutsch erfordert eine sofortige offene oder geschlossene Reposition (geschlossen durch eine Abduktions-Innenrotations- und Extensionsbewegung). Die anschließende Fixation der Epiphyse erfolgt in der Regel mit einer Kompressionsschraubenosteosynthese bei älteren Kindern, oder einer Kirschner-Draht-Spickung bei jüngeren. Wegen der hohen Inzidenz einer doppelseitigen Erkrankung ist die Fixation immer beidseitig durchzuführen.

Bei dem progredienten bzw. langsamen Abgleiten ist eine Reposition in der Regel nicht möglich und erfordert daher andere operative Schritte. Beim Abrutsch bis 30 Grad ist eine operative Korrektur der Fehlstellung nicht notwendig. Die Epiphysenlage durch Kirschner-Drähte wird sozusagen in der Abrutschposition fixiert (Abb. **85**). Bei geringgradigerem Abrutsch ist ein Weiterwachsen des Schenkelhalses über die Kirschnerdrähte dann möglich.

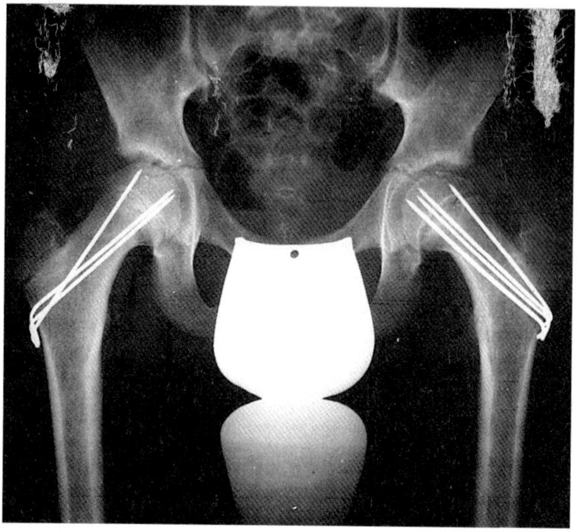

Abb. **85** Epiphysenlösung der linken Hüfte.
Fixation der Epiphysen mit Kirschnerdrähten.
Da die Erkrankung häufig beide Hüften betrifft, wurde die Gegenseite prophylaktisch mit operiert

Ein vorzeitiger Epiphysenschluß mit relativer Verkürzung des Schenkelhalses läßt sich manchmal vermeiden. Sollten die Kirschner-Drähte durch das Wachstum nicht mehr die Kopfkappe fassen, ist bei noch offener Epiphysenfuge eine erneute Kirschner-Draht-Fixierung notwendig.

Eine Verschraubung der Epiphyse bei Jugendlichen, die fast ausgewachsen sind, kann ebenfalls durchgeführt werden. Die Gegenseite muß prophylaktisch mitbehandelt werden, da die Gefahr des Abrutsches auch hier besteht.

Mit einer gewissen Spontankorrektur einer gering abgerutschten Epiphyse bei noch entsprechender Wachstumspotenz ist zu rechnen.

Bis zu einem Abgleiten von 30° zeigt sich langfristig eine günstige Prognose.

Ein Abrutsch zwischen 30° und 50° erfordert zur Verbesserung der Gelenkeinstellung eine hüftgelenksnahe Umstellungsosteotomie (meist Beuge-Rotationsosteotomie). Bei einem Abgleiten über 50° ist eine hüftgelenksnahe Umstellungsosteotomie häufig nicht ausreichend. In diesen Fällen kann eine offene Reposition der abgerutschten Epiphyse durch eine subkapitale Osteotomie erfolgen.

Durch die gelegentlich vorkommenden Unterbrechungen der Blutzirkulation im Schenkelhals ist diese Operation mit dem hohen Risiko einer Hüftkopfnekrose verbunden.

Differentialdiagnose: Geburtstraumatische und traumatische Epiphysenlösung, Morbus Perthes, Osteochondritis dissecans, idiopathische Chondrolyse, monartikulär verlaufende Arthritis.

Chondrolyse („Pubertätshüftsteife")

Die Chondrolyse oder akute Knorpelnekrose ist eine seltene Komplikation der Epiphysiolysis capitis femoris. Sie stellt einen wenig erforschten Prozeß dar, der durch Destruktion des Gelenkknorpels charakterisiert ist.

Man bezeichnet das Krankheitsbild auch als Pubertätshüftsteife. Obwohl die Chondrolyse hauptsächlich bei behandelten Patienten auftritt, wird sie auch bei unbehandelten beobachtet und auch bei solchen, die keine Epiphysiolysis aufweisen. Die Ätiologie der akuten Knorpelnekrose ist deshalb noch nicht hinreichend geklärt. Sie kann durch eine Freisetzung lysosomaler Enzyme aus der Gelenkinnenhaut des Hüftgelenkes verursacht sein, wie z. B. bei Patienten mit Epiphysiolysis und chronischer Synovitis. Außerdem werden Autoimmunreaktionen gegen den Gelenkknorpel des Hüftgelenkes diskutiert. Vermutlich spielt auch ein Trauma in vielen Fällen eine Rolle. Patienten mit schwerer Epiphysiolysis haben eine höhere Inzidenz für eine akute Knorpelnekrose als Patienten mit einer leichten Epiphysiolysis, und die Inzidenz der Chondrolyse sinkt, je schonender die Behandlung durchgeführt wird. Gefährdet sind besonders Mädchen in der Präpubertät mit tiefen Hüftpfannen (Protrusion).

Klinik: Klinisch findet sich bei den nicht epiphysiolysebedingten Chondrolysen anfangs ein hinkender Gang bei guter Beweglichkeit des Hüftgelenkes. Erst später treten Bewegungseinschränkungen, Schmerzen und gelegentlich Gelenkergüsse auf.

Röntgen: Die progressive Gelenkspaltverschmälerung deutet auf eine Chondrolyse hin.

Therapie: Die Behandlung zielt darauf ab, während der akuten Phase den Schmerz zu lindern. Gewöhnlich werden Bettruhe, Antiphlogistika (Salizylate, Indometacin) und gelegentlich eine Extension eingesetzt. Bei Gelenkergüssen ist die sofortige Punktion notwendig. Auch intraartikuläre Kortisoninjektionen können zur Schmerzlinderung und Entlastung der Gelenksynovialitis vorgenommen werden. Die Ruhigstellung sollte aber nur wenige Tage betragen.

Operativ sind Hüftentspannungsoperationen (Adduktorentenotomien, Tenotomie des Psoas u. a.) und hüftgelenksnahe Osteotomien (varisierend, extendierend, rotierend) zur Stellungskorrektur des Beines bei fibröser Teilsteife notwendig. Arthroplastische Operationen und Arthodesen sind in einzelnen Fällen ebenfalls in Erwägung zu ziehen.

Morbus Perthes (Calvé-Legg-Perthessche Erkrankung)

Das Krankheitsbild wird zu den aseptisch-ischämischen Nekrosen gezählt. (Die Osteochondrosen bzw. aseptischen-ischämischen Knochennekrosen treten vorwiegend am wachsenden Skelett, also bei Kindern und Jugendlichen auf. Das Leiden manifestiert sich an der Epiphyse, Metaphyse und Apophyse der langen Röhrenknochen und an den enchondral verknöchernden Fuß- und Handwurzelknochen.) Die Perthessche Erkrankung ist die häufigste aseptische Knochennekrose. Sie tritt hauptsächlich zwischen dem 3. und 12. Lebensjahr auf, wobei die meisten Erkrankungsfälle im Alter zwischen 4 und 8 Jahren liegen. Jungen sind 4mal häufiger betroffen als Mädchen.

In 10 bis 20 % der Fälle befällt die Krankheit beide Hüftgelenke. Betroffen sind der Femurkopf, die proximale Femurmetaphyse, seltener die Hüftgelenkspfanne.

Neben der mangelhaften Durchblutung werden chronische Synovitiden (z. B. Coxitis fugax), metabolische Knochenerkrankungen und Skelettretardierungen für das Krankheitsbild verantwortlich gemacht.

Kinder mit Morbus Perthes sind häufig minderwüchsig. Besonders in jüngeren Jahren ist die Skelettretardierung ausgeprägter als das Zurückbleiben der Körpergröße. Die stärksten Abweichungen bestehen in der Altersgruppe zwischen 5 und 9 Jahren. In dieser Zeit ist vom Alter her eine 2- bis 4jährige Skelettretardierung zu den normal Entwickelten zu sehen. Im höheren Alter gleichen sich dann Skelett- und chronologisches Alter wieder an. Bei Kindern mit einer ausgeprägten Skelettretardierung ist der Verlauf der Erkrankung deutlich verlängert.

Klinik: Im Beginn der Erkrankung ermüden die Kinder rasch und beginnen leicht zu hinken. Sie klagen über geringe Schmerzen im Hüftgelenk, manchmal aber auch nur über Kniebeschwerden. Auffällig ist oft die Diskrepanz zwischen der schon deutlichen Funktionsbehinderung und den geringen Klagen. Später stellen sich dann anhaltende Schmerzen, ein konstantes Hüfthinken und zunächst eine scheinbare, dann reale Beinverkürzung ein. Neben einem Leistendruckschmerz ist die Hüftgelenksbewegung besonders in der Überstreckung und Innenrotation eingeschränkt.

Röntgen: (a.-p. und Rippstein-Aufnahme). Die Diagnose Morbus Perthes wird letztendlich röntgenologisch gestellt. Das Röntgenbild des betroffenen Hüftgelenkes läßt aufgrund der pathologisch-anatomischen Veränderungen verschiedene Stadien erkennen.

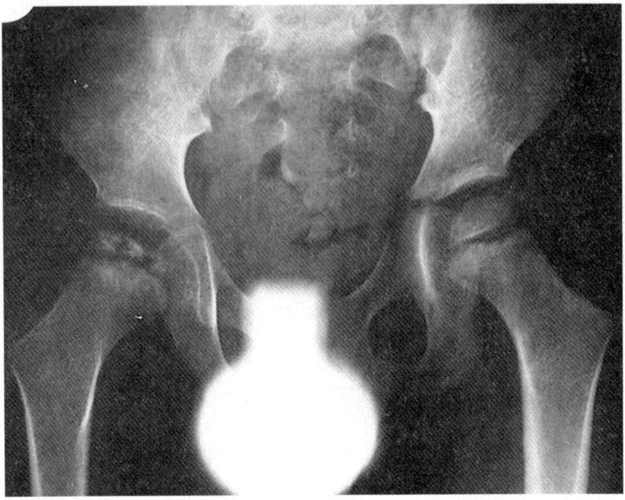

Abb. 86 a

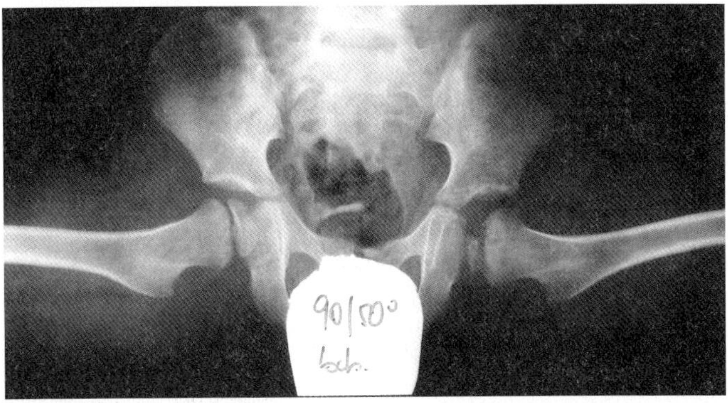

Abb. 86 b

Abb. **86** Morbus Perthes, Röntgenstadien:

a) Stadium III mit scholligem Zerfall des sklerosierten Hüftkopfkernes
b) Dasselbe Hüftgelenk in orthograder Aufnahme.
   Man sieht hier, daß die gesamte Epiphyse mit Teileinbeziehung der Metaphyse beteiligt ist
c) Spätes Stadium IV, die reparativen Vorgänge haben 2 Jahre später noch nicht zur vollständigen Normalisierung der Epiphyse geführt

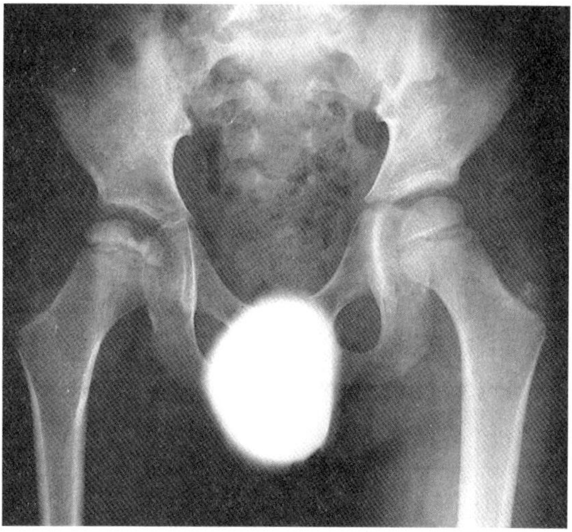

Abb. 86 c

1. Initialstadium: Wegen Ausfall der Gefäßversorgung wächst der Hüftkopfkern nicht mehr, sondern nur noch der aus dem Gelenkraum versorgte Knorpel. Daraus resultiert eine scheinbare Gelenkspalterweiterung.
2. Stadium der Kondensation: Zunehmende Verdichtung (Sklerosierung) und Abflachung des Hüftkopfkernes mit oft zusätzlichen Strukturunregelmäßigkeiten der Metaphyse und Verplumpung des Schenkelhalses sowie diffuse Atrophie des gesamten hüftnahen Femurendes.
3. Stadium der Fragmentation: Der abgeflachte und teils deformierte Hüftkopfkern verfällt schollig. In diesem Stadium beginnen bereits die reparativen Vorgänge mit Revitalisierung der Nekrose durch neueinsprießende Gefäße aus der Umgebung.
4. Stadium der Reparation und Regeneration: Die nekrotischen Kopfanteile werden in neue Knochensubstanz umgewandelt, und es erfolgt eine Nachverknöcherung (Abb. **86** a–c).

Je nach Alter, Erkrankungsbeginn und Ausmaß der Kopfnekrose erfolgt die Ausheilung mit einer mehr oder weniger starken Deformierung des Hüftkopfes. Typisch ist der abgeflachte Pilz oder walzenförmige Kopf mit verkürztem Schenkelhals und hochstehendem Trochanter major (Coxa plana, -magna, -vara) sowie eine Beinverkürzung.

Therapie: Kinder mit Beschwerden verlangen zunächst Bettruhe, evtl. eine Extensionsbehandlung, Krankengymnastik und schmerzlindernde Medikamente. Nach Abklingen der Beschwerden erfolgt die Mobilisie-

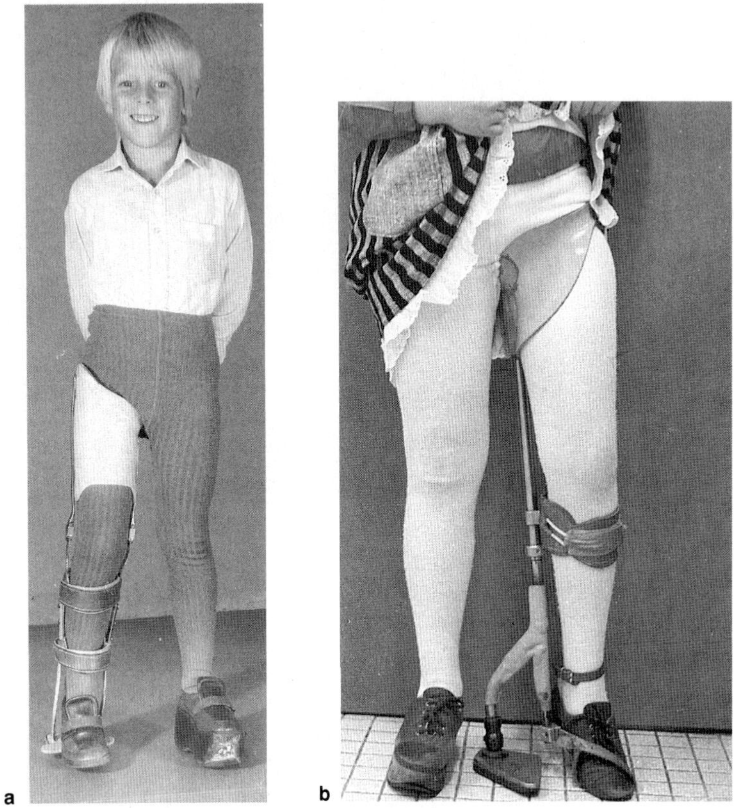

Abb. **87** Technische Versorgung des Perthesschen Erkrankung:
a) Durch einen Thomassplint
b) Durch eine Mainzer Hüftentlastungsorthese

rung des Kindes im entlastenden orthopädischen Apparat. Am verbreitetsten ist heute noch die Entlastung des aseptisch nekrotischen Hüftkopfes mit der Thomas-Schiene. Aufgrund der nicht ausreichenden Entlastung sowie starken Überhöhung der Gegenseite und nicht idealen Einstellung des Kopfes in die Pfanne hat sich dieser Gehapparat als nicht ideal erwiesen. Dies führte zu anderweitigen orthopädischen Versorgungen, wie den Abspreizapparaten in Form der trilateralen Orthese nach Fillauer, der Toronto-Orthese, dem Mainzer Hüftentlastungsapparat, dem Drei-Bein-Gips nach Härtel u. a. (Abb. 87 a u. b). Sie ermöglichen eine bessere

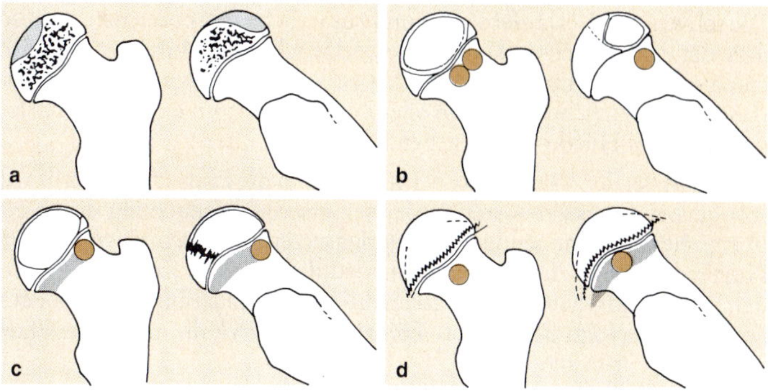

Abb. 88 s. Text

Einstellung des Hüftkopfes in die Pfanne und damit einen günstigen gerundeten Wiederaufbau der Epiphyse sowie stärkere Entlastung des Hüftkopfes.

Alle 2 bis 3 Monate muß eine klinische Kontrolle mit Beurteilung des genauen Sitzes der Orthese und 2mal jährlich ein Röntgenstatus erfolgen.

Catteral differenziert je nach Ausdehnung der epiphysären Nekrose 4 prognostische Gruppen (Abb. **88**):

1. Befall des vorderen Anteils der Epiphyse ohne Sequestration und metaphysären Veränderungen.
2. Defekt im lateralen ventralen Anteil der Epiphyse. Sequestration. Metaphysenreaktion.
3. Der Femurkopf ist lateral zu ⅔ betroffen mit ausgeprägter Metaphysenbeteiligung und Sequestration.
4. Die Epiphyse ist insgesamt betroffen. Ausgeprägte metaphysäre Reaktion und Sequestration.

Die Gruppen 1 und 2 entsprechen den leichteren Verlaufsformen und bedürfen nach Catteral keiner Behandlung. Die Gruppen 3 und 4 beinhalten die schweren Verlaufsformen mit der Notwendigkeit einer Therapie. Allerdings ist die Zuordnung zu den einzelnen Gruppen selten im Früh- und Anfangsstadium möglich.

Als prognostische Risiko- und ungünstige Zeichen im Röntgenbild gelten nach Catteral zusätzlich die laterale Subluxation des Hüftkopfes, stärkere Metaphysenreaktionen mit frühzeitigem Wachstumsschluß, horizontale Epiphysenfuge und Kalzifizierung der lateralen Epiphyse.

Als prognostisch ungünstige klinische Zeichen sind zusätzlich Fettleibigkeit, reduzierte Hüftbeweglichkeit und eine Adduktionskontraktur.

Die schwereren Verlaufsformen und zusätzliche Risikozeichen, insbesondere der exzentrisch und lateralisierend wachsende Hüftkopf, erfordern einen operativen Eingriff. Zunächst ist zu entscheiden, ob eine Varisierung mit zusätzlicher Rotation oder Beckenosteotomie eine bessere Überdachung des Hüftkopfes ergeben.

Während bei der Varisierung der Kopf tief in die Pfanne eingestellt wird, erfolgt bei der Beckenosteotomie die bessere Überdachung durch Hinüberziehen des Pfannendaches über den exzentrischen bzw. subluxierten Hüftkopf. Durch diese Operation wird die kritische Zone der Nekrose dem pathologischen Belastungseinfluß in der Wiederaufbauphase entzogen, und es erfolgt eine bessere Formgebung durch die gerundete Pfanne (Containment-Prinzip).

Über den biomechanischen Effekt durch Tiefeinstellung des Kopfes kommt es bei der Varisierung zu einer zusätzlichen Entspannung der Muskulatur und osteotomiebedingten verstärkten Revaskularisierung.

Die Behandlungszeiten für das Tragen des entlastenden Apparates sind unterschiedlich. Sie richten sich nach dem röntgenologischen Wiederaufbau des Hüftkopfes. Bei Kleinkindern reicht im allgemeinen eine Entlastung des Hüftgelenkes von 1 bis 1½ Jahren. Bei älteren Kindern mit meist stärkerer Ausdehnung der Hüftkopfnekrose ist eine Entlastung bis zu 2½ Jahren notwendig. Auch nach einer Operation ist die weitere Entlastung solange erforderlich, bis eine weitgehende Wiederherstellung der Epiphysenstruktur bzw. Catteral Stadium I und II erreicht sind.

Prognose: Die Prognose des Morbus Perthes ist besonders von der Ausdehnung der Nekrose zu Erkrankungsbeginn und vom Alter des Auftretens abhängig. Erkrankungen vor dem 6. Lebensjahr ergeben unabhängig von der eingeschlagenen Therapie gute Behandlungsergebnisse, d. h., im Endstadium ist der Kopf rund und voll von der Pfanne überdacht. Der Erkrankungsbeginn danach bringt trotz adäquater konservativer oder operativer Therapie keine vollständige Wiederherstellung des Hüftkopfes. Kommt es am Ende zu einer Coxa plana, Subluxation des Hüftkopfes aus der Pfanne, Schenkelhalsverkürzung mit scheinbarer Coxa vara, so stellt dieses Gelenk im Erwachsenenalter eine sog. präarthrotische Deformität dar.

Differentialdiagnose: Je nach Erkrankungsstadium müssen insbesondere röntgenologisch, aber auch klinisch die verschiedensten Erkrankungen abgegrenzt werden (Tab. **19**).

Coxitis fugax (transitorische Synovitis)

Die Coxitis fugax ist ein häufiges Krankheitsbild der kindlichen Hüfte, auch Hüftschnupfen genannt. Sie muß abgegrenzt werden von der tuberkulösen und bakteriellen septischen Arthritis.

Tabelle **19** Differentialdiagnose – Morbus Perthes

Stadium I (Gelenkspaltverbreiterung)	**Stadium II** (Abflachung und Sklerosierung)	**Stadium III** (Fragmentation)
Coxitis fugax unspezifische und spezifische bakterielle Koxitis Reifungsverzögerung (retardierte Kopfkernentwicklung) Kretinismus (hypophysärer Zwergwuchs) traumatisch (Hämarthros) Stoffwechselstörungen (Morbus Morquio) Osteochondrodysplasien, spondyloepiphysäre Dysplasien	Stoffwechselstörungen (Morbus Morquio, Morbus Gaucher) Osteochondrodysplasien, multiple epiphysäre Dysplasien (Morbus Ribbing) Kretinismus posttraumatische Kopfnekrosen (nach Hüftkopfgleiten, Hüftluxation)	Chondrodystrophia punctata (calcificans) Pseudoachondroplasie multiple epiphysäre Dysplasie Hypogonadismus Kretinismus chromosomal (Trisomie 18) Stoffwechselstörungen Bluterkrankungen (Sichelzellanämie, Hämophilie, aplastische Anämie) medikamentös (Cortison-Kopfnekrose) posttraumatisch

Die Ätiologie ist unklar. Eine vorausgegangene Tonsillitis oder Infektion des oberen Respirationstraktes, allergische Dispositionen und Verletzungen sind einige Erklärungen für das Erkrankungsbild. Es besteht ein Zusammenhang zwischen der Coxitis fugax und dem Morbus Perthes. Beide Erkrankungen können ähnliche akute klinische Symptome hervorrufen, und einige Kinder mit einer Coxitis fugax entwickeln im weiteren Verlauf radiologische Zeichen eines Morbus Perthes. Die Inzidenz eines Morbus Perthes, als Folge einer Coxitis fugax, ist mit 2–6 % angegeben. Besonders Kinder mit rezidivierenden Synovitiden scheinen ein höheres Risiko für eine aseptische Nekrose zu haben. Die transitorische Synovitis tritt am häufigsten bei Kindern zwischen 2 und 12 Jahren auf. In der Regel ist nur eine Hüfte befallen, meist sind Knaben häufiger betroffen als Mädchen.

Klinik: Die ersten Zeichen sind Schmerzhinken und Einschränkung der aktiven und passiven Beweglichkeit. Ungefähr 65 % klagen über Schmerzen in der Leiste, mit Ausstrahlung in das Kniegelenk. Leichtes Fieber und eine geringe Leukozyten- und Blutsenkungsgeschwindigkeitserhöhung finden sich in einigen Fällen. Manchmal ist die Punktion des Hüftgelenkes erforderlich, um die Diagnose zu sichern. Die Gelenkflüssigkeit kann bei der Coxitis fugax klar, trübe oder blutig sein; sie ist aber immer steril. Die Synovialbiopsie zeigt histologisch eine unspezifische Synovitis.

Röntgen: Röntgenologisch findet sich in der Regel ein unauffälliges Bild. Weichteilschatten, wie Kapseldehnungen, evtl. auch leichte ergußbedingte Lateralisation des Hüftkopfes, sind gelegentlich feststellbar.

Therapie: Bei der gesicherten Coxitis fugax ist Bettruhe einzuhalten. Eine leichte Extension in Beugestellung der Hüfte wirkt schmerzlindernd. Die meisten Kinder mit einer Coxitis fugax erholen sich innerhalb von 3–5 Tagen. Länger andauernde Beschwerden machen die Diagnose – Coxitis fugax – weniger wahrscheinlich; in diesen Fällen muß an einen frühen Morbus Perthes oder an eine beginnende monartikuläre rheumatoide Arthritis gedacht werden. Nach Abklingen der Symptome sollte das Kind allmählich anfangen zu belasten. Nach 14 Tagen besteht wieder Schulfähigkeit. Um einen Morbus Perthes nicht zu übersehen, sollte 8 bis 10 Wochen nach Abklingen der Symptome eine Röntgenkontrolle des Hüftgelenkes erfolgen.

Differentialdiagnose: Morbus Perthes, Osteomyelitis, septische Arthritis, Osteoid-Osteom, Tbc, Epiphysiolysis capitis femoris, rheumatoide Arthritis.

Schenkelhalsdeformität mit Winkelabweichungen
(varus-valgus – Antetorsions-Retrotorsionsstellung)

Aus der Wachstumentwicklung erklärt sich eine Variationsbreite des Schenkelhalswinkels mit pathologischen Abweichungen. Der Schenkelhalswinkel wie auch die Torsion des Schenkelhalses zeigen eine altersabhängige Entwicklungskurve.

Coxa vara

Der Schenkelhalsneigungswinkel ist verkleinert und mißt weniger als 120 Grad. Der Schenkelhalsneigungswinkel – auch CCD-Winkel – ist der nach innen offene Winkel zwischen Schenkelhals und Femurschaft. Er beträgt 125 bis 126 Grad. Mittlere Schwankungen erstrecken sind von 120 bis 133 Grad. Je nach Alter verändert sich der Neigungswinkel und mißt 150 Grad beim Neugeborenen, 140 Grad bei Beginn der Belastung und erreicht 133 Grad mit 15 Jahren. Mit zunehmendem Alter verkleinert sich der Winkel bis 120 Grad im Greisenalter.

Die Deformität kann idiopathisch oder im Zusammenhang mit Primärerkrankungen, wie der enchondralen Dysostose, Chondroplasie, Osteogenesis imperfecta usw., in Erscheinung treten. Des weiteren tritt das Erkrankungsbild bei Rachitis, Osteomalazie, Osteodystrophia fibrosa generalisata sowie bei Entzündungen und Tumoren auf.

Die Ursachen der *idiopathischen Coxa vara (Coxa vara congenita)* sind unbekannt. Genetische Ursachen und enchondrale Ossifikationsstörungen spielen eine Rolle. Die Deformität täuscht häufig im Säuglingsalter

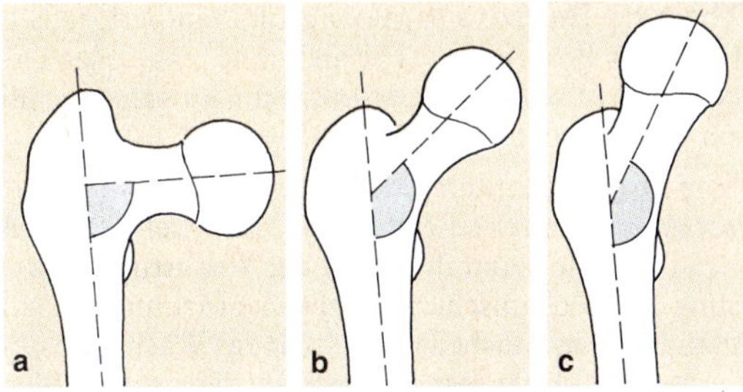

Abb. **89** Schenkelhalsformen. a) Coxa vara, b) normal, c) Coxa valga

Abb. **90** Ausmessung des Schenkelhalswinkels:
CCD = Centrum – Collum – Diaphysenwinkel.
Auf dem Standardröntgenbild des Beckens (Knie genau nach vorn gerichtet) läßt sich der projizierte Winkel aus der Schenkelhalsachse (SA), die durch den Femurkopfmittelpunkt verläuft (F), und der Femurdiaphysenachse (D) ermitteln.
Der reelle Winkel kann anhand der Umrechnungstabelle (Abb. 20) bestimmt werden

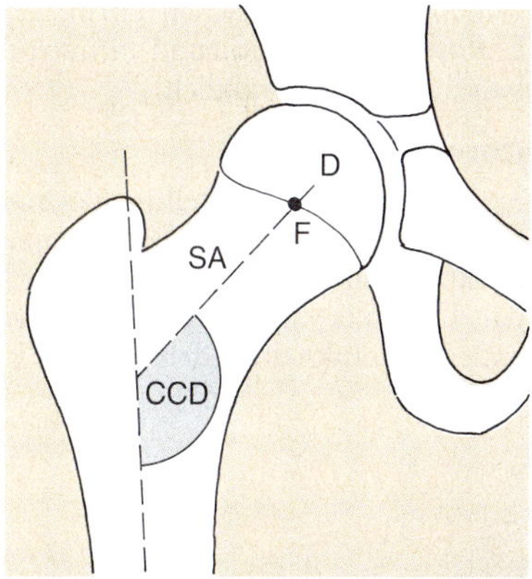

eine Hüftgelenksluxation vor. Oft zeigt sich die Deformität später oder wird erst mit Gehbeginn erkannt.

Klinik: Bei Einseitigkeit findet sich eine stärkere Beinverkürzung. Die Patienten sind gewöhnlich von kurzer Gestalt und gehen hinkend und bei beidseitigem Befall im Entengang. Eine erhebliche Lumballordose wird oft gesehen. Das Trendelenburg-Zeichen ist positiv. Das Ausmaß der Abduktion und Innenrotation ist eingeschränkt. Mit Zunahme der Coxa vara zeigt sich der Trochanter major prominent und hochstehend. Die Kinder ermüden schnell.

Röntgen: Mehr oder weniger ausgeprägte Varusdeformität des Schenkelhalses mit Trochanterhochstand. Die Epiphysenfuge ist verbreitert und steilgestellt. Später zeigt sich häufig eine Schenkelhalspseudarthrose.

Therapie: Die Coxa vara congenita tendiert, falls keine Behandlung erfolgt, zur Progression. Die spontane tragfähige Ossifikation des Schenkelhalses ist selten, eine Aufrichtung unwahrscheinlich. Deshalb ist meist ein chirurgisches Vorgehen notwendig.

Eine intertrochantere oder subtrochantere Valgusosteotomie ist die bevorzugte operative Behandlung. Das Ziel ist eine Aufrichtung auf 145 Grad und Horizontalisierung der Wachstumszone. Durch die Herabsetzung der mechanischen Biegebeanspruchung des Schenkelhalses kann die Pseudarthrose ausheilen und sich das Wachstum des proximalen Femurs verbessern. Auch manche operativ versorgten Fälle tendieren zum Rezidiv mit Wiederauftreten einer Coxa vara-Stellung. Bei Nichtbehandlung entwickelt sich mit dem Abrutsch das typische Bild einer Hirtenstab-Coxa-vara.

Nur bei der rachitischen Form der Coxa vara ist durch konsequente Entlastung, Extension und antirachitische Therapie ein konservativer Behandlungserfolg möglich.

Coxa valga

Sie bedeutet eine Steilstellung des Schenkelhalses mit einem vergrößerten CCD-Winkel (Abb. **91**). Die Schenkelhalsänderung stellt mehr ein Symptom als ein eigenständiges pathologisch-anatomisches Krankheitsbild dar. Die Coxa valga kann als Normvariante oder im Zusammenhang mit anderen Krankheitsbildern, wie der kongenitalen Hüftdysplasie bzw. Lu-

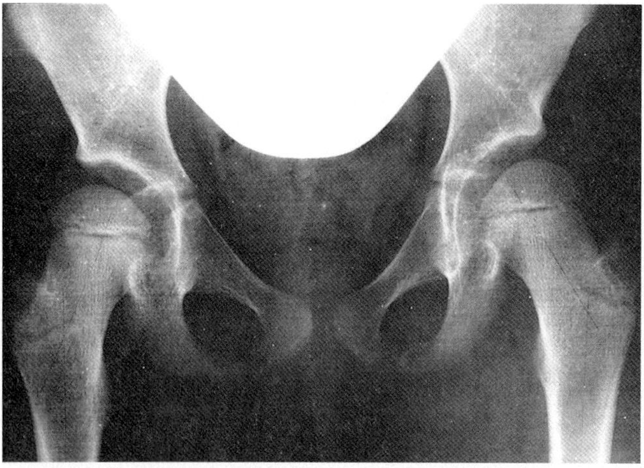

Abb. **91** Röntgen-Beckenübersicht mit Coxa-valga-Stellung beider Hüften, linksseitiger Pfannendysplasie und nicht ausreichender Pfannenüberdachung

xation, schlaffen und spastischen Lähmungen (Poliomyelitis, progressive Muskeldystrophie, Zerebralparesen usw.), Traumen, hormonellen Störungen usw. auftreten. Sie ist häufig kombiniert mit einer vermehrten Antetorsion (Coxa valga antetorta).

Die Coxa valga ist nur sehr bedingt als präarthrotische Deformität zu werten. Nur in Verbindung mit einer hohen Antetorsion und einer Subluxationsstellung mit beginnender Sklerosierung im Pfannenerkerbereich muß sie als präarthrotische Deformität gedeutet werden.

Klinik: Die Coxa valga bleibt zunächst lange Zeit symptomfrei und stellt häufig einen Zufallsbefund dar. Falls die pelvitrochantere Muskulatur nicht mehr ausreicht, die aus der veränderten biomechanischen Situation sich ergebende Mehrbelastung zu kompensieren, finden sich Zeichen wie rasches Ermüden, Hinken, selten ein Trendelenburg-Phänomen, aber häufiger ein Sehnenansatzschmerz am Trochanter major. Bei vermehrter Antetorsion fallen die Innendrehstellung beim Gehen und die vermehrte Innenrotationsfähigkeit der Hüftgelenke auf.

Röntgen: Eine ap und Rippstein-Aufnahme sind notwendig. Zu messen sind der sich darstellende CCD- und der Antetorsionswinkel. Aus den gemessenen Winkeln kann tabellarisch der reelle Winkelwert abgelesen werden, da die oben beschriebenen Winkel projizierte Winkel sind, die besonders bei starken Antetorsionen Fehlerquellen in sich bergen in Form von zu hoch gemessenen CCD-Winkeln.

Therapie: Abgesehen von einer Grundkrankheit, wie Spastik usw., ist bei fehlender Klinik eine Behandlung, insbesondere eine Operation, nicht notwendig. Bei Kleinkindern besteht oft eine ausgeprägte Coxa-valga- und Coxa-antetorta-Stellung. In der Regel kommt es aber zur Spontanrückbildung, meist bis zum Alter von 8–10 Jahren.

Eine Operation ist dann zu erwägen, falls Schmerzen auftreten, Hüfthinken, eingeschränkte Beweglichkeit und eine beginnende subchondrale Sklerosierungszone im Pfannenerker sowie eine beginnende Kopflateralisation sich entwickelt und die Antetorsion mehr als 50 Grad beträgt.

Auch bei dysplastischen Hüftgelenken von Spastikern mit ausreichender Steh- und Gehfähigkeit kann eine Hüftoperation in Erwägung gezogen werden.

Die Operationsmethode ist eine intertrochantäre Umstellung zur Verkleinerung des hohen CCD-Winkels mit evtl. Derotation zur Korrektur der Antetorsion. Wir sprechen hier von einer Detorsionsvarisierungsosteotomie (DVO). Die Antetorsion sollte auf Werte zwischen 10–20 Grad eingestellt werden. In seltenen Fällen entwickeln sich Antetorsionsrezidive. Nach der Varisierung kommt es häufig im Kindesalter zu erneuten Schenkelhalsaufrichtungen (Revalgisierung), besonders bei Pfannendysplasien.

Tabelle **20** Korrekturzahlentabelle zum Aufsuchen des reellen Antetorsionswinkels und des reellen Schenkelhalsschaftwinkels. Die gesuchten, reellen Winkelwerte finden sich jeweils am Schnittpunkt zweier Spalten, dabei bedeutet die obere, kleinere Zahl die reelle Antetorsion und die untere, größere Zahl den reellen Schenkelhalsschaftwinkel

	Gemessener Antetorsionswinkel AT ∢															
	5	10	15	20	25	30	35	40	45	50	55	60	65	70	75	80
100	4 101	9 100	15 100	20 100	25 100	30 98	35 99	40 98	45 97	50 96	55 96	60 94	65 94	70 93	75 92	80 91
105	4 105	10 105	15 104	20 104	25 103	30 103	36 102	41 101	46 100	51 99	56 99	60 97	65 96	70 95	75 94	80 92
110	5 110	10 110	16 109	21 108	26 108	31 107	37 106	42 105	47 104	52 103	57 101	61 100	66 98	71 97	76 95	80 93
115	5 115	11 115	16 114	21 112	27 112	32 111	37 110	43 109	48 107	52 105	57 104	62 102	67 101	71 99	76 96	81 94
120	6 120	11 119	17 118	22 117	28 116	33 115	38 114	44 112	49 110	53 108	58 106	62 104	68 103	72 101	77 98	81 95
125	6 125	12 124	17 123	23 121	28 120	34 119	39 118	44 116	50 114	54 112	59 109	63 106	68 105	73 103	77 100	82 96
130	6 130	12 129	18 127	24 126	29 125	35 124	40 122	46 120	51 117	55 115	60 112	64 109	69 107	73 104	78 101	82 97
135	6 134	13 133	19 132	25 131	31 130	37 129	42 126	47 123	52 120	57 118	61 114	66 112	70 109	74 105	78 102	83 98

Tabelle **20** (Fortsetzung)

	Gemessener Antetorsionswinkel AT ∢															
	5	10	15	20	25	30	35	40	45	50	55	60	65	70	75	80
135	6 134	13 133	19 132	25 131	31 130	37 129	42 126	47 123	52 120	57 118	61 114	66 112	70 109	74 105	78 102	83 98
140	7 139	13 138	20 137	26 135	32 134	38 132	44 130	49 127	53 124	58 120	62 116	67 115	71 111	75 107	79 103	83 100
145	7 144	14 143	21 142	27 139	33 138	40 136	45 134	51 131	55 128	59 124	63 119	68 117	72 114	76 110	79 104	83 101
150	8 149	15 147	22 146	29 144	35 143	41 141	47 138	52 135	57 133	61 129	65 124	69 120	73 116	77 112	80 106	84 102
155	9 154	17 153	25 151	31 149	38 148	44 146	50 142	55 139	59 136	63 132	67 128	71 124	75 119	78 115	81 108	85 103
160	10 159	19 158	28 157	34 154	41 153	47 151	52 147	57 144	62 140	66 136	69 132	73 128	76 122	79 117	82 111	85 105
165	12 164	23 164	32 161	40 159	47 158	53 156	58 153	63 149	65 144	69 140	72 135	75 130	78 126	81 119	83 113	86 106
170	15 169	27 168	37 166	46 164	53 162	58 159	63 157	67 154	71 150	73 145	76 141	78 134	81 129	83 122	85 116	87 109

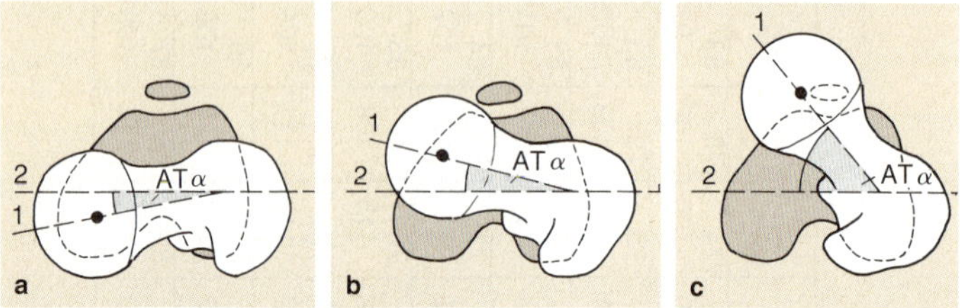

Abb. **92** Schenkelhalsveränderungen
Antetorsionswinkel (AT) gebildet durch die Schenkelhalsachse (1) und der Femurkondylenebene (2). a) Retrotorsion, b) normale Antetorsion, c) deutlich erhöhte Antetorsion

Die Detorsionsvarisierungsosteotomie oder Varisierung allein ist nur im begrenzten Maße dazu in der Lage, eine Pfannendysplasie zu bessern.

Antetorsion-Retrotorsion

Normalerweise ist der Schenkelhals antetorquiert (nach vorne gerichtet). Der Winkel zwischen Schenkelhalsachse und Kniekondylenebene beträgt beim Erwachsenen im Durchschnitt nach Messungen von M. L. Lange etwa 12 Grad. Beim Neugeborenen ist die Antetorsion vermehrt auf etwa 30 Grad. Mit dem Alter nimmt sie dann wieder deutlich ab. Bei der Hüftluxation ist die Antetorsion oft vermehrt, auch Werte von über 60 Grad können angetroffen werden (Abb. **92**).

Bei der Coxa vara congenita oder nach ausgeheilter jugendlicher Epiphysenlösung ist oft eine Retrotorsion oder auch negative Antetorsion zu finden (der Schenkelhals zeigt nach hinten). – Im Gegensatz zur vermehrten Antetorsion bedeutet die Retrotorsion eine präarthrotische Deformität.

Eine hohe Antetorsion verlangt gelegentlich, eine Retrotorsion immer eine operative Korrektur.

Schnappende Hüfte (Schnellende Hüfte, Coxa saltans)

Bei der schnappenden Hüfte kommt es zu einem ruckhaften Springen des Tractus iliotibialis über den Trochanter major (großer Rollhügel) bei Beugung, Adduktion und Innenrotation des Hüftgelenkes.

Das ruckartige Springen des Traktus über den Trochanter kann sowohl aktiv als auch passiv hervorgerufen werden. (Der Tractus iliotibialis ist eine bindegewebige Hülle der Fascia lata an der Oberschenkelaußenseite durch Aufnahme der Sehnenfasern des M. tensor fascia latae (Hüftbeuger, Innenrotator und Abduktor des Oberschenkels) und des M. glutaeus maximus (Hüftstrecker, Außenrotator). Dieses kräftige Sehnenband verbindet das Becken mit dem Unterschenkel und trägt durch seine Funktion als Zuggurtung wesentlich dazu bei, die auf den Femur wirkende Druck- und Zugspannung herabzusetzen. Bei der schnappenden Hüfte liegt eine funktionell mechanische Störung dieses Systems vor. Ein abnorm vorspringender Trochanter major, ein Trauma, die Coxa vara, der Spannungsverlust der Faszienhülle und die lockere Verbindung des Tractus iliotibialis mit der Fascia lata bei Bindegewebsschwachen lassen den Faszienstreifen beim Gehen ruckartig über den Rollhügel springen.

Zwischen Trochanter major und Faszie bildet sich oft ein Schleimbeutel, der das Gleiten begünstigt, sich aber entzünden kann und entsprechende Beschwerden macht.

Klinik: Tastbares, hörbares und oft sichtbares Schnappen eines Stranges über dem Trochanter major nach ventral und zurück. Die Diagnose wird festgestellt dadurch, daß der Untersucher das Schnappen des Faszienstreifens fühlt, indem er beide Hände auf die großen Rollhügel des umhergehenden Patienten legt. Dieses Schnappen ist meist nur funktionell, also beim Beugen des adduzierten und leicht nach innen gedrehten Beines auslösbar. Beschwerden sind das Geräusch, manchmal Schmerzen sowie Kraftminderung im Bein und Müdigkeit.

Therapie: Sollten erhebliche Beschwerden vorliegen und eine konservative Therapie mit kräftigenden Übungen der Hüftmuskulatur keine Besserung bringen, kommt eine Operation zur Verlängerung des Traktus oder auch die Fixation des Traktus an den Trochanter major in Frage.

Kongenitaler kurzer Femur

Ein kongenitaler kurzer Femur kann allein oder in Verbindung mit anderen Fehlbildungen des Femurs oder unteren Extremitätenerkrankungen einhergehen.

Klinik: Typische Befunde sind ein kurzer Femur, meist verbunden mit anderen Defekten, eine Außenrotation und Kontraktur der Hüfte sowie Einschränkung der Beweglichkeit. In schwereren Fällen steht das betroffene Bein in einer flektierten, abduzierten und außenrotierten Stellung. Es entwickelt sich häufig das Bild eines Genu valgum und Spitzfußes. Die Diagnose ist bei der Geburt sofort möglich, falls eine gewisse Längendifferenz sichtbar ist.

Röntgen: Kurzer Femur mit anderen Defekten, wie z. B. der Coxa vara. Oft zusätzliche Varusverbiegung des Femurschaftes.

Therapie: Die Behandlung ist abhängig von der Länge des veränderten Femurs sowie von möglichen anderen femoralen Defekten. Falls keine weiteren vorhanden sind und die Längendifferenz nicht so groß ist, können folgende Operationen durchgeführt werden: Verschluß der Wachstumsfugen oder Femurverkürzung auf der Gegenseite bzw. Schuhausgleich, oder Wagner-Verlängerung auf der betroffenen Seite. Bei ausgeprägten zusätzlichen Defekten im Bereich der betroffenen Extremität sind eine Orthese, selten auch eine Amputation in Erwägung zu ziehen.

Kniegelenk

Genu valgum, Genu varum (X-O-Bein)

Das X- und O-Bein (Abb. **93**) sind typische Erscheinungsbilder beim heranwachsenden Kind. Bei der Mehrzahl der Kinder handelt es sich um einen physiologischen altersbedingten Entwicklungsprozeß. Die Korrektur der Achsenfehlstellungen erfolgt in der Regel im Laufe des Wachstums von selbst. Wichtig ist zu differenzieren, ob eine physiologische oder pathologische Entwicklung eingetreten ist, die dann eine gezielte Beobachtung und Behandlung erfordert.

Klinik: Anamnestisch ist eine mögliche familiäre Belastung zu erfragen. Die meisten Eltern suchen den Arzt auf wegen der O-Beinstellung ihres Kindes bei Laufbeginn. Wichtig ist zu erfragen, ob sich die O-Beinstellung nach dem Laufen verstärkt hat. Falls dies sein sollte, muß evtl. eine Röntgenuntersuchung vorgenommen werden, um andere Erkrankungen auszuschließen.

Die Untersuchung muß bei belastetem Bein erfolgen. Die Kniescheibe muß dabei nach vorne schauen und die Füße sollen parallel stehen. Zu achten ist auf die seitengleiche Beinlänge, auf mögliche Asymmetrien sowie eine ligamentäre Laxidität.

Torsionsanomalien des Unterschenkels gehen häufig mit einer X- oder O-Beinstellung einher. Kinder mit stärkeren O- oder X-Beinabweichungen klagen des öfteren frühzeitig über Beschwerden in dem betroffenen Bein und Fuß und ermüden leicht. Sie rennen wenig und sind weniger aktiv als Gleichaltrige.

Neben den funktionellen Problemen kommen bei Jugendlichen häufig noch kosmetische hinzu.

O-Beine, die einseitig oder asymmetrisch sich entwickeln, sind möglicherweise pathologisch und bedürfen einer speziellen Behandlung. O-Beinstellungen, die sich nicht bis zum Alter von 2 bis 2 ½ Jahren bessern und einen tibiofemoralen Winkel von mehr als 25 Grad haben, sollten ebenfalls behandelt werden, denn diese Winkelmaße bedeuten in der Regel eine schlechte Prognose.

X-Beinstellungen bei Kindern unter 7 Jahren können ignoriert werden. Es sei denn, sie betragen mehr als 15 Grad und sind asymmetrisch.

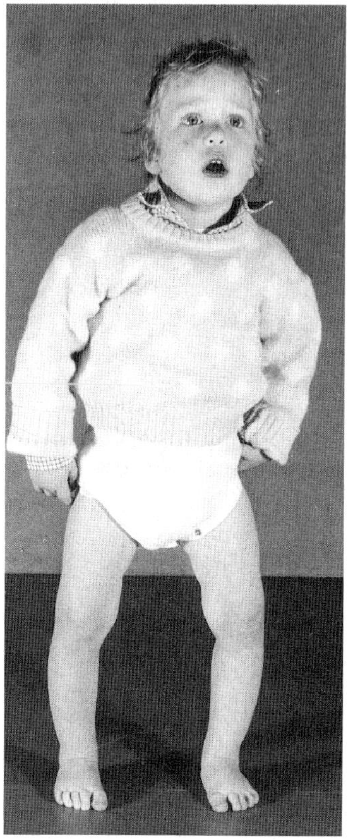

Abb. **93** 3jähriger Junge mit O-Beinen

Ab dem 10. Jahr ist eine weitere Spontankorrektur nicht zu erwarten. Ein starkes Valgusknie bedeutet häufig die Gefahr einer Subluxation der Kniescheibe mit entsprechenden chondropathischen bzw. malazischen Veränderungen. Eine X-Beinstellung führt oft zu verminderter Belastbarkeit, früher Ermüdung, Gelenkschmerzen sowie einer Knickfußstellung mit Fußbeschwerden.

Röntgen: Es ist eine Achsenaufnahme des stehenden Kindes notwendig. Auf der Aufnahme müssen das Hüft-, Knie- und Sprunggelenk dargestellt sein, um die Achsenabweichung winkelmäßig zu erfassen.

Therapie: Die konservative Behandlung erfolgt durch eine Einlagenversorgung mit Supinations- oder Pronationskeil. Evtl. kommt eine korrigierende Schuhinnen- oder -außenranderhöhung in Frage, je nachdem, ob ein Genu valgum oder Genu varum vorliegt. Korrigierende Nachtschienen können ebenfalls eingesetzt werden. Zusätzlich sollte eine krankengymnastische Übungsbehandlung eingeleitet werden.

Es ist immer darauf zu achten, ob eine physiologische oder pathologische Entwicklung eingetreten ist. Es besteht häufig die Gefahr, daß ein physiologisches Genu varum korrigiert wird durch verschiedenste konservative Maßnahmen. Dadurch wird genau das Gegenteil insofern erreicht, als das zu erwartende physiologische Genu valgum sich deutlich verstärkt ausbildet und späterhin mögliche Probleme erwarten läßt.

Sollte sich konservativ keine Korrekturverbesserung erzielen lassen, ist die weitere Behandlung operativ.

Falls eine ausreichende Wachstumspotenz vorhanden ist, kann die Korrektur durch eine Epiphyseodese vorgenommen werden. Wichtig ist der richtige Zeitpunkt. Wird er z. B. zu spät gewählt, ist eine ausreichende Korrektur nicht mehr zu erzielen. In der Regel sollte die Operation bei Mädchen im Skelettalter von 10, bei Jungen von 11 Jahren vorgenommen werden.

In Frage kommt auch eine Korrekturosteotomie auf der Höhe der Fehlstellung. Dies kann im Femur oder in der Tibia geschehen.

Tibia vara (Blount-Krankheit)

Die Tibia vara ist eine Wachstumsstörung des posteriomedialen Anteiles der epi-/metaphysären proximalen Region der Tibia. Diese Störung begünstigt eine stärkere O-Beinstellung. Das Krankheitsbild wurde erstmals 1922 von Erlacher, später genauer von Blount 1937 beschrieben. Blount beschrieb eine infantile Form der Tibia vara, welche zwischen dem 1. und 3. Lebensjahr und eine adoleszente Form, welche nach dem 7. Lebensjahr beginnt. Der infantile Typ ist der häufigere. Mädchen und Jungen sind etwa gleich von diesem Krankheitsbild betroffen.

Den infantilen Typ trifft man gewöhnlich bei Übergewichtigen Kindern mit kurzer Statur und frühzeitigem Laufbeginn an. Der Verlauf der Erkrankung ist progressiv mit zunehmender Varusstellung der Tibia und gewöhnlich beidseitig.

Eine ausgeprägtere Innentorsion der Tibia ist mit der Fehlstellung kombiniert. Es stellen sich häufig sekundäre Gelenkveränderungen ein, wie ligamentäre Instabilität, Hypoplasie des posterio-medialen Plateaus und Subluxation der Tibia.

Die Ursache für das Krankheitsbild ist unbekannt. Infektion, Trauma oder Ischämie sind auszuschließen. Evtl. gibt das Krankheitsbild eine Antwort auf den hohen Streß durch Gewichtsbelastung auf ein schon im O-Sinne verändertes Bein. Dies ist nicht sicher nachzuweisen, aber typisch zu finden bei übergewichtigen Kindern, bei denen die Beine schon stark im O-Sinne verformt sind und die früh laufen. Hier entwickelt sich häufig eine Blountsche Erkrankung.

Klinik: Die klinische Diagnose ist gewöhnlich erst mit Laufbeginn zu stellen. Die Unterscheidung zwischen einer ausgeprägteren physiologischen O-Beinstellung von einer solchen, die durch eine Blountsche Erkrankung hervorgerufen wird, ist schwierig.

Gewöhnlich verbessern sich die physiologischen O-Beine bis zum Alter von 2 Jahren, während sich die Blountsche Erkrankung verschlechtert und Röntgenveränderungen eintreten.

Klinisch besteht ein starker O-Beinknick, exakt unterhalb des Knies. Eine Vorwölbung ist an der medialen Tibiametaphyse zu tasten. Bei flexiertem Knie (10 bis 15 Grad) ist eine Instabilität der Tibia zum Femur zu sehen. Das Kind läuft mit gebeugten Knien bei zunehmender Varusstellung.

Röntgen: Die Diagnose der Tibia vara ist röntgenologisch. Langenskiöld unterscheidet 6 Stadien, die er zum Alter setzt. Das erste Stadium ist schwer zu unterscheiden von einem ausgeprägteren physiologischen O-Bein. Die zunehmenden Röntgenveränderungen laufen dann parallel zum klinischen Bild der Tibia vara.

Therapie: Im Alter von 2 bis 3 Jahren ist eine spezielle Behandlung nicht notwendig. Die weitere Entwicklung sollte beobachtet werden. Bei Zunahme ohne Röntgen-Veränderung kann eine korrigierende Schienenbehandlung eingeleitet werden. Bei weiterer Zunahme der Varusstellung und Innentorsion mit röntgenologischen Veränderungen ist ein chirurgisches Vorgehen angezeigt.

Chirurgisch kann neben der Osteotomie auch eine laterale Epiphyseodese vorgenommen werden. Unter 8 Jahren ergibt das keine Probleme, über 8 Jahren ist später häufig eine Osteotomie notwendig. Wichtig ist, daß die Osteotomie relativ hoch ausgeführt wird, um auch die Tibiatorsion mit zu korrigieren.

Der adoleszente Typ tritt bei Kindern ab dem 7. Lebensjahr auf und ist gewöhnlich einseitig. Röntgenologisch entwickeln sich ebenfalls unterschiedliche Veränderungen, die häufig nicht so ausgeprägt sind wie bei dem infantilen Typ. Eine Korrekturosteotomie wird in der Regel späterhin erforderlich. Es sollte aber abgewartet werden, bis das Kind erwachsen ist, um eine gewisse Spontankorrektur nicht zu stören, bzw. diese abzuwarten.

Andere Erkrankungen, die zu Fehlstellungen im Kniegelenk führen, sind Frakturen der proximalen Tibia, besonders im epimetaphysären Bereich, angeborene Anomalien, Tumoren, Infektionen, Lähmungen, metabolisch endokrine Erkrankungen (z. B. Rachitis) und Dysplasien.

Genu recurvatum

Das Genu recurvatum bedeutet eine Überstreckbarkeit im Kniegelenk bei erhaltener Beugung.

Ätiopathogenetisch kommen die verschiedensten Ursachen in Frage. Angeboren finden wir dieses Krankheitsbild bei der kongenitalen Kniegelenksluxation sowie bei Insuffizienz des Bandapparates. Erworben kann es auftreten durch Überdehnung der hinteren Kniegelenkskapsel und Kniebänder (oft bedingt durch Hüfterkrankungen infolge von Infektionen, Operationen etc.), bei schlaffer Lähmung, Spitzfußstellung und Verkürzung des gegenseitigen Beines. Ferner durch Wachstumsstörungen, bedingt durch Tuberkulose, Osteomyelitis, Rachitis, Lues und traumatisch nach Frakturen im knienahen Bereich des Ober- und Unterschenkels.

Ist einmal eine geringe Rekurvationsstellung des Kniegelenkes eingetreten, so wird hierdurch die Band- und Kapselschwäche verstärkt. Die Rekurvationsstellung nimmt zu. Eine solche Entwicklung kann bei Kindern, die primär eine geringgradige physiologische Überstreckung des Kniegelenkes zeigen, gesehen werden.

Bei schlaffen Lähmungen wird eine Überstreckstellung des Kniegelenkes eingenommen, um das Kniegelenk im Stand zu stabilisieren. Ein kontrakter Spitzfuß drängt bei jedem Schritt das Kniegelenk in die Rekurvation.

Liegen starke Verkürzungen eines Beines ohne Ausgleich vor, so wird häufig als weniger anstrengende Haltung am gesunden Kniegelenk die Überstreckstellung gewählt. Folge ist eine Kapsel-Band-Überdehnung und Entstehung eines Genu recurvatum. Ist das Genu recurvatum primär nicht Folge von Weichteilveränderungen, sondern Formveränderungen der Femurkondyle und des Tibiaplateaus, so kann es sekundär durch Überbeanspruchung zu Kapsel-Band-Überdehnungen kommen.

Klinik: Abnorme Überstreckbarkeit im Kniegelenk bei erhaltener Beugung. Ober- und Unterschenkel bilden einen nach ventral offenen Winkel. Bei Überdehnung und Lockerung des Bandapparates und der hinteren Kapselanteile kann ein Schlotterknie entstehen. Über stärkere Unsicherheit beim Gehen und Stehen wird geklagt. Kapsel-Band-Überdehnungen führen zu schmerzhaften Reizzuständen.

Röntgen: In unterschiedlicher Ausprägung knöcherne Formveränderungen (Abflachung von Femurkondylen und vorderem Tibiaplateau). Eine kniegelenksnahe Abknickung der Tibia mit einem nach ventral offenen Winkel kann sich entwickeln (Tibia recurvata). Gehaltene Aufnahmen lassen das Ausmaß von Kapsel-Band-Überdehnungen erkennen.

Therapie: Bei leichten Formen eines erworbenen Genu recurvatum wird die Kniebeugemuskulatur gezielt beübt. Ausgeprägtere Fälle, insbesondere beim Vorliegen von Lähmungen, erfordern die Versorgung mit Apparaten, bei denen die Überstreckung blockiert wird.

Operativ sind in ausgeprägten Fällen und beim Versagen der konservativen Therapie stellungskorrigierende Osteotomien, zumeist im Bereich des Tibiakopfes, durchzuführen. Weichteiloperationen, wie Kapselraffung, Sehnenverkürzungen, Muskelverpflanzungen, haben keinen dauerhaften Erfolg.

Crus curvatum congenitum
(kongenitale Unterschenkelpseudarthrose)

Es handelt sich um eine angeborene Verbiegung der Tibia meist im Sinne eines Varus, seltener Valgus, zusätzlich im Sinne einer Ante- oder Rekurvation. Die *angeborene dorsale Abwinkelung* befindet sich am Übergang vom mittleren zum unteren Drittel der Tibia. Da die distale Tibia etwas nach vorne ausgerichtet ist im Vergleich zum Normalzustand, befindet sich der Fuß in Calcaneo-valgus-Position. Die Plantarflexion ist limitiert, und die ventrale Muskulatur vom oberen Sprunggelenk und Fuß ist verkürzt.

Außer der Krankengymnastik ist eine weitere *Therapie* nicht notwendig. Es sollte das Strecken der anterioren Muskulatur beübt werden. In der normalen Entwicklung kommt es zum Ausgraden der Tibia, und im Alter von 4 Jahren erscheint die Tibia normal.

Die *ventrale Abwinkelung der Tibia* ist häufiger zu finden und schwieriger in der Entwicklung und Behandlung. Der Bogen findet sich im mittleren und unteren Drittel der Tibia. Die Fibula zeigt einen ähnlichen Knick und dieselbe Pathologie. – Es zeigen sich verschiedene Formen der Verbiegung. Die erste erscheint in Verbindung mit der angeborenen fehlenden Fibula. Die Tibia ist kurz gebogen und hat einen starken sklerosierenden Kortex. Das Hauptproblem ist bei diesen Kindern die Beinlängendifferenz.

Es handelt sich häufig um eine angeborene hypoplastische Mißbildung. Sie ist fast nur einseitig. Eine familiäre Häufung ist zu sehen (Abb. **94**). Aufgrund eines Crus curvatum congenitum kann sich die sog. kongenitale Unterschenkelpseudarthrose als Folge einer pathologischen Fraktur an der Stelle der größten Defektbildung entwickeln. Bei der Fibula bestehen ähnliche Probleme mit Fraktur und Pseudarthrosebildung, allein oder mit der Tibia.

Das Krankheitsbild findet sich häufig in Verbindung mit einer Neurofibromatose. Umgekehrt ist bei einer Neurofibromatose häufig eine Pseudarthrose vorhanden.

Klinik: Verbiegung am häufigsten im Sinne eines Varus und einer Antekurvation. Der Unterschenkel ist verkürzt. Es besteht eine Inaktivitäts-

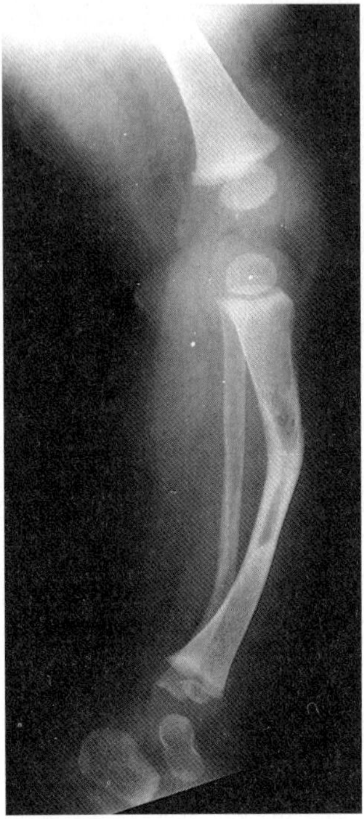

Abb. **94** Röntgenbild eines Crus varum „antecurvatum" congenitum. Die Verbiegung liegt im mittleren Tibiadrittel. Die Markhöhle ist verengt

atrophie des betroffenen Beines und Klumpfußstellung. Das Vorhandensein von Café-au-lait-Flecken an der Haut weist auf einen Zusammenhang dieses Krankheitsbildes mit der Neurofibromatosis Recklinghausen hin.

Röntgen: Die Tibia ist verkrümmt und im Krümmungsscheitel meist verschmächtigt. Die Kortikalis ist verdickt. Die Fibula ist relativ verlängert. Das Auftreten einer Pseudarthrose beginnt mit einer zarten Resorptionszone. Die ausgebildete Pseudarthrose ist abgedeckelt. In diesem Stadium beginnt die Fibula durch die Mehrbelastung zu hypertrophieren.

Therapie: Ziel der Behandlung ist es, eine mögliche Fraktur zu verhindern. Gips und Orthesen sollten von frühester Kindheit an vor einer Fraktur schützen.

Die verschiedensten Operationseingriffe sind beschrieben. Spongiosaanlagerungen mit nachfolgender Plattenfixation sind die Wahl. Das Hauptproblem ist die adäquate Fixation. Je distaler die Pseudarthrose ist, desto größer sind die Probleme. Bei operativem Erfolg kommen späterhin als weitere Schwierigkeiten die Beinlängendifferenzen hinzu. Bei starker Beinverkürzung und Muskelverschmächtigung ist gelegentlich eine Amputation notwendig.

Angeborene Dislokation der Patella

Sie ist selten. Die meisten dieser Kinder haben zusätzlich Anomalien des Skeletts bzw. anderer Systeme.

Klinik: Die Kniescheibe ist disloziert bzw. disloziert sich mit jeder Beugung und reponiert sich in Streckung. Gelegentlich steht die Patella so lateral, daß sie in der dislozierten Stellung verbleibt. Es besteht eine Anomalie des Vastus lateralis und seiner Faszie und des Iliotibialbandes. Die Straffung dieser Strukturen verhindert ein Laufen der Kniescheibe im Gleitlager des Femurs während der Kniebeugung.

Die Reposition der Kniescheibe bereitet den Kindern häufig erhebliche Beschwerden, so daß sie das Knie in Beugung halten. Es kommt zur Beugekontraktur, das Gangbild ist ungewöhnlich bei Aufsetzen des Beines in Kniebeugung. Der Versuch, durch Krankengymnastik oder Gipse diese Stellung zu korrigieren bleibt häufig erfolglos.

Therapie: Die Behandlung ist in der Regel chirurgisch mit Lösen des lateralen Retinakulums und des Iliotibialbandes sowie Mobilisierung des Vastus lateralis vom Intermuskulärseptum, evtl. Transfer des Quadrizeps und des Vastus medialis nach distal und lateral. Bei älteren Kindern ist nach Wachstumsabschluß eine zusätzliche Versetzung der Tuberositas tibiae nach medial mit einer lateralen Kapsellösung durchzuführen.

Angeborene Kniegelenksluxation

Die angeborene Luxation des Kniegelenkes ist eine seltene Anomalie mit gleicher Verteilung bei beiden Geschlechtern. Die Dislokation ist einseitig oder beidseitig. In 60% der Fälle sind weitere angeborene Anomalien vorhanden. Besonders häufig finden wir schwere Dysplasien bzw. Luxation des Hüftgelenkes sowie Fehlstellungen oder Mißbildungen des Fußes.

Über die Ätiologie gibt es verschiedene Vermutungen. Angeborene und umweltbedingte Ursachen werden diskutiert. Eine familiäre Anamnese ist meist nicht gegeben. Die Position im Uterus bei Steißlage mit nach oben geschlagenen Beinen, mag einen gewissen Einfluß auf die Entwicklung haben. Die Mehrheit der Kinder betrifft allerdings nicht die Steißlage. Besonders bei Bindesgewebssyndromen, wie dem Ehlers-Danlos-, Marfan- oder Larsen-Syndrom, findet man häufiger kongenitale Kniegelenksluxationen.

Klinik: Die dislozierten Knie haben eine lockere dorsale Kapsel. Die Kreuzbänder sind gedehnt, hypoplastisch oder nicht vorhanden. Die Dislokation des Kniegelenkes ist häufig zu finden bei Kindern mit Arthrogryposis multiplex congenita. Bei diesen Kindern sind die Muskelabnormitäten gewiß die Ursache für die Dislokation des Kniegelenkes. Die Diagnose ist durch die klinische Untersuchung bei Ventralluxation der Tibia zu stellen. Röntgenologisch kann das Bild dann objektiviert werden. Die Überstreckung ist immer vorhanden bei angeborenen luxierten Kniegelenken. Die Überstreckung gibt es allerdings auch bei normalen Kniegelenken, und hier häufig bei Steißlagengeburten. Diese Kniegelenke sind subluxiert. Es ist somit wichtig, daß die letzteren differenziert werden von dislozierten Knien, was für die Behandlung entscheidend ist.

Die angeborene Subluxation ist häufiger als die Luxation. Das subluxierte Kniegelenk hat gewöhnlich eine Flexion von 25 bis 40 Grad. Die Tibia kann leicht nach vorne und nach hinten bewegt werden.

Therapie: Die Behandlung der angeborenen Kniegelenksluxation bzw. -subluxation muß möglichst frühzeitig erfolgen. Aus einer Subluxation bzw. einem angeborenen Genu recurvatum kann sich leicht eine totale Luxation entwickeln. Das Kniegelenk wird so weit wie möglich gebeugt und in einem Oberschenkelgipsverband dann ruhiggestellt. Der Gipsverband sollte in regelmäßigen Abständen und Intervallen gewechselt werden, bis durch weitere Redressionen ein Beugewinkel von 90 Grad erreicht ist. In diesen Positionen dehnen sich die ventralen Weichteile und die dorsalen schrumpfen.

Vorsicht ist geboten, bei zu starker Redression, denn eine Verletzung der distalen Femurepiphyse könnte möglicherweise eine Wachstumsbehinderung nach sich ziehen. Bei der Ungewißheit, ob eine Luxation oder Subluxation vorliegt, sollte zunächst eine Extensionsbehandlung in Bauchlagerung mit täglichen Knieflexionsübungen durchgeführt werden. Die Behandlung sollte so lange fortgesetzt werden, bis eine 90gradige Beugung erreicht ist.

Dislozierte Knie sollten nicht manipuliert werden, sondern nach einer möglicherweise vorzunehmenden Knochenextension ggf. einer Operation zugeführt werden. In der offenen Reposition müssen die verschiedenen Bandstrukturen revidiert werden.

Eine Verlängerung des M. quadriceps, Lösen der dorsalen Kapsel, Versetzen des Tractus iliotibialis und des M. biceps femoris sowie der Seitenbänder und zusätzliche Verlängerung und Versetzen des vorderen Kreuzbandes sind notwendig. Bei deutlicher Instabilität schließt sich hier eine Rekonstruktion der dorsalen Kapsel sowie evtl. des vorderen Kreuzbandes an. In schwereren Fällen ist eine längere, bis ins Erwachsenenalter dauernde Nachbehandlung notwendig, um Rezidive zu vermeiden. Eine Versorgung mit Orthesen und entlastenden Stützapparaten ist dann erforderlich.

Prognose: Prognostisch kann gesagt werden, daß Kinder mit subluxierten Kniegelenken durch eine einfache Extension oder Gips ausreichend behandelt werden können und sich gut entwickeln. Kniegelenke, die luxiert waren und durch eine Extension oder Operation behandelt werden mußten, sind weniger gut. Selten werden mehr als 90 Grad erreicht. In dieser Beugestellung ist die Funktion des Kniegelenkes ausreichend gegeben.

Patella bipartita

Die Patella bipartita ist eine angeborene Formstörung. Die Kniescheibe entwickelt sich normalerweise aus einem knöchernen Zentrum. Gelegentlich sind aber 2 oder 3 oder mehr Ossifikationszentren vorhanden.

Die Zentren verschmelzen in der Regel und formen einen Knochen. Bei Nichtverschmelzen der Zentren kommt es zu einer sog. Patella bi- oder multipartita. Das zweite oder kleine Fragment der Kniescheibe ist meist im oberen lateralen Sektor der Patella zu finden. Die Diagnose wird *röntgenologisch* mit dem typischen Bild des abgetrennten lateral-kranialen Kniescheibenpoles gestellt.

Klinik: Klinisch findet sich ein lokaler Druckschmerz am lateralen oberen Kniescheibenpol. Meist treten die Schmerzen nach stärkerer sportlicher Belastung oder nach einer Knieprellung auf. Oft wird zunächst die Diagnose Insertionstendopathie des Vastus lateralis gestellt, der in diesem Bezirk ansetzt.

Therapie: Bei Auftreten von Beschwerden sollte zunächst eine Schonung des betroffenen Beines erfolgen, mit adjuvanter lokaler antiphlogistischer, physikalischer oder medikamentöser Therapie. Bei Persistenz der Beschwerden reicht meist ein Ablösen des Vastus lateralis aus, insbesondere, wenn keine Knorpelveränderungen im Bereich des kranialen Kniescheibenpoles bestehen. Sollte es unter einer Traumatisierung zu einem Lösen in der Pseudarthrose kommen oder eine ausgeprägte Chondromalazie in diesem Bezirk bestehen, ist eine operative Entfernung des Fragmentes notwendig.

Meniskusverletzung

Verletzungen der Menisken sind im Kindesalter selten. Risse können bei den guten reparativen Fähigkeiten im Kindesalter aufgrund einer noch vorhandenen besseren Vaskularisation besser und oft vollständig ausheilen. Meniskusverletzungen entstehen infolge schwerer Kniegelenkstraumen oder im Rahmen von Sportunfällen, meist bei älteren Kindern (Fußball, Leichtathletik, Skilauf). Es handelt sich dabei oft um indirekte Traumen die zur Verletzung der Menisci führen. Meist kommt es durch Dreh- und Flexionsextensionsbewegungen im Kniegelenk zu diesen Verletzungen. Medialer und lateraler Meniskus sind im Kindesalter gleich häufig betroffen.

Klinik: Heftige Schmerzen und Einklemmungserscheinungen fehlen meist im Kindesalter. Die typischen Meniskuszeichen, wie Druckschmerz über dem Kniegelenkspalt, sind im akuten Fall nicht zu objektivieren, da eine gesamte Schmerzhaftigkeit des Kniegelenkes mit einer blutigen Ergußbildung besteht. Chronische Gelenkbeschwerden und eventuelle Ergußbildungen müssen an eine Meniskusläsion denken lassen. Die Diagnose kann dann letztendlich durch eine Arthrographie oder Arthroskopie bestätigt werden.

Therapie: In der Regel ist der Meniskusschaden durch arthroskopische Teilresektion zu beheben. Auf eine totale Meniskusentfernung sollte im Kindesalter möglichst verzichtet werden, da sich frühzeitige Arthrosen ausbilden können.

Scheibenmeniskus

Der Scheibenmeniskus zeigt die Form eines Diskus gegenüber der eines Halbmondes, wie sie gewöhnlich zu finden ist. In der Regel erscheint er lateral, kann aber auch medial vorkommen. Generell finden wir dieses Erkrankungsbild einseitig, nur selten in beiden Kniegelenken.

Ätiologisch wird eine Hemmungsmißbildung im Sinne einer fehlenden Weiterentwicklung des primär als Scheibe angelegten Meniskus angelegt. Debrunner faßt diese Veränderung als echte angeborene Mißbildung auf, da er anhand von anatomischen Studien schon von einem primär halbmondförmig angelegten Meniskus ausgeht.

Klinik: Kinder mit einem Scheibenmeniskus klagen über ein Schnappen im Knie, oder sie geben an, daß das Knie nachgebe während des Laufens oder Rennens. Andere Kinder haben einen dumpfen intermittierenden Schmerz, der sich bei Aktivität steigert, aber auch nachts und in der inaktiven Periode vorhanden ist.

Die klinische Untersuchung ist in ihren Ergebnissen vielfach nicht aussagekräftig. Oft kann man das Schnappen reproduzieren durch Beugung und Streckung des Kniegelenkes. Falls der Meniskus eingerissen ist, finden wir eine positive Meniskussymptomatik. Ein Scheibenmeniskus unterliegt häufig einer zystischen Degeneration. Die Zyste ist entlang der Gelenklinie tastbar und gewöhnlich vor dem lateralen Seitenband gelegen. Falls längere Zeit Beschwerden bestanden haben, läßt sich eine Atrophie der Oberschenkelmuskulatur, besonders des Vastus medialis, feststellen. Arthrographische und Arthroskopische Untersuchungen sind hilfreich zur Diagnosefindung.

Therapie: Falls der Scheibenmeniskus keine Beschwerden macht, ist eine Behandlung zunächst nicht notwendig. Bei einer Meniskusläsion oder

Zyste ist eine Teil- oder Vollentfernung des Meniskus angezeigt. Diese kann arthroskopisch oder auch durch eine Arthrotomie vorgenommen werden.

Habituelle und rezidivierende Patellaluxation

Die habituelle Patellaluxation ist eine relativ seltene Erkrankung. Die Häufigkeit der wiederholten Luxationen ist weit größer bei Mädchen als bei Jungen. Es gibt eine Vielzahl von pathologischen Veränderungen, die zu einer habituellen Patellaluxation beitragen. Es ist unklar, ob die Laxidität ein Teil einer allgemeinen Bindegewebsschwäche ist oder ob sie verursacht wird durch den wiederholten Streß von der nach lateral drängenden Kniescheibe. Beide Aspekte sind wahrscheinlich wichtig.

Ein vermehrter Streckzug des Iliotibialbandes oder des Vastus lateralis und ein falscher Lauf der Patella aufgrund einer patellofemoralen Dysplasie mit Lateralisation spielen ebenfalls eine große Rolle bei der Luxation. Das Genu valgum und die Außentorsion der Tibia fördern die laterale Diskolation der Kniescheibe.

Bei einem Patellahochstand kann leicht eine Luxation eintreten, wenn eine zusätzliche Außenrotation des Femurs besteht. Letztendlich kann eine traumatische Luxation mit konsekutiver Schädigung der muskulären und ligamentären Führung ebenfalls eine habituelle Luxation bewirken.

Im Gegensatz zur habituellen Luxation, die gewohnheitsmäßig bei jeder Kniegelenksbeugung erfolgt, tritt die rezidivierende Kniegelenksluxation nur ab und zu auf, besonders bei Schlußstreckung des Kniegelenkes. Die habituelle Luxation kann im jungen Alter von 5 bis 6 Jahren ihren Ausgang nehmen, manifestiert sich aber nicht vor dem jugendlichen Alter. Die rezidivierende Patellaluxation tritt erst präpubertär auf.

Klinik: Bei vielen Patienten gibt es keine Vorgeschichte. Oft wird ein Sturz als primäres Geschehen angegeben.

Die Kniescheibe luxiert und reponiert sich bei aktiver oder passiver Streckung. Die Patienten klagen, daß die Kniescheibe sich bei bestimmten Bewegungen nach lateral bewegt. Dies ist häufig verbunden mit retropatellaren Schmerzen und gelegentlicher Ergußbildung im Kniegelenk. Sie klagen außerdem über einschießende plötzliche Schmerzen während des Rennens oder gelegentlich auch über ein Wegknicken (Giving-Way-Phänomen) während der Richtungsänderung im Lauf oder Rennen. Die Patienten mit Luxationen zeigen in der klinischen Untersuchung häufig eine hypermobile Patella, welche fast passiv durch Lateralisation disloziert werden kann. Die Kniescheibe liegt häufig höher, und der Patient hat laxe Bänder.

Bei Beugung des Kniegelenkes fällt ein laterales Abwandern der Kniescheibe auf. Der Vastus medialis ist häufig nicht voll ausgeprägt und atrophiert. Er setzt nicht so weit distal an wie gewöhnlich. Eine vermehrte Genu-valgum-Stellung ist ebenfalls vorhanden.

Schwierig ist die Beurteilung der Klinik bei der Subluxation. Der Patient fühlt keine Dislokation. Das einzige Symptom ist ein leichter Schmerz bei Richtungswechsel bzw. Treppensteigen. Die Klinik ist meist normal, eine Laxidität läßt sich nicht so ausgeprägt nachweisen. Häufig bestehen chondropathische Veränderungen des Patellagleitlagers mit retropatellarem Reiben. Eine Atrophie des Vastus medialis ist ebenfalls nachzuweisen, oft auch ein Genu recurvatum.

Therapie: Eine Unzahl von Operationsmethoden zur Behandlung der Luxation sind beschrieben. Die Patienten mit habitueller Subluxation sollten durch isometrische Übungen die Kraft des Quadrizeps, besonders des Vastus medialis, stärken. Die erste Luxation sollte für 4 Wochen bei voller Streckung im Gipstutorverband immobilisiert werden. Nach der Gipsabnahme ist eine intensive krankengymnastische Übungsbehandlung einzuleiten.

Erneute Luxationen erfordern in der Regel eine Operation, um frühzeitige arthrotische Veränderungen zu vermeiden. Vor Wachstumsabschluß muß man sich auf Eingriffe an den Weichteilen beschränken. Bei Operationen an der Tuberositas tibiae vor Epiphysenschluß besteht die Gefahr der Ausbildung eines Genu recurvatum.

Operationsverfahren mit Kniescheibenfesselung nach Krogius, Campbell und Goldtwaith sind brauchbare Verfahren, die aber gewisse Rezidivquoten in sich bergen. Nach Abschluß des Wachstums kommen die Verfahren nach Brückner und Roux mit Medialversetzung der Tuberositas tibiae zur Anwendung und zeigen meist sehr gute Ergebnisse.

Extrem selten ist die Luxation der Kniescheibe nach medial.

Osteochondritis dissecans

Die Osteochondritis dissecans ist ein Defekt, der den subchondralen Knochen und die Gelenkflächen betrifft. Aus einer zunächst herdförmigen Abgrenzung kann sich eine totale oder partielle Abtrennung eines subchondralen, meist schalenförmigen Knochenanteils ergeben. Der Defektbereich ist meist durch eine reaktive Sklerosierung zum gesunden Knochen abgegrenzt.

Die Erkrankung zeigt sich in erster Linie bei älteren Jugendlichen oder jungen Erwachsenen, erscheint aber auch gelegentlich bei Kindern zwischen 10 und 14 Jahren.

Der distale Femur ist der häufigste Sitz dieser Erkrankung. Weitere Orte sind der Talus, die Patella, das Capitulum humeri und der Femurkopf. 10% der Betroffenen haben mehr als eine Läsion. Häufig finden wir

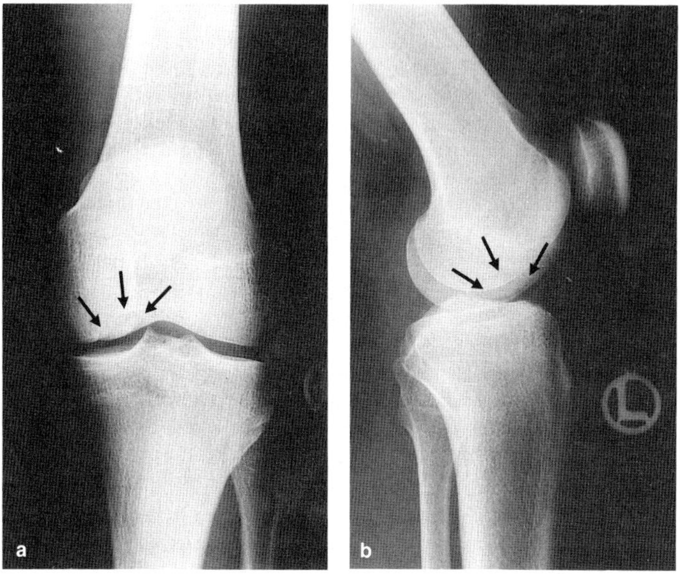

Abb. **95** Osteochondritis dissecans am medialen Femurkondylus. Das Dissekat liegt als Ganzes demarkiert im Dissekatbett, und der Knorpel ist erhalten. a) a.-p., b) seitliche Röntgenaufnahme (Pfeile)

einen symmetrischen Befall. Die Ursache ist eine sog. ischämische Nekrose. Der Grund des vaskulären Defektes, welche die Ischämie verursacht, ist jedoch unbekannt.

Klinik: Hauptsymptom ist der Schmerz, welcher anfangs intermittierend, später als Dauerschmerz auftritt. Der Schmerz findet sich nicht so sehr bei Aktivitäten, sondern mehr in Ruhepausen. Eine leichte Schwellung des Kniegelenkes ist festzustellen. Bei Überbeanspruchung können sich rezidivierende Gelenkergüsse ausbilden. Im großen und ganzen sind die klinischen Symptome unspezifisch und werden als Wachstumsschmerz oder rheumatischer Schmerz oft fehlgedeutet. Erst nach Herausbildung eines Dissekates mit Ablösung kann es zu Blockierungen und Schwellneigungen kommen, die auf das Krankheitsbild hinweisen.

Röntgen: Die Diagnose wird letztendlich röntgenologisch gestellt. Die Läsion ist auf dem a.-p.-Röntgenbild – Lage des Defektes im mittleren oder vorderen Bereich – sichtbar (Abb. 95). Bei posteriorer Lage ist eine Tunnelaufnahme notwendig. Der gewöhnliche Ort der Veränderung ist der laterale Anteil der medialen Kondyle.

Therapie: Trotz deutlicher röntgenologischer Veränderung ist die Arthrotomie oft unergiebig. Es empfiehlt sich daher, zunächst arthroskopisch den Befund abzuklären. Meist findet man einen glatten Knorpelüberzug, ohne Stufenbildung und Demarkation. Es zeigt sich oft lediglich eine weiche Stelle, an der der Knorpel mit einem Häkchen eingedrückt werden kann. Eine Auffrischung dieses Bezirkes mittels extra- oder intraartikulärer Beckscher Bohrung sollte in diesen Fällen durchgeführt werden, um die reaktive Sklerosierung zu durchbrechen und die Vaskularität zu verbessern. Der Eingriff kann natürlich auch arthroskopisch vorgenommen werden.

Liegt keine Osteochondralablösung mit Dissekatausbildung und Erweichung vor, kann konservativ behandelt werden durch Ruhigstellung des Kniegelenkes in einer Gipshülse für 6–8 Wochen. Der Gips soll so angelegt werden, daß die Läsion nicht in die Belastungszone gerät. Ein laterales Röntgenbild zeigt die beste Position. Der Gipsverband soll in voller Streckung bei posteriorer Lage des Defektes angelegt werden, bzw. in einer 30- bis 40gradigen Beugung, wenn der Defekt mehr anterior gelegen ist. Bei Beugung ist eine zusätzliche Absatzerhöhung zu empfehlen.

Falls ein Dissekat gegeben ist, muß es durch eine Arthrotomie mit Verschraubung oder Knochenspanbolzung, evtl. mit zusätzlicher Spongiosaauffüllung des Dissekatbettes, refixiert werden.

Sinding-Larsen-Syndrom

Es handelt sich um eine Ossifikationsstörung unbekannter Ursache am unteren Patellapol.

Klinik: Schmerzen im Bereich des unteren Patellapoles, besonders nach längerer Beugehaltung des Kniegelenkes. Es findet sich eine Druckempfindlichkeit am unteren Patellapol. Röntgenologisch sind in seltenen Fällen entsprechende Knochenveränderungen im unteren Patellapol im Sinne einer aseptischen Nekrose zu finden.

Therapie: Ruhigstellung durch eine Gipshülse für 4–6 Wochen, bei Therapieresistenz evtl. operative Entfernung der nekrotischen Anteile.

Morbus Osgood-Schlatter

1903 beschrieben durch Osgood-Schlatter bei Heranwachsenden mit Schwellung im Bereich der Tuberositas tibiae und dem Patellaband.

Die Ätiologie wird kontrovers diskutiert. Sie wird in erster Linie unter den sog. aseptisch spontanen Knochennekrosen eingereiht. Weitere Erklärungen sind traumatische Läsionen sowie Überbeanspruchung des Patellabandes.

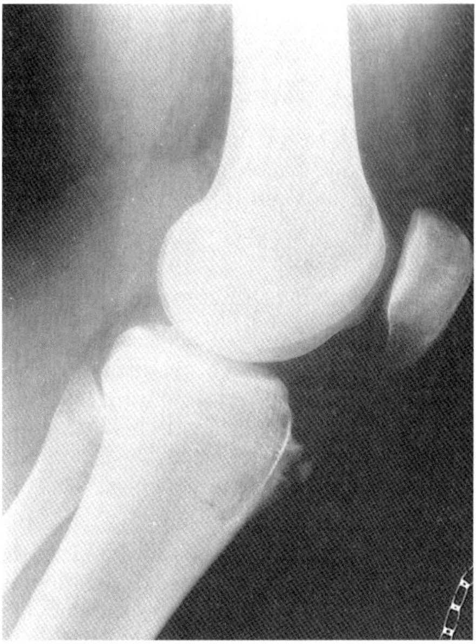

Abb. **96** Morbus Schlatter. Fragmentierung der Apophyse der Tuberositas tibiae

Der typische Patient ist 11 bis 15 Jahre alt. Gewöhnlich sind es Jungen, die aktiv Sport treiben (Fußball).

Klinik: Der Schmerz zeigt sich oft doppelseitig über der Tuberositas tibiae nach sportlicher Betätigung, Anstrengung und dann, wenn der Quadrizeps stark angespannt wird, wie beim Treppenhochsteigen und -absteigen, beim Rennen und Springen. Eine leichte Weichteilschwellung über der Tuberositas läßt sich tasten. Die Untersuchung des Kniegelenkes selbst ist unauffällig.

Röntgen: Es zeigt sich eine leichte Schwellung vor der Tuberositas tibiae und eine verdickte Patellasehne. Bei älteren Patienen kommt es zu Knochenveränderungen, ähnlich wie beim Morbus Perthes. Die Tuberositas ist prominent, es kommt zur Strukturauflockerung der Tuberositas (Abb. **96**).

Therapie: *In der Regel* handelt es sich um eine *selbstheilende Erkrankung* (self limiting disease). Mit Abschluß des Wachstums der Tuberositas tibiae im Alter von etwa 15 Jahren gehen die Beschwerden zurück. Je länger die Symptome und Schwellungen bestehen, desto wahrscheinlicher ist es, daß irgendwelche Residuen zurückbleiben.

Bei ausgeprägter Symptomatik ist ein Gipstutorverband für 6 bis 8 Wochen zu empfehlen. Nach Gipsentfernung sollten für weitere 2 bis 3 Wochen Ruhe mit Limitierung der Bewegung eingehalten werden. Danach kann die volle Aktivität wieder erlaubt werden. Die Mehrzahl der Betroffenen ist dann beschwerdefrei und kann wieder voll Sport treiben.

Selten ist ein operativer Eingriff notwendig mit Entfernung einzelner Fragmente und Anbohrung der Tuberositas tibiae zur Durchblutungsförderung und besseren Regeneration der Apophyse. (Cave: Epiphyse des Schienbeinkopfes!)

Kniekehlenzyste (Baker-Zyste, Poplitealzyste)

Die Poplitealzyste entwickelt sich als synoviale Zyste aus der Semimembranosusbursa unterhalb des medialen Kopfes des Gastrocnemius oder aus der Gelenkkapsel. Sie ist häufig zu finden bei Erwachsenen mit rheumatoider oder osteoarthrotischer Arthritis, ist aber ungewöhnlich bei Kindern. Die Zyste liegt zwischen der Semimembranosussehne und dem medialen Kopf des Gastrocnemius. Sie ist gefüllt mit gelatineähnlicher Substanz.

Klinik: Die Poplitealzyste beginnt mit einer Schwellung an der Medialseite der Kniekehle, genau lateral des Semitendinosus. Tumoren, wie Fibrome, Sarkome oder vaskuläre Anomalien müssen von diesen Schwellungen abgegrenzt werden. Sie liegen in der Regel nicht an der Medialseite der Kniekehle. In der Regel bereitet die Zyste keine Beschwerden, es sei denn, sie schwillt stark an.

Sie ist selten bei Kindern zu finden, gelegentlich bei einer rheumatoiden Arthritis.

Ein wichtiges differentialdiagnostisches Mittel zur Abgrenzung gegenüber andersartiger Tumoren ist der Translumina-Test. Die Zyste ist bei Beleuchtung durchscheinend, ein tumoröses Gebilde wie Fibrom oder Sarkom nicht.

Therapie: Sollten Beschwerden auftreten, kann die Zyste abpunktiert werden. Bei einem Rezidiv ist ihre operative Entfernung angezeigt.

Chondropathia patellae

Die Chondropathia patellae bezeichnet einen durch einen Erweichungs- oder Verschleißschaden des Kniescheibenknorpels ausgelösten Symptomenkomplex. Im angelsächsischen Bereich wird von einer Chondromalacia patellae gesprochen.

Die Erkrankung tritt meist schon im jugendlichen Alter auf. Mädchen sind etwa 3mal so häufig betroffen wie Jungen. Die Chondropathie ist eine der häufigsten Ursachen von Knieschmerzen im Jugendalter, mehr als die Meniskopathie.

Die Patella wird durch die Crista patellae in zwei Hälften geteilt. Die laterale Hauptfacette ist großflächig und konkav, während die mediale Facette durch einen entweder knorpelig oder auch knochenknorplig angelegten First in zwei Zonen geteilt wird: das paramediane und das meist kontaktlose Randsegment. Der patellokondyläre Kontakt ist lateral groß, medial dagegen variabel und zeigt oft eine Gelenkflächeninkongruenz.

Die Ursachen für eine Chondropathia patellae sind vielfältig. Der Hochstand der Kniescheibe, abnorme Achsenverhältnisse, wie das Genu valgum, und Torsionsfehler des distalen Oberschenkels mit relativer Lateralisation der Tuberositas tibiae prädestinieren zu einer Chondropathie. Durch die laterale Kippung der Kniescheibe über den Kondylenrand bei Beugung kommt es zur abnormen Druckvermehrung der lateralen Facette mit Ausbildung einer Chondropathie. Meist liegt der Herd der Chondropathien aber in der medialen Facette. Dies erklärt sich durch eine Minderbelastung (Hypopression) bei fehlender Kongruenz zwischen medialer Patella und Gleitlager. Auch eine Inbalance des Streckapparates zwischen Vastus lateralis und Vastus medialis führt zu einer mangelhaften Zügelung und konsekutiv zu einer Lateralisation der Kniescheibe mit einem erhöhten Anpreßdruck der lateralen Patellafacette. Posttraumatische chronische Instabilitäten, vor allem des Kreuzbandes, können femuropatellare Schmerzen auslösen. Beim Versuch, die Kreuzbandinstabilität zu kompensieren, kommt es zu Überlastung am Streckapparat.

Osteochondrale Läsionen, welche durch Luxation der Patella, durch Patellakontusionen und Patellafrakturen entstehen, enden oft in einer Chondropathia patellae bzw. Chondromalazie. Eine besondere Bedeu-

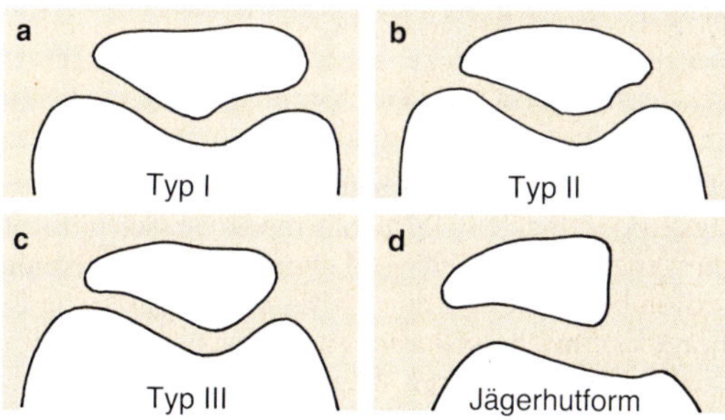

Abb. **97** Axiale Abbildung der verschiedenen Kniescheibenformen nach Wiberg-Baumgartl rechte Patella. Beim Typ I sind beide Facetten annähernd gleich groß. Bei den nachfolgenden Typen wird die mediale Facette zunehmend kleiner, die laterale größer. Die mediale Facette verliert letztendlich den Kontakt zur femoralen Gleitfläche (Jägerhutform)

tung als Ursache der Chondropathie wird der Dysplasie der Femurkondylen und vor allem der der Patella zugesprochen. Nach Wiberg werden 3 ossäre Patellaformen im Röntgen-Axialbild unterschieden und eine Art Jägerhutform mit medialem Höcker von Baumgartl hinzugefügt (Abb. 97 a–d). Der Typ I mit annähernd gleicher medialer und lateraler Facette kommt nur in 10 % der Fälle vor. Die Häufigkeit der Varianten II und III überwiegen stark.

Wiberg-Typen II und III zeigen eine gewisse Tendenz zur Lateralisation. Durch eine Genu-valgum-Stellung wird dies bekanntlich noch begünstigt.

Der Patellaknorpel ist der dickste Knorpel im menschlichen Organismus. Die Ernährung des Knorpelbelages ist zweigleisig durch Diffusion. In die oberflächlichen Knorpelschichten wird die Synoviaflüssigkeit bei der Gelenkbewegung einmassiert, weshalb jede Ruhigstellung natürlich unerwünscht ist. Eine schmale Zone in der Tiefe wird vom subchondralen Knochen aus versorgt.

Klinik: Die Patienten klagen über ein dumpfes Schmerzgefühl im gesamten Kniegelenk oder im Bereich des vorderen medialen Gelenkspaltes. Das Gelenk gibt häufig nach längerer Belastung ohne erkennbare Ursache nach (Giving-Way-Phänomen). Langdauernde Beugehaltung im Kniegelenk verursacht Verstärkung der Beschwerden, und die Patienten verspüren den Wunsch, ihr Kniegelenk häufig zu strecken. Auch das Treppensteigen, vorwiegend beim Hinabgehen, verursacht Beschwerdezunahme. Beim Bergabgehen kommt es zu Schwäche- und Krampfgefühlen in der Oberschenkelmuskulatur. Neben der Anamnese ist der typische Untersuchungsbefund von Bedeutung. Gelegentlich findet sich eine Synovialverdickung. Eine Synovialschwellung lateral und medial des Lig. patellae ist bei Anspannung der Quadrizepsmuskulatur häufig besonders gut zu sehen.

Bei rechtwinkelig gebeugtem Knie sollte auf die Lage der Kniescheibe geachtet werden. Beim Hochstand der Patella fällt auf, daß die Kniescheibe noch nicht in der Frontalebene steht und sich ein sog. spitzes Knie zeigt.

Die Palpation der Kniescheibe ergibt meist eine starke Druckschmerzhaftigkeit der distalen Hälfte der medialen Gelenkfacette. Durch Seitbewegungen der Kniescheibe soll geprüft werden, ob möglicherweise eine Luxation bzw. Subluxation als Entstehungsursache der Chondropathie in Frage kommt. Es ist darauf zu achten, ob bei Anspannung des Quadrizeps die Patella den direkten Weg nach proximal wählt oder ob eine Lateralisationstendenz der Patella besteht, meist durch eine stark lateral liegende Tuberositas tibiae.

Neben der Druckschmerzhaftigkeit der Patellafacette ist das Zeichen nach Zohlen, der Anpreßschmerz der Patella bei gleichzeitiger Quadrizepsspannung, sehr typisch. Das positive Ausfallen einer Prüfung darf nicht überbewertet werden. Auch bei sonst beschwerdefreiem Patienten kann die Prüfung dieses Zeichens durchaus als schmerzhaft empfunden werden. Die Bewegungsprüfung des Kniegelenkes ist meist unauffällig. Häufig ist unter der Patella ein Reibegeräusch fühl- und hörbar. Gelegentlich findet sich ein Patellaschnappen bei Beugung von 30 bis 40 Grad.

Röntgen: Besonders im Beginn der Erkrankung gibt es keine speziellen röntgenologischen Zeichen für die Chondropathia patellae. Die Diagnose kann dann nur aus der Lage und Form der knöchernen Kniescheibe vermutet werden. Zur Röntgenbeurteilung sind Aufnahmen im seitlichen, im von vorn nach hinten führenden (a.-p.) und axialen Strahlengang notwendig. Axialaufnahmen bei 30 Grad, 60 Grad und 90 Grad Beugung geben Auskunft über die Kniescheibenform (Wiberg-Typen), mögliche Lateralisation der Patella und Formvarianten der Femurgleitlagerfläche. Aus der seitlichen Röntgenaufnahme läßt sich insbesondere die Patellahöhe bestimmen. (Eine in der Seitaufnahme häufiger zu sehende Einsenkung der zentralen Kniescheibenrückfläche (Haglund-Delle) ist in ihrer Bedeutung für die Chondropathia patellae nicht maßgebend.)

Die verschiedensten Patellahöhenbestimmungen werden angegeben. Die gebräuchlichste ist die nach Blumensaat. Hiernach soll bei 30 Grad Kniebeugung die nach ventral verlängerte Sklerosezone, die sog. Blumensaat-Linie, die Patellaspitze berühren. Nach neueren Untersuchungen und aufgrund verschiedener meßtechnischer Schwierigkeiten (u. a. die nicht immer konstante Winkelstellung der Blumensaat-Linie zur Femurschaftachse) ist von einem Patellahochstand zu sprechen, wenn bei 30 Grad Kniebeugung die Distanz der Kniescheibenspitze von der Blumensaat-Linie 15 mm und mehr beträgt (Abb. **98** b).

Bei der Bestimmungsmethode nach Insall u. Salvati wird bei gebeugtem Kniegelenk das Verhältnis der Längen von Patella (LP) und Patellarsehne (LT) bestimmt (Abb. **98** a). Liegt der Wert LP/LT unter 0,8 handelt es sich

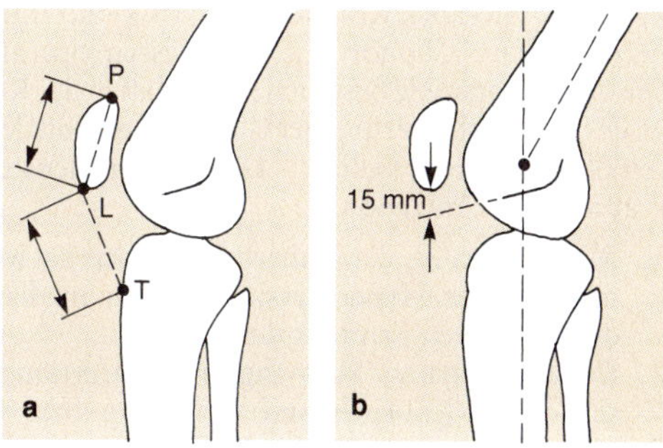

Abb. **98** a) Patellahöhenbestimmung nach Insall-Salvati, b) nach Blumensaat

um einen Patellahochstand; beträgt er mehr als 1,2 so sprechen wir von einem Patellatiefstand (Patella infera oder baja). Auch bei dieser Methode treten vermehrt Meßschwierigkeiten auf, besonders bei der Festlegung des distalen Ansatzpunktes des Lig. patellae.

Die Arthroskopie läßt in Zweifelsfällen feststellen, ob eine Chondropathie vorliegt und gibt Auskunft über Schwere und Lokalisation. Leider findet sich aber oft trotz ausgeprägter Beschwerden makroskopisch kein sichtbarer Knorpelschaden.

Therapie: Zunächst sind Muskelgleichgewichtsstörungen (Vastus medialis/lateralis) und Atrophien als Ausdruck der Schonhaltung durch Kräftigung der knienahen Muskulatur, speziell des Vastus medialis, zu behandeln. Ergänzend sollte eine Reizstrombehandlung (diadynamische Ströme) mit begleitenden analgetisch wirkenden Substanzen eingeleitet werden. Medikamentös ist die systemische Gabe oder intraartikuläre Injektion von Knorpelaufbausubstanzen (z. B. Arteparon Dona S) einzusetzen im Sinne einer Knorpelschutztherapie mit Enzymabbau und Grundsubstanzaufbau in Verbindung mit einer physikalischen Therapie. Bei einer stärkeren Begleitsynovitis kann ausnahmsweise eine intraartikuläre Injektion eines Glukokortikoids vorgenommen werden. Schuhe mit Negativabsatz sind ggf. therapeutisch zu empfehlen. (Es handelt sich um Schuhe, bei denen im Gegensatz zum herkömmlichen Schuh die vordere Sohle höher ist als der Absatz. Die Körperachse wird nach hinten verlagert mit Verminderung des retropatellaren Anpreßdruckes entlang des Gleitlagers. Anfangs können Schmerzen im Sinne einer Achillodynie durch Dehnung der Achillessehne sowie LWS-Beschwerden auftreten.)

Bei bestehenden Beschwerden sollte länger anhaltende Kniebeugung, vermehrtes Treppensteigen und Sportbetätigung soweit wie möglich eingeschränkt werden. Sportdisziplinen, wie das Gewichtheben, Fußball, Skilaufen und Rennrudern sind bei einer Disposition zur Chondropathie ungeeignete Disziplinen. Schwimmen und Fahrradfahren mit hohem Sattel können empfohlen werden. Hartnäckige und konservativ mit physikalischer Therapie, Krankengymnastik und Injektionsbehandlung nicht beeinflußbare Chondropathien müssen operativ angegangen werden. Die Operationsziele bestehen nach Mau in der Korrektur des Patellagleitweges, der Verbesserung der Gleitflächen und der Druckherabsetzung im femoropatellaren Gelenk. Die verschiedensten Operationsverfahren kommen zur Anwendung:

1. Medialisierung der Tuberositas tibiae nach Roux mit Verbesserung der lateralen Hyperpression und der medialen Hypopression sowie dem medialen Kontakt der Patella.
2. Knorpelglättung (Schaving) mit Entfernung des makroskopisch geschädigten Knorpels und Stichelung, bzw. Anbohrung des Gelenkknorpels zur Gleitflächenbesserung und Anregung zur Ausbildung von Ersatzfaserknorpel sowie als durchblutungsfördernder Effekt.

3. Die parapatellare Längsspaltung des Retinakulums soll vor allem die Lateralisation der Patella beseitigen. Die Indikation liegt beim lateralen Hyperpressionssyndrom, solange keine stärkeren Dysplasien der Gelenkkörper bestehen (meist zeitlich begrenzter Effekt).
4. Mediale Denervierung des distalen unteren medialen Patellapoles.(Punktum maximum des Druckschmerzes.)
5. Korrekturosteotomie eines Genu valgum oder eines Einwärtsdrehfehlers durch Tibia- bzw. Femurosteotomie.
6. Auch die Lateralisation des Ansatzes des Vastus medialis zur Veränderung der Zügelung des Kniescheibengleitweges kommt in Betracht. In seltenen Fällen kann auch die Osteotomie nach Morscher mit sagittaler Längsspaltung und besserer Anpassung der Gelenkflächen angewendet werden.

Differentialdiagnose: Es muß an eine Meniskusläsion gedacht werden. Häufig ist mit einer Meniskusläsion auch eine Chondropathie kombiniert. Die Meniskusläsion und die Chondropathia patellae weisen posttraumatisch eine Latenzzeit auf. Beide können Schmerzen an der Innenseite des Kniegelenkes verursachen sowie Ergüsse und einklemmungsähnliche Zeichen.

Weitere differentialdiagnostische Erwägungen sind der Scheibenmeniskus, die Osteochondritis dissecans, die rheumatoide Monarthritis, die Patella bipartita, eine schmerzhafte Plica mediopatellaris, das Sinding-Larsen-Syndrom, freie Gelenkkörper, traumatische Knorpelknochenschäden sowie Schäden des Kapselbandapparates. Auch muß immer wieder an Hüft- und Fußerkrankungen gedacht werden, die Knieschmerzen verursachen können sowie an entzündliche und tumoröse Prozesse.

Fuß

Der Fuß des Neugeborenen und Kleinkindes hat seine eigene Form und Aussehen. Die Grenze zwischen dem gesunden und kranken Kinderfuß ist oft schwierig zu ziehen. In der Regel besteht eine deutliche Anspreizung der Großzehe. Der Vorfuß ist gegenüber dem Rückfuß leicht adduziert, es findet sich eine leichte Hackenfußstellung mit Supination des Vorfußes. Diese leichten „Fußfehlstellungen" sind physiologisch zu sehen und verschwinden schnell. Die Verknöcherung des Fußes ist unvollständig und er ist wesentlich beweglicher als ein Erwachsenenfuß.

Der Fuß erscheint in den ersten 12 bis 18 Monaten platt, bedingt durch ein Fettgewebe, das die Längsgewölbe ausfüllt und zum Schutze der Überlastung des Fußes beim Laufenlernen dient. Das Gewölbe ist vorhanden, wie aus Röntgenbildern ersichtlich.

Das Fußwachstum ist in den ersten 2 Jahren besonders stark. Es ist daher wichtig, frühzeitig Behandlungen eventueller Fußdeformitäten einzuleiten.

Kommt der Zeitpunkt des Aufrichtens, so wird der Fuß der Belastung ausgesetzt. Aufrichtungsphasen sollten nicht forciert werden, daß Kind hat einen inneren Zeitplan, der nicht gestört werden sollte.

Einen den Fuß stützenden Schuh braucht das Kind, welches Laufen lernt, nicht. Die Fußbekleidung sollte weich und weit sein, damit der Fuß in seiner Ausbreitung nicht eingeengt wird. Ab dem 12.–18. Monat kommt es zunehmend auch zu klinisch sichtbaren Ausbildungen des Fußbettes und Rückbildung des Fettpolsters.

Bei Belastung weicht der Fuß zunehmend in Knickfußstellung ab, bedingt durch eine beim Säugling und Kleinkind anatomisch bestehende Valgusstellung der Knöchelgabel, welche sich erst mit 8 bis 10 Jahren horizontal einstellt. Diese Stellung verstärkt sich, wenn ab dem 2.–3. Lebensjahr die physiologische X-Beinstellung hinzu kommt.

Aus den oben beschriebenen anatomisch, statisch funktionellen Gründen entwickelt sich ein scheinbarer Knick-Senk-Fuß. In dieser Stellung steht das Kind sicher und stabil. Eine Korrektur dieser Veränderung würde das Kind stand- und gehunsicher machen, besonders in den ersten Jahren.

Im Alter von 7–8 Jahren korrigiert sich die X-Beinstellung und damit auch die verstärkende Knickfußposition. Der Fuß ist im wesentlichen jetzt voll entwickelt und in seiner Funktion dem erwachsenen Fuß fast gleichzusetzen.

Klumpfuß (Pes equinovarus)

Der kongenitale Klumpfuß stellt neben der angeborenen Hüftluxation die häufigste angeborene Skelettdeformität dar (Abb. 99). Beim kongenitalen Klumpfuß werden zwei Formen unterschieden: Der strukturelle und der funktionelle Klumpfuß. Von der Erkrankung sind Mädchen und Jungen im Verhältnis 2:1 betroffen. Die Inzidenz beträgt 1–2 Erkrankungsfälle auf 1000 lebende Neugeborene.

Andere kongenitale Anomalien kommen im Zusammenhang mit dem Klumpfuß häufiger vor, wobei hier besonders die angeborene Hüftluxation von Bedeutung ist.

Der angeborene Klumpfuß bedeutet eine komplexe Deformität des gesamten Fußes. Seine Komponenten sind

1. Adduktion und Supination des Vorfußes,
2. Varusstellung der Ferse,

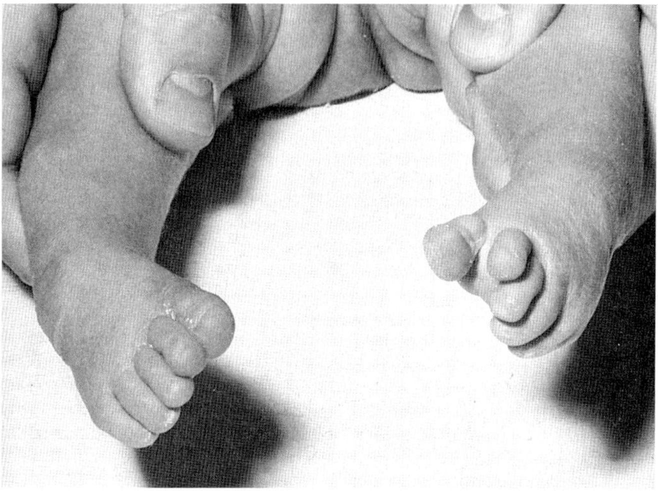

Abb. **99** Klumpfüße

3. Spitzfußstellung bei meist verkürzter Achillessehne,
4. Hohlfuß bei Vertiefung des Längsgewölbes.

Die Ätiologie des strukturellen Klumpfußes ist unklar.

Die Ähnlichkeit des Klumpfußes mit dem embryonalen Fuß in der 5. bis 10. Schwangerschaftswoche läßt genetische Ursachen für die Fußdeformität vermuten. Auch Gefäßanomalien mit sekundären Wachstumsstörungen werden in neuerer Zeit als Ursachen für die Deformität diskutiert. Besonders neurologische und myopathische Erkrankungen mit Muskelhypoplasien oder Störungen des Muskelgleichgewichtes können Ursache für die Klumpfußentwicklung sein (Spina bifida, Meningomyelozele, Arthrogryposis multiplex congenita). Solche Formen sind in der Regel besonders schwer und in der Behandlung therapieresistenter.

Die Ätiologie des funktionellen Klumpfußes beruht mehr auf mechanischer Grundlage durch anormale Lage im Uterus bedingt. Strukturelle Veränderungen liegen nicht vor. Allerdings kann dieser Fuß, falls nicht behandelt, in einen strukturellen Klumpfuß einmünden.

Klinik: Zur Geburt liegt der Säugling häufig mit ein- oder beidseitig supinierten Füßen. Zunächst ist es wichtig zu unterscheiden, ob es sich um eine intrauterin bedingte vorübergehende Lageanomalie handelt (funktioneller Klumpfuß) oder um eine strukturelle Veränderung. Der funktionelle Klumpfuß kann leicht passiv in eine normale Fußstellung ge-

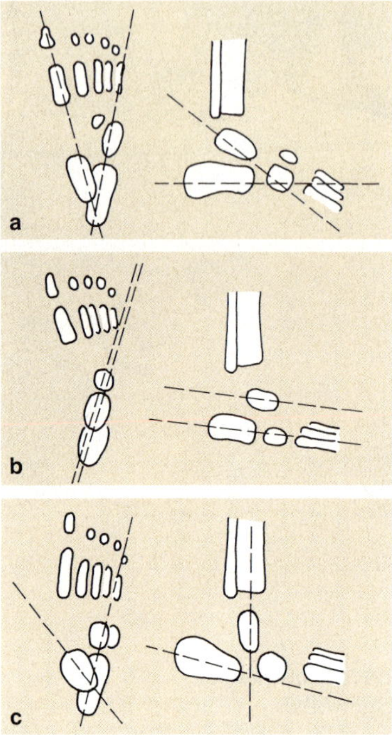

Abb. **100** Zeichnerische Darstellung der Röntgenkriterien beim Normalfuß, Klumpfuß und Plattfuß des jungen Säuglings in a.-p. und seitlicher Projektion
a) Normalfuß. Deutlich offener Winkel zwischen den Längsachsen von Talus und Kalkaneus
b) Klumpfuß. Der Winkel zwischen Talus und Kalkaneus ist weitgehend oder vollständig aufgehoben. Das untere Sprunggelenk steht in Supinationsstellung, und es zeigt sich ein Fersenhochstand
c) Plattfuß. Der Winkel zwischen Talus und Kalkaneus ist stark vergrößert, und der Taluskopf zeigt zum Boden bzw. steht in Längsrichtung der Tibia. Pronationsstellung im unteren Sprunggelenk und Hochstand der Ferse

bracht werden. Der Säugling selbst hebt den Fußaußenrand bei Bestreichen des lateralen Fußrandes.

Bei strukturellen Veränderungen ist eine vollständige passive Korrigierbarkeit der verschiedenen Deformitäten nicht möglich. Die Wadenmuskulatur ist beim Neugeborenen mit Klumpfuß unterentwickelt. Der Muskelbauch ist nach proximal verschoben, die Ferse steht hoch.

Röntgen: Während im Normalskelett die Achsen von Kalkaneus und Talus im dorsoplantaren Strahlengang einen nach distal und im seitlichen Strahlengang einen nach dorsal offenen Winkel von 30–40 Grad zeigen, verlaufen die Längsachsen beim Klumpfuß in beiden Strahlengängen nahezu parallel (Abb. **100** a–c).

Das Os naviculare ist unterschiedlich stark nach medial und plantar verschoben und das Kuboid ist wie der Kalkaneus und Talus supiniert. Zwischen Talus, Kalkaneus und Os naviculare besteht eine Subluxationsstellung. Die Röntgenuntersuchung sollte beim passiv aufgesetzten Fuß und

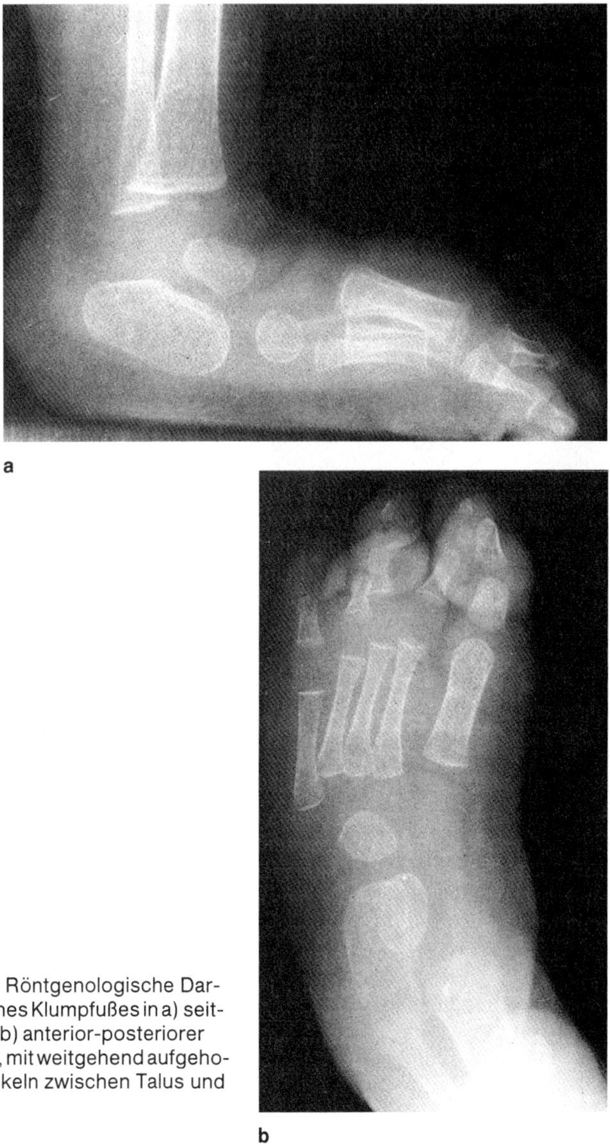

a

b

Abb. **101** Röntgenologische Darstellung eines Klumpfußes in a) seitlicher und b) anterior-posteriorer Projektion, mit weitgehend aufgehobenen Winkeln zwischen Talus und Kalkaneus

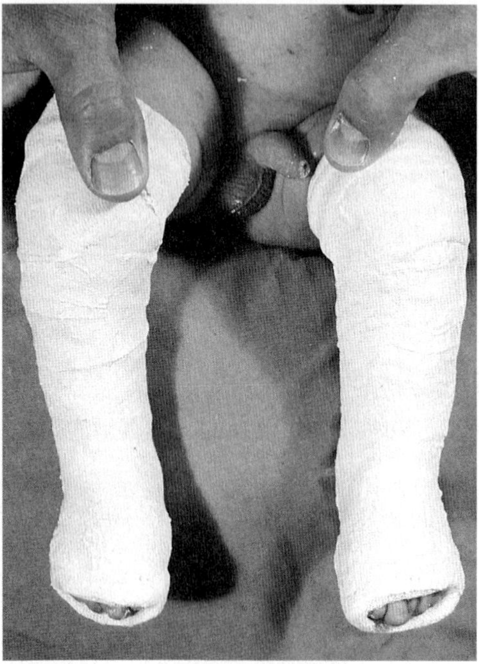

Abb. **102** Frühbehandlung des angeborenen Klumpfußes durch Etappengipse. Die Füßchen werden manuell redressiert und dann in dieser Korrekturstellung ein Gips für einige Tage, später Wochen angelegt

so weit wie möglich korrigierter Fußstellung vorgenommen werden (Abb. **101** a, b).

Therapie: Die Behandlung muß so früh wie möglich postnatal mit redressierenden Gipsverbänden beginnen. Das Fußskelett ist in diesem Lebensalter noch weitgehend knorpelig und die Bänder sind dehnbar, so daß eine gute Formbarkeit des gesamten Fußskelettes gegeben ist. Man sollte sich an die von Imhäuser vorgegebenen Richtlinien halten, wonach alle Komponenten des Klumpfußes, wie die Vorfußadduktion, Supination und Varusstellung, redressiert werden, außer der einer ausgeprägten Spitzfußstellung.

Die Redression der Spitzfußkomponente bei verkürzter Achillessehne bedeutet oft die Gefahr einer Fehlentwicklung im oberen Sprunggelenk durch Druckvermehrung mit Abplattung des Taluskopfes und späterer Gelenkinkongruenz. Es erfolgt eine etappenweise Korrektur der Deformitäten. Die erreichte Stellung wird jeweils mit Gipsverbänden (Oberschenkelgips bei rechtwinklig gebeugtem Kniegelenk) gesichert (Abb. **102**). Gipswechsel sollten in den ersten Wochen im Abstand von 2–4 Tagen, später wöchentlich vorgenommen werden. Wichtig ist in jedem Fall die kontinuierliche Kontrolle von Zehendurchblutung und Zehenmobilität am eingegipsten Bein. Ziel ist es, die Subluxationsstellung zwischen Talus, Kalkaneus und Os naviculare zu entflechten. Ist durch die redressierenden Gipsverbände eine gute Fußstellung erreicht, so muß das Ergebnis weiter durch Gipsschalen oder Fußnachtschienen sowie einer intensiven krankengymnastischen Behandlung gehalten werden.

Mit Beginn des Stehens und Gehens werden die Kinder mit einer Dreipunkteinlage versorgt, und die Schiene wird nur noch nachts angelegt. Die Behandlung ist erst abgeschlossen, wenn eine regelrechte Form des Fußes besteht und das Wachstum beendet ist. Der Fuß ist korrigiert, wenn er voll beweglich ist, keine Einschränkung der Dorsalflexion zeigt, die Ferse in leichter Valgusstellung steht und der Vorfuß über die Mittellinie hinaus abduziert werden kann.

Läßt sich konservativ der Fuß nicht korrigieren oder verbleiben Restdeformitäten, insbesondere die Spitzfußstellung mit Fersenhochstand, sind operative Eingriffe notwendig. Die Spitzfußstellung wird durch eine Achillessehnenverlängerung, Durchtrennung der hinteren Kapsel der Sprunggelenke und hinteren Anteile der Außenknöchelbänder korrigiert. Die Adduktionsstellung kann durch eine sog. mediale Entflechtung (Weichteilablösung, „medial release“) mit Verlängerung oder Durchtrennung des M. tibialis posterior vorgenommen werden. Diese Eingriffe sollten möglichst früh stattfinden, d. h. auf jeden Fall vor Ablauf des 1. Lebensjahres. Zusätzliche Therapiemöglichkeiten sind die Verlagerung der Tibialis-anterior-Sehne nach lateral zur Vorfußkorrektur und die Tibiadetorsionsosteotomie zur Besserung der Innenrotationsstellung des Fußes. – Eine starke Varusstellung der Ferse läßt sich durch eine Kalkaneusosteotomie nach Dwyer beseitigen.

Bei später auftretenden Rezidiven sind im Adoleszenten- bzw. Erwachsenenalter Fußarthrodesen mit Fußwurzelkeilosteotomien notwendig. Die neurologisch sich entwickelnden Klumpfüße werden wie die idiopathischen behandelt. Sie sind in der Regel erheblich schwerer zu therapieren, da sie meist kontrakter sind und eher Rezidive zeigen. Ein operatives Vorgehen ist daher oft frühzeitig erforderlich.

Bei Spätbehandlungen oder Rezidiven verbleiben häufig Restdeformitäten wie eine Varusstellung der Ferse und leichte Spitzfußstellung. Sie erfordern Schuhzurichtungen, wie Fersenerhöhung, Abrollhilfen und Stützeinlagen. Immer ist der Fuß kleiner der Gesunde.

Sichelfuß (Pes adductus – metatarsus varus)

Bei der meist doppelseitig vorkommenden Fußdeformität steht der Vorfuß in Varus- bzw. Adduktionsstellung und leichter Supination. Der Rückfuß zeigt eine Mittel- oder Valgusposition (Knickfuß). Die C-förmige Ausbiegung des Fußes beginnt im Fußwurzel-Mittelfußgelenk (Lisfranc-Gelenk). Der angeborene Sichelfuß ist selten, meist entwickelt er sich nach der Geburt.

Eine gewisse Familiarität ist zu finden. Entwicklungsverzögerungen und lagerungsbedingte Ursachen im Uterus werden ebenfalls ätiologisch in Erwägung gezogen.

Sekundär kommt es dann zu Weichteilkontrakturen und Formveränderungen des Knochens. Muskelanomalien können sich zusätzlich (M. abductor hallucis, M. tibialis posterior, M. tibialis anterior) entwickeln.

Häufig finden wir die Fehlstellung auch als Restdeformität nach einer Klumpfußbehandlung.

Eine vornehmliche Bauchlagerung des Säuglings fördert durch Ausweichen der Zehen bzw. des Fußes in Supinationsstellung einen Sichelfuß. Prophylaktisch kann durch einen über die Knöchelgabel gelegten Schaumstoffring eine Fußabweichung in Supinationsstellung vermieden werden (Abb. **52**).

Wichtig ist es, auf den Zusammenhang zwischen Sichelfuß und Hüftdysplasie zu achten (deshalb sollten immer die Hüftgelenke mit in die Untersuchung eingeschlossen werden).

Klinik: Falls die Kinder mit einem nicht korrigierten Sichelfuß laufen, ist ein Fußinnengang festzustellen. Bei schwereren Formen laufen die Kinder ungeschickt und fallen des öfteren über ihre eigenen Füße. Die Schuhe werden außen abgetragen. Differentialdiagnostisch muß an Torsionsveränderungen im Bereich von Hüfte, Knie und Unterschenkel gedacht werden, denn auch diese können ein Innengangbild hervorrufen.

Röntgen: Das ap-Bild zeigt die Vorfußadduktion, die im Ausprägungsgrad vom 1. bis 5. Fußstrahl abnimmt. Der Scheitelpunkt der Konvexität des lateralen Fußrandes ist die Basis des Metatarsale V und das Kuboid. Es besteht eine Lateralisation des Os naviculare, während der Talus nach medial, wie beim Knicksenkfuß, abweicht. Damit kommt es zur serpentinenartigen Schlängelung oder Bajonettstellung des Fußes, die für die schweren Fälle typisch ist.

Therapie: Bei den meisten Kindern ist die Vorfußdeformität gering und passiv korrigierbar. Eine Behandlung ist bis auf leichte Manipulationen, welche die Mutter nach Anleitung selbst ausführen kann, nicht notwendig.

Angeborene Sichelfüße, die manuell nicht korrigierbar sind, erfordern eine frühzeitige konsequente Behandlung mit redressierenden Gipsverbänden. Diese sollen den Vorfuß in die Mittelstellung und möglichst auch eine Zeitlang in Abduktion überführen und halten. Bei schwereren oder älteren Sichelfüßen muß der Valgusfersenstellung und der Fehlstellung von Talus und Naviculare entgegengewirkt werden. Eine noch leichte zurückbleibende Metatarsus-varus-Stellung des 1. Strahls korrigiert sich in der Regel im Laufe des Wachstums von selbst.

Nach der Korrektur muß der Fuß durch Nachtschalen, Sichelfußfederschienen (IPUS-Schuh) oder Antivarus-Schuhe und Dreipunkteinlagen behandelt werden, um Rezidive zu vermeiden.

Gipsredressionen bringen meist nur im ersten Lebensjahr gut Ergebnisse. Führt die konservative Therapie nicht zu einem Erfolg, so ist ein operativer Eingriff notwendig. Kapsulotomien am medialen Fußrand und im Bereich der Cuneiformia oder die Osteotomie der Metatarsalia, die erst nach dem 4. Lebensjahr erfolgen sollte, ermöglichen dann eine effiziente Korrektur. Auch die Verlängerung oder Ablösung des M. abductor hallucis oder die Versetzung des M. tibialis anterior oder des M. tibialis posterior müssen evtl. in Erwägung gezogen werden, um bei besonders schweren Sichelfüßen die Stellung des Naviculare und Talus zu verbessern.

Metatarsus primus varus

Bei dieser Fehlstellung besteht eine Varus- bzw. Adduktionsstellung des 1. Metatarsale in Beziehung zu den anderen 4 Strahlen. Der mediale Rand des Fußes ist nach innen gebogen, es besteht ein größerer Zwischenraum zwischen der 1. und 2. Zehe. Bei frühzeitiger Behandlung durch Gips ist die Deformität gut zu behandeln. Häufig allerdings wird diese Veränderung Jahre hindurch übersehen, und durch Schuhdruck entwickelt sich ein adoleszenter Hallux valgus. In diesem Alter besteht dann die Gefahr der Verschlechterung und Notwendigkeit einer Operation.

Angeborener Plattfuß (Talus verticalis)

Der angeborene Plattfuß mit Talus verticalis ist eine seltene, meist einseitige Fehlbildung. Wegen des typisch klinischen Befundes mit konvexer Form der Fußsohle wird auch von einem Schaukel-, Walzen- oder Tintenlöscherfuß gesprochen.

Ein gewisser Vererbungsgang und embryonale Hemmungsmißbildungen mit Muskelgleichgewichtsstörungen werden für die Entstehung der Fußfehlform verantwortlich gemacht. Begleitmißbildungen, wie kongenitale Hüftluxation, Klumpfüße, Myelodysplasien u. a. sind häufig.

Klinik: Die Fußsohle ist konvex. Der Rückfuß steht proniert (Knickfußstellung), der Vorfuß abduziert, und die Fußspitze ist angehoben bei starker Verkürzung der Achillessehne.

Röntgen: Die endgültige Diagnose des kongenitalen Plattfußes kann nur durch das Röntgenbild gesichert werden. Röntgenologisch steht der Talus steil (Talus verticalis), auf der seitlichen Aufnahme beträgt der Talokalkanealwinkel weit über 30 Grad und kann 90 Grad erreichen. Der dorsoplantare Talokalkanealwinkel liegt über 30 Grad. Das Fersenbein steht hoch und das Talonavikulargelenk subluxiert, wobei der Talushals plantar unter dem Naviculare stehen kann.

Therapie: Die Behandlung sollte sofort eingeleitet werden, um die Flexibilität des Säuglingsfußes auszunutzen. Bei einer krankengymnastischen Übungsbehandlung zur aktiven Korrektur sollten redressierende Gipsverbände angelegt werden. Die Deformität ist von einer hohen Rezidivneigung belastet. Daher ist nach der Behandlung eine Nachtschiene und spätere Einlagenversorgung erforderlich.

Verbleibt die Dorsalflexion, Pronation und Abduktion des Vorfußes, der Fersenhochstand und die Subluxationsstellung zwischen Talus und Naviculare, sind operative Maßnahmen angezeigt. Zahlreiche Verfahren werden angegeben. In den ersten Lebensjahren sollten Weichteiloperationen den Knocheneingriffen vorgezogen werden. Durch das Vorgehen sollen folgende Ziele erreicht werden:

1. Achillessehnenverlängerung mit hinterer Gelenkkapseldurchtrennung zur Korrektur des Rückfußes und der Plantarflexion.
2. Mediale und laterale Darstellung der Fußwurzel mit Lösung sämtlicher Gelenkverbindungen und anschließender Reposition der Fußwurzel.
3. Falls erforderlich, Sehnentransposition mit Beseitigung des Ungleichgewichts der Muskeln und Aufrichtung des Fußgewölbes (Musculus-tibialis-anterior-Versetzung, Verlagerung der Sehne des M. peronaeus brevis u. a.).

Postoperativ ist eine 6- bis 8wöchige Gipsruhigstellung notwendig. Wegen der erheblichen Rezidivneigung sind anschließend Nachtliegeschalen und Maßeinlagen bzw. orthopädisch zugerichtete Schuhe und Fußgymnastik erforderlich.

Bei Rezidiven, unbehandelten älteren Kindern und Jugendlichen sind bereits arthrogene Kontraktionen durch morphologische Skelettveränderungen eingetreten. In dieser Phase klagen die Kinder und Jugendlichen über oft deutlichere Fußbeschwerden. Hier sind operative Kombinationsverfahren mit Sehnentranspositionen, Weichteillösungen und knöcherne Eingriffe zu empfehlen (extraartikuläre Arthrodese „Grice-Green“, Talushalsosteotomien und evtl. auch späterhin Arthrodesen im Fußwurzelbereich).

Knickfuß – Knicksenkfuß – Knickplattfuß

Unter Knicksenkfuß verstehen wir eine Fußdeformität, bei der die mediale Fußwölbung abgeflacht (Senkfuß) und die Valgusstellung der Ferse verstärkt ist (Knickfuß).

Anatomisch kommt es zu einer gewissen Subluxation im unteren Sprunggelenk. Der Talus gleitet nach medial und plantar ab, wobei er den Kalkaneus dadurch in Valgusstellung drängt. Der Vorfuß gerät in Pronationsstellung. Der mediale Tragstrahl wird aufgehoben. Das Fußlängsgewölbe flacht sich ab.

Unterscheiden müssen wir einen Knickfuß bei Kleinkindern, einen Knicksenkfuß und einen Knickplattfuß.

Der reine Knickfuß im Kindesalter ist eine physiologische Übergangserscheinung, die keine Therapie erfordert.

Der physiologische Knickfuß wird häufig noch verstärkt, wenn am Ende des 2. Lebensjahres die physiologische X-Bein-Stellung hinzukommt. Der Knicksenkfuß ist eine Art Haltungsschwäche, bedingt durch eine oft im frühen Kindesalter zu findende Bandlaxidität und Schwäche der supinatorisch wirkenden Muskulatur. Er bedarf in der Regel ebenfalls keiner Behandlung (s. S. 216).

Der Knickplattfuß mit totalem Absinken des Längsgewölbes, Gelenkkontrakturen und fehlender aktiver Aufrichtbarkeit des Fußes im Zehenspitzenstand ist ein krankhafter Befund, der weiter röntgenologisch abzuklären und zu behandeln ist.

Der kontrakte Knickfuß des Jugendlichen wird häufig durch Spasmen bei Überbelastung der Fibularis- bzw. Peronealmuskulatur oder durch knöcherne Brücken zwischen den Fußwurzelknochen (Fußwurzelsynostose) hervorgerufen. Weitere Ursachen für einen Knickplattfuß sind Verletzungen, Entzündungen (Osteomyelitis, juvenile chronische Arthritis) und neuromuskuläre Erkrankungen (z. B. Poliomyelitis). Der schwere, kontraktgewordene Knicksenkfuß und der Knickplattfuß muß von einem kongenitalen Plattfuß abgegrenzt werden, was durch eine Röntgenuntersuchung möglich ist.

Klinik: In der Regel haben Kinder mit einem Knick- bzw. Knicksenkfuß keine Beschwerden. Wenn Schmerzen auftreten, muß zunächst an andere Ursachen gedacht werden (s. Differentialdiagnose Fußschmerz). Nicht selten besteht eine gewisse Laufmüdigkeit, auch ein vermehrtes Umknikken im Sprunggelenk kann hinzukommen. Bei einer kontrakten Fehlstellung treten Schmerzen mit zunehmenden Ermüdungserscheinungen auf. Die Aktivität dieser Kinder gegenüber Gleichaltrigen ist eingeschränkt.

Die Flexibilität des Fußes ist auf jeden Fall das wichtigste Zeichen zur Beurteilung pathologischer bzw. physiologischer Fußstellungen. Bei voller Flexibilität kommt es im Zehenspitzenstand zum Ausgleich zur Fer-

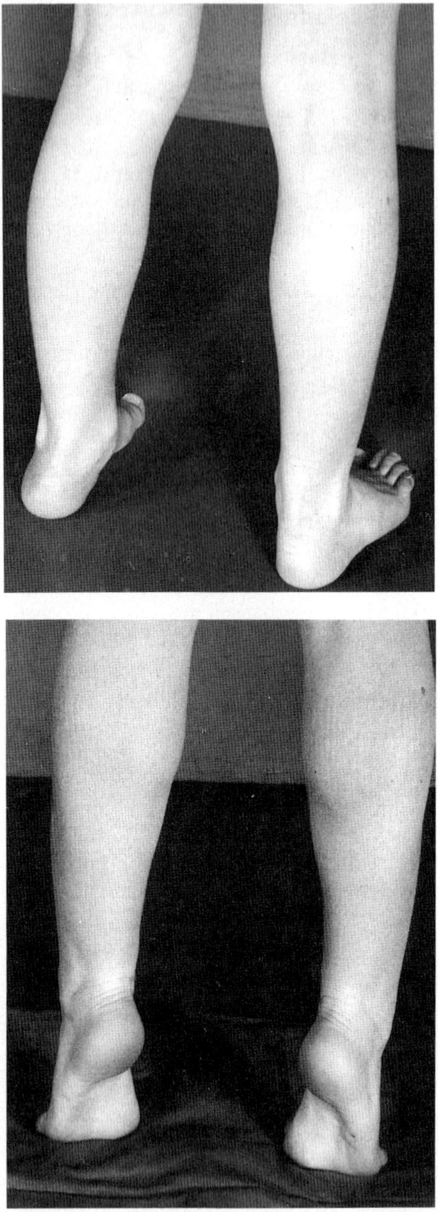

Abb. **103** a) Nicht kontrakter Knick-Senkfuß. b) Im Zehenspitzenstand kommt es zum Ausgleich der Rückfuß-Valgusstellung mit Varisierung der Ferse

senvalgusabweichung in eine leichte Fersenvarusstellung sowie zum Verschwinden der zuvor vorhandenen Senkung der medialen Fußwölbung (Abb. **103** a u. b). Die Beweglichkeit aller Fußgelenke ist frei. Diesen Füßen sind die schweren Knicksenkfüße und die Knickplattfüße gegenüberzustellen. Bei diesen ist eine aktive Korrektur der Rückfußvalgusstellung nicht möglich, und unter dem Einfluß der andauernden Belastung neigen sie zu Kontrakturen. Der relativ häufige kontrakte Knickplattfuß des Jugendlichen ist durch eine Valgusstellung des Rückfußes sowie Abduktion und Pronation des Vorfußes charakterisiert. Er entwickelt sich oft im Anschluß an eine große Belastung und bringt häufig erhebliche Beschwerden. Es zeigt sich eine reflektorische Abwehrspannung der Fibularis- bzw. Peronealmuskulatur und Zehenstrecker, besonders bei Bewegung im Sinne der Pro- und Supination. Der Rückfuß ist überwärmt, es besteht eine Rötung und Schwellung. Das untere Sprunggelenk ist in einer Pronationsstellung blockiert. – Die Kontraktur läßt sich oft erst durch Leitungsanästhesie des Peronaeusnervs oder unter allgemeiner Narkose lösen.

Röntgen: Routinemäßige Röntgenaufnahmen für den Knicksenkfuß sind nicht notwendig. Nur bei Schmerzen, Kontrakturen und nicht ausgleichbaren Knicksenkfüßen und Knickplattfüßen sind Röntgenuntersuchungen sinnvoll.

Therapie: Der flexible, bindegewebsschwache bzw. muskelschlaffe Knick- bzw. Knicksenkfuß des Kleinkindes ist in der Regel nicht behandlungsbedürftig. Eine Fußgymnastik für bandschwache Knicksenkfüße ist oft hilfreich (Stehen mit einwärts gerichteter Fußspitze, Laufen im Spitzfuß unter gleichzeitigem starkem Nachhintendrücken des Vorfußes, Greifübungen mit den Zehen, Barfußlaufen u. ä.). Prophylaktisch sollten keine Einlagen verordnet werden; ihr Wert ist stark umstritten. Knickfüße bedeuten nicht im voraus eine verminderte Leistungsfähigkeit; im Gegenteil, viele Athleten bringen trotz erheblicher Knicksenkfußstellung hervorragende Leistungen. Auch muß ein kindlicher Knicksenkfuß nicht zwangsläufig in den Senk-Spreizfuß oder Plattfuß des Erwachsenen übergehen. Wenn sich im Laufe der Entwicklung zeigt, daß die Aufrichtungskräfte nicht ausreichend sind, wenn also Beschwerden auftreten, weil z. B. der Vorfuß in Abduktion gerät und die Ferse in starke Valgusposition, das Fußgewölbe sich abflacht und die Flexibilität verloren geht, sollte eine Behandlung eingeleitet werden. Gute und weite Schuhe mit Fußbettung bzw. Einlagen mit Unterstützung des Fußlängs- und -quergewölbes sowie Aufrichtung der Ferse durch einen medialen Fersenkeil oder eine fersenumfassende Schale sind die entsprechenden Maßnahmen. Einlagen sollten nach Möglichkeit nicht länger als 1 ½ bis 2 Jahre getragen werden. Die Einlagenversorgung sollte aber möglichst früh und besonders während der Phasen des stärksten Wachstums erfolgen (Tab. **21**).

Schmerzhafte Füße mit entzündlichen Reizzuständen und muskulärer

Kontraktur erfordern eine vorübergehende Ruhigstellung und lokale antiphlogistische Therapie. Bei Lähmungsknickfüßen müssen oft Gehapparate eingesetzt werden. Kann durch die Fußgymnastik und Einlagen eine Normalisierung der Fußdeformität nicht erreicht werden, kommen operative Verfahren zur Anwendung. Die die Fußgewölbe hebende Wirkung des M. tibialis anterior kann durch dessen Versetzung auf das Os naviculare (Niederecker) oder durch die sog. navikulare Umschlingung (Scherb) erhöht werden. Durch eine Knochenspanverriegelung des unteren Sprunggelenkes nach Grice wird die pathologische Rückfußvalgusstellung beseitigt. Bei Lähmungsknicksenkfüßen ist meist nach Wachstumsabschluß die Arthrodese des unteren Sprunggelenkes, evtl. auch Chopart-Gelenkes erforderlich.

Kontrakte Knick-Plattfüße (erworben, angeboren) verlangen in der Regel operative Maßnahmen (siehe angeborener Plattfuß).

Hohlfuß (Pes excavatus)

Beim Hohlfuß handelt es sich um eine vermehrte Längswölbung durch betonte Steilstellung des Metatarsale 1 oder auch aller 5 Metatarsalknochen. Der Kalkaneus steht in Varusstellung, der Vorfuß ist gegen den Rückfuß abduziert und proniert. In der Varusstellung kann der Kalkaneus eine vermehrte Steilstellung aufweisen (besonders bei neurogenen Hohlfüßen). Die zunehmende Spannung der langen Zehenstrecker und -beuger über die kurzen führt zur Ausbildung von Krallenzehen.

Die Pathogenese ist unklar. Man nimmt eine Schwäche der Intrinsic-Muskulatur mit Überwiegen der langen Flexoren an. Eine große Zahl der Hohlfüße ist idiopathisch, familiäre Häufungen sind gegeben. Der Hohlfuß kommt als alleinige Deformität bei der Geburt praktisch nicht vor, manchmal im Vorschulalter, am häufigsten jedoch im Schulalter. Oft liegen neuromuskuläre Erkrankungen zugrunde, besonders bei rascher Zunahme des Hohlfußes.

Der Hohlfuß ist zu finden bei der Peronealmuskelatrophie (Charcot-Marie-Tooth), Spina bifida und Friedreichschen Ataxie.

Bei der Myelomeningozele beinhaltet die Lähmung meist auch die Wadenmuskulatur, so daß wir hier häufiger eine Hacken-Hohlfußstellung finden, ähnlich wie bei der Poliomyelitis. Auch Rückenmarkstumoren können sich hinter rasch zunehmenden Hohlfüßen verbergen.

Zur Diagnosestellung und Abklärung der Ätiologie sind folgende Punkte zu beachten:

1. exakte klinische Untersuchung,
2. Klärung des familiären Auftretens,
3. Ausschluß einer Lähmungskrankheit (neurologische Untersuchung),

4. Röntgenuntersuchung der gesamten Wirbelsäule, evtl. Muskelbiopsie und Elektromyographie, bzw. Myelographie und Computertomographie.

Klinik: Aufgrund der Ätiologie entwickelt sich die Deformität sehr langsam, und tritt oft erst im Adoleszentenalter sichtbar auf. Neben dem typischen klinischen Bild des Hohlfußes findet sich häufig ein nicht harmonisches Gangbild. Es kommt leicht zum Umknicken des Fußes über den lateralen Fußaußenrand. Beschwerden entstehen durch Schuhdruck über dem Fußrücken und den Krallenzehen, bzw. druckschmerzhafte Schwielen an den Fußsohlen. Es besteht ein Belastungsschmerz, insbesondere im Bereich des Großzehenballens. Die Schuhe werden schnell ausgetragen und verschlissen. Bei dem Versuch das Fußgewölbe abzuflachen, spannt sich die Plantaraponeurose deutlich an.

Die Diagnose ist im wesentlichen nicht schwer zu stellen. Vom Hohlfuß zu unterscheiden ist der sog. hochgesprengte Fuß. Dieser ist als Normvariante eines normalen Fußes anzusehen, mit ausgeprägterem Längsgewölbe ohne Varusferse, Pronation und Abduktion des Vorfußes und Krallenzehen.

Röntgen: In der seitlichen Belastungsaufnahme des Fußes Steilstellung des Metatarsale I (evtl. auch der übrigen Mittelfußknochen), vermehrte Ausprägung des Fußgewölbes mit Krümmungsscheitel im Bereich der Ossa cuneiformia, Steilstellung des Fersenbeins und Krallenzehenstellung.

Therapie: Die Behandlung hängt ab vom Grad der Deformität, insbesondere, ob die Veränderungen statisch oder progressiv sind. Die ersteren, die leicht sind, idiopathisch und nicht progressiv, sind mit einer normalen Funktion oft vereinbar. Sie bedürfen in der Regel nur einer Krankengymnastik mit Aufdehnung der Plantarfaszie, der kurzen Fußsohlenmuskeln und der Achillessehne.

Bettungseinlagen dienen der besseren Lastverteilung im Vorfußbereich; eine Unterstützung des Längsgewölbes darf natürlich ebenso wenig erfolgen, wie eine Begünstigung der Vorfußpronation.

Füße mit einer neurologischen Ätiologie sind progressiv durch eine neurologische Verschlechterung und durch das muskuläre Ungleichgewicht im Laufe des Wachstums.

Eine krankengymnastische Therapie, Einlagen sowie eine orthetische Versorgung helfen in der Regel nicht bei ausgeprägten Hohlfüßen mit erheblichen funktionellen Beeinträchtigungen und Belastungsbeschwerden. Hier ist eine operative Korrektur erforderlich.

Die Achillessehnenverlängerung bei leichteren Formen sowie eine Plantarfaszientenotomie sind oft ausreichend. Bei schweren Formen sind neben der Durchtrennung der Plantarfaszie zur Aufdehnung des Fußlängsgewölbes Muskel- und Sehnenverlagerungen notwendig. Im Vorschulalter kann zur Korrektur der Valgusfersenstellung eine Dwyersche Kalkaneusosteotomie durchgeführt werden.

Am ausgewachsenen Fuß wird die Deformität durch eine dorsal gelegene Keilosteotomie im Bereich der Os cuneiformia korrigiert. Die Korrektur der Steilstellung des 1. Metatarsale gelingt durch eine proximale Osteotomie dieses Knochens.

Hackenfuß (Pes calcaneus)

Der angeborene Hackenfuß ist abzugrenzen von der harmlosen Hackenfußstellung des Neugeborenen, mit nur leichter Einschränkung der Plantarflexion. Bei diesen Füßen findet sich eine hohe Spontanheilungstendenz. Bei ausgeprägteren Formen stehen ein oder beide Füßchen in starker Dorsalflexion, oft verbunden mit einer vermehrten Pronation des Vorfußes. Im Extremfall liegt der Fußrücken dem Unterschenkel an.

Die Ätiologie ist umstritten. Skelettveränderungen liegen nicht vor. Lageanomalien im Uterus, gestörte Muskelkoordination zwischen Fußhebern und Fußsenkern werden diskutiert. Oft finden sich neurologische Ursachen für diese Fehlstellungen, wie im Zusammenhang mit einer Meningomyelozele, einer Spina bifida sowie der kindlichen Zerebralparese.

Häufig ist eine Kombination des Hackenfußes mit einem Klumpfuß auf der Gegenseite zu beobachten. Auch an eine gleichzeitige Hüftdysplasie muß gedacht werden.

Therapie: Die Behandlung sollte sofort nach der Geburt einsetzen. Bei leichten Formen reicht in der Regel eine Krankengymnastik mit passiver Korrektur der Fehlstellung aus. Diese kann von den Müttern unter Anleitung durchgeführt werden. Bei schwereren Formen muß sofort durch redressierende Etappengipse eine Korrektur angestrebt werden. Später sind Gipsschalen anzulegen. Hieraus muß der Fuß mehrmals täglich weiterhin krankengymnastisch behandelt werden, bis eine freie Plantarbewegung möglich ist.
Die Prognose des angeborenen Hackenfußes ist in der Regel günstig. Die frühzeitig begonnenen Redressions- und Schienenbehandlungen führen schon im Säuglingsalter zur normalen Form und Funktion. Bei laxen Bändern kann bei Laufbeginn ein Knicksenkfuß auftreten. Eine weitere Beobachtung ist hier notwendig. Evtl. können Nachtschienen und supinierende Einlagen vorübergehend notwendig sein.

Spitzfuß (Pes equinus)

Der Spitzfuß ist ein Zeichen für die verschiedensten Erkrankungen. Es handelt sich um eine nicht ausgleichbare Plantarflexionskontraktur des oberen Sprunggelenkes. Der Fuß steht nur auf dem Fußballen. Die Ferse berührt den Boden nicht. Häufigste Ursachen sind:

die schlaffe Lähmung der Dorsalextensoren des Fußes (Poliomyelitis, Peroneuslähmung),

spastische Lähmung bei Bewegungsstörungen sowie angeborene Rükkenmarksdefekte (Myelomeningozele),

Beinverkürzungen als funktionelle Anpassung, einseitige Coxa-vara-Stellung,

Kontrakturen der Wadenmuskulatur aufgrund von Myelopathien (Muskeldystrophie),

Unterschenkelfrakturen und Fußverletzungen.

Letztlich gibt es noch eine angeborene kurze Achillessehne. Der Grund ist unklar, möglicherweise liegt der Ansatz der Sehne versetzt. Das Kleinkind, das auf Zehenspitzen läuft, muß nicht sofort eine verkürzte Achillessehne haben oder eine Spastizität aufweisen. Ein temporäres Laufen auf Zehenspitzen im Laufbeginn, also bis zu 2 Lebensjahren, ist normal.

Die Spitzfußstellung führt zu einer funktionellen Beinverlängerung und zum Beckenschiefstand. Sie kann Ausgangspunkt einer statischen Wirbelsäulenverkrümmung sein.

Das typische Zeichen des Lähmungsspitzfußes ist der sog. Steppergang. Um das Hängenbleiben des Fußes zu vermeiden, wird das Bein durch starkes Beugen im Knie- und Hüftgelenk angehoben.

Wichtig zu wissen ist, daß Kinder mit spastischer Diplegie in der Regel auf einen leichten Spitzfußgang angewiesen sind. Ein physiotherapeutischer oder operativer Ausgleich darf also hier nicht erfolgen.

Therapie: Die Behandlung des Spitzfußes richtet sich nach der Ursache der Deformität. Bei Lähmungen sind zur Verhütung von Spitzfußstellungen entsprechende Lagerungen, Schienen, Bandagen, Apparate und orthopädisches Schuhwerk einzusetzen. Spastische und kontrakte Spitzfüße erfordern eine Physiotherapie, Redressionsverbände, Unterschenkel-Fußlagerungsschienen, evtl. auch funktionelle Unterschenkel-Fußschienen und orthopädische Schuhzurichtungen. Kompensatorische Spitzfußstellungen bei Beinverkürzungen können evtl. belassen werden. Bei konservativ nicht zu beeinflussenden Spitzfüßen sind operative Maßnahmen angezeigt.

Die Z-förmige Achillessehnenverlängerung, evtl. kombiniert mit Durchtrennung der hinteren Kapselanteile des oberen und unteren Sprunggelenkes, ermöglicht meist eine ausreichende Korrektur. Kommt es beim spastischen Spitzfuß bei Kniebeugung zum Ausgleich der Spitzfußdeformität, so sollte statt der Achillessehnentenotomie die Verlängerung des Gastrocnemius durch Faszienspaltung oder die Versetzung bzw. Ablösung der Gastrocnemiusköpfe vom Femur erfolgen.

Bei schlaffen Lähmungen helfen Tenodesen und Sehnenverlagerungen

Tabelle **21** Übersicht über die technischen Versorgungsmöglichkeiten mit Fußeinlagen

	Behandlungsziel	Einlage
Knicksenkfuß	Aufrichtung des in Pronation stehenden Rückfußes und des Längsgewölbes	Einlage mit erhöhtem Innenrand, Außenlappen, Supinationskeil, Torsionsschnitt Schaleneinlage mit Supinationskeil Volkmannsche Flügeleinlage Fersenschale Schrägeinlage
Spreizfuß	Aufrichtung des Quergewölbes, Druckentlastung des Vorfußes	Einlage mit Spreizfußpelotte, evtl. langsohlig mit Vorfußpolster
Klumpfuß	Beseitigung der Adduktion und Supination des Vorfußes, der Varusstellung des Rückfußes, der Spitzfußstellung	Dreibackeneinlage
Sichelfuß	Aufrichtung des meist im Valgus stehenden Rückfußes und die Korrektur des in Adduktion stehenden Vorfußes	Einlage mit erhöhtem Innenrand, Außenlappen, vorgezogenem Innenrand, Torsionsschnitt, Supinationskeil IPOS-Sichelfußschuh
Hohlfuß	Beseitigung der Supination des Rückfußes, Pronation und Adduktion des Vorfußes, Aufrichtung des Quergewölbes	Schaleneinlage mit Vorfußentlastung *ohne* Unterstützung des Längsgewölbes
Plattfuß	Aufrichtung des Quer- und Längsgewölbes, Druckentlastung des gesamten Fußes	Schaleneinlage

auf den Fußrücken (M. tibialis posterior, M. peroneus brevis) zur Verstärkung der Fußhebung.

Schwere und therapieresistente Spitzfüße erfordern nach Wachstumsabschluß zur Korrektur der Fehlstellung zusätzlich Arthrodesen im oberen Sprunggelenk und/oder der Fußwurzel.

Angeborene – erworbene Synostosen im Fußbereich

Die sog. Fußwurzelsynostosen resultieren aus einer Störung der embryonalen Entwicklung, mit Ausbleiben der endgültigen Gelenkdifferenzierung, mit komplettem oder inkomplettem Verschmelzen von Fußwurzelknochen.

In Extremfällen entwickelt sich hieraus eine kontrakte Knickplattfußstellung mit fehlenden Einwärts- und Auswärtskanten. Kompensatorisch kann dann eine morphologische Umformung des sonst normalerweise scharnierförmigen oberen Sprunggelenkes zu einem sog. Kugelgelenk erfolgen. Leichte Seitbewegungen im oberen Sprunggelenk gegenüber dem Unterschenkel, werden dann möglich.

Die Kalkaneonavikular- und die Talokalkanealverbindungen sind die häufigsten. Talonavikular- und Kalkaneokuboidverbindungen werden ebenfalls beschrieben.

Die Verschmelzungen können straff, fibrös, knorpelig oder knöchern sein. Die ersteren erlauben leichte Bewegungen, die letzteren sind kontrakt.

Die Erkrankung ist selten und die Ätiologie unbekannt. Die Inzidenz liegt unter 1 %. Die genetischen Faktoren scheinen wichtig. Ein autosomal dominantes Vererbungsgeschehen wird diskutiert.

Klinik: Die Beschwerden treten meist im späten Kindesalter auf. Die Betroffenen geben Schmerzen bei längerem Stehen und Gehen in der Gegend des äußeren Knöchels und im Bereich des Längsgewölbes an. Sie ermüden rasch. Belastungsschmerzen besonders nach sportlichen Aktivitäten, treten auf. Klinisch imponiert ein leichter bis mittelgradiger Knicksenkfuß mit mehr oder weniger starker Valgusfersenstellung. Letztendlich kommt es zur Ausbildung eines Knickplattfußes, mit Einschränkung der Beweglichkeit im unteren Sprunggelenk und Kontrakturen der Peronealmuskeln, des M. tibialis anterior und der Zehenextensoren.

Röntgen: Die Kalkaneonavikularverbindung läßt sich durch eine schräge Aufnahme feststellen, die Talokalkanealverbindung durch eine Schichtaufnahme im seitlichen Strahlengang. Die Talonavikulare und Kalkaneokuboidverbindung lassen sich durch eine a.-p.-Aufnahme leicht beurteilen.

Therapie: Die Behandlung ist abhängig von den Beschwerden und der Lokalisation der Verbindung. Bei nicht zu starken Symptomen ist eine Schuhinnenranderhöhung, eine Einlage, eine entsprechende Schuhzurichtung oder Abrollhilfe erforderlich. Bei starken Schmerzen sollte vorübergehend ein Gipsverband und antiphlogistische medikamentöse Therapie erfolgen. Chirurgisch bietet sich gelegentlich die Resektion der knöchernen Brücke mit Interponateinlage an. Die Ergebnisse sind allerdings nicht sehr überzeugend. Zum Abschluß des Wachstums ist eine Fußwurzelarthrodese die beste Therapie.

Aseptische Knochennekrosen im Fußbereich

Die aseptischen Knochennekrosen im Fußbereich können in jedem Lebensalter vorkommen. Während des Wachstums auftretende Knorpelverknöcherungsstörungen finden wir an den Epiphysen und Apophysen. Es handelt sich um interossäre Durchblutungsstörungen, in deren Folge Nekrosen auftreten. Der nekrotische Knochenbezirk ist in seiner Belastbarkeit gemindert. Im weiteren Krankheitsverlauf kommt es zu erneutem Einsprossen von Blutgefäßen, zur Resorption von nekrotischem Gewebe und zum Aufbau neuen Knochens. Die Erkrankung erstreckt sich über Monate bis mehrere Jahre. Aseptische Osteonekrosen können symptomlos ohne Schmerzen verlaufen oder aber auch ab Krankheitsbeginn mit Schmerzen einhergehen.

Osteonekrose der Metatarsalköpfchen (Morbus Köhler II)

Die Osteonekrose ist überwiegend am Köpfchen des II., in abnehmender Häufigkeit aber auch am III., I., IV. und V. Mittelfußknochen lokalisiert. Gelegentlich können auch mehrere Mittelfußknochen betroffen sein. Im wesentlichen sind Mädchen im Alter zwischem dem 9. und 17. Lebensjahr daran erkrankt. Oft besteht eine zusätzliche Spreizfußdeformität. Nicht selten läuft die Erkrankung, besonders im Kindesalter, klinisch stumm ab, so daß sie erst später anhand der sich entwickelnden Grundgelenksarthrose entdeckt wird.

Ätiologisch ist eine familiäre Genese gegeben. Weitere ätiologische Faktoren für das gehäufte Auftreten dieser Erkrankung, besonders am II. Metatarsalköpfchen, sind mechanische Überlastungsfaktoren infolge einer Spreizfußdeformität oder Insuffizienz des I. Strahles.

Klinik: Die z. T. starken und belastungsabhängigen Schmerzen können exakt über den betroffenen Mittelfußköpfchen lokalisiert werden. Aber auch bei Druck von dorsal und plantar ist ein Schmerz auszulösen. Das Abrollen des Fußes ist schmerzhaft und führt zu einem Schonhinken. Differentialdiagnostisch muß u. a. an die Metatarsalgie beim lockeren Spreizfuß, an die Marschfraktur, an die Osteochondrosis dissecans der Köpfchen und an eine Entzündung gedacht werden.

Röntgen: Im Anfangsstadium sind keine röntgenologischen Veränderungen sichtbar. Späterhin kommt es zu Verdichtung, Fragmentation und schließlich zur Abplattung des Metatarsalköpfchens bzw. der becherförmigen Deformation.

Therapie: Im floriden Stadium sollte durch entlastende Maßnahmen versucht werden, den Prozeß ohne gröbere Deformierung zur Ausheilung zu bringen. Ein niedriger Absatz mit Metatarsalabstützung oder eine vorübergehende Ruhigstellung im Gipsverband ermöglichen dies. Bei jungen Erwachsenen können späterhin intraartikuläre Injektionen zur Schmerztherapie eingesetzt werden. Bei Persistenz der Schmerzen ist die chirurgische Behandlung mit Teilresektion des entsprechenden Metatarsalköpfchens bzw. der Nekrose erforderlich.

Osteonekrose des Os naviculare pedis (Morbus Köhler I)

Die Veränderung tritt zwischen dem 2. und 10. Lebensjahr auf mit besonderem Befall um das 5. und 6. Jahr. Jungen sind häufiger betroffen. Ein doppelseitiger Befall wird in 30 % beschrieben.

Klinik: Schmerzen entstehen beim Gehen und Bewegen des Fußes. Auffällig sind ein Schonhinken und Abrollen des Fußes überwiegend über dem äußeren Fußrand. Ein Druckschmerz und eine Schwellung über dem Os naviculare sowie eine schmerzbedingte Bewegungseinschränkung der Fußwurzel sind weitere klinische Befunde.

Röntgen: Anfänglich leicht verdichteter Knochen mit Verbreiterung der angrenzenden Gelenkspalten. Im Fragmentationsstadium zeigen sich die typischen nekrotischen Veränderungen, deren Rückbildung ca. 2–3 Jahre benötigt. Danach zeigt sich röntgenologisch meist ein flacher sklerosierter Knochen.

Differentialdiagnostisch kommen u. a. eine blande Osteomyelitis, Tuberkulose und echte posttraumatische Nekrosen des Kahnbeins oder ein Os naviculare bipartitum in Frage.

Therapie: Die Behandlung ist zunächst symptomatisch. Im Stadium der Nekrose muß während 4–6 Wochen eine Ruhigsstellung des Fußes im Unterschenkelgipsverband erfolgen. Anschließend werden entlastende Einlagen verordnet. Langfristig baut sich das Os naviculare wieder normal auf, nur selten entsteht eine Arthrose, die dann operative Maßnahmen des betreffenden Fußwurzelabschnittes notwendig macht.

Apophysitis calcanei

Aseptische Nekrose im Bereich des Fersenbeines bei Kindern zwischen dem 5. und 12. Lebensjahr, bei Knaben häufiger als bei Mädchen. Ein doppelseitiger Befall ist oft gegeben, eine familiäre Häufung kommt vor.

Klinik: Schwellung und Druckschmerz über der Kalkaneusepiphyse im Ansatzbereich der Achillessehne. Die Beschwerden verstärken sich besonders nach sportlicher Betätigung.

Röntgen: Sklerosierungen und Verdichtungen, später Fragmentation der Epi- und Apophyse (Apophyse erscheint im 5. Lebensjahr, Synostierung im 12. Lebensjahr). Die Gegenseite sollte mitgeröntgt werden. Meist zeigt sich ein identisches Bild ohne Beschwerden.

Therapie: Symptomatisch durch eine antiphlogistische lokale und systemische Therapie. Minderung der sportlichen Betätigung. Schuhfersenerhöhung, evtl. Knickfuß-Korrektureinlage. Bei Persistenz der Beschwerden vorübergehende Gipsruhigstellung.

Differentialdiagnose: Das Syndrom der Achillodynie, Tbc, der Morbus Bechterew und Tumoren müssen abgegrenzt werden.

Osteochondritis des Talus

Seltene Erkrankung mit einem avaskulären osteochondralfrakturähnlichen Bild. Die mediale Osteochondrose, die am häufigsten auftritt, ist mehr dorsal, die laterale mehr ventral auf der Talusrolle lokalisiert. Wiederholte Traumen (Fußdistorsionen) bei oft insuffizientem Bandapparat werden ätiologisch für das Erkrankungsbild mitverantwortlich gemacht.

Klinik: Besonders im Adoleszentenalter Beschwerden (Fremdkörpergefühl) und Schwellneigung im oberen Sprunggelenk. Häufiges Umknicken mit langanhaltenden Beschwerden im Sprunggelenk sollten immer an eine Osteochondritis dissecans der Talusrolle denken lassen. Selten kommt es zur Ablösung eines Osteochondralfragmentes mit nachfolgenden Einklemmungsbeschwerden.

Röntgen: In der Regel reichen die üblichen a.-p. und seitlichen Röntgenaufnahmen zur Darstellung einer Osteochondritis dissecans aus. Evtl. kann die Szintigraphie zur Frühdiagnose hilfreich sein.

Therapie: Wenn keine Ablösung oder deutliche Instabilität des oberen Sprunggelenkes vorliegt, sollte konservativ vorgegangen werden.

Helfen Schuhzurichtungen wie keilförmige Einlagen (zur Entlastung des lateralen bzw. medialen Sprunggelenksbereiches), Detorsionseinlagen oder Abrollhilfen nicht, den osteochondritischen Herd zu entlasten, sollte eine konsequente Ruhigstellung im Unterschenkelliegegips für 4–6 Wochen erfolgen. Kommt es danach zu keiner Besserung (röntgenologisch ändert sich der Befund nur sehr zögernd), ist ein Dissekat mit Einklemmungen gegeben oder besteht eine erhebliche Bandinsuffizienz, so ist operativ vorzugehen.

Der entsprechende Bezirk wird zur Durchblutungsförderung und Revitalisierung gestichelt. In situ ist die Knorpelschicht meist intakt, der Herd liegt in der Regel subchondral. Bei einer Dissekatausbildung wird dieses entfernt oder durch Knochenstifte oder Schrauben refixiert.

Os tibiale externum

Akzessorischer Knochenkern dorsomedial von der Tuberositas ossis navicularis. Zunächst knorpelig oder bindegewebig angelegt, liegt er als sog. Sesambein in der Sehne des M. tibialis posterior (Abb. **104**).

Klinik: Beschwerden treten mit Beginn des Adoleszentenalters auf. Vorwiegend sind junge Mädchen davon betroffen. Die Schmerzen treten

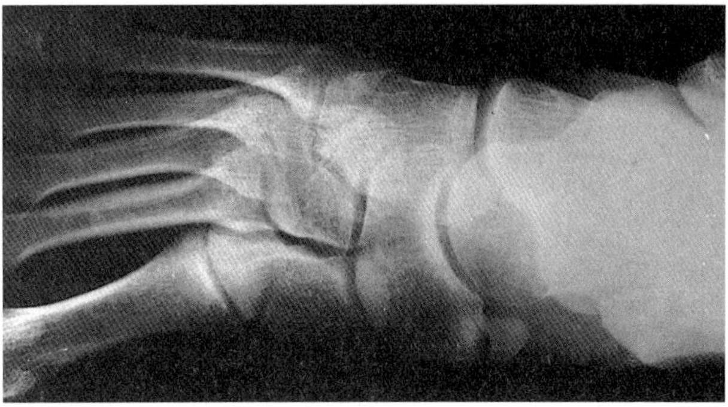

Abb. **104** Schmerzhaftes Tibiale externum bei einem 16jährigen Mädchen

nach längerer Belastung, nach Distorsion oder durch Schuhdruck auf. Klinisch findet sich eine Vorwölbung an der Fußinnenseite im Bereich des Kahnbeines. Dieser Anteil ist druckschmerzhaft und teils entzündlich verändert.

Röntgen: Verbreiterung des Os naviculare, auf dessen nach dorsal gebogener Innenseite ein formvariables Os tibiale externum aufsitzt.

Therapie: Schuhzurichtungen mit Einlagenversorgung und Anheben des inneren Längsgewölbes sowie Auspolsterung des Innenschuhs in Höhe der Druckstelle können das Beschwerdebild bessern. Falls keine Beschwerdebeeinflussung erreicht werden kann, ist ein operatives Vorgehen angezeigt mit Entfernung des akzessorischen Knochenkerns und Verschmälerung des medialen Anteils des Os naviculare. Zu achten ist auf die Schonung der Musculus tibialis posterior-Sehne.

Differentialdiagnose: Os naviculare cornutum.

Haglund-Ferse (Haglundsche Exostose)

Exostosenartige Vorwölbung der hinteren oberen meist äußeren Kante des Kalkaneus. Tritt meist doppelseitig auf und führt durch Schuhdruck und mechanische Irritation der Achillessehne zu Beschwerden.

Klinik: Betrifft vorwiegend Mädchen im Kindes- oder Jugendlichenalter. Das Fersenbein ist leicht verbreitert, gelegentlich ist lateral der Achillessehne das exostosenartige Gebilde zu tasten. In diesem Bereich bestehen Druckschmerz und Entzündungszeichen. Bei Dorsalextension läßt sich eine Zunahme der Beschwerden feststellen.

Röntgen: Zunächst keine Veränderung, da die Exostose zunächst knorplig angelegt ist. Später, bei zunehmender Verknöcherung, entsprechende Vorwölbung röntgenologisch sichtbar.

Therapie: Druckentlastung durch Zurichtungen der Fersenkappe (Polsterung durch Filz- oder Lederstreifen), antiphlogistische Therapie. Falls keine Beschwerdebesserung zu erreichen ist, Resektion der hinteren Fersenbeinecke unter sorgfältiger Schonung des Ansatzbereiches der Achillessehne.

Vorfußdeformitäten

Angeborene Vorfußdeformitäten mit Einschluß der Zehen sind nicht ungewöhnlich. Einige Veränderungen entwickeln sich progressiv mit zunehmendem Alter. Neben den Beschwerden kommen Schuhprobleme sowie kosmetische Gründe hinzu, die gelegentlich schon einen frühzeitigen operativen Eingriff erfordern. Die Untersuchung des Fußes sollte sowohl in unbelastetem Zustand als auch in belastetem unternommen werden, um die wirklichen Probleme, Schmerzpunkte und Stellungsdeformitäten herauszufinden.

Spaltfuß

Eine angeborene, seltene Deformität in verschiedenen Kombinationen mit Verlust der mittleren 3 Strahlen sind das typische Bild eines Spaltfußes. Die Metatarsalknochen und Zehen 1 und 5 bilden die Mittellinie. Die Fußwurzel und Ferse sind in der Regel normal entwickelt.

Der Spaltfuß ist häufig kombiniert mit der Spalthand oder anderen Fingerdeformitäten und Gesichtsschädelmißbildungen (Lippen-Kiefer-Gaumenspalten). Meistens ist die Deformität beiderseits und autosomal dominant vererbt.

Therapie: In der Regel ist ein chirurgisches Vorgehen nicht angezeigt. Kosmetische- und Schuhprobleme geben allerdings gelegentlich eine Indikation zur Operation. Ziel der Operation ist meist die Verschmälerung des Fußes. Bei der Indikation muß immer darauf geachtet werden, daß die meist geringen Behinderungen nicht zu Lasten der Funktion gehen.

Syndaktylie

Die Syndaktylie der Zehen ist selten. Funktionseinbußen oder Beschwerden bestehen in der Regel nicht. Kosmetische Gründe erfordern gelegentlich einen *operativen Eingriff,* besonders dann, wenn alle Zehen wie zu einer Schwimmhaut verbunden sind oder ossäre Verbindungen bestehen.

Makrodaktylie (partieller Riesenwuchs – Gigantismus)

Unverhältnismäßige Vergrößerung einer Zehe gegenüber den anderen. Ätiologisch werden Gefäßanomalien sowie endogene Gründe für dieses Krankheitsbild verantwortlich gemacht. Makrodaktylie und eine Neurofibromatose sind häufig zusammen zu finden. Schuhkosmetische und später auftretende funktionelle Probleme veranlassen häufig ein *frühzeitiges chirurgisches Vorgehen.* Die Teilentfernung der hypertrophen Anteile von Weichteilen und Knochen, evtl. Epiphyseodesen soll die Normalentwicklung der anderen Fußanteile gewährleisten und ein weiteres Wachstum der krankhaften Bereiche verhindern. Häufig ist bei besonders ausgedehnten Veränderungen ein schrittweises operatives Vorgehen angezeigt, um Durchblutungsstörungen zu vermeiden.

Polydaktylie

Die Polydaktylie ist mit anderen Anomalien häufig kombiniert. Ein familiäres Auftreten wird beschrieben. Die laterale Seite der Zehenreihe ist am häufigsten betroffen (Abb. **105**). Meist findet sich eine Verdoppelung der 5. Zehe. Die Verdoppelung der 1. Zehe ist selten.

Beschwerden bestehen anfänglich nicht. Später können möglicherweise Schuhprobleme auftreten. Oft sind kosmetische Gründe maßgebend für einen operativen Eingriff. Die Behandlung besteht in der Entfernung der peripher gelegenen Zehe.

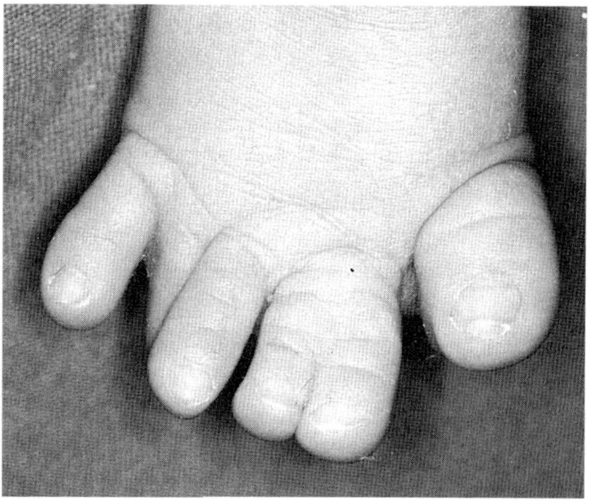

Abb. **105** Polydaktylie mit einer 6. Zehe und kutanen Syndaktylie der 2. und 3. Zehe

Hallux varus

Seltene Fußdeformität. Die Großzehe weicht nach medial ab. Die verschiedensten Varianten dieser Deformität werden beschrieben. Gelegentlich besteht eine zusätzliche Vorfußadduktion.

Therapie: Frühzeitige redressierende Gipsverbände. Bei Persistieren der Fehlstellung oder beim Auftreten von Beschwerden muß operativ vorgegangen werden. Lösen des M. abductor hallucis am Ansatz sowie Spalten der medialen Großzehengrundgelenkskapsel bringen eine gute Korrektur.

Hallux valgus

Adduktionsstellung des Metatarsale I und Abduktion der Großzehe. Aus dieser Stellung gerät das Köpfchen des I. Metatarsale nach medial und führt zu der sog. Ballenbildung. Die Veränderung ist häufig die Folge einer zunehmenden Spreizfußentwicklung. Ätiologisch ist aber die Ursache für das Auftreten im jugendlichen Alter nicht genau geklärt. Bei zunehmender Abflachung des Quergewölbes verlagern sich Streck- und Beugesehnen und die Sehnen des M. abductor hallucis nach lateral. Dadurch wird die Zehe abduziert und leicht proniert.

Enges Schuhwerk, rheumatische Leiden, Lähmungen und Verletzungen begünstigen die Fehlstellung. Ein längerer I. Metatarsalknochen gegenüber den anderen sowie Fehlentwicklung des I. Cuneiforme werden weiterhin als Ursache für das Krankheitsbild diskutiert. Eine familiäre Häufung ist nachgewiesen.

Klinik: Meist erst im Adoleszentenalter Auftreten von Beschwerden. Klinisch findet sich ein prominenter I. Metatarsale mit Lateralabweichung der Großzehe. Im Stand verschlechtert sich die Deformität mit Weitung des Vorfußes. Mit der Hallux-valgus-Stellung ist die Entwicklung von Hammerzehen, schmerzhaften Zehenmittelgelenken, Kapselentzündungen, Bursitiden und Metatarsalköpfchenmetatarsalgien verbunden.

Das Krankheitsbild unterscheidet sich von dem des Erwachsenen:

1. Es ist nicht so ausgeprägt.
2. Keine Grundgelenksarthrose.
3. Kapsel, bzw. Bursa über dem medialen Köpfchen des I. Metatarsale ist nicht verdickt und selten entzündet. In der Regel ist das Wachstum noch nicht abgeschlossen.

Röntgen: Aufnahme im Stehen mit deutlichem Auseinanderweichen des I. und II. Metatarsale. Bei Älteren evtl. Subluxation im Grundgelenk, Lateralliegen der Sesambeine.

Therapie: Meist sollte die weitere Entwicklung abgewartet werden. Bequeme weite Schuhe bei Spreizfuß mit Mittelfußpelotte (retrokapital),

Fußgymnastik sowie eine antiphlogistische Therapie sind die Behandlungen der Wahl.

Operatives Vorgehen kommt dann in Betracht, wenn die Spreizfußdeformität zunimmt, ebenfalls die Hallus-valgus-Stellung und Beschwerden sowie Schuhprobleme auftreten.

Das Ziel der Operation ist die Beseitigung des Schiefstands der Großzehe, die Korrektur der pathologischen Abspreizstellung des 1. Metatarsalköpfchens, die Wiederherstellung des gestörten Muskelgleichgewichtes und die Behandlung des Spreizfußes.

Die verschiedensten Operationen werden angegeben:

1. Subkapitale Osteotomie mit Lateralverschiebung des Mittelfußköpfchens nach Hohmann, Mitchel u. a.
2. Basisosteotomie am Metatarsale I und/oder die Arthrodese des Cuneiforme-Metatarsalgelenkes mit Lateralverschiebung des 1. Mittelfußknochens.
3. Als Weichteil-Fesselungseingriff die Operation nach McBride (Du Vries) bei leichteren Spreizfüßen oder in Kombination mit einer Basisosteotomie.

Hallux rigidus

Seltenes Erkrankungsbild im Kindes- oder Jugendalter mit Teileinsteifung des Großzehengrundgelenkes. Oft besteht eine positive Familienanamnese.

Ursachen des Hallux rigidus können sein ein längeres Metatarsale I, eine Knickfußstellung, ein Trauma, die rheumatoide Arthritis oder die Osteochondritis des 1. Metatarsalköpfchens.

Klinik: Schmerzhafte Plantar- und Dorsalflexion in der Abrollphase.

Röntgen: Unterschiedlich ausgeprägte Arthrose des Großzehengrundgelenkes, Gelenkspaltverschmälerung.

Therapie: Zunächst Versuch, durch Schuhzurichtungen das Beschwerdebild zu bessern. Operativ ist evtl. eine Umstellung des I. Metatarsale im Basisbereich nach dorsal möglich, um das Wachstum des I. Strahles nicht zu gefährden. Durch Resektion der Basis des Großzehengrundgliedes kann das versteifte Gelenk wieder beweglich werden (Operation nach Brandes).

Digitus quintus varus superductus

Die 5. Zehe steht in Varus und legt sich über die 4. Zehe. Die Kapsel ist kontrakt, der Streckmuskel verkürzt und die Haut zwischen der 4. und 5. Zehe nicht dehnbar.

Klinik: Etwa 50% der Patienten klagen über Beschwerden. Besonders durch Schuhdruck kann sich eine chronisch-rezidivierende Schleimbeutelentzündung bzw. ein Clavus entwickeln.

Röntgen: Adduktionsstellung der 5. Zehe, Subluxation im Grundgelenk und Verkürzung des Metatarsale V möglich.

Therapie: Beim Neugeborenen und Kleinkind Redressionen, evtl. stellungskorrigierende Heftpflasterverbände oder Nachtschienen, später Fußgymnastik, Einlagen zur Erhöhung des Quergewölbes, Druckentlastung im Schuh durch Filz- oder Schaumgummiring.

Bei anhaltenden Beschwerden Operation. Es sind die verschiedensten Operationsverfahren beschrieben: Subkapitale Korrekturosteotomie; Raffung des Abductur digiti quinti und der Gelenkkapsel; Kapseldiszision, Strecksehnenverlängerung, Haut-Z-Plastik, Mittelgliedexstirpation mit lateraler-plantarer Dermodese in der plantaren Beugefalte des Grundgelenkes.

Krallen-, Hammerzehen

Störung des Muskelgleichgewichts zwischen Flexoren und Extensoren, meist kongenitale Anlage oder in Verbindung mit Fußdeformitäten, wie Spreizfuß, Platt-, Hohl- und Spitzfuß. Auch im Rahmen von Entzündungen, besonders rheumatischen, finden sich entsprechende Zehenfehlstellungen. Unpassendes Schuhwerk fördert zusätzlich diese Veränderungen.

Krallen- oder Klauenzehen

Beugung im Mittel- und Endgelenk bei Überstreckung im Grundgelenk (evtl. Subluxation oder Luxation).

Hammerzehen

Überstreckung im Grund-, End-, evtl. auch Mittelgelenk, häufig rechtwinkelig gebeugt.

Therapie: Je nach Grunderkrankung Fußgymnastik, Schuhzurichtungen und Orthesen. Operativ: Sehnenverlängerung, Muskelverlagerung, Kapseldiszisionen und Knocheneingriffe (die häufigste ist die nach Hohmann mit Resektion des Grundgliedköpfchens).

Hallux malleus (Flexus rigidus)

Beugekontraktur – Bajonettstellung des Großzehenendgelenkes – bei leichter Überstreckung des Grundgelenkes; tritt gehäuft beim Hohlfuß auf.

Klinik: Beschwerden bestehen in der Regel zum Adoleszentenalter hin. Dann können sich durch Schuhdruck häufig schmerzhafte Schwielen über den Streckseiten der Zehengelenke und der Großzehenspitze entwikkeln.

Röntgen: Das Röntgenbild zeigt neben der Zehenfehlstellung das Ausmaß einer möglichen Subluxation oder Luxation sowie den Ausprägungsgrad schon beginnender arthrotischer Veränderungen.

Therapie: Im Kindesalter ist meist eine Behandlung nicht notwendig. Bei stärkeren Veränderungen sollte zunächst konservativ versucht werden, die Fehlstellung durch tägliche Redression zu beeinflussen und das Korrekturergebnis durch Schienen und Zügelverbände zu stabilisieren.

Gelegentliche Spontankorrekturen sind festzustellen. Fußdeformitäten, wie die Spreizfußbildung mit Förderung der Zehenfehlstellung, sind durch entsprechende Einlagen zu beeinflussen.

Schmerzhafte Schwielen werden durch in den Schuh eingepaßte Polster geschützt.

Bei späterhin auftretenden therapieresistenten Beschwerden sind operative Verfahren, wie Sehnenverlängerungen und Osteotomien, notwendig.

Erkrankungen der Haut und Nägel

Eingewachsene Nägel sind häufig Ursachen für Fußbeschwerden und lokale Entzündungen (falsches Nägelschneiden, zu enges Schuhwerk!). Therapeutisch sind entzündungshemmende und schmerzlindernde Medikamente zu verordnen. Je nach Entzündung ist zusätzlich eine Teil- oder Totalentfernung des Zehennagels notwendig.

Plantarwarzen

Plantarwarzen sind meist viraler Genese und bereiten Beschwerden (Keratome). Die verschiedensten Behandlungsmethoden mit Entlastung der entsprechenden Bereiche durch Einlagen, lokale Injektion, Salben bis hin zur operativen Entfernung mit Abtragung der Warzen durch ein Elektromesser bzw. durch Kryotherapie werden angegeben.

Entzündungen von Knochen und Gelenken

Osteomyelitis

Die Osteomyelitis ist ein Sammelbegriff, unter dem eine Reihe verschiedener Krankheitsbilder zusammengefaßt wird, deren gemeinsames Merkmal die infektiöse Zerstörung des Knochens und der angrenzenden Bereiche ist (Periost, Sehnen, Gelenke). Man unterscheidet zwischen spezifischen Infektionen des Knochens in Folge einer Tuberkulose, Lues, Typhus usw. und unspezifischen Infektionen. Die letzteren machen die überwiegende Zahl aus. Sie werden unterteilt in akute und chronische Formen.

Aufgrund der besonderen Morphologie des Knochens im Wachstumsalter, verursachen entzündliche Erkrankungen andere Krankheitsbilder als bei den Erwachsenen.

Wahrscheinlich kann auf keinem anderen Gebiet ein Fehler in der Beurteilung eines frühen Stadiums, einer potentiell noch erfolgreich zu behandelnden Erkrankung, so weitreichende Konsequenzen haben, wie das Übersehen einer frühkindlichen septischen Arthritis oder Osteomyelitis. Noch verheerender ist es, eine septische Koxitis eines Neugeborenen oder Kleinkindes zu übersehen und das Kind laufen zu lassen. Eine Luxation und Zerstörung der Hüften wären das Ergebnis.

Akute Osteomyelitis

Die akute kindliche Osteomyelitis entsteht im allgemeinen auf hämatogenem Wege. Gelegentlich kann es bei offenen Frakturen und Weichteilverletzungen, selten auch nach operativen Eingriffen, zu einer Osteomyelitis kommen. Die Osteomyelitis kann durch eine Vielzahl von Erregern ausgelöst werden. Die meisten Osteomyelitiden werden vom Staphylococcus aureus verursacht (ca. 90 %), weitere häufige Erreger sind besonders bei Kleinkindern, Streptococcus pyogenes, Haemophilus influenzae – seltener Staphylococcus epidermidis und vereinzelt Salmonellen.

Selten finden wir bei Kindern auch Pilzinfektionen, besonders bei Erkrankungen mit Abwehrschwäche (Agammaglobulinämie) und Bluterkrankungen (Leukämie).

Die Eintrittspforte bei entzündlichen Hüftaffektionen ist gewöhnlich die Haut, bei Säuglingen die Nabelschnur. Eine Mittelohrentzündung, eine Lungenentzündung sowie entzündliche Erkrankungen der oberen Luftwege können ebenfalls zu hämatogenen Osteomyelitiden führen.

Die hämatogene Osteomyelitis ist primär eine Erkrankung des wachsenden Knochens. Die Keimansiedlung erfolgt im Knochenmark oder den spongiösen Anteilen des Knochens, seltener in der Kompakta oder im Periost. Der Primärherd findet sich meist im reich durchbluteten Metaphysenbereich der langen Röhrenknochen. Die Epiphyse selbst ist primär nie betroffen. Im Säuglingsalter jedoch kann die Infektion über die noch vorhandenen metaepiphysären Gefäßverbindungen auf die Epiphyse übergreifen. Von hier hat die Infektion die Möglichkeit, sich auf das benachbarte Gelenk auszubreiten (Säuglingsarthritis). Nach dem 2. Lebensjahr bildet der Wachstumsknorpel eine Gefäßbarriere. Ein Durchbruch der Infektion über das Periost in das Gelenk ist dann nur noch in Bereichen gegeben, wo die Metaphyse innerhalb der Gelenkkapsel liegt, wie z. B. am Hüftgelenk. In den Fällen, wo die Metaphyse außerhalb der

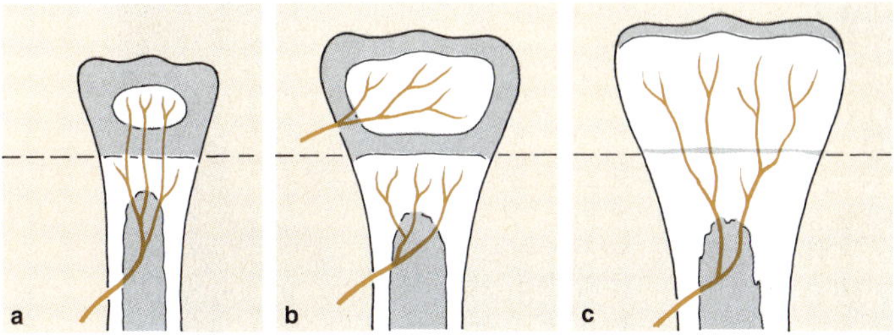

Abb. **106** Die Blutversorgung der Epiphysen im Wachstumsalter
a) 0–2 Jahre: Der Epiphysenkern wird direkt durch die Gefäße aus der Metaphyse versorgt. Infekte können auf diesem Weg das Gelenk erreichen
b) 2–16 Jahre: Epiphysen und Gelenk werden durch die Epiphysenfuge vor Knocheninfektionen geschützt. Diese befallen hauptsächlich die Metaphyse
c) Erwachsene: Die Metaphyse versorgt die Epiphyse wieder direkt. Infekte können daher wieder leichter das Gelenk befallen

Gelenkregion liegt, entwickelt sich häufig ein sympathischer Gelenkerguß (Abb. **106** a–c).

Wir finden zwei häufige Erkrankungsalter: einmal das 1. Lebensjahr, in welchen die Abwehrkräfte noch schwach sind, und das etwa 10. Lebensjahr, das gekennzeichnet ist durch anatomische Veränderungen des Gefäßsystems, welche die Anfälligkeit für Infektionen begünstigen. Bei der Gefäßarchitektur dieser Altersgruppe geht die zuführende Arterie im metaphysären Knochenabschnitt in einen verhältnismäßig weiten Gefäßsinus über. Die hierbei zustandekommende Strömungsverlangsamung fördert die Ansiedlung von Krankheitserregern.

Klinik: Die Erkrankung bietet das Bild einer akuten Infektion, mit Fieber, Schüttelfrost, Schmerzen und Schonhaltung der betroffenen Extremität. Schon früh findet sich eine Überwärmung, Schwellung und Rötung im Bereich des befallenen Knochenabschnittes.

Das Blutbild zeigt eine Leukozytose, Blutsenkungsgeschwindigkeit-, Alpha- und Beta-Globulin-Erhöhung sowie in 50% der Fälle eine positive Blutkultur. Bei Kleinkindern und besonders bei Säuglingen ist die Klinik aufgrund der schlechten Abwehrlage oft mäßig ausgeprägt.

Im Frühstadium der Erkrankung müssen differentialdiagnostisch das rheumatische Fieber und lokale Verletzungen von Haut und Knochen abgegrenzt werden. Sowohl die Knochenreaktion im Epi- und Metaphysenbereich als auch die periostale Reaktion können besonders dann zur Verwechslung mit einem Tumor, vor allem dem Ewing-Sarkom aber auch dem Osteosarkom führen, wenn der Verlauf der Krank-

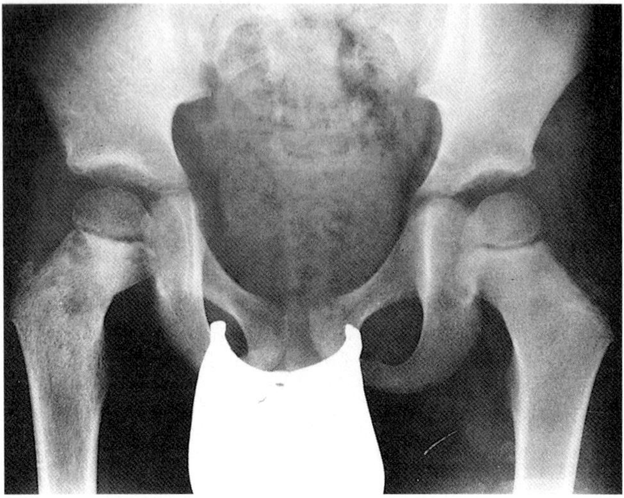

Abb. **107** 10jähriger Junge mit Osteomyelitis des rechten Femurhalses. Fieber, Druck und Bewegungsschmerz. Diffuse Entkalkung im proximalen Abschnitt des rechten Femurs. Aufhellungsherde

heit unter der eingeleiteten Chemotherapie atypisch ist. Außer dem Ausschluß eines eosinophilen Granuloms ist bei nicht eindeutigen Fällen eine Biopsie zur Abklärung eines möglichen Sarkoms unbedingt angezeigt, wenn Klinik und Serologie nicht den eindeutigen Befund einer Entzündung ergeben.

Röntgen: Während der ersten Wochen ist trotz lokaler Knocheninfiltration das Röntgenbild unauffällig. Nach 14 Tagen kommt es zur Auflokkerung der Spongiosa (Abb. **107**) der befallenen Metaphyse, danach zur Destruktion mit Auflösung der Knochenstruktur, bis hin zur Sequestrierung. In der Frühphase findet sich röntgenologisch eine Weichteilanschwellung, die durch eine Weichteildarstellung im Vergleich zur Gegenseite eine gewisse Beurteilung erlaubt. Für die Frühdiagnose der akuten hämatogenen Osteomyelitis im Kindesalter ist die Szintigraphie aufschlußreicher.

Hier zeigen sich schon frühzeitig Veränderungen, obwohl sie unspezifisch sind und daher in Verbindung mit dem klinischen Befund und den Laborwerten gesehen werden sollten. Chronische Formen, namentlich solche, die schon einige Jahre bestehen, zeichnen sich durch ein Nebeneinander von Zerstörung und reaktiver Knochenneubildung aus.

Therapie: Die akute Osteomyelitis ist eine sehr ernste Infektion, welche einer sofortigen energischen Behandlung bedarf. Sie bedeutet im Kindesalter immer eine Notfallsituation. Das Kind sollte ins Krankenhaus eingewiesen werden. Die Behandlung ist primär konservativ. Eine sofortige adäquate antibakterielle Behandlung muß eingeleitet und die betroffene Extremität ruhiggestellt werden. Die Punktion des osteomyelitischen Herdes, bzw. die Erstellung von Blutkulturen zum Erregernachweis und zur Testung des definitiven Antibiotikums sind weitere notwendige Schritte. Das Antibiotikum sollte eine hohe Penetrationsfähigkeit in den Knochen haben, um an den Infektionsort zu gelangen.

Die Antibiotikatherapie erfolgt zunächst parenteral über 4–6 Wochen (Clindamycin, Penicillin G, bei Penicillinunverträglichkeit mit Cephalosporinen, evtl. in Kombination mit einem Aminoglykosid (z. B. Gentamycin). Zur Rezidivprophylaxe ist die medikamentöse Therapie u. U. über mehrere Wochen weiterzuführen.

Die operative Behandlung ist nur dann notwendig, wenn die antibiotische Therapie das osteomyelitische Geschehen nicht mehr erreicht. Verlaufsparameter für den Erfolg der Therapie sind die Normalisierung des Blutbildes, ein Rückgang der Temperaturen sowie das Verschwinden der lokalen Symptomatik (Schmerzen, Rötung).

Gehen die entzündlichen Zeichen in den ersten 4–5 Tagen nicht zurück oder bestehen bereits Eiterherde, muß eine operative Freilegung des Knochens mit Eröffnung und Ausräumung des osteomyelitischen Herdes vorgenommen werden. Anschließend wird eine Spüldrainage durchgeführt, oder die entzündlichen Bereiche werden durch mit Antibiotika angereicherte Zementketten aufgefüllt.

Bei frühzeitigem Eingriff läßt sich gewöhnlich eine Sequestrierung größerer Knochenabschnitte vermeiden. Nach Abklingen der akuten Infektion sollte schon frühzeitig mit einer intensiven Krankengymnastik begonnen werden, um Kontrakturen und ausgeprägtere Muskelatrophien zu vermeiden.

Besteht allerdings eine Gelenkbeteiligung, muß primär eine Gelenkpunktion erfolgen. Läßt sich dabei Eiter gewinnen, muß nachfolgend operativ vorgegangen werden.

Prognose: Die Prognose ist abhängig vom Zeitintervall zwischen Auftreten der Infektion und Beginn der Behandlung. Bei sofortiger Behandlung, d. h. innerhalb der ersten 3 Tage, ist die Prognose gut, und es kommt meist zu einer Ausheilung. Ein verzögerter Behandlungsbeginn bedeutet meist erhebliche Knochendestruktionen und chronische Verlaufsformen. – Komplikationen sind eine Abszedierung der Osteomyelitis, besonders in das Hüftgelenk, pathologische Frakturen, Gelenkkontrakturen, Wachstumsstörungen, Deformitäten, Verkürzungen und Achsenfehler.

Chronische Osteomyelitis

Die chronische Osteomyelitis entsteht aus einer akuten hämatogenen Osteomyelitis, die zu spät oder nicht entsprechend antibiotisch behandelt wurde oder therapieresistent war. Daneben findet sich ein gleichgroßer Anteil posttraumatischer Knocheneiterungen, welche nach infizierten Frakturen oder Osteosynthesen entstanden sind.

Klinik: Die akuten Entzündungszeichen sind nicht mehr vorhanden. Schwellneigung und Funktionsminderung der betroffenen Extremität treten in den Vordergrund. Abszeßbildungen in Knochen und Weichteilen sowie Fistelungen beherrschen das weitere Bild der Erkrankung.

Röntgen: Röntgenologisch sollte die Ausdehnung der Infektion und eine eventuelle Sequestrierung beurteilt werden. Die Fisteldarstellung gibt Aufschluß über die Ausdehnung der Entzündung.

Differentialdiagnostisch können chronische Verlaufsformen der Osteomyelitis gelegentlich Schwierigkeiten in der Abgrenzung zum Osteosarkom, Ewing-Sarkom, eosinophilen Granulom, Brodie-Abszeß, Osteoid-Osteom und der Osteomyelitis sclerosans ergeben.

Therapie: Nur die radikale chirurgische Ausräumung des entzündlichen Herdes bringt Erfolg. Die entstandenen Knochen- und Weichteilhöhlen können mit Muskellappen und autologer Spongiosa aufgefüllt werden. So lassen sich Rezidive weitgehend vermeiden.

Eitrige Arthritis

Die Pathologie, der Verlauf und die Therapie der eitrigen Arthritis unterscheiden sich nur unwesentlich von der hämatogenen Osteomyelitis. Die eitrige Arthritis ist häufig mit einer hämatogenen Osteomyelitis verbunden, sie ist primär eine Erkrankung des Kindes und des Neugeborenen. Die häufigste Form der Arthritis entsteht infolge eines Durchbruchs von metaphysären oder epiphysären Osteomyelitisherden in das Gelenk.

Vor allem das Hüftgelenk ist betroffen, aufgrund der intrakapsulär liegenden Metaphyse und der noch in den ersten Lebensmonaten vorhandenen Gefäßverbindungen zwischen Epi- und Metaphyse.

Der Staphylococcus aureus ist der bei weitem häufigste Krankheitserreger, seltener kommen Streptokokken und Pneumokokken in Betracht. Über eine infizierte Nabelwunde, intravenöse Katheter oder Katheter in Nabelschnurbereich sowie Darmentzündungen gelangen die Erreger in den Körper, bzw. in das Gelenk.

Anfällig sind besonders Säuglinge bis zum 3. Lebensmonat, da sie noch keine ausreichende Abwehrreaktion entwickelt haben. Sie sind noch weitgehend ohne eigene Antikörper und nur diaplazentar immunisiert.

Lysosomale Enzyme führen zur Zerstörung von Knorpel und Knochen.

Aufgrund der Ergußbildung kommt es zur Luxation (z. B. Hüftgelenk) und Zerstörung des betroffenen Gelenkes. Falls die Wachstumszonen zusätzlich betroffen sind, entwickeln sich Deformitäten mit Verkürzung und Achsenfehlern der betroffenen Extremitäten.

Klinik: Die Klinik einer akuten septischen Arthritis unterscheidet sich bei älteren Kindern von der des Säuglings und des Kleinkindes. Am häufigsten ist das Hüftgelenk betroffen bei Septikopyämien, es können auch mehrere Gelenke gleichzeitig befallen sein. Ältere Kinder klagen häufig über Schmerzen in den betroffenen Gelenken und halten die betroffene Extremität in einer ängstlichen Schonhaltung. Sie zeigen alle Zeichen einer allgemeinen Infektion, mit Fieber und Blutbildveränderung. Bei Kleinkindern und Säuglingen sind diese Zeichen meist nicht so ausgeprägt. Das Kind ißt nicht gut, wird unruhig oder schreit, wenn die Windeln gewechselt werden. Die Temperatur kann leicht erhöht sein, und es besteht eine geringe Leukozytose. In diesem Stadium besteht der Verdacht einer septischen Arthritis.

Röntgen: Schon in den ersten Tagen zeigen sich Veränderungen mit Strukturaufhellung im Meta- und Epiphysenbereich des befallenen Knochens. Der Gelenkspalt ist verbreitert durch den Gelenkerguß und das Knorpelödem. Ist die Hüfte befallen, kann im späteren Stadium eine Subluxation oder sogar Luxation nachgewiesen werden. Gelegentlich hilft die Szintigraphie in der Frühdiagnostik.

Therapie: Die generellen Behandlungsprinzipien entsprechen jenen der akuten Osteomyelitis. Die septische Arthritis, speziell des Hüftgelenkes, ist ein akuter Notfall. Der Gelenkknorpel hat keine reparativen Fähigkeiten. Die chondrolytischen Enzyme führen unweigerlich zum Absterben und zur Destruktion von Knorpel und Knochen.

Besteht der dringende Verdacht auf einen eitrigen Gelenkerguß, sollte auf jeden Fall eine Gelenkeröffnung durchgeführt werden. Das gilt besonders für das Hüftgelenk. Eine Aspiration des Eiters oder Instillation eines Antibiotikums in das Gelenk sind nicht ausreichend, da Reste von Eiter verbleiben und enzymatische Zerstörungen des Knorpels weitergehen.

Eine parenterale Antibiotikatherapie ist gleichzeitig einzuleiten und nach einem Antibiogramm definitiv einzusetzen. Zusätzlich sollte eine Extension des betroffenen Gelenkes angelegt werden.

Bei Hüftkopfdurchblutungsstörungen ist die Behandlung ähnlich der des Morbus Perthes. Bei Subluxation oder Luxation der Hüfte können nach Abheilung Repositionsbehandlungen notwendig werden.

Nach Abklingen der Infektion sind frühzeitige aktive und passive Bewegungen der Gelenke zur Vermeidung von Kontrakturen und Knorpeldestruktionen besonders wichtig.

Skelett-Tuberkulose

Aufgrund der BCG-Impfung und der gezielten medikamentösen Therapie der Tuberkulose im Frühstadium ist die Tuberkulose des Skelettsystems nur noch selten zu finden.

Die Spondylitis-Tbc, schwere Fehlstellungen und Beinverkürzungen durch eine Koxitis oder Gonitis-Tbc zeigen sich nur noch ausnahmsweise.

Die Skelett-Tuberkulose ist im Primärstadium in der Regel eine Krankheit des Kindes und Jugendlichen.

Die Knochen- und Gelenktuberkulose entsteht durch hämatogene Aussaat, in den meisten Fällen von einem Lungenherd aus. Neben der Wirbelsäule sind vor allem das Hüft- (Koxitis) und das Kniegelenk (Gonitis) befallen. Auch in den kurzen Röhrenknochen von Hand und Fuß kann sich eine Tuberkulose ausbreiten (Spina ventosa).

Klinik: Wegen des meist schleichenden Krankheitsbeginns ist die Tuberkulose im Frühstadium schwer zu erkennen. Ein Belastungsschmerz, Überwärmung, manchmal auch leichte Schwellung in Verbindung mit einem allgemein schlechten Allgemeinzustand, nächtliche Schweißausbrüche und wechselnde Fieberschübe sind Zeichen, die an eine Tuberkulose denken lassen.

Die Blutsenkungsgeschwindigkeit ist stark beschleunigt. Der positive oder negative Ausfall der Tuberkulinreaktion kann ein weiterer Hinweis für das Krankheitsbild sein. Die Diagnose kann letztendlich nur durch den Nachweis der Erreger aus dem erkrankten Bezirk nachgewiesen werden.

Röntgen: Röntgenveränderungen sind anfangs noch gering und zeigen sich oft erst Monate nach dem klinischen Befund. Schichtaufnahmen und die Szintigraphie helfen in der Beurteilung. Späterhin sind die Osteoporose und die Verschmälerung des Gelenkspaltes typische Befunde.

Therapie: Zunächst steht die antibiotische und tuberkulostatische Therapie an erster Stelle. Im floriden Stadium muß eine Ruhigstellung erfolgen. Unter der Therapie können dann frühzeitig Herdausräumungen, Synovektomien und andere sanierende Verfahren angewendet werden, um irreparable Zerstörungen am Gelenk und Knochen zu verhindern.

Spondylodesen der Wirbelsäule und Arthrodesen größerer Gelenke sind im Kindes- und Jugendalter selten angezeigt. Nur bei stärkerer Keilwirbel- und Gibbusbildung oder Achsenfehlstellungen sind gelegentlich auch frühzeitig operative Versteifungsverfahren bzw. Knochenumstellungen notwendig. Unter einer konsequenten Therapie kann die Tuberkulose in der Regel zur Ausheilung gebracht werden.

Differentialdiagnose: Ewing-Sarkom, eosinophiles Granulom, aseptische Wirbelkörpernekrose (Vertebra plana), Morbus Scheuermann, Wirbelkörperkompressionsfraktur.

Sarkoidose (Morbus Boeck)

Die schon im frühen Kindesalter vorkommende Sarkoidose (Morbus Boeck) kann in Verbindung oder allein mit einer Tuberkulose auftreten. Als spezifisch für eine Sarkoidose gilt der Hauttest nach Kveim. Die runden und zystischen Knochenherde lassen sich röntgenologisch oft schon frühzeitig erkennen.

Therapie: Eine spezifische Therapie gibt es nicht. Antibiotika, Vitamin D und bei generalisiertem Befall Kortikosteroide sind einzusetzen. Um mögliche Skelettveränderungen frühzeitig zu erkennen, sind regelmäßige Kontrollen notwendig.

Brodie-Abszeß

Die sog. Brodie-Abszeßbildung ist eine besondere Verlaufsform der chronischen Osteomyelitis. Der Eiterherd liegt in der Metaphyse eines langen Röhrenknochens, besonders in Kniенähe. *Röntgenologisch* fällt ein Bezirk mit sklerosiertem Randsaum und zentraler Aufhellung auf. Meist sind ältere Kinder oder Jugendliche betroffen.

Klinik: Die Kinder und Jugendlichen klagen über belastungsabhängige und auch nächtliche Beschwerden. Der kranke Knochenbezirk ist klopfschmerzhaft. In Gelenknähe befindliche Abszesse können zu sympathischen Gelenkergüssen führen. Laborveränderungen sind selten zu finden.

Therapie: Der Herd wird ausgeräumt und bei größerer Ausdehnung mit Spongiosa aufgefüllt. Danach muß eine vorübergehende Gipsruhigstellung und systemische antibiotische Therapie erfolgen.

Differentialdiagnose: Knochenzyste, Enchondrome, Osteofibrome, eosinophiles Granulom, Osteomyelitis sclerosans (Garrè).

Rheumatische Erkrankungen im Wachstumsalter

Die im Kindesalter auftretenden rheumatischen Erkrankungen unterscheiden sich im klinischen Bild und Verlauf meist erheblich von denen des Erwachsenenalters. Verglichen mit der chronischen Polyarthritis des Erwachsenen sind für die juvenile chronische Arthritis die höhere Rate an Fieber, Exanthemen, monoartikulären Verlaufsformen und eine Augenbeteiligung charakteristisch. Die beim Erwachsenen frühzeitig zu findenden degenerativen Veränderungen zeigen sich im Kindesalter selten.

Juvenile rheumatoide Arthritis (IRA)

Die Diagnose der juvenilen chronischen Arthritis (rheumatoide Arthritis) bereitet besonders im Frühstadium meist erhebliche Schwierigkeiten. Die Krankheitsursache der IRA ist unbekannt. Autoimmun- und Viruserkrankungen, Vererbung und psychosoziale Faktoren werden ätiologisch verantwortlich gemacht.

Besonders bei mono- oder oligoarthritischem Beginn müssen eine Vielzahl anderer Gelenkerkrankungen ausgeschlossen werden. Von einer juvenilen chronischen Arthritis kann dann gesprochen werden, wenn ein entzündlicher Befall der Gelenke vor dem 16. Lebensjahr auftritt und die Krankheitserscheinungen mindestens 3 Monate andauern. Die chronische Synovitis führt zu Knorpel- und Knochenschäden. Anfänglich besteht eine Osteoporose der knöchernen Gelenkanteile, nachfolgend führen Gelenkknorpelarrosionen zur Gelenkspaltverschmälerung. Durch Einwanderung des entzündlichen Gewebes (Pannus) kommt es zur gelenknahen Knochenzerstörung und Gelenkinstabilität.

Die Krankheit verläuft in Schüben über Jahre und Jahrzehnte, mit Zunahme der entzündlichen Erscheinungen und dazwischenliegenden Ruhepausen. Bei Kindern muß allerdings immer bedacht werden, daß in in einem hohen Prozentsatz Spontanheilungen nach mehrjährigem Krankheitsverlauf bei mono- und oligoartigen Arthritiden auftreten können.

Die entzündlichen Erscheinungen stehen bei Kindern im Vordergrund. Sie klagen trotz der häufig ausgiebigeren krankhaften Befunde weniger über Schmerzen. Röntgenologische Veränderungen treten im Kindesalter erst spät auf.

Entsprechend den verschiedenen Verlaufsformen und dem Gelenkbefall wird die juvenile chronische Arthritis in Untergruppen aufgeteilt:

1. mono- oder oligoartikulärer Verlauf (1–4 Gelenke befallen),
2. polyartikulärer Verlauf (mehr als 4 Gelenke befallen),
3. systemischer Verlauf mit Fieber und u. U. Lymphadenopathien, Milz- und Lebervergrößerung, Peri- und Myokarditiden.
   Es findet sich ein gleichzeitiger Befall von Gelenken und inneren Organen. Dazu zählen der Morbus Wissler und der Morbus Still.

Mono- oder oligoartikulärer Verlauf

Beim oligoartikulären Beginn sind die Beschwerden an nicht mehr als 4 Gelenken. Besonders betroffen sind die Knie- und Ellenbogengelenke sowie die Gelenke der Halswirbelsäule. Eine deutliche Schwellung mit Bewegungseinschränkung, Gelenksteifen und Kontrakturen sind festzustellen (Morgensteifigkeit). Diese Verlaufsform beginnt meist vor dem 6. Lebensjahr. Überwiegend sind Mädchen davon betroffen. Bei etwa 50 % der Betroffenen tritt eine chronische Iridozyklitis hinzu. Ständige Kontrollen durch den Augenarzt, je nach Aktivität des Krankheitsverlaufs, sind notwendig, um Sehschäden zu vermeiden.

Besonders bei Jungen, im mittleren Schulalter ab dem 10. Lebensjahr, kann es zu einer Mitbeteiligung der Ileosakralgelenke und Wirbelsäule kommen. Die Jungen klagen dann gehäuft über Kreuz- und Fersenschmerzen. Bei Nachweis des HLA B 27-Gewebeantigens ist das Übergehen in eine Spondylitis ancylosans gegeben. Bei monoarthritischem Verlauf ist bis zu 30 % der Fälle das Kniegelenk betroffen. Der Großteil der monoarthritischen Form geht später in oligo- oder polyarthritische Verläufe über.

Polyarthritischer Verlauf

Man unterscheidet die seropositive und die seronegative Arthritis. Die seronegative zeigt meist einen akuten oder schleichenden Beginn. Gelenksymptome, besonders der unteren Extremitäten, mit Schmerz, Schwellung, Hautüberwärmung und Bewegungseinschränkung, stellen sich ein.

Befallen sind daneben auch kleine Gelenke der Finger und Zehen. Bei längerem Krankheitsverlauf verzögert sich das Knochenwachstum mit Leistungsstörungen und entsprechenden Funktionsbehinderungen und Achsenfehlstellungen. Nicht selten sind auch die Gelenke der Halswirbelsäule betroffen. Die Kinder halten morgens den Kopf schief. Bei Mitbeteiligung der Kiefergelenke klagen die Kinder über Kauschmerzen, sie sind appetitlos und verweigern oft das Essen.

Die seropositive Polyarthritis beginnt nach dem 8. Lebensjahr und betrifft meist Mädchen. Sie stellt eine Frühform der chronischen Polyarthritis des Erwachsenen dar. Sie verläuft meist progredienter, mit frühen Funktionsbeeinträchtigungen.

Labor: Häufig besteht eine Anämie, eine Leukozytose und eine erhöhte Blutsenkungsgeschwindigkeit (BSG). Die Serum-Rheumafaktoren sind im Gegensatz zur chronischen Polyarthritis der Erwachsenen nur in 10–20 % positiv. Immungenetische Untersuchungsmethoden (z. B. HLA B 27) sind bei Kindern und Jugendlichen oft aussagekräftiger. Zur Diagnoseerstellung ist gelegentlich eine Gelenkschleimhautprobenentnahme notwendig, entweder durch eine Nadelbiopsie oder Gelenkarthroskopie (Tab. **22**).

Systemischer Verlauf

Etwa 20 % der Kinder die an rheumatoider Arthritis erkranken, sind von der systemischen Form betroffen, Jungen etwas häufiger als Mädchen. Die Erkrankung tritt meistens in den ersten 5 Lebensjahren auf. Anfangs können Gelenkbeschwerden fehlen. Nach Wochen und Monaten treten erste Beschwerden auf, besonders sind Finger, Handgelenke und die Halswirbelsäule betroffen. Neben der Gelenksymptomatik stellen sich in 70 % Leber, Milz und Lymphknotenvergrößerungen ein. Die Erkrankung verläuft oft in fieberhaften Schüben. Kleinfleckige Exanthemschübe sind das äußere Zeichen einer erhöhten Krankheitsaktivität.

Rheumatisches Fieber

Das sog. rheumatische Fieber als Folge eines Streptokokkeninfektes (Angina, Scharlach) ist heute im Rahmen der medikamentösen Behandlungsmöglichkeiten nur noch selten zu finden. Sein Altersgipfel liegt zwischen dem 8. und 10. Lebensjahr. 97 % aller Erkrankungsfälle beginnen vor dem 25. Lebensjahr. 10 bis 14 Tage nach dem Streptokokkeninfekt ent-

Tabelle **22** a Diagnostisches Programm bei juveniler chronischer Arthritis

Ganzes Blutbild mit Thrombozyten
BSG – falls normal auch CRP
Urinstatus, ggf. Kultur inkl. auf Mykoplasmen
Widal-Reaktion auf Yersinien und Salmonellen, ggf. Stuhlkultur
Antistreptolysin-Titer
Antistaphylolysin-Titer
HLA-Typisierung (A- und B-Locus)
Antinukleäre Antikörper – falls positiv: Anti-DNS-AK und Komplement C3
Elektrophorese
Immunglobuline
Außerdem: Harnsäure, Kreatinin und Leberenzyme

Tabelle **22** b Synovialanalyse

Punktat – Menge, Aussehen, Konsistenz
Differential-Zellbild
Kristalle
Klinische Chemie (Glukose, Laktat, LDH, SP, Harnsäure, Elektrophorese)
Serologie (RF,ANA)
Keimzahl (Differenzierung aerob, anaerob, Tbc)

(aus Küster: Orthop. Praxis 8 [1983] 571)

wickeln sich Gelenksymptome. Die akute Polyarthritis greift nacheinander die verschiedenen, meist größeren Gelenke, mit Schwellung und schmerzhaften Bewegungseinschränkungen an.

Außer an den Gelenken kommt es zu entsprechenden Reaktionen an anderen Organsystemen, wie Herz, Haut und Gefäßsystem.

In der Skelettmuskulatur kommt es zur Ausbildung von Rheumaknoten. Unter einer hochdosierten Penicillintherapie und zusätzlicher Gabe von Antiphlogistika klingt die Infektion und Symptomatik gewöhnlich schnell ab.

Therapie der IRA: Ziel der Therapie ist es, die hohe Entzündungsaktivität zu überwinden und fortschreitende Destruktionen und Fehlstellungen zu vermeiden. Das therapeutische Vorgehen muß immer komplexer Natur sein, d. h., es muß medikamentöse, krankengymnastische, physikalische und operative Maßnahmen umfassen. Eine ursächliche wirksame Therapie ist nicht möglich, da die eigentliche Ursache nicht bekannt ist.

Bei den hochentzündlichen exsudativen Verlaufsformen bringen die antiphlogistisch wirkenden, nicht steroidalen Antirheumatika gute Erfolge (z. B: Aspirin, Diclofenac, Indometacin). Sie beruhen in ihrer Wirkung im wesentlichen auf der Hemmung der Prostaglandinsynthese. Magen- und Gastrointestinalbeschwerden, Kopfschmerzen, Schwindel, Blutbildveränderungen und Allergien können auftreten.

Die Basistherapeutika, wie Cloroquin, Gold und D-Penicillamin, dämpfen nicht nur symptomatisch den rheumatischen Entzündungsprozeß, sondern greifen selbst in den Pathomechanismus der rheumatischen Entzündungen ein. Ein klinischer und röntgenologischer Rückgang der Krankheitsaktivität wird durch diese Medikamente oft erreicht.

Die Basistherapie ist eine Langzeitbehandlung und oft mit erheblichen Nebenwirkungen verbunden (Knochenmark-, Haut-, Augen-, Nieren-, Leberveränderungen). Ständige klinische Kontrollen sind daher während der Therapie notwendig.

Die klassische Indikation zur Goldbehandlung sind hochentzündliche, stark exsudative Polyarthritiden, die nach mehr als 3monatiger symptomatischer medikamentöser Behandlung keine Besserung zeigen.

Bei Unverträglichkeit oder nach Scheitern einer Goldtherapie sollte D-Penicillamin eingesetzt werden. Unter Penicillamintherapie ist allerdings mit einer Zunahme der Nebenwirkungen zu rechnen.

Bei leichteren Verlaufsformen empfiehlt sich Cloroquin.

Sollte unter der Basistherapie, besonders bei systemischem Verlauf (Still-Syndrom) und in Kombination mit der Steroidbehandlung, keine Besserung eintreten, ist der Einsatz von Immunsuppressiva und Zytostatika zu diskutieren (Azathioprin, Cyclophosphamid etc.).

Die Glukokortikoide wirken aufgrund immunsuppressiver Effekte schmerz- und entzündungshemmend. Der Krankheitsprozeß selbst bleibt davon unbeeinflußt. Besonders systemische Verläufe erfordern diese Therapie. Bei Langzeitbehandlungen muß mit erheblichen Nebenwirkungen gerechnet werden, wie dem typischen Cushing-Habitus, Wachstumsretardierung, Osteoporose, gastrointestinalen Blutungen und Ulzera, Augenveränderungen und nicht selten Gelenkzerstörungen bis hin zu Knorpel-Knochen-Nekrosen (z. B. Femurkopfnekrose).

Bei hochentzündlichen interartikulären Prozessen mit Ergußbildung kann, evtl. auch bei Kindern, eine intraartikuläre Kortisongabe angezeigt sein.

Eine intensive physikalische Therapie mit Krankengymnastik, in Verbindung mit der medikamentösen Behandlung, ist zur Funktionserhaltung und Besserung der betroffenen Gelenke und ihrer Muskulatur vonnöten. Die krankengymnastische Übungsbehandlung spielt besonders beim rheumakranken Kind eine entscheidende Rolle und muß von Beginn an bei dieser Erkrankung eingesetzt werden.

Auch eine orthopädietechnische Versorgung mit entsprechenden Schienen, zur Verhinderung von Gelenkfehlstellungen, kommt gelegentlich in Betracht. Bei Befall der Halswirbelsäule mit Instabilität ist eine entlastende Halswirbelsäulenstütze hilfreich.

Prinzipien der operativen Behandlung der Polyarthritis

Besteht eine stark exsudative Synovitis oder bringt die medikamentöse Behandlung innerhalb von 6–12 Monaten nicht den erwünschten Erfolg, kommt die operative Synovektomie in Betracht. Neben der Gelenkschleimhaut wird auch das entzündliche Sehnengleitgewebe entfernt. Die besten Behandlungsergebnisse ergibt die Kniesynovektomie. Nicht selten finden sich auch bei Kindern aufgrund der synovialen Schwellung der Hand ein Karpaltunnelsyndrom sowie das Bild eines schnellenden Fingers. Die Indikation zur Operation muß von Fall zu Fall gestellt werden. Die präventive Zielsetzung der Synovektomie (Frühsynovektomie) sollte eingesetzt werden, bevor schwere Destruktionen nachweisbar sind mit daraus resultierenden Wachstumsstörungen, Kontrakturen und Fehlstellungen. Sind aber schon erhebliche Veränderungen eingetreten, kann nur operativ durch Arthrolysen, Korrekturosteotomien und nicht zuletzt den Gelenkflächenersatz oder eine Totalprothese dem Kind oder Jugendlichen geholfen werden.

Bei mono- oder oligoartikulärer IRA werden nicht selten Beinlängenunterschiede gesehen. Bis zum Wachstumsabschluß gleichen sich die Längenunterschiede oft aus.

Juvenile Spondylitis ankylosans

Die ankylosierende Spondylitis des Kindes ist nicht so selten wie allgemein angenommen wird. Große Untersuchungsreihen geben die Häufigkeit der juvenil beginnenden Spondylitis ankylosans mit 7% an. Das Hauptmanifestationsalter liegt zwischen dem 10. und 15. Lebensjahr.

Meist beginnt die juvenile Spondylitis ankylosans unter dem Bild einer Oligoarthritis der unteren Extremitäten mit besonderem Befall des Kniegelenks. Zu 90% sind Jungen betroffen; es besteht eine deutliche familiäre Belastung. Serologisch findet sich immer der genetische Marker HLA B 27. Neben den großen Gelenken ist die Halswirbelsäule mitbetroffen. Nicht selten besteht auch bei Kindern ein Fersenschmerz (Tendoostitis). Die Lendenwirbelsäule wird meist erst spät befallen.

Klinik: Die bei Erwachsenen im Vordergrund stehenden Rückenschmerzen, die in der Lendenwirbelsäule beginnen und in die Gesäß- und Leistenregion ausstrahlen, finden sich erst im späteren Adoleszentenalter. Die Diagnose der juvenilen Spondylitis ankylosans wird *röntgenologisch* durch den Nachweis der Kreuzbeingelenkarthritis gestellt. Die Ileosakralveränderungen beginnen meist im Gegensatz zum Erwachsenen einseitig. Aufgrund der physiologischen Wachstumsvorgänge an den Kreuz-Darmbein-Gelenken kann die Röntgenbeurteilung vor Abschluß des Wachstums Schwierigkeiten bereiten. Die Szintigraphie trägt nicht zur differentialdiagnostischen Klärung einer juvenilen Spondylitis ankylosans bei und sollte auf jeden Fall vermieden werden.

Tabelle **23** Differentialdiagnose juvenile rheumatoide Arthritis

Juvenile Spondylitis ankylosans
Kollagenosen (Lupus erythemadodes, -disseminatus, Dermatomyositis)
Psoriasisarthritis (Gelenkbefund geht meist Hautveränderungen um Jahre voraus), Familienanamnese!
Morbus Wissler post-para-infektiös
Beta-hämolysierende Streptokokken
Enteritis Arthritis (Salmonellen, Yersinien, Shigellen, Campylobacter)
Morbus Reiter
Hepatitis
Röteln
Mumps
Septische Arthritis, Osteomyelitis
Morbus-Crohn-Arthritis, Villonoduläre Synovitis, Hämophilie
Leukämie
A-Gamma Globulinämie Arthritis
Morbus Scheuermann Arthritis
Allergische Arthritis
Interartikuläres Hämangiom
Osteochondritis dissecans, Meniskuserkrankung (Scheibenmeniskus)
Chondropathia patellae
Kniescheibenluxation bzw. -subluxation
Knieverletzung
Intraartikuläre Fremdkörper
Periartikuläre Tumoren (Exostose, Osteosarkom)
Hyperurikämie (Gicht)

Therapie: In Frühfällen mit offensichtlich starker Krankheitsaktivität und Progredienz ist der Versuch mit einer Basistherapie angezeigt. Auf jeden Fall verlangt die Spondylitis ankylosans in erster Linie eine frühzeitig einsetzende und konsequent durchzuführende funktionserhaltende physikalische Therapie. Eine Ruhigstellung der schmerzhaften Wirbelsäule ist zu vermeiden. Zur Mobilisierung der Wirbelsäule sowie zur Muskelatrophieprophylaxe ist ein gezieltes tägliches krankengymnastisches Übungsprogramm notwendig.

Operative Eingriffe sind im Kindesalter selten indiziert.

Neuromuskuläre Erkrankungen

Infantile Zerebralparese (zerebrale Kinderlähmung)

Der weitgefaßte Begriff der zerebralen Kinderlähmung faßt die verschiedensten Krankheitsbilder eines irreparablen und im wesentlichen konstanten Hirnschadens zusammen. Diese Störungen, die in der Kindheit klinisch manifest werden, zeigen sich in Störungen der willentlichen koordinativen Muskelfunktion und der sensomotorischen Wahrnehmung.

Das Krankheitsbild wird aber nicht allein von motorischen Ausfallserscheinungen bestimmt, sondern auch andere Bereiche des Gehirns sind geschädigt mit Intelligenzdefekten, Gefühlsstörungen, Störungen der Sprache, Augen- und Gehörschäden.

Etwa 20 % aller behinderten Kinder leiden unter Zerebralparese. Sie ist in der ganzen Welt verbreitet. In der Bundesrepublik kommen auf 1000 Lebendgeburten etwa 3 bis 4 Zerebralparese-Erkrankte.

Eine gewisse Zunahme ist zu verzeichnen, indem mehr geschädigte Kinder als früher die ersten Jahre überleben.

Es gibt viele Ursachen für die Zerebralparese:

1. Genetische Faktoren, unter anderem angeborene Mißbildungen. Diese spielen aber eine untergeordnete Rolle.
2. Zerebrale Hypoxie in der perinatalen Phase. Der Sauerstoffmangel kann im ungünstigsten Fall zu einem ausgedehnten zerebralen Schaden führen, zumindest aber eine vorübergehende Beeinträchtigung bedeuten.
3. Geburts(traumatisch)bedingte interkranielle Blutungen (Verletzungen durch die Zange, überstürzte Entbindung usw.).
4. Erythroblastose durch Rh-Unverträglichkeit mit Gelbsucht (Basalganglionikterus, heute selten seit der Entwicklung einer frühen Behandlung durch Bluttransfusion). Gegen Ende des 1. Lebensjahres entstehen zerebrale Defekte mit Athetosen und Muskelrigidität.
5. Infektionen. Diese können prä- und postnatal zu zerebralen Schäden führen.
6. Erhöhte Disposition von Frühgeborenen und Mehrlingsgeburten zu zerebralen Schädigungen.
7. (pränatale) Dystrophie.

Meist wird die infantile Zerebralparese erst Monate nach der Geburt diagnostiziert, so daß die Ursachen zur Bestimmung häufig Schwierigkeiten bereiten. Die grundlegende Schädigung des Gehirns bei zerebraler Parese ist nicht reparabel und auch nicht progressiv. Der Funktionsverlust in einem neuralen System des Gehirns führt zur Aufgabe der normalen Kontrolle über unabhängige Systeme, die ihrerseits zu Überaktionen neigen. Die Manifestation der Gehirnschädigung bei einem betroffenen Kind hängt vom Ausmaß der Schädigung und von dem Gebiet des Gehirns ab, das betroffen ist (Großhirnbereich, Stammganglion, Kleinhirn).

Nach der Art der Tonusstörung lassen sich 3 Formen unterscheiden:

1. Spastischer Typ: pyramidale Systemschädigung des Großhirnbereichs (mit 60 % die häufigste Tonusanomalie).

2. Athetoider Typ: extrapyramidale Systemschädigung der Basalganglien (30 % aller zerebralparetischen Kinder).
3. Ataktischer Typ: zerebrale und Stammhirnschädigungen (etwa 5 % der geschädigten Kinder).

Hypotone und gemischte Formen finden sich seltener, wobei die Hypotonie als Durchgangsform bei Säuglingen und sehr jungen Kindern häufiger vorkommt und oft als pathologisch fehlgedeutet wird. Nach der Verteilung der Tonusstörungen unterscheiden wir die Diplegie (die häufigste Form der zerebralen Kinderlähmung ist die spastische Diplegie) mit vorwiegendem Befall der unteren Extremitäten.

Die Hemiplegie betrifft obere und untere Gliedmaße auf derselben Körperseite.

Die Quadriplegie (Tetraplegie) beinhaltet die Beeinträchtigung aller 4 Gliedmaßen.

Die Paraplegie mit ausschließlichem Befall der Beine kommt bei CP praktisch nicht vor und sollte immer an eine spinale Läsion denken lassen.

Klinik: Die verschiedenen Typen zerebraler Parese sind während der ersten Lebensmonate klinisch nur schwer zu unterscheiden, da die oben erwähnten Formen sich gewöhnlich über Monate entwickeln. Mit der Reifung des Gehirns läßt sich dann zunehmend ein Schaden am Groß-, Stamm- oder Kleinhirn nachweisen.

Entscheidendes Merkmal der zerebralen Bewegungsstörung ist die abnorme zentrale Steuerung von Muskeltonus und Koordination mit unkontrollierten Massenbewegungen, Störung von Haltungs- und Bewegungsabläufen (Abb. **108**).

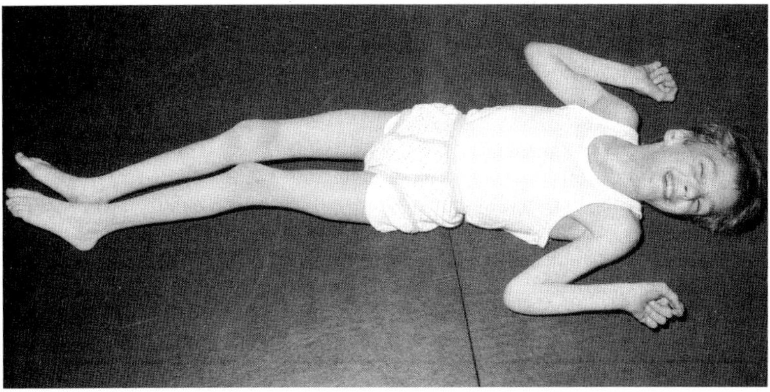

Abb. **108** Typisches pathologisches Haltungsmuster eines tetraspastik-gestörten Kindes

Kinder mit erheblichen Schäden des zentralen Nervensystems zeigen normalerweise schon innerhalb der ersten Lebensmonate motorische Schäden. Ein normales Kind dreht sich im Alter von zirka 5 Monaten, sitzt mit etwa 7 Monaten, zieht sich selbst in eine stehende Position hoch, wenn es 10 Monate erreicht hat. Es steht mit 14 Monaten allein und läuft mit 16 Monaten selbständig ohne Hilfeleistung.

Stetige Hypotonie oder Steifheit sowie Beugehaltung der Arme mit ständig gefausteten Händen bei der Untersuchung sind frühe Zeichen eines schweren Hirnschadens.

Auch eine Streckhaltung und Überkreuzungstendenz der Beine deutet auf Schädigungen des zentralen Nervensystems hin. Bei weniger stark betroffenen Kindern wird die Verzögerung in der Entwicklung von den Eltern oder von dem untersuchenden Arzt oft erst im Alter von 6 bis 8 Monaten bemerkt, wenn eine mangelnde Kopfkontrolle und Sitzbalance sowie das Fehlen der Fähigkeit, sich herumzurollen, deutlich werden. Minimal geschädigte Kinder können der Diagnose bis zum Alter von 18 bis 24 Monaten entgehen. Fortdauernder Zehenspitzengang ist oft das erste Zeichen der Entwicklungsverzögerung.

Bei einem Kind mit einer entsprechenden Klinik ist eine vorläufige Diagnose „zerebrale Lähmung“ gerechtfertigt, wenn normale motorische Meilensteine nicht planmäßig erreicht werden, wenn primitive Reflexe andauern oder wenn obligatorisch abnormale Reflexmuster vorhanden sind. Das Tempo der Entwicklung und der offensichtlichen neurologischen Veränderungen variieren bei jungen Patienten von Tag zu Tag und werden in bedeutendem Maße vom übergreifenden Grad der Ansprechbarkeit, des Hungers und der Müdigkeit abhängig sein. Seitendifferente Veränderungen in Haltung und Bewegungen, ausfahrende und zappelige Bewegungen sowie apathische und Unruhezustände mit Schreckhaftigkeit können schnell den Verdacht einer Schädigung aufkommen lassen. Es sollten sanfte wiederholte Untersuchungen in einer warmen und ruhigen Umgebung durchgeführt werden, bevor eine vorläufige Diagnose gestellt wird.

Eltern sollten vom Verdacht des untersuchenden Arztes unterrichtet werden. Meistens sind sie sich schon vor dem Arztbesuch einer leichten Verzögerung in der Entwicklung ihres Kindes bewußt. Ein offenes Gespräch ist wichtig, sollte aber mit Vorsicht geführt werden, sowohl bezüglich einer zu positiven als auch einer zu negativen Prognose.

„Entwicklungsverzögerungen“, „Retardierungen“ und „zerebrale Lähmungen“ sind erschreckende Termini, und Ärzte vermindern und minimalisieren oft entscheidende abnormale Befunde in einem Versuch, die Sorge der Eltern abzuschwächen. Andererseits ist es oft noch über mehrere Jahre schwierig, das Ausmaß der Schädigung des ZNS genau festzustellen, und eine frühe schlechte Diagnose erfüllt sich später u. U. nicht.

Neuropädiatrische und orthopädische Zusammenarbeit sind zu empfehlen, sobald die Diagnose zerebrale Lähmung vermutet wird.

Wichtig zur Diagnosestellung ist auch, den Verlauf der Schwangerschaft, der Geburt und der Neugeborenenperiode abzuklären. Besonders Seitendifferenzen in Haltung und Bewegung finden sich auch bei einseitiger Lagerung im Bettchen mit Gewohnheitslagerung (Schräglageschäden). Auch die Art und Pflege der Betreuung sowie familiär bedingte Hypotonien müssen erfragt werden. Asymmetrische Haltung und Bewegungen können auch ohne ersichtlichen Grund bei Kindern auftreten, deren Entwicklung dann später normal verläuft. Dies sind Normvarianten bzw. familiär bedingte Entwicklungsstörungen, die analysiert werden müssen, ohne gleich als pathologische Veränderung fehlgedeutet zu werden.

Der spastische Typ zerebraler Parese

Die charakteristischen Merkmale von spastischer Paralyse oder Parese sind Störungen von Mustern willentlicher Bewegung und vermehrter Muskelspannung (Hypertonie, Spasmus, vermehrte primitive Reflexe und Klonus). In frühester Kindheit manifestiert sich die Störung willentlicher Bewegungen in der Schwierigkeit, feine koordinierte Muskelbewegungen zu erzielen. Wenn das Kind oder Kleinkind versucht, sogar einfache Bewegungen zu vollziehen, kontrahieren viele Muskeln gleichzeitig, so daß die Bewegung eingeschränkt und angestrengt wirkt. Obwohl die Paralyse eher Bewegungen als einzelne Muskeln lähmt, sind einige Muskeln stärker spastisch als andere. Folglich herrscht ein starkes Ungleichgewicht der Muskeln in den betroffenen Gliedern. Generell gilt, daß Muskeln, die zwei Gelenke überqueren, wie der Bizeps am Arm und der M. gastrocnemius und M. soleus am Bein, dazu neigen, spastischer zu sein als solche, die nur ein Gelenk überqueren.

Weiterhin tendieren Beugemuskeln die Streckmuskeln, Adduktoren die Abduktoren und Innenrotatoren die Außenrotatoren an Zug zu übertreffen.

So sind die Kontrakturenmuster in den betroffenen Gliedmaßen vorhersehbar, die als Folge von spastischem Muskelungleichgewicht auftreten, wie Flexion, Adduktion und Innenrotation.

Der spastische Gang ist steif, unbeholfen und mühsam. Der Versuch, schneller zu gehen oder zu laufen, verstärkt die Anomalie des Ganges.

Athetotischer Typ zerebraler Paresen

Das charakteristische Merkmal der Athetose ist das unfreiwillige und unkontrollierte Bewegen (mobiler Spasmus) von Muskelgruppen des Gesichts und aller vier Gliedmaßen. Diese unabsichtliche athetotische Muskelaktivität bringt Verdrehungen hervor, es besteht eine Bewegungsunruhe an Fingern und Füßen. Es zeigen sich Spreiz- und Überstreckstellungen sowie Grimassen des Gesichts. Auch Schwierigkeiten beim Reden und Schlucken treten auf.

Ataktischer Typ zerebraler Parese

Die charakteristischen Merkmale zerebraler Ataxien sind gestörte Koordination von Muskelgruppen und ein relativer Mangel an Gleichgewicht. Der Gang ist unsicher, und das Kind scheint oft kurz vor dem Hinfallen zu sein, obwohl dies meist durch Ausbalancieren mit den Armen verhindert wird. Die Intelligenz ist meist nicht beeinträchtigt.

Therapie: Die Behandlung des zerebralgeschädigten Kindes ist ein komplexes soziales Problem. Die Kinder bedürfen zeitlebens einer kombinierten Behandlung verschiedenster medizinischer und paramedizinischer Bereiche. Im Idealfall findet die Behandlung dieser Kinder in einem speziellen Behandlungszentrum statt. In Verbindung mit dem Elternhaus lassen sich dort die Probleme des Heranwachsenden am besten lösen.

Ebenso wie die Frühdiagnose ist auch die Frühbehandlung wichtig, weil mit intensiver und gezielter Physiotherapie die Schäden gemildert und die motorische Entwicklung gefördert werden kann. Die Krankengymnastik nimmt hier eine zentrale Stellung ein. Die neurologischen Entwicklungsbehandlungen nach Bobath und die entwicklungskinesiologische Behandlung nach Vojta sind gezielte Methoden der Physiotherapie zerebral geschädigter Kinder. Sie haben das Ziel, den abnormen Haltungstonus des Kindes zu durchbrechen und möglichst zu normalisieren. Sie versuchen, dem Kind durch das Überwinden abnormer Schablonen eine differenziertere Motorik aufzubauen. Durch Beeinflussung der Koordination und Rückbildung der Spastizität sollen die Gleichgewichtsreaktionen gefördert werden, so daß stufenweise das Kriechen, der Vierfüßlerstand, das Sitzen und der Kniestand dem Kind die Chance geben, zu stehen und zu gehen.

Gut angepaßtes Schuhwerk (korrigierende Einlagen, Innenschuhe, Fersenfedern etc.), Nachtschienen zur Spitzfußkorrektur, Schienen-Schellenapparat bei schwerwiegenderen Deformitäten, Schrägliegebretter, Stehständer, Spastikerstühle/-dreiräder, Gehhilfen (Rollatoren, Stützen), Schreibhilfen, Spezialbestecke usw. sind Funktionshilfen, die die Selbständigkeit verbessern, die krankengymnastische Übungsbehandlung erleichtern und Kontrakturen und Deformitäten entgegenwirken.

Mund-/Eßtherapie, Sprachförderung, Heilpädagogik mit Förderung des Kontakt- und Sozialverhaltens sind ergänzende Maßnahmen.

Sportliche Aktivitäten sind auch dem stärker behinderten Zerebralparetiker förderlich (Gruppengymnastik). Radfahren, Schwimmen, Reiten, Skilaufen, Bogenschießen usw. bedeuten nicht nur eine Besserung der Bewegungsmuster, sondern wirken auch motivationssteigernd. Die Belastungsgrenzen sind allerdings individuell zu bestimmen, um negative Folgen mit Steigerung der Spastik und Zunahme von Kontrakturen (Knie, Hüfte usw.) zu vermeiden.

Eine zielgerichtete Beschäftigungstherapie fördert mit ihren Mitteln ebenfalls die Gebrauchsfähigkeit der Hände und Verbesserung der Selbständigkeit.

Schmerz- und muskelrelaxierende Medikamente können bei Spasmen und starkem Hypertonus eingesetzt werden.

Beim Scheitern der konservativen entwicklungsneurologischen Physiotherapie und einer orthopädisch-technischen Versorgung können orthopädisch-chirurgische Maßnahmen angezeigt sein; wenn Kontrakturen und Fehlstellungen sowie zusätzliche Gehschwierigkeiten oder gar Gehunfähigkeit vorhanden sind (Gelenkluxation, Skoliosen, Hüft-Knie-Kontrakturen) oder wenn durch Fehlstellungen Schmerzen bestehen, die die Spastizität verschlechtern.

Im Laufe der Zeit entwickeln sich typische Hüftbeuge- und Anspreizkontrakturen sowie ein Innenrotationsgang. Außerdem kommt es zu Kniebeugekontrakturen, Spitzfuß- und Knickfußstellungen sowie spastischen Handlähmungen.

Die Zielsetzung der *operativen Behandlung* ist abhängig vom Ausgangsbefund, also dem Ausmaß des Hirnschadens und der Prognose. Es ist viel klinisches Urteilsvermögen erforderlich, um die Operation an einem Kind mit zerebraler Parese zu planen. (Nach der Operation wird das Kind noch immer zerebralparetisch sein, und wenn die chirurgischen Entscheidungen nicht vernünftig gewesen waren, wird es dem Kind nach der Operation nicht besser ergehen. Im ungünstigsten Fall kann das Gegenteil eintreten.) Die Eltern müssen darauf aufmerksam gemacht werden, daß wohlüberlegte Operationen die Funktionen verbessern, aber keine spastische Gliedmaße zum normalen Funktionieren bringen können. Häufig ist der Erfolg der Operation bescheiden. Erstmalige Geh- oder Stehfähigkeit, Verbesserung der Haltung, Wiedergewinn verlorener Bewegungsmöglichkeiten, Lagerungsfähigkeit auf dem Schräg- oder Stehbrett, Verbesserung des Langsitzes, günstige Beeinflussung des Muskeltonus und damit bessere Entwicklungsmöglichkeiten, sind die Ziele. Auch eine Pflegeverbesserung bei besonders schwer betroffenen Kindern kann eine Operationsindikation sein.

Die operative Einstellung eines luxierten oder subluxierten Hüftgelenkes, hüftgelenksnahe Umstellungsosteotomien und Pfannendachplastiken, können die Steh- und Gehfähigkeit verbessern.

Adduktorendurchtrennungen oder Rückverlagerungen mit zusätzlichen entspannenden Eingriffen am M. iliopsoas und M. rectus können das Gangbild durch Beseitigung der Hüftbeuge- und Anspreizkontraktur erleichtern.

Kniebeugesehnenverlängerungen bedeuten meist eine Besserung der Kniestreckung. Achillessehnenverlängerungen und Arthrodesen im Fußbereich beseitigen den Spitzfuß und die Knickfußstellungen.

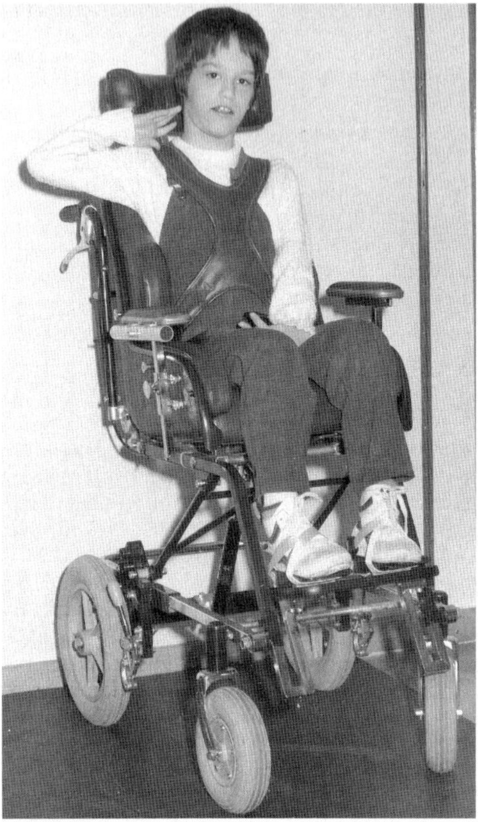

Abb. **109** Orthopädisch-technische Rollstuhlversorgung eines zerebral geschädigten Kindes mit Sitzschale und Kopfstütze

Zur Stabilität der Wirbelsäule kann eine Versteifung einen deutlichen Gewinn bringen und die Pflegefähigkeit verbessern.

Auch die Behandlung spastischer Handlähmungen ist operativ möglich.

Wichtig ist, daß auch postoperativ die intensive Physiotherapie fortgesetzt wird. Die Versorgung mit speziellen Sitzeinrichtungen in Verbindung mit chirurgischen Korrekturen von Deformierungen versetzen sogar Kinder mit den schwersten Formen der Behinderung durch zerebrale Parese in die Lage, einigermaßen bequem zu sitzen (Abb. **109**).

Nur sehr wenige Patienten mit dem athetotischen Typ der zerebralen

Parese können durch orthopädische Operationen Hilfe erfahren. Gelegentlich kann durch eine selektive Neurektomie ein besonders lästiger athetoider Bewegungsablauf abgeschwächt werden. Neurochirurgische bzw. neurotaktische Operationen zur Verringerung von Athetosen sind nur teilweise erfolgreich. Der ataktische Typ der zerebralen Parese ist meist der chirurgischen Behandlung nicht zugänglich.

Prognose: Wiederholte klinische Beurteilungen über viele Monate hinweg sind bei einem Kind mit zerebraler Parese notwendig, um eine realistische Prognose zu stellen. Trotz der dauerhaften Natur der zugrundeliegenden Gehirnschädigung zeigt jedes Kind mit zerebraler Parese einige Fortschritte in den motorischen Fähigkeiten während der Wachstumsjahre, bedingt durch die natürliche Reife des verbliebenen intakten Teiles des Gehirns. Diese Fortschritte, obwohl verzögert, sind mit den Fortschritten in den motorischen Fähigkeiten bei normalen Kindern zu vergleichen, die mit 8 Monaten sitzen, mit 16 Monaten gehen können. Die zerebrale Parese kann so leicht sein, daß das Kind in den Entwicklungszielen lediglich einige Monate oder 1 Jahr verspätet ist. Sie kann jedoch auch so schwerwiegend sein, daß das Kind im Alter von 5 Jahren noch immer unfähig ist, zu kriechen, zu sitzen oder im Kniestand zu gehen, und sich auf dem Niveau eines 5monatigen Kindes befindet; oder im Alter von 14 Jahren noch immer nicht laufen kann und auf dem Niveau eines 14monatigen Kindes steht. Erfahrungsgemäß kann man davon ausgehen, daß ein 8jähriges Kind, welches noch nicht stehen kann, sicherlich auch durch alle weiteren Methoden eine Stehfähigkeit nicht mehr erreichen wird.

Ungefähr ein Drittel aller Kinder mit zerebraler Parese haben so schwere Hirnschäden, daß eine Behandlung nicht effektiv ist und Pflegebedürftigkeit besteht.

Über 20 % haben so geringe Schäden, daß eine Behandlung nicht notwendig ist. Den übrigen Behinderten kann mit einer entsprechenden Behandlung geholfen werden.

Poliomyelitis

Vor der Entstehung effektiver Impfstoffe war diese Krankheit die häufigste Ursache für Körperbehinderungen bei Kindern, in geringerem Umfang auch bei Erwachsenen. In den hochentwickelten Industrieländern, in denen es umfangreiche Impfprogramme gibt, ist die Poliomyelitis glücklicherweise selten. In einigen Entwicklungsländern ist sie auch heute noch eine sehr häufige Krankheit der Kinder. Sie betrifft Jungen etwas häufiger als Mädchen, die unteren Gliedmaßen öfter als die oberen oder den Rumpf.

Das Poliomyelitis-Virus, von dem es drei Typen gibt, gehört zu den Enteroviren. Die Übertragung geschieht durch Schmier- und Tröpfcheninfektion von Mensch zu Mensch. Der Erreger wird über den Magen-Darm-

Kanal aufgenommen und gelangt über die Blut-Hirn-Schranke in das ZNS. Neben den Vorderhornzellen können auch die Seitenhornzellen befallen werden sowie Spinalganglien und vegetative Zentren (bulbäre Poliomyelitis) mit Lähmungen von Hirnnerven.

Klinik: Nach unterschiedlich langer Inkubationszeit von etwa 2 bis 8 Tagen treten allgemeine Krankheitssymptome, wie leichtes Fieber, Übelkeit, Brechreiz, Erbrechen, Abgeschlagenheit und Gliederschmerzen, auf. In der akuten Phase der Poliomyelitis entwickelt das Kind Fieber bis 40 Grad, meningitische bzw. enzephalitische Symptome, wie Erbrechen und Nackensteifigkeit. Die Glieder- und Kopfschmerzen nehmen zu. Allgemeine Unruhe, Somnolenz und Verwirrtheit können zusätzlich auftreten. Der Liquor cerebrospinalis zeigt das Bild einer serösen Meningitis mit Vermehrung der Lymphozyten und Eiweißerhöhung.

Bei der paralytischen Verlaufsform treten oft erst im Fieberanfall innerhalb weniger Stunden die gefürchteten Lähmungen ein- oder beidseitig auf. Das Ausmaß der Lähmungen wird durch den Grad der Zerstörung von Vorderhornzellen und dem umgebenden entzündlichen Ödem bestimmt und reicht von der Schwäche eines Muskels oder einer Muskelgruppe bis hin zur kompletten Paralyse aller Muskeln der vier Extremitäten und des Rumpfes. Wenn zusätzlich der Hirnstamm betroffen ist (bulbäre Poliomyelitis), werden auch die zur Atmung erforderlichen Muskeln gelähmt, so daß eine unterstützende mechanische Beatmung erforderlich ist, um das Leben zu erhalten.

Die unteren Extremitäten werden häufiger von Lähmungen betroffen und hier wiederum die proximale Muskulatur stärker als die distale. Die Sehnenreflexe verschwinden.

Am gefährdetsten sind Säuglinge und jüngere Kleinkinder. Die akute zweite Phase kann aber auch ohne Lähmungen verlaufen. Die Patienten erholen sich nach 10 bis 14 Tagen wieder. Lähmungen treten dann nicht mehr auf.

Die Erholungsphase, die bis zu zwei Jahren dauert, ist die Periode, in welcher ein Rückgang der Lähmungen stattfindet. Die im akuten Stadium auftretenden Lähmungen können sich meist nicht vollständig zurückbilden, bessern sich aber in der Regel. Sekundär entstehen dann im Gebiet der Lähmungen typische postpoliomyelitische Deformationen, bedingt durch Muskelatrophien, Kontrakturen der Gelenke, Wirbelsäulendeformitäten und andere Veränderungen.

Infolge der trophischen und vasomotorischen Störungen kommt es bei Kindern oft zu einer deutlichen Wachstumsbehinderung im Verlauf der betroffenen Extremitäten.

Therapie: Während der akuten Phase läßt man den Patienten im Bett und behandelt symptomatisch (schmerz-/fiebersenkende Mittel). Zur Verhütung von Kontrakturen benutzt man Lagerungsschienen an den betroffenen Extremitäten. Nach Zurückgehen der Muskelschmerzen werden die Gelenke vorsichtig mehrmals am Tag passiv, wenn möglich aber auch aktiv durchbewegt. Die Behandlung während der Erholung umfaßt aktive Übungen zur Kräftigung der sich erholenden Muskulatur. Zur Mobilisierung und zur Stabilisierung schwacher bzw. gelähmter Extremitäten sind geeignete apparative Stützen (Schienen, Apparate, Gehstützen) einzusetzen.

Die Behandlung von Patienten mit bleibenden Lähmungen orientiert sich an der Art und dem Ausmaß der Behinderung. Kompensationsmöglichkeiten bei Ausfall einzelner Muskelgruppen sind außerordentlich groß. Bei ausgedehnten schlaffen Lähmungen ist oft ein Gehen dennoch möglich. Das Gangbild ist meist stark behindert mit deutlichem Hinken und weit ausholenden Bewegungen.

Die körpereigenen Kompensationsmöglichkeiten zu unterstützen und zu verbessern, ist das Ziel der Behandlung. Je nach Lähmungstyp stehen neben den apparativen Möglichkeiten operative Maßnahmen zur Verfügung. Die wirksamsten operativen Vorgehensweisen bei Kindern mit bleibenden schlaffen Lähmungen nach einer Poliomyelitis bestehen in

1. Sehnenverlängerungen,
2. Muskel- bzw. Sehnenverlagerungen zum Ersatz gelähmter Muskeln durch nicht gelähmte,
3. gelenknahe Korrekturosteotomien (z. B. bei Genu recurvatum),
4. Arthrodesen zur Stabilisierung von Gelenken (z. B. Fuß),
5. Beinlängenausgleich (Verlängerungsosteotomien).

Asymmetrische Lähmungen der Stammuskulatur (Rücken- und Bauchmuskeln) führen zu sog. paralytischen Skoliosen. Korsette zur Stützung des gelähmten Rückens, Sitzschalen mit Kopfstützen oder aber auch eine frühzeitige Wirbelsäulenversteifung sind geeignete Therapieverfahren.

Eine drohende Hüftluxation, bedingt durch das Muskelungleichgewicht, sollte operativ angegangen werden. Bei hohen Lähmungen sind Oberschenkelgehapparate mit Beckenkorb angezeigt. Lockere Gelenke (Schlottergelenke) verlangen, z. B. im Falle des Kniegelenkes, Oberschenkelgehapparate, die so konstruiert sind, daß ein Genu recurvatum bzw. X- oder O-Bein vermieden werden.

Selten ist eine Arthrodese des Kniegelenkes notwendig. Unterschenkelgehapparate können einen Lähmungsfuß stabilisieren; ein Hängefuß erfordert eine Peroneusschiene oder Arthrodese. Sehnenverpflanzungen bei einer Serratuslähmung (Scapula alata) und Trapeziuslähmung (Hängeschulter) bieten eine funktionelle Verbesserung. Die meisten Operationen sollten erst zu Beginn des Erwachsenenalters durchgeführt werden.

Diastomatomyelie

Die Diastomatomyelie bedeutet einen seltenen, aber schwerwiegenden Defekt der Wirbelsäule in der Lumbal- und Dorsalgegend. Ein Sporn oder Septum überspannt den Wirbelkanal von der Rückseite des Wirbelkörpers bis zum Wirbelbogen. Dieser angeborene Sporn, er kann fibrös, knorpelig oder sogar knöchern sein, teilt das Rückenmark. Das Septum interferiert mit dem natürlichen Aufwärtswandern des Conus medullaris während des Wachstums. Daraus folgt, daß der Sporn während der Kindheit zu peripheren Nervenausfällen führen kann.

Klinik: Störungen finden sich bei der Geburt noch selten. Oft erst im Alter von 5 bis 6 Jahren oder aber auch später kommt es zum Teil zu schwerwiegenden Störungen, wie Beinverkürzungen, Lähmungen, Skoliosen, Fußdeformitäten, Blasen- und Mastdarmstörungen. Häufig besteht eine begleitende Anomalie entweder der darüberliegenden Haut (Hämangiom, Haarbüschel, Grübchen) oder der regionalen Wirbelkörper (Spina bifida).

Röntgen: Der Sporn oder das Septum werden gesichert durch eine Schichtbilduntersuchung (CT) oder durch eine Aussparung des Kontrastmittels bei der Myelographie.

Therapie: Eine neurochirurgische Behandlung, welche eine Laminektomie und eine Resektion des Septums einschließt, verhütet eine weitere Progression des neurologischen Defektes und kann in seltenen Fällen auch zu einer gewissen Besserung führen.

Myopathische und neuropathische Krankheiten

Es gibt eine Reihe von Erkrankungen, die eine progressive muskuläre Schwäche in der Kindheit und im Jugendalter hervorrufen. Die Krankheiten lassen sich auf der Basis ätiopathogenetischer, klinischer und laborchemischer Parameter in zwei Hauptgruppen teilen.

1. Krankheiten des ZNS oder peripherer Nerven (neuropathische Erkrankungen).
2. Primäre Muskelerkrankungen (myopathische Erkrankungen oder Muskeldystrophien).

Der klinische Verlauf und die Prognose hängen im wesentlichen vom Typ des Krankheitsbildes und dem Beginn des Auftretens ab.

Neuropathische Erkrankungen

Myatonia congenita (infantile spinale Muskelatrophie)

Diese bei der Geburt bereits vorhandene spinale Muskelatrophie zeigt eine extreme Muskelschwäche infolge einer Minderung des Muskeltonus (Myatonie). Sie muß von der Werdnig-Hoffmannschen Muskelatrophie abgegrenzt werden.

Klinik: Das Kind hat Schwierigkeiten, den Kopf hochzuhalten, sich aufzusetzen und zu stehen. Wichtige Meilensteine in der Entwicklung des Bewegungsapparates bleiben aus. Gewöhnlich besteht ein gewisser Grad an begleitender Gelenkschwäche. Wenn das Kind es schafft aufzustehen, entwickeln sich Plattfüße und X-Beine. Die Prognose bei den schweren Formen der Myatonia congenita ist schlecht.

Therapie: Die Behandlung beschränkt sich auf die Unterstützung der schwachen, weichen Gliedmaße und des Rumpfes mittels Stützen und Apparaten.

Familiäre progressive spinale Muskelatrophie (Werdnig-Hoffmann-Syndrom)

Die Werdnig-Hoffmann-Muskelatrophie ist die schwerste Form spinaler Muskelatrophien.

Klinik: Innerhalb des ersten bis zweiten Lebensmonats zeigen sich bereits Lähmungserscheinungen. Die Kinder kommen im 1. Lebensjahr meist nicht richtig zum Sitzen, Steh- und Gehversuche sind erfolglos. Typisch ist die Bewegungsarmut der Kinder. Fehlhaltung, Kontrakturen und Skoliosen führen zu zusätzlichen Problemen. Die Atmung ist gestört, die Kinder sind besonders infektanfällig.

Therapie: Aufgrund der starken Progredienz sind nur unterstützende Lagerungsschienen, Sitzschalen usw. möglich. Operative Eingriffe sind wegen der Reduktion des Allgemeinzustandes in der Regel nicht durchführbar. Meist sterben die Kinder mit Eintritt in das Erwachsenenalter.

Weniger schwere Formen der spinalen Muskelatrophie werden von Kugelberg, Welander u. a. beschrieben. Bei diesen Erkrankungen erfolgt das Auftreten später in der Kindheit oder im Jugendalter, und die Progression ist nicht so rapide. Gelegentlich gibt es Formen, die zum frühzeitigen Stillstand kommen.

Die *peroneale Muskelatrophie* und die *Friedreichsche-Ataxie* sind Krankheitsbilder, die charakterisiert sind durch Atrophie auf- und absteigender Bahnen des Rückenmarks, peripherer Nerven und des Kleinhirns, selten auch der Großhirnrinde.

Peroneale Muskelatrophie (Charcot-Marie-Tooth)

Bei dieser Erkrankung kommt es als erstes zu einer symmetrischen Atrophie peripherer Nerven, besonders der Nn. peronaei. Degenerative Veränderungen des Rückenmarks werden erst später beobachtet, Jungen sind häufiger betroffen als Mädchen. Das Leiden manifestiert sich in der Kindheit oder im frühen Erwachsenenalter.

Klinik: Mit fortschreitender Erkrankung kommt es zur Atrophie und

Schwäche der Mm. peronaei und der Zehenextensoren. Es bildet sich hier ein beidseitiger Hohlfuß mit Varusferse infolge des Muskelungleichgewichts aus. Später können auch die Mm. tibiales anterioris betroffen werden. In diesem Falle kommt es zu einem beidseitigen Steppergang. Auch die oberen Extremitäten können befallen sein. In der Regel jedoch findet sich die Muskelatrophie distal und reicht selten über das Knie oder die Ellenbogen hinaus.

Die Erkrankung ist charakterisiert durch eine herabgesetzte Leitungsgeschwindigkeit der motorischen Nerven. Die sensorischen Veränderungen sind schwach ausgeprägt. Die Krankheit setzt die Lebenserwartung des Patienten nicht herab. Solange die muskuläre Kontrolle der Hüft- und Kniegelenke besteht, ist der Patient in der Lage, zu laufen.

Therapie: Es können *Operationen,* wie Achillessehnenverlängerungen, Transposition der Sehne des M. tibialis posterior von der Innenseite des Fußes auf den Fußrücken und eine Versteifung des unteren Sprunggelenkes und des Chopart-Gelenkes notwendig sein.

Friedreichsche Ataxie

Eine ernstere Form der spinalen Muskelatrophie ist die Friedreich-Ataxie. Sie ist gekennzeichnet durch eine systematische Atrophie besonders der Hinterstränge sowie des Tractus spinocerebellaris.

Klinik: Die Erkrankung manifestiert sich in der frühen Kindheit mit einem beidseitigen Ballenhohlfuß, mit Krallenzehenfehlstellung, besonders der Großzehe (Friedreich-Fuß) und einer fortschreitenden, vom Kleinhirn ausgehenden ataktischen Gangstörung und Fallneigung. Die Erkrankung schreitet aszendierend fort. Bei einem großen Prozentsatz der Patienten entwickelt sich eine Skoliose. Der Achillessehnen- und Patellarsehnenreflex verschwindet allmählich, die Reflexe der oberen Extremitäten folgen nach, und der Babinski-Reflex wird positiv. Hinzu kommt ein weitgehender Verlust des Lage- und Vibrationssinns.

Die Friedreich-Ataxie schreitet langsam aber unaufhaltsam fort. Die meisten Erkrankten sind frühzeitig an einen Rollstuhl gefesselt. Es kann aber auch gelegentlich zu einem Sistieren des Erkrankungsprozesses kommen. Die Ursache eines frühzeitigen Todes, meist im 3. bis 4. Lebensjahrzehnt, ist eine fortschreitende Kardiomyopathie und Bronchopneumonie.

Im Verlaufe der Erkrankung stellen sich die verschiedensten zusätzlichen Deformitäten ein, u. a. Trichter- und Hühnerbrust, Fingerkontrakturen, Kyphosen und Skoliosen.

Therapie: Im Vordergrund stehen die Fußdeformitäten, hier insbesondere der oben beschriebene Friedreich-Fuß.

Falls Schuhzurichtungen keinen Erfolg bringen, kann dieser durch eine Mittelfußkeilosteotomie, Plantarfaszienablösung, Sehnenverlängerung und Korrektur der Krallenzehen meist gut korrigiert und ein sicheres und freieres Gangbild ermöglicht werden. Die übrigen Veränderungen sind ebenfalls operativ anzugehen, wenn konservative Maßnahmen nicht helfen.

Muskeldystrophien

Duchenne Muskeldystrophie

Die Muskeldystrophien sind eine Gruppe von genetisch determinierten Störungen des Muskels. Es handelt sich um Stoffwechselstörungen des Muskelparenchyms infolge von Enzymdefekten.

Die Duchenne-Form ist die häufigste primäre myopathische Störung. Es gibt zwei Duchenne Formen der muskulären Dystrophie. Die häufigere klassische Form wird geschlechtsgebunden rezessiv vererbt. Daraus folgt, daß nur Jungen betroffen werden. Mädchen können das Krankheitsbild späterhin an ihre männlichen Nachkommen weitergeben, ohne selbst daran zu erkranken.

Diese Form der muskulären Dystrophie manifestiert sich bei Kindern im Vorschulalter, kann sich aber auch bei älteren Kindern oder jungen Erwachsenen entwickeln. Die Jungen ermüden frühzeitig und können mit ihren Spielkameraden nicht mehr mithalten.

Klinik: Eine symmetrische Schwäche der Beckenmuskulatur, besonders des M. glutaeus maximus, entwickelt sich früh und ist dafür verantwortlich, daß die Jungen Schwierigkeiten beim Treppensteigen und beim Aufstehen aus sitzender oder liegender Position haben. Beim Aufstehen vom Boden müssen sie an ihren eigenen Beinen hochklettern. Dies ist eines der charakteristischen Zeichen der muskulären Dystrophie (Gower-Zeichen).

Die Zunahme der Erkrankung ist oft gekennzeichnet durch eine offensichtliche Hypertrophie der Wade und eine Spitzfußstellung. Es entsteht eine fettige Degeneration der Wadenmuskulatur (Pseudohypertrophie), die zu einer Kontraktur der Achillessehne mit Spitzfußdeformität führt. Es handelt sich also nicht um eine muskuläre Hypertrophie. Später werden die Muskeln des Rumpfes und des Schultergürtels ebenfalls betroffen (Scapula alata). Deformitäten als Folge von Kontrakturen sind dann zu finden.

Labor: Laboruntersuchungen zeigen einen Anstieg bestimmter Zellenzyme, die aus den betroffenen Muskeln stammen. Diese Enzyme umfassen die Kreatininphosphokinase, die Aldolase und die Alanintransaminase. Die Elektromyographie ist hilfreich zur Differenzierung neurogener Muskelschwäche von myogenen Erkrankungen.

Auch mit dem Ultraschall oder der Ultraschall-Computertomographie können Dystrophien heute in hohem Prozentsatz frühzeitig diagnostiziert werden. Gesunde Muskulatur und deren pathologische Veränderungen im Fett- und Bindegewebe lassen sich mit diesen Methoden durch unterschiedliche Reflexaktivitäten darstellen. Eine Muskelbiopsie dient der Bestimmung des genauen Typs der Muskeldystrophie.

Der gewöhnliche Verlauf der Duchenneschen Dystrophie ist progressiv und bedeutet eine fortschreitende Behinderung. Die Schwächung von Hüft- und Kniemuskeln sowie die Spitzfußdeformität machen das Stehen schwierig. Die meisten Kinder sind frühzeitig an einen Rollstuhl gebunden. Wird auch die Rumpfmuskulatur betroffen, entwickelt sich oft eine sog. neuromuskuläre Skoliose. Die Sitzbalance wird unsicher, und oft müssen die Patienten ihre oberen Extremitäten benutzen, um die Balance zu halten.

Beeinträchtigung der Atmung, die als Folge von Muskelschwächen im Thoraxbereich und durch die fortschreitende Skoliose auftritt, führen zu Bronchopneumonien und oft zum Tod vor dem 20. Altersjahr.

Die weniger häufige Form der Duchenne-Krankheit wird autosomal rezessiv vererbt und betrifft demnach Jungen ebenso wie Mädchen. Die Progression bei dieser Krankheit erfolgt weniger rasch als bei der häufigeren Form. Das klinische Bild ist jedoch ähnlich.

Rumpfgürtelform der muskulären Dystrophie (Erb)

Dieser seltene Typ der muskulären Dystrophie, welcher sich im Erwachsenenalter manifestiert, wird autosomal rezessiv vererbt. Es betrifft die Muskeln des Schulter- und Beckengürtels. Muskelatrophien sind charakteristisch für diesen Typ, eine Pseudohypotrophie wird selten gesehen. Die Krankheit schreitet langsam fort.

Gesichts-Schultergürtel-Oberarmform der muskulären Dystrophie (Landouzy-Déjérine)

Häufiger bei Erwachsenen als bei Kindern tritt dieser Typ der muskulären Dystrophie auf. Er wird autosomal dominant vererbt und betrifft die Muskeln des Gesichts, der Schultern und der Arme. Er kann in jedem Stadium zum Stillstand kommen und verkürzt in der Regel nicht die Lebenserwartung.

Therapie: Eine kausale Therapie ist nicht bekannt. Die Ziele der orthopädischen Behandlung sind, die Funktionsfähigkeit solange wie möglich zu erhalten und progressive Deformitäten aufzuhalten.

Gehstützen und Apparate sollten eingesetzt werden, um die Fähigkeit zu Stehen und zu Gehen früh im Verlaufe der Krankheit aufrechtzuerhalten. Aktive Übungen helfen, die erhaltenen Muskelgruppen zu stärken. Diätüberwachung sorgt dafür, Übergewicht zu vermeiden, das durch die relative Inaktivität entsteht und die Unbeweglichkeit noch verstärken würde. Schließlich können kleine operative Eingriffe zur Beseitigung der Spitzfußdeformität oder der Hüftbeugekontraktur eine zwar nur vorübergehende, aber wichtige Verbesserung der Bewegungsmöglichkeiten bringen.

Ist das Kind schließlich an den Rollstuhl gefesselt, bildet sich oft eine Lähmungsskoliose aus. Eine Korsettbehandlung führt kaum zu einer wesentlichen Verzögerung der Progression und bringt Versorgungsprobleme mit sich. Sitzschalen und seitliche Stützen am Rollstuhl sind gelegentlich hilfreich, um die Sitzbalance zu halten. Bei den meisten Patienten jedoch können weder Schienung noch Sitzschalen die progressiven Lähmungsskoliosen verhindern. In einigen Fällen ist es deshalb notwendig, eine Versteifung der Wirbelsäule durchzuführen, die nach den herkömmlichen Verfahren allerdings von hinten und von vorne geschehen muß. Nur das Luque-Operationsverfahren ermöglicht von dorsal eine ausreichende Fixierung und sofortige Belastungsfähigkeit.

Die orthopädische Behandlung von Kindern mit langsam fortschreitenden Formen von Muskeldystrophien zielt auf den Erhalt der Funktionsfähigkeit und die Vermeidung behindernder Kontrakturen ab. Die Therapie dieser Kinder gestaltet sich einfacher und erfolgreicher.

Spina bifida

Die Spina bifida stellt die häufigste angeborene Fehlbildung der Wirbelsäule dar. Man findet verschiedene Grade eines unvollständigen Schlusses von einem oder mehreren Wirbelbögen mit Defekten des Rückenmarkes, der Rückenmarkshäute und evtl. der Haut. Diese Spaltbildungen werden auch ganz allgemein als offener Rücken bezeichnet. Man unterscheidet verschiedene Formen und Lokalisationen, die unterschiedliche Schweregrade aufweisen. Der häufigste Sitz ist jedoch die Lumbosakralregion, wo sich die Wirbelsäule normalerweise zuletzt schließt. Seltener finden sich Defekte im Zervikal- und Thorakalbereich.

Die Häufigkeit des Auftretens beträgt 1 bis 2 kranke Kinder auf 1000 Neugeborene. Mädchen sind häufiger betroffen als Jungen. Erbliche Faktoren beider Eltern werden für die Entstehung der Schlußstörung im Wirbelsäulenbereich verantwortlich gemacht. Die Wahrscheinlichkeit, daß ein Elternpaar mit einem kranken Kind ein weiteres von dieser Krankheit befallenes Kind bekommt, beträgt etwa 5 %.

Der wichtigste Aspekt dieser Fehlbildung ist nicht der knöcherne Defekt selbst, sondern vielmehr das häufig damit verbundene neurologische Defizit als Folge einer Fehlentwicklung des Rückenmarkes (Myelodysplasie). Der *neurologische Defekt* kann in einem leichten Muskelungleichgewicht und sensiblen Ausfällen in den unteren Extremitäten bestehen bis hin zur kompletten Querschnittslähmung.

(**Vorgeburtliche Diagnostik:** Maßnahmen, wie die Bestimmung erhöhter Spiegel von AFP im Serum der Schwangeren und im Fruchtwasser, ebenso die Sonographie können schon vorgeburtlich dieses Krankheitsbild erkennen lassen.

Das Alpha-Fetoprotein (AFP) ist ein Eiweiß, das bei Menschen während der fetalen Entwicklung nachgewiesen werden kann. Wenn ein offener Spalt in der Wirbelsäule besteht, findet sich dieses Eiweiß in besonders hohen Konzentrationen im Fruchtwasser, so daß ein Schwangerschaftsabbruch bis zur 22. Woche erwogen werden sollte. Mit dem Nachweis des AFP im Fruchtwasser können 90 % aller Spaltbildungen nachgewiesen werden. Bei gedeckten Rückenmarksdefekten sowie bei sehr kleinen Sakraldefekten bringt die AFP-Bestimmung eher negative Aussagen.

Gleichzeitig können neben der AFP-Bestimmung die im Fruchtwasser befindlichen kindlichen Zellen auf Chromosomendefekte, wie z. B. den Mongolismus, untersucht werden. Die Ultraschalluntersuchung erlaubt erst in der späteren Schwangerschaft zuverlässige Ergebnisse.)

Meist treten während der Kindheit verschiedene sekundäre Deformitäten und Kontrakturen auf, die während des Wachstums an Schwere zunehmen. Infolge des Muskelungleichgewichts entstehen Hackenhohlfüße, Klumpfüße, Kontrakturen von Hüft-, Knie- und Fußgelenken, Hüftluxationen und je nach Höhe der Läsion auch Wirbelsäulenverkrümmungen.

Nicht orthopädische Probleme, wie Blasen- und Mastdarmstörungen, erschweren vielfach die Rehabilitation und Prognose.

Spina bifida occulta

Der harmloseste Grad der Spina bifida tritt ohne Rückenmarksdefekte auf und wird oft nur zufällig bei einer Röntgenuntersuchung gefunden. Die Spaltung betrifft lediglich die Wirbelbögen. Diese sehr häufige Form der Spina bifida kommt bei 10 % der Bevölkerung vor. Selten finden sich auch bei Spina bifida occulta neurologische Störungen, die sich durch Fußfehlbildungen bemerkbar machen. Pigmentierte Naevi, eine Behaarung, Lipome, Hämangiome oder ein kleines Grübchen im Lumbosakralbereich weisen auf die darunterliegende Spaltbildung hin. Bei genetisch unklaren Fußfehlformen sollte daher immer an eine Spina bifida occulta gedacht und ein Röntgenbild angefertigt werden (Abb. **110** a u. b).

Spina bifida aperta und cystica

Hier bestehen ausgedehnte Defekte an der Wirbelsäule mit Beteiligung der Rückenmarkshäute und auch des Rückenmarks selbst. Morphologisch unterscheiden wir die Meningozele mit zystischer Vorwölbung der Rückenmarkshäute bei normaler Hautbedeckung. Das Rückenmark ist normal ausgebildet und zeigt keine wesentlichen Nervenausfälle. Bestehen wie bei der Spina bifida occulta bestimmte Hautmanifestationen, so muß mit gewissen Ausfällen, besonders Fußentwicklungsstörungen, gerechnet werden.

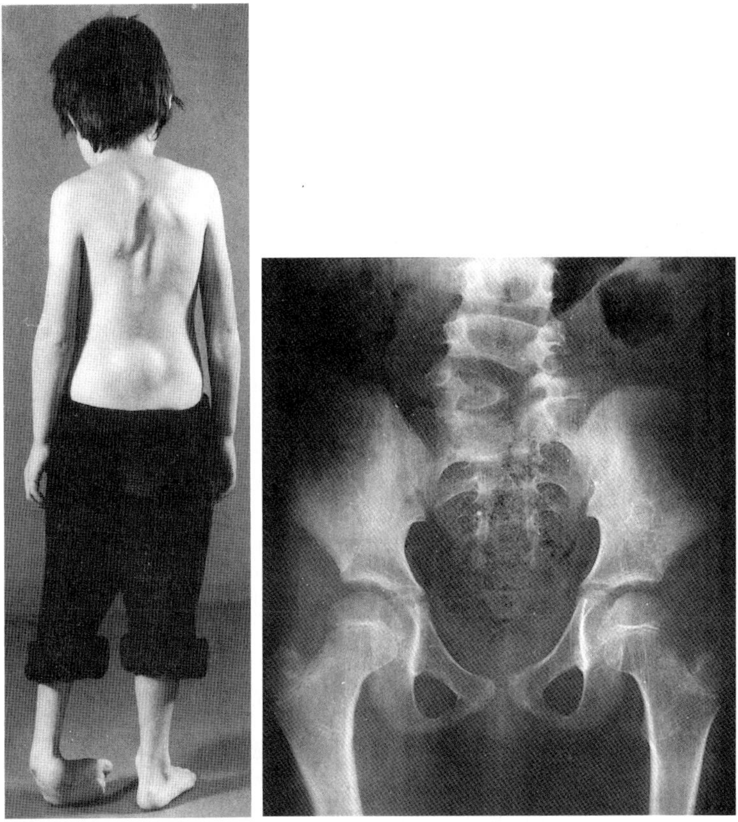

a b

Abb. **110** a) 8jähriger Junge in der Gesamtansicht von hinten mit Spina bifida und hoher angeborener BWS-Skoliose. Deutliche Veränderungen im oberen BWS-Bereich sowie Fettpolsterbildung in Höhe der unteren LWS und extreme Klumpffußdeformität links

Abb. **110** b) Das dazugehörige Röntgenbild der unteren LWS mit Becken bei Spina bifida, mit Fehlbildung der knöchernen unteren Lendenwirbelkörper

Myelozele

Die Myelozele zeigt eine Beteiligung von Rückenmark und Nervenwurzeln (Cauda equina). Das beteiligte Nervengewebe liegt in den schwersten Fällen ohne Schutz offen, die Haut kann fehlen, und das Rückenmark ist nur von den Rückenmarkshäuten bedeckt.

Eine Meningomyelozele ist immer mit ernsten neurologischen Ausfällen verbunden. Blasen- und Darminkontinenz sowie motorische und sensible Ausfälle mit typischen Deformitäten sind die Folge. Je nach Höhe der neurologischen Läsion finden sich partielle oder totale Lähmungen der Muskulatur der Bauchwand, des Gesäßes und der unteren Extremitäten.

Thorakale und thorakolumbale Spaltbildungen führen zu kompletten oder inkompletten Lähmungen, die schlaff sein können, aber auch eine Reflexaktivität besitzen.

Im *lumbalen Bereich,* unterhalb L 3/L 4, finden sich ausschließlich komplette oder inkomplette schlaffe Lähmungen mit der typischen Hüftanspreiz- und Hüftbeugekontraktur durch Ausfall der Abduktoren und Hüftstrecker. Häufig findet sich auch eine Kniestreckkontraktur und Fußdeformität.

Bei *sakralen Lähmungen* sind nur die Füße betroffen (Klumpfuß, Knickfuß usw.) mit kompletten oder inkompletten schlaffen Lähmungen.

Die schwerste zusätzliche Mißbildung ist der Hydrozephalus. (Er tritt bei 80 % der Kinder mit Myelozelen auf oder im Rahmen eines Arnold-Chiari-Syndroms.)

Therapie: Das Ziel der Rehabilitation des Spina-bifida-Kindes ist es, die Folgen am Haltungs- und Bewegungsapparat durch medizinische und technische Therapieformen soweit wie möglich zu beheben, das Steh- und Gehvermögen der Kinder weitestgehend herzustellen (Tab. **24**).

Die Behandlung sollte vor allem immer in engem Kontakt mit den Eltern erfolgen. Sie sollten über die möglichen Schwierigkeiten sowie über realisierbare Behandlungswege und -grenzen informiert werden.

Nach der Geburt eines Kindes mit einer Spina bifida cystica wird der offene Rücken durch einen Neuro- oder Kinderchirurgen verschlossen.

Der in 80 % nachfolgend auftretende Hydrozephalus wird durch eine Shunt-Operation entlastet. Der überschüssige Liquor wird mittels eines ableitenden Ventils in das rechte Herz bzw. ins Peritoneum abgeleitet und somit die Gefahr der Gehirnschädigung durch Überdruck vermindert. Eine früh einsetzende Krankengymnastik und Lagerung, auch schon in der Neugeborenenperiode, hilft Kontrakturen zu vermeiden. Redressions- und Retentionsbehandlungen, besonders von Fußdeformitäten, müssen sofort eingeleitet werden. Verschiedene krankengymnastische Methoden, wie die nach Vojta und Bobath, werden eingesetzt. Der Behandlungsplan soll sich an der neurologischen Situation sowie nach dem Alter und der Entwicklungsphase des Kindes ausrichten (Tab. **24**).

Bei Thorakallähmungen sollten die Kinder im Alter von 1 bis 2 Jahren, je nach Kopf- und Rumpfkontrolle, mit Stützapparaten erste Steh- und Gehübungen versuchen. Für ganz hohe Lähmungen bietet sich das sog. Parapodium an. Das Kind steht, in diesen Apparat eingebunden, in korri-

Tabelle **24** Behandlung zum Erreichen der Steh- bzw. Gehfähigkeit

Lähmungshöhe	orthopädisch-technisch	Operation	Prognose
thorakal	Bein-Rumpf-Orthese Parapodium (Paraplegicum)	Kontrakturbeseitigung (Spinamuskelablösungen, Kniebeugesehnenverlängerungen etc.)	Rollstuhl
L 3/L 4 (und oberhalb)	Stützapparat als Schienen-Schellenapparat mit Hüft-/Kniegelenk Rollator	Evtl. Sharrard-Operation bei guter Quadrizepsfunktion Hüfteinstellung Beseitigung von Kontrakturen	überwiegend Rollstuhl eingeschränkte Gehfähigkeit mit Schienen-Stützapparaten und Gehhilfen
L 4/L 5	Oberschenkelorthese (mechanisches Knie-/Knöchelgelenk) Rollator/Gehstützen	Sharrad-Operation Beseitigung von Kontrakturen	Gehen mit kurzen Stützapparaten mit oder ohne Gehhilfen
untere LWS und sakral	Unterschenkelorthese Schuh-/Innenschuhversorgung – orthopädischer Schuh	Beseitigung der Fußdeformitäten Sehnenverlängerungen/Sehnenverlagerungen Arthrodesen im Fußbereich	überwiegend Gehen ohne Hilfsmaßnahmen

gierter Haltung freihändig. Ein Spielen mit den Händen und begrenzte Fortbewegung ist möglich (Abb. **111**). Eine große Rolle spielen Orthesen, die durch Festellung von Gelenken das Stehen und Gehen ermöglichen (Abb. **112**). Je nach Funktion und Kraft der Muskulatur sollte die Apparateversorgung reduziert werden.

Zum Schulalter hin müssen allerdings, falls keine nennenswerten Verbesserungen der motorischen Fähigkeit gegeben sind, zur Förderung der Selbständigkeit spezielle kindergemäße Rollstühle verordnet werden.

Bei thorakalen Lähmungen oder asymmetrischen Wirbelkörperveränderungen entwickeln sich Wirbelsäulenverkrümmungen schon frühzeitig zwischen dem 6. und 8. Lebensjahr auf extreme Ausmaße. Diese Verän-

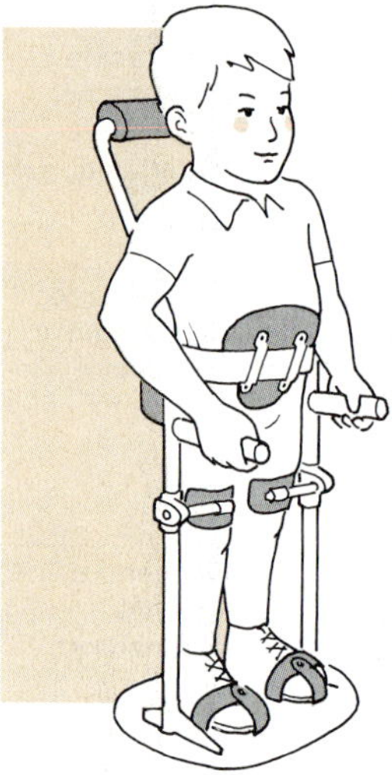

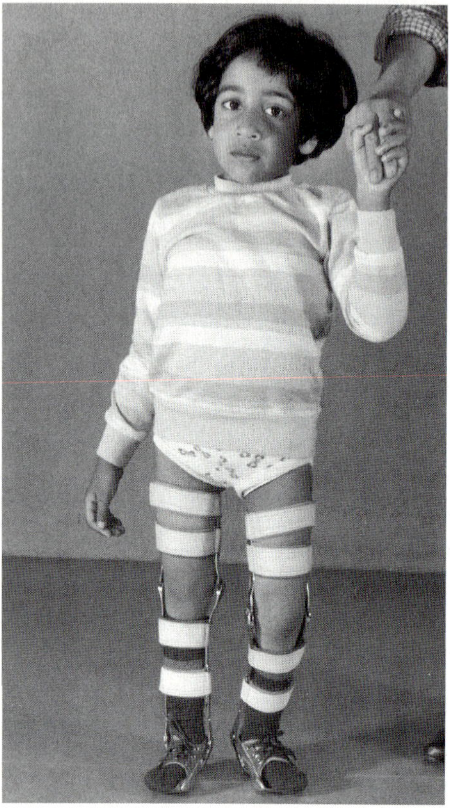

Abb. 111 **Abb. 112**

Abb. **111** Patient im Parapodium (Paraplegicum)

Abb. **112** Beidseitige Orthesenversorgung eines 8jährigen Spina-bifida-Kindes

derungen verlangen kombinierte Bein-Rumpf-Orthesen und Gipsschalen. Extreme Verbiegungen sollten, wenn möglich, operativ angegangen werden, um eine weitere Progredienz mit all den Problemen seitens des Herzens und der Lunge zu vermeiden.

Lumbale Lähmungen führen durch die Anspreiz- und Beugestellung im Hüftgelenk häufig zu einer Hüftluxation. Spreizhosen- und Lagerungsschienenbehandlungen führen nicht zum Erfolg. Das Muskelungleichge-

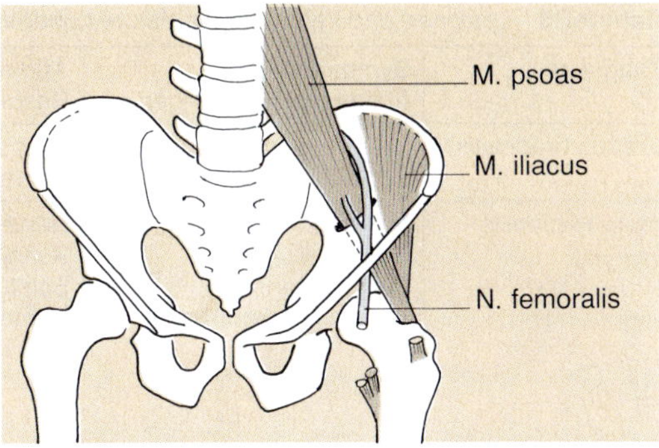

Abb. **113** Psoasverlagerung nach Sharrard. Der Psoas wird an der Vorderseite des Femurs abgetrennt, durch ein künstliches Fenster in der Beckenschaufel gezogen und auf der Rückseite des Femurs befestigt. Hierdurch wird der M. psoas von einem Hüftgelenksbeuger zu einem Hüftgelenksstrecker

wicht läßt sich hierdurch nicht beeinflussen. Wenn eine ausreichende Geh- und Stehfähigkeit zu erwarten ist, ist die operative Hüfteinstellung mit zusätzlicher Pfannendachplastik und Derotationsvarisierungsosteotomie angezeigt.

Beugekontrakturen der Hüften lassen sich mit der Durchtrennung der Spinamuskeln beheben. Die Stehfähigkeit kann manchmal durch eine Iliopsoas-Muskelverpflanzung nach Sharrard, indem dieser kräftige Hüftbeuger zum Hüftstrecker umfunktioniert wird, verbessert werden (Abb. **113**). (Voraussetzung ist allerdings, daß der Quadrizeps eine gute Funktion zeigt.)

Beugekontrakturen der Kniegelenke sind durch die Verlängerung der Kniegelenkssehnen oder eine suprakondyläre Umstellungsosteotomie zu korrigieren.

Lähmungen im Sakralbereich lassen neurologische Klumpfüße, Knickfüße mit zusätzlichen trophischen Störungen in den Gelenken und Fußabschnitten erwarten. Rechtzeitige Redressionsgipsbehandlungen, evtl. operative Korrekturen, wie Sehnenverlagerungen und -verpflanzungen, ermöglichen ein plantigrades Auftreten.

Die Indikationen zu chirurgisch-orthopädischen Eingriffen müssen sehr sorgfältig überlegt sein im Hinblick auf eine wirkliche funktionelle Besserung.

Notwendige Operationen sollten möglichst bis zur Einschulung abgeschlossen sein. Die stationären Aufenthalte müssen so kurz wie möglich sein und in Mutter-Kind-Einheiten erfolgen.

Tabelle **25** Läsionen und Verletzungen des peripheren Nervensystems

Diagnose	Symptome und funktionelle Störungen	Ätiologie und Besonderheiten
Plexus brachialis	Schlaffe Lähmungen mit Sensibilitätsstörungen	Meistens Trauma, Nervenkompressionen
Nervus radialis 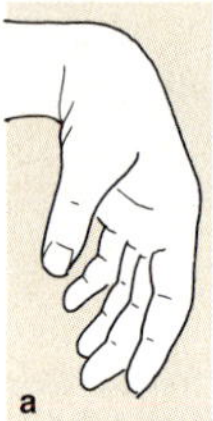 a	„Fallhand", Lähmung der Daumen- und Fingerextensoren, Sensibilitätsstörungen	Nervenkompression, Schnittverletzung, Schädigung durch Humerusfraktur und Ellenbogenverletzung
Nervus ulnaris 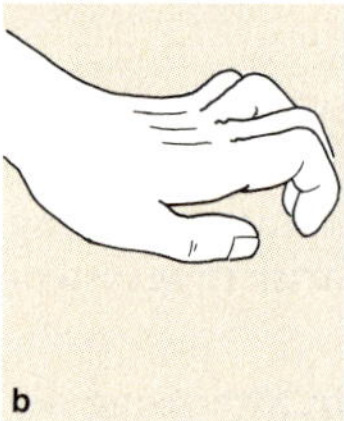 b	„Krallenhand", Daumenfehlstellung, Greifinsuffizienz, Sensibilitätsverlust Palmarseite des 5. Fingers und halbe Palmarseite des 4. Fingers und Dorsalseite des Kleinfingers	Nervenkompression, Schnittverletzung, Spätsymptom nach in Valgusstellung fehlverheilter Ellenbogenfraktur
Nervus medianus 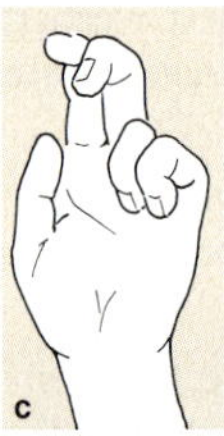 c	„Greifinsuffizienz, Oppositionsverlust – Opponensparese. Sensibilitätsverlust von der Volarseite des 1. Fingers bis zur radialen Hälfte des 4. Fingers „Schwurhand"	Nervenkompression, Karpaltunnelsyndrom, Schnittverletzung und in Verbindung mit Ellenbogen- und handgelenksnahen Frakturen
Periphere Nervenlähmung		
Nervus femoralis	Ausfall: Musculus iliopsoas (+), Musculus quadriceps (Musculus sartorius und pectineus), Schwächung der Hüftbeugung und Ausfall der Kniestreckung	Mechanische Schädigung durch Druck, Quetschung, Zerrung und Dehnung, Durchtrennung infolge Unfalls, Lagerung (Ohnmacht, Narkose!), Verband, Operation, Schienendruck usw.

Tabelle **25** (Fortsetzung)

Nervus obturatorius	Ausfall der Adduktoren, Gang zirkumduziert	Entzündung: Neuritis bei Diabetes mellitus oder Infektionen
Nervus glutaeus superior	Ausfall der kleinen Glutäen, Trendelenburg-Hinken	Toxische Schädigung
Nervus glutaeus inferior	Ausfall Musculus glutaeus maximus, Ausfall der Hüftstreckung	Toxische Schädigung, Verletzung (durch Operation)
Nervus ischiadicus	Ausfall Musculus biceps femoris und adductor magnus, kleine Außenrotatoren und vollständiger Ausfall der Unterschenkel- und Fußmuskeln	Nervenkompression (Bandscheibe), falsche i.m. Injektionstechnik, Verletzung
Nervus tibialis	Ausfall Musculus triceps surae, Zehenflexoren, Musculus fibialis posterior, kleine Fußmuskeln außer Musculi extensor hallucis und digitorum brevis Ausfall von Zehenstand, Supination und Vorfußstabilität	Verletzung, Kompartmentsyndrom
Nervus peronaeus superficials	Ausfall der Musculi peronaei longus und brevis Ausfall der Eversion des Fußes, Überwiegen der Supinatoren führt zu Varusstellung der Ferse	Frakturen des Wadenbeinköpfchens, Gips- und Lagerungsdruck Überdehnung bei X-Beinosteotomien und Verlängerungsosteotomien
Nervus peronaeus profundus	Ausfall des Musculus tibialis anterior, Musculi extensores hallucis longus und brevis sowie digitorum longus und brevis Ausfall der Dorsalextension Ausfall des Nervus peronaeus communis führt zum Lähmungsklumpfuß	Verwechslung mit dem A.-Tibialis-anterior-Syndrom!!

(aus D. Hohmann, R. Uhlig: Orthopädische Technik, 7. Aufl. Enke, Stuttgart 1982)

Spätere operative Eingriffe und lange Krankenhausaufenthalte bedeuten schlechte Ergebnisse und Verstärkung psychosozialer Probleme.

Angeborene Skelettsystemerkrankungen

Angeborene Entwicklungsstörungen des Skeletts sind häufig vererbte Störungen, die gekennzeichnet sind durch eine fehlerhafte Anlage oder mangelnde Entwicklungspotenz von Knorpel- und Knochenzellen (Dysplasien) oder durch Fehlen einzelner Skeletteile (Dysostosen). Stoffwechselstörungen, hormonelle, neuromuskuläre, renale, vaskuläre und Vitaminmangelerkrankungen sind ebenfalls für viele Skelettsystemschäden verantwortlich.

Der klinische und röntgenologische Befund ermöglichen eine sichere Diagnose und Einordnung des Systemschadens. Die kongenitalen, generalisierten Störungen der Skelettentwicklung sind sehr seltene Krankheiten. Sie erfordern in der Diagnostik und Therapie eine enge Zusammenarbeit mit dem Pädiater und Kinderradiologen.

Die verschiedenen Skelettdysplasien und Dysostosen, welche in der neonatalen Phase erkannt werden, führen zu einer Zwergwuchsform (selten zu einem Hochwuchs) und Asymmetrie der Körperhälften. Gelegentlich sind die Veränderungen so ausgeprägt, daß sie bei der Geburt erkannt werden. Bei anderen Erkrankungsbildern sind die Fehlentwicklungen unterschwellig, und das Problem tritt erst später auf.

Es ist wichtig, frühzeitig die richtige Diagnose zu stellen, so daß potentiell behindernde oder gar letale Probleme, die mit einer spezifischen Skelettaffektion verbunden sind, verhindert oder gebessert werden können. Es ist wichtig, den Eltern das Risiko eines weiteren geschädigten Kindes zu verdeutlichen.

In diesem Kapitel sollen die wichtigsten Skelettdysplasien und metabolischen Knochendefekte aufgezeichnet werden, die bei der Geburt oder später erkennbar und mit signifikanten orthopädischen Problemen verbunden sind.

Achondroplasie

Sie ist die bekannteste der generalisierten Skelettdysplasien. Die Diagnose wird bei der Geburt gestellt. Es handelt sich um eine Knochendysplasie, die zu kurzen Extremitäten und dysproportioniertem Zwergenwuchs führt. Der Hauptdefekt liegt in der Knochenproliferation der Wachstumsfugen, mit vermindertem Knochenanbau in der Metaphyse. 85–90 % der Achondroplasien entstehen durch spontane Mutation bei normalen Eltern.

Klinik: Bereits in der frühen Kindheit ist die Dysproportion zwischen dem Rumpf und den Extremitäten festzustellen. Der Schädel ist vergrößert, die Stirn stark gewölbt, das Gesicht platt und die Nasenwurzel eingezogen. Ein großer Zwischenraum, zwischen Mittel- und Ringfinger, ergibt das Bild der Dreizackhand. Oberarme und Oberschenkel sind auffallend kurz. Die meisten Kinder haben eine leichtgradige thorakolumbal liegende Kyphose und oft eine verstärkte lumbale Lordose, mit deutlicher Prominenz der Gesäßpartien. Die motorische Entwicklung ist bei diesen Kindern verzögert. Wegen der disproportionierten Größe des Rumpfes gegenüber den Extremitäten sitzen und laufen sie erst spät. Eine Intelligenzstörung findet sich in der Regel nicht.

Orthopädische Problematik: Coxa-vara- und Genua-vara-(O-Beine) Entwicklungen sind häufig. Sie bedeuten kaum Probleme und erfordern nur in schweren Fällen eine Korrekturosteotomie. Aufgrund der lumbosakralen Konfiguration können später neurologische Probleme auftreten, durch die Einengung des Spinalkanals bis hin zur Rückenmarkskompression. Gelegentlich ist daher eine Operation mit Dekompression der Nervenwurzeln erforderlich.

Chondrodysplasia punctata

Es handelt sich um eine Osteochondrodysplasie unbekannter Pathogenese. Sie ist bei der Geburt manifest und hat kurze Extremitäten und disproportionierten Zwergwuchs zur Folge. Es liegt eine epiphysäre Dysplasie vor. Diese ist oft schwer von der Achondroplasie zu unterscheiden.

Klinik: Das Gesicht ist flach, die Nasenwurzel eingedrückt. Es zeigt sich eine retardierte psychomotorische Entwicklung. Die Prognose ist schlecht, nur wenige Kinder überleben die ersten Lebensjahre.

Orthopädische Problematik: Die Verknöcherungszonen der Epiphysen, besonders der langen Röhrenknochen, zeigen inselförmige Knorpelnekrosen mit Kalkeinlagerungen. Es kommt zu einen frühzeitigem Verschluß der Epiphysen. Ein ungleiches Wachstum führt zu Beinlängendifferenzen. Aufgrund der Epiphysendefekte stellen sich Gelenkprobleme ein, mit Achsenfehlern und frühzeitigem Verschleiß. Die Ausbildung einer Skoliose kann zusätzlich Probleme bedeuten. Gelegentlich sind frühzeitige Korrekturosteotomien erforderlich.

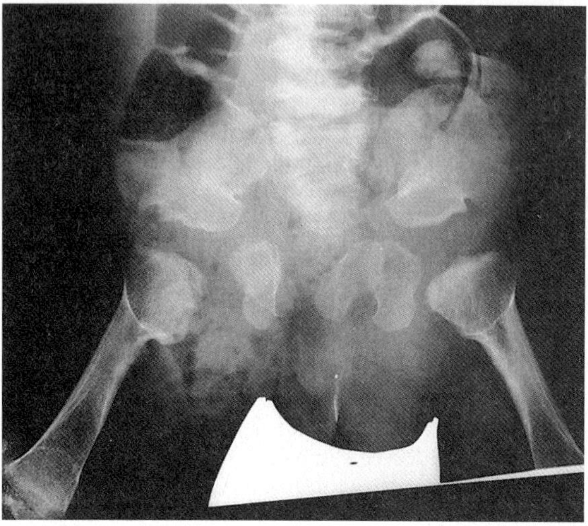

Abb. **114** Metatrophischer Zwergwuchs. Halbmondförmiger Beckenkamm, horizontal verlaufendes breites Acetabulum. Hypoplasie der kaudalen Iliumanteile

Metatrophischer Zwergwuchs

Kurzgliedriger, dysproportionierter Zwerg ohne Schädel- und Gesichtsveränderungen. Wirbelkörperveränderungen und eine allgemeine Bandlaxidität führen mit dem Wachstum zur Ausbildung einer stärkeren Kyphoskoliose und gelegentlicher Hühnerbrustausbildung (Abb. **114**). Zusätzlich können sich, wegen einer Denshypoplasie und Laxidität Instabilitäten im Atlantoaxialbereich entwickeln.

Orthopädische Problematik: Die Kyphoskoliose und Instabilität im Atlantoaxialbereich und das Auftreten von neurologischen Problemen erfordern oft operative Maßnahmen (Wirbelsäulenversteifung).

Diastrophischer Zwergwuchs

Dysproportionierter Zwergwuchs. Merkmale sind ein ausgeprägter Klumpfuß, eine Kyphoskoliose, Hüftluxation, Defekte der Hand und anderer Strukturen. Die Skelettanomalien stellen nur einen Teil des gesamten Krankheitsbildes dar.

Orthopädische Problematik: Konservative (Korsett, Gipsbehandlung) und operative Korrekturen der Fußfehlstellungen, Kniekontrakturen, Hüftluxationen und Skoliosen sind frühzeitig einzuleiten.

Chondroektodermale Dysplasie (Ellis-van-Creveld-Syndrom)

Osteochondrodysplasie unbekannter Pathogenese. Die Erkrankung des kurzbeinigen disproportionierten Zwergwuchses zeigt sich bei der Geburt. Weitere Zeichen sind unterentwickelte oder fehlende Finger- und Fußnägel, verzögerte Zahnentwicklung, Herzerkrankung, eine Polydaktylie und Achsenabweichungen der Beine, besonders im Varussinne.

Orthopädische Problematik: Korrekturosteotomien der Beine und die Behandlung der Polydaktylie sind gelegentlich angezeigt.

Dysplasia cleidocranialis

Osteochondrodysplasie unbekannter Ätiologie mit proportioniertem Zwergwuchs, leicht vergrößertem Kopf, schmalem Gesicht, weit auseinanderstehenden Augen, fallenden Schultern und Defekten in der Klavikulaentwicklung. Die Klavikula kann fehlen, und die Skapula ist in der Regel dysplastisch. Defekte des M. deltoideus, trapezius und pectoralis bedeuten oft eine Schulter- und Ellenbogenluxation. Wirbelkörperveränderungen führen zur Kyphoskoliose. Durch die Fehlentwicklung der Klavikula und Veränderungen der oberen Thoraxapertur, kann es zu Hals-Plexus-Störungen mit neurologischen Irritationen kommen.

Orthopädische Problematik: Die Behandlung auftretender Luxationen sowie der Skoliose und eine Rekonstruktion der Klavikula, besonders bei Plexuskompressionen, sind oft erforderlich.

Metaphysäre Chondrodysplasie

Es handelt sich um einen Defekt im metaphysären Teil der Wachstumsfuge. Unterschieden wird der Typ Jansen: kurzbeiniger Zwergwuchs mit Manifestation in der späteren Kindheit, mit Kontrakturen von Hüft- und Kniegelenken, Muskelatrophien und geistiger Retardierung (Differentialdiagnose Rachitis), und Typ Schmidt: kurzbeiniger Zwerg mit späterer Manifestation des Krankheitsbildes, O-Beinstellung und watschelndes Gangbild (Differentialdiagnose Rachitis).

Orthopädische Problematik: Kontrakturen und Fehlstellungen erfordern u. U. Sehnenverlängerungen und Umstellungsosteotomien.

Multiple epiphysiale Dysplasie (Müller-Ribbing)

Kurzbeiniger disproportionierter Zwerg durch hauptsächlichen Befall des Hüftkopfepiphysen. Die Kinder entwickeln sich zunächst geistig und körperlich normal. Erst später bleibt das Beinlängenwachstum gegenüber der übrigen Körperentwicklung zurück. Auffallend sind Beinvarusvalgusdeformitäten und ein schaukelndes Gangbild. Zusätzlich entwik-

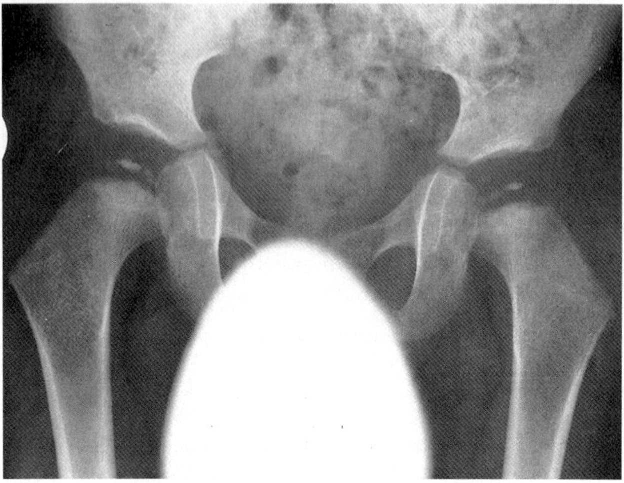

Abb. **115** Multiple epiphysäre Dysplasie (Müller-Ribbing), 2½jähriger Junge. Kleine unregelmäßig ausgebildete Epiphysen des Femurkopfes mit gestörter Ossifikation. Perthes-ähnliche Veränderungen

kelt sich eine Skoliose. Diese Veränderungen stellen sich zwischen dem 5. und 14. Lebensjahr ein.

Differentialdiagnostisch muß der doppelseitige Morbus Perthes und eine Hypothyreose ausgeschlossen werden, die ähnliche Röntgenveränderungen zeigen (Abb. **115**).

Orthopädische Problematik: Achsenfehlstellungen, Beinlängendifferenzen und die Skoliosen, erfordern frühzeitige operative Maßnahmen.

Spondyloepiphysäre Dysplasie

Eine Gruppe von Dysplasien, die die Wirbelkörper und langen Röhrenknochen betreffen. Man unterscheidet drei Typen:

Spondyloepiphysialdysplasie (congenita)

Dysproportionierter Zwerg mit kurzem Rumpf. Verzögerung der motorischen Entwicklung. Die Intelligenz ist normal. Zeichen sind Gaumenspalten, Klumpfüße, Hühnerbrust, Lumballordose, Beugekontrakturen und in 60 bis 70 % Augendefekte. Die Hüftköpfe verknöchern sehr spät. Denshypoplasien mit gelegentlichen Instabilitäten des Atlantoaxialüberganges und neurologische Probleme müssen erwartet werden.

Orthopädische Problematik: Frühzeitige Wirbelsäulenfusionen und spätere Korrektur von Valgus- und Varusfehlstellungen sind erforderlich (augenärztliche Kontrolle!).

Pseudoachondroplasie

Kurzbeiniger Typ eines Zwerges. Das Krankheitsbild entwickelt sich zwischen dem 3. und 4. Lebensjahr. Die Kinder sind klinisch normal bei der Geburt. Sie zeigen lediglich eine allgemeine Entwicklungsverzögerung. Eine Lordose- und Kyphosevermehrung sowie X- und O-Beinentwicklungen stellen sich später ein. Intelligenz und Lebenserwartung sind normal.

Orthopädische Problematik: Wirbelsäulenveränderungen erfordern eine Korsettbehandlung. Spätere Korrekturen der X- und O-Beinstellung sind u. U. erforderlich.

Spondyloepiphysialdysplasie (tarda)

Typ eines kurzrumpfigen Zwerges mit primärem Befall der Wirbelsäule und der Hüften. Die Kinder sind bei der Geburt normal. Sie zeigen eine deutlichere Skelettentwicklungsverzögerung. Später kommt es zu Thorakolumbalkyphosen, mit oder ohne Schmerzen, und eingeschränkter Hüftgelenksbeweglichkeit (Differentialdiagnose Morbus Scheuermann).

Multiple kartilaginäre Exostosen

Bei diesem Erbleiden entwickeln sich multiple Exostosen nahe der Gelenke in den Metaphysenbereichen langer Röhrenknochen. Meist vergrößern sich die Exostosen während des Wachstums. Bei gelenknahen und ausgedehnten Exostosen kann es zu Bewegungseinschränkungen, Druckschmerzen von Weichteilen und zur Kompression peripherer Nerven kommen. Besonders bei Exostosen nahe den Gelenken kommt es des öfteren zu Wachstumsfehlentwicklungen. Die Exostosen hören im allgemeinen am Ende der Pubertät auf zu wachsen. Ein Minderwuchs ist häufig gegeben. Eine maligne Entartung erfolgt nur selten.

Orthopädische Problematik: Eine Operation ist angezeigt bei erheblicher Funktionsbeeinträchtigung, bei Kompressionen benachbarter Strukturen (Weichteile, Nerven), bei Störungen des Wachstums und bei Malignitätsverdacht.

Differentialdiagnose: Enchondromatose, Osteochondrome, reaktive Exostosen, Myositis ossificans.

Enchondromatose

Das Auftreten multipler Enchondrome wird als Enchondromatose bezeichnet. Die Enchondrome finden sich vorwiegend an den Metaphysen und Diaphysen knorpelig präformierter Knochen. Das Krankheitsbild ist selten bei der Geburt feststellbar. Aufgrund von Fehlstellungen, besonders der Finger und ganzer Extremitäten oder gar pathologischer Frakturen, wird es erkannt. Ein sicherer Anhalt für eine Vererbbarkeit des Leidens besteht nicht. Selten kommt es zu einem Zwergenwuchs. Wachstumsstörungen, besonders bei der Halbseitenform (Olliersche Erkrankung) bedeuten eine, zum Teil ausgeprägte Beinlängendifferenz.

Orthopädische Problematik: Pathologische Frakturen, Beinverkürzungen und Achsenfehler erfordern oft operative Maßnahmen wie Tumorresektionen, Beinlängenausgleich und Korrekturosteotomien.

Differentialdiagnose: Fibröse Dysplasie, metaphysäre Chondrodysplasie, Kartilaginäre Exostosen.

Fibröse Dysplasie (Jaffé-Lichtenstein, Osteoitis fibrosa juvenilis)

Osteolytische Knochenerkrankung, der eine fehlerhafte Differenzierung in fibröses Mark und Faserknochen zugrunde liegt.

Erbfaktoren sind nicht bekannt. Die Erkrankung kann monostotisch auftreten, häufiger ist allerdings das generalisierte Auftreten der Veränderungen, vorwiegend in den Röhrenknochen. Typisch ist die hirtenstabförmige Verkrümmung des Femurs. Der Knochen wird durch Bindegewebe ersetzt.

Die Erkrankung beginnt in den ersten Lebensjahrzehnten. Im Allgemeinen nehmen die Osteolysen an Zahl und Größe bis zum Ende der Wachstumsperiode zu und stellen dann ihr Wachstum ein (Abb. **116**).

Die Schädelbasis kann betroffen sein mit entsprechend neurologischen Komplikationen. Eine maligne Entartung wird selten bei polyostotischen Formen beschrieben. Häufig ist allerdings eine Bestrahlung vorausgegangen. Schmerzen, Knochenverdickungen, pathologische Frakturen (heilen häufig in Verbiegungen und Verkürzungen aus) weisen auf das Krankheitsbild hin. Die Erkrankung wird in Verbindung mit milchkaffeefarbenartiger Pigmentierung (Café au lait) und sexueller Frühreife als Albright-Syndrom bezeichnet. Mädchen erkranken häufiger als Jungen.

Orthopädische Problematik: Die meisten Herde heilen spontan aus. Gelegentlich sind allerdings zur Frakturprophylaxe oder zur Vorbeugung von Fehlwachstum Orthesen oder Korrekturosteotomien mit Ausräumung des tumorösen Gewebes und gleichzeitiger Ausfüllung des Raumes mit Eigenknochen notwendig.

Differentialdiagnose: Ostitis fibrosa cystica Recklinghausen, nicht ossifizierende Fibrome, Morbus Paget, Meningiom, multiple Enchondrome.

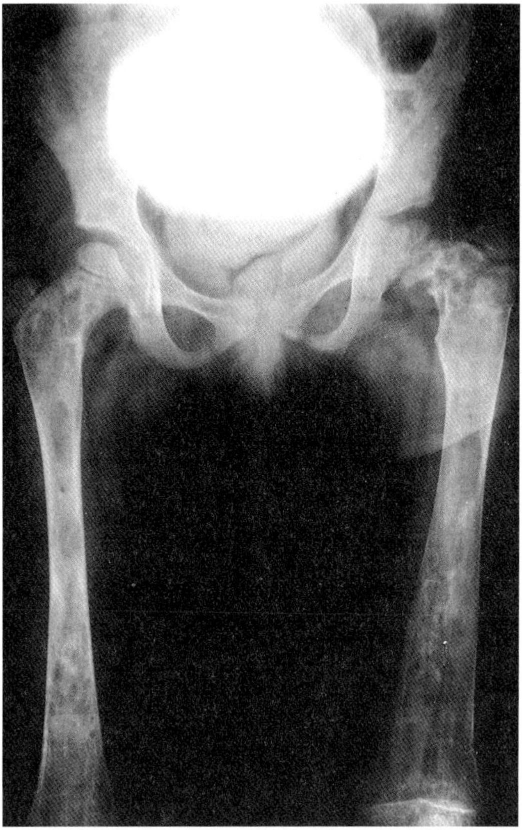

Abb. **116** Polyostotische fibröse Dysplasie. Multiple Schaftzysten und Sklerosierungszonen im Femur mit Beeinträchtigung der Wachstumsfugen. Defektbildung im Bereich des Schenkelhalses und zystische Auflockerung einer Beckenhälfte.

Neurofibromatose

Angeborene Erkrankung, die durch Fehlentwicklung des Skelettmuskel- und Nervensystems charakterisiert ist.

Das Krankheitsbild ist durch Pigmentflecke der Haut (Café au lait) sowie Tumorbildung innerhalb und außerhalb des Nervensystems gekennzeichnet (Neurofibrome, Schwannome). Neben den Haut- und Nervenveränderungen besteht eine hohe Inzidens an Knochendeformitäten, die entweder direkt durch neurofibromatöse Zerstörungen entstehen oder auf einer primären Fehlentwicklung des Skelettwachstums beruhen. Zusätzliche Zeichen sind Minderwuchs, Intelligenzschwäche, Störungen des Intestinaltraktes und Ausbildung von Meningeomen und Myomen sowie Gliomen des Gehirns. Eine sarkomatöse Entartung der Veränderung ist selten zu sehen.

In vielen Fällen sistiert das Fortschreiten der Krankheit mit dem Ende des Körperwachstums, in einigen Fällen schreitet es allerdings auch noch im Erwachsenenalter fort. An der Wirbelsäule stellen sich kyphoskoliotische Veränderungen ein, die ausgezeichnet sind durch eine hochgradige rasche, über den Wachstumsabschluß hinausgehende Progredienz. Besonders die Kyphose bereitet wegen ihrer Progredienz erhebliche Probleme. Lähmungen durch Überdehnung des Rückenmarks sind zu finden. Ein partieller Riesenwuchs, der eine ganze Körperhälfte betreffen kann, führt zur Dysproportionierung und Beinlängendifferenz.

Orthopädische Problematik: Die Behandlung ist abhängig von den vorhandenen Deformitäten. Eine Amputation ausgedehnter hypertrophischer Anteile kann gelegentlich notwendig werden. Die Kyphoskoliose erfordert eine frühzeitige Wirbelsäulenversteifung, da die Kurve sich rapide verschlechtert und eine Korsettbehandlung die Progredienz meist nicht aufhalten kann. Nach einer Operation und nach Wachstumsabschluß ist eine Korsettbehandlung oft noch notwendig, um das postoperative Ergebnis zu halten und weitere Verschlechterungen zu vermeiden. Neurofibromatöse Tumoren müssen bei Beschwerden entfernt werden.

Osteogenesis imperfecta

Bei der Osteogenesis imperfecta ist die Knochenbildung unvollkommen. Die Kortikalis ist dünn und die Spongiosa kalkarm. Es besteht eine vermehrte Knochenbrüchigkeit. Zwergenwuchsformen, Skoliosen, eine erhöhte Laxidität der Ligamente, Defekte der Zahnentwicklung und der Hörorgane sowie blaue Skleren können typische Zeichen für das Krankheitsbild sein.

Die Osteogenesis imperfecta läßt sich in vier Erscheinungsformen einteilen:

Die *erste Form* weist eine erhöhte Knochenbrüchigkeit und blaue Skleren auf mit teilweiser Störung der Zahnentwicklung. Frakturen treten oft erst bei kleinen Kindern – in seltenen Fällen auch bei Jugendlichen – in Erscheinung. Eine Besserung bzw. Sistieren der Erkrankung ist nach Eintritt der Pubertät zu erwarten. Die Knochenfestigkeit nimmt in diesem Lebensabschnitt deutlich zu.

Bei der *zweiten Form* liegt eine hohe Knochenbrüchigkeit vor. Hier kann es schon in utero zu multiplen Frakturen kommen. Totgeburten sind

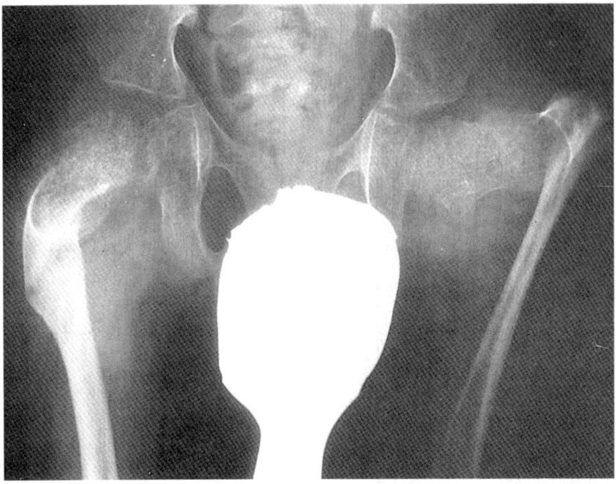

Abb. **117** Osteogenesis imperfecta. Hirtenstabartige Verbiegung beider Oberschenkelknochen

nicht selten, viele Kinder sterben in den ersten Tagen oder Wochen (Geburtstrauma, intrakranielle Blutungen, Frakturen).

Die *dritte Form* zeigt in schweren Fällen infolge der erhöhten Knochenbrüchigkeit Deformierungen der langen Röhrenknochen (Abb. **117**) des Schädels und der Wirbelsäule. Diese Form ist oft schwer gegenüber der zweiten Form abzugrenzen.

Bei der *vierten Form* der Osteogenesis imperfecta findet man unterschiedliche klinische Bilder. Leichtere Formen entsprechen dem Typ I, allerdings ohne blaue Skleren. Schwere Krankheitsverläufe lassen sich oft nicht von der dritten Form unterscheiden.

Die Typen II und IV sind vererbbar. Eine genetische Beratung scheint daher bei familiärer Belastung ratsam. Die Ultraschalluntersuchung ermöglicht heute in utero oft schon eine frühzeitige Diagnose.

Orthopädische Problematik: Das Ziel der Behandlung liegt in der frühzeitigen Korrektur von Fehlstellungen und der Vermeidung von Frakturen, um das Fehlwachstum so gering wie möglich zu halten. Knochenverbiegungen und in Fehlstellung und Verkürzung verheilte Frakturen führen in vielen Fällen zum sekundären, unproportionierten Zwergenwuchs.

Bei Säuglingen und Kleinkindern sind Schienenbehandlungen ([Kunststoff] Gipse) zur Vorbeugung von Verbiegungen und Brüchen sinnvoll.

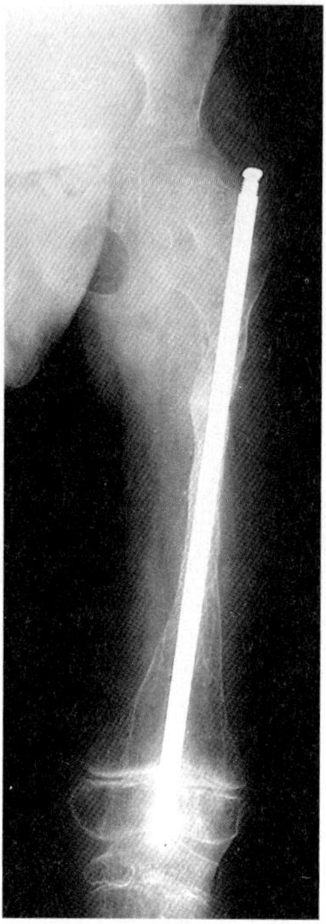

Abb. **118** Korrektur eines in Abb. 117 hirtenstabartig verbogenen Femurs durch einen mitwachsenden Metallstab (Bailey-Nagel)

Kontraktursichere Lagerungen und Krankengymnastik helfen einer Inaktivitätsosteoporose und Muskelatrophien vorzubeugen.

Medikamentös (Vitamin C, Kalzium u. a.) kann in einigen Fällen die Frakturneigung herabgesetzt werden.

Gelegentlich sind allerdings operative Korrekturen mittels Osteosyntheseverfahren notwendig. Intramedullär eingebrachte „mitwachsende" Metallstäbe (Abb. **118**) (Marknagel oder Teleskopnagel nach Bailey) erlauben nach der Korrektur, besonders bei Femurfrakturen, das Weiterwachsen des Knochens.

Differentialdiagnose: Rachitis, Vitamin-A-Hypervitaminose.

Juvenile idiopathische Osteoporose

Wahrscheinlich erbliche Erkrankung, bei unbekanntem Stoffwechseldefekt, der zu einer Störung der endostalen Knochenbildung führt. Das Krankheitsbild tritt einige Jahre vor der Pubertät auf und heilt nach 3–5

Jahren spontan aus. In relativ kurzer Zeit kommt es zu einer diffusen Demineralisation des Knochens mit gehäuftem Auftreten von Frakturen, besonders der Wirbelkörper, Rippen, Klavikula, Femur und des Humerushalses. Im fortgeschrittenem Stadium tritt eine Kyphoskoliose zusätzlich auf.

Schmerzen, besonders in der Wirbelsäule, ohne äußeres Trauma sind typisch. Die Diagnose der juvenilen Osteoporose ist röntgenologisch zu stellen. Im Laufe der Krankheit kommt es zu den typischen Keilwirbelbildungen in der Brustwirbelsäule und zu den fischwirbelartigen Deformierungen in der Lendenwirbelsäule.

Orthopädische Problematik: Die Behandlung von Brüchen der Extremitäten und Wirbelsäule entsprechen der Behandlung der Osteogenesis imperfecta. Die Ausbildung einer Kyphoskoliose erfordert eine Korsett-, seltener eine operative Behandlung im Sinne einer Wirbelsäulenfusion.

Die Krankengymnastik verhindert eine Zunahme der Osteoporose durch die Immobilisation nach Frakturen und während der Korsettbehandlung.

Differentialdiagnose: Alle Grunderkrankungen, die eine frühzeitige Osteoporose entwickeln, müssen ausgeschlossen werden, wie die Osteogenesis imperfecta, akute Leukämie, Lebererkrankungen, der Hyperparathyreoidismus und Langzeittherapie mit Kortikosteroiden (juvenile, rheumatoide Arthritis).

Osteopetrosen (Marmorknochenkrankheit, Albers-Schönbergsche Krankheit)

Skeletterkrankung mit Verdichtung und Verdickung der Knochenstruktur. Die Osteopetrosis congenita zeigt sich in den ersten Lebensmonaten. Merkmale sind: Anämie, späte Zahnentwicklung, selten Hydrozephalus, Nervenkompressionen der Wirbelsäule, Hepatomegalie u. a. Sichtbare, äußere Skelettdeformitäten zeigen sich anfangs nicht. Coxa-vara- und Genu-valgum-Stellungen und Fehlstellungen nach Frakturen treten gehäuft auf. Die Osteopetrosis-tarda-Form tritt bei älteren Kindern und bei Erwachsenen auf. Eine besondere Frakturanfälligkeit durch den Elastizitätsverlust der Knochen ist gegeben. Das Längenwachstum ist nicht gestört.

Orthopädische Problematik: Frakturen der langen Röhrenknochen werden mittels Plattenosteosynthesen versorgt (Marknagelung ist nicht möglich), die Knochenheilung ist normal.

Osteopoikilie

Systemerkrankung mit fleckförmiger Spongiosaverdichtung in den Extremitätenknochen, den Schultern und des Beckengürtels. Im Zusammenhang mit dieser Erkrankung treten Hautveränderungen auf.

Orthopädische Probleme ergeben sich aus diesem Krankheitsbild nicht.

Myositis ossificans progressiva

Angeborene, vererbte Störung mit Veränderung im Bindegewebe und mit besonderem Befall der Aponeurosen, Sehnen sowie Muskelfasern.

Das Krankheitsbild ist abzugrenzen von der lokalisierten traumatischen Myositis. Klinisch kann sich die Erkrankung intrauterin ausbilden, meist tritt sie jedoch in den ersten Lebensjahren auf. Es kommt zu schubweisem Ausbilden von zunächst weichen, oft schmerzhaften Schwellungen, anfänglich am Hinterkopf, Hals und Rücken lokalisiert, die mit Zeichen einer allgemeinen Erkrankung einhergehen, wie Fieber und zeitweiligem Erbrechen. Im Verlauf von Wochen, Monaten und Jahren kommt es zu einer zunehmenden Verhärtung, später auch Verkalkung und Knochenbildung der Veränderungen, besonders im Bereich der Muskeln von kopf- nach fußwärts. Dies kann zu einer allmählichen Immobilisation, mit entsprechenden lebensbedrohlichen Komplikationen führen (Atemeinschränkungen). Der Prozeß verlangsamt sich mit Abschluß des Wachstums und kommt dann zum Stillstand.

Orthopädische Behandlung: Gelegentlich ist das operative Entfernen der Verkalkungen notwendig. Rezidive treten gehäuft auf. Medikamentös wird Diphos und Kortison appliziert.

Marfan-Syndrom

Erblich generalisierte Bindegewebsschwäche mit allgemeiner Bandlaxidität. Die Hypotonie der Muskulatur zeigt das Erscheinungsbild einer Myopathie. Das Syndrom besteht in Defekten des Muskelskeletts, der Augen und dem kardiovaskulären System. Die Betroffenen erscheinen ausgesprochen groß, und im Verhältnis zum Rumpf haben sie außergewöhnlich lange Extremitäten. Luxationen von Schulter- und Hüftgelenken, Platt- und Spreizfüße sowie Skoliosen sind typisch. Die Skoliosen tendieren zur raschen Verschlechterung. Häufig kommt es zu einer zusätzlichen Trichterbrustentwicklung bei 3- bis 4jährigen Kindern.

Orthopädische Behandlung: Die Schulter und Kniescheibenluxation erfordert eine frühe Behandlung. Die Skoliose sollte rechtzeitig durch ein Korsett oder eine Operation therapiert werden. Die Plattfußbehandlung erfolgt durch Gipsbehandlung oder Operation.

Arthrogryposis multiplex congenita (angeborene multiple allseitige Bewegungsbehinderung)

Der Arthrogryposis multiplex congenita liegt eine frühembryonale Muskelentwicklungsstörung zugrunde.

Die Ätiologie ist unbekannt. Aufgrund des charakteristischen klinischen Bildes läßt sich diese Erkrankung eindeutig von anderen Bewegungseinschränkungen (Kontrakturen) abgrenzen.

Nach Rompe ist die allseitige, hochgradige Behinderung der betroffenen Gelenke, bei geringer verbleibender Restbeweglichkeit, typisch.

Die Erkrankung kann nur die oberen oder die unteren Extremitäten betreffen. Die tetramele Form der Erkrankung ist besonders schwerwiegend. Die Veränderungen bleiben nach der Geburt stationär und zeigen keine Besserungstendenz oder Verschlechterung. Längerfristig kommt es allerdings proximal und distal der steifen Gelenke zu zunehmender Atrophie der noch verbleibenden Muskulatur.

Klinik: Die Haut ist dünn, weich und das Subkutangewebe dürftig. Die Hautfältelung ist fast aufgehoben. Die Gelenk- und Muskelkonturen fehlen in vielen Bereichen. Kinder sehen aus wie Puppen. Klumpfüße, steife, zum Teil luxierte Hüftgelenke, Kniekontrakturen und Patellaluxationen sind typische weitere Befunde. Mit dieser Erkrankung kombiniert können Leistenbrüche, Gaumenspalten, Herzfehler und Störungen des Urogenitaltraktes auftreten.

Therapie: Das Ziel der Behandlung ist die Beseitigung der Kontrakturen sowie Förderung der Gelenkbeweglichkeit und der Muskelkraft. Schon früh muß konsequent durch Krankengymnastik und redressierende Gipsverbände versucht werden, die Kontrakturen zu beeinflussen. Zur Funktionsbesserung sind meist zusätzlich operative Behandlungen notwendig.

Obere Extremitäten: Gips- bzw. Schienenbehandlung zur Redression und Lagerung mit intensiver Krankengymnastik zur Therapie der Unbeweglichkeit von Schulter- und Ellenbogengelenk. Da die Streckung im Ellenbogengelenk gegeben ist, ist später eine Muskeltransposition zur Beugefähigkeit notwendig. Handgelenke und Hand sind häufig stark betroffen, jedoch gut in der Funktion.

Füße: Die Füße sind immer betroffen, meist in Form eines rigiden Klumpfußes, selten auch eines Plattfußes. Die Behandlung erfolgt wie bei dem myopathischen Klumpfuß, bzw. Plattfuß. Die Mehrzahl erfordert aber ein chirurgisches Vorgehen, bis hin zur Talusexstirpation und späteren Arthrodese.

Kniegelenke: Das Knie liegt in Streckung, selten in Beugung oder Überstreckung. Gips- und Schienenversorgung sowie Krankengymnastik und bei Persistenz der Kontrakturen ein chirurgischer Eingriff mit Kapseldiszision und Quadrizepsverlängerung sind notwendig. Das flektierte Knie erfordert eine frühzeitige Kniebeugesehnenverlängerung und Kapseldiszision.

Hüften: Muskel- und Weichteilkontrakturen finden sich häufig in Verbindung mit einer Luxation. Die Behandlung entspricht im wesentlichen der der idiopathischen Hüftluxation.

Wirbelsäule: Bei Befall aller vier Extremitäten ist bis zu 20 % eine Skoliose vorhanden. Sie bildet sich aus wie eine großbogige, paralytische Kurve. Die Behandlung entspricht der der paralytischen Skoliosen.

Differentialdiagnose: Larsson-Syndrom, kongenitale kontrakte Arachnodaktylie, Marfan-Syndrom, Trisomie 18.

Stoffwechselstörungen

Durch verminderte Enzymaktivitäten werden Mukopolysaccharide allein oder zusammen mit Glykolipiden in verschiedenen Geweben gespeichert. Die jeweilige Diagnose ergibt sich aus der Kombination von generalisierten klinischen und röntgenologischen Befunden. Die meisten Speichererkrankungen beeinflussen die Skelettentwicklung und entwickeln sich gewöhnlich in der frühen Kindheit. In der Mehrzahl handelt es sich um progressive Leiden schlechter Prognose. Viele Kinder sterben schon in jungen Jahren.

Pfaundler-Hurler-Krankheit

Das Leiden kommt in der Früh- und Spätform vor. Hochgradiger Zwergwuchs oder Minderwuchs und Veränderung von Kopf und Gesicht, hervortretende Stirnsattelnase, wulstige Lippen, große Ohren sind typisch. Neben einer tiefen Wirbelsäulenkyphose im Bereich des dorsolumbalen Überganges finden sich eine Trichterbrustausbildung sowie gelegentlich Fußdeformitäten wie Platt- und Klumpfuß. Der Tod tritt meist vor der Pubertät, als Folge von Herz- und Gefäßerkrankungen, ein.

Morquio-Brailsford-Krankheit

Die Erkrankung tritt zu Beginn des 2. Lebensjahres auf und zeigt das Bild eines dysproportionierten Zwerges. Oft steht die Erkrankung der Wirbelsäule im Vordergrund mit Minderwuchs und Skolioseentstehung. Stets existieren epiphysäre Wachstumsstörungen mit Gelenkdeformitäten und Kontrakturen.

Weitere Stoffwechselerkrankungen sind: Zystinose, Homozystinurie und die juvenile Gicht.

Störungen des Mineralstoffwechsels

Rachitis (Vitamin-D-Mangel)

Der Vitamin-D-Mangel führt zu charakteristischen Veränderungen am wachsenden Skelett aufgrund einer mangelnden Mineralisation der Knochensubstanz. Das epimetaphysäre Wachstum ist gestört.

Der Mangelzustand entsteht entweder durch ungenügende Vitaminaufnahme durch die Nahrung oder bei lichtarmem Aufwachsen der Kinder, da erst Sonnenlicht ein im Körper vorhandenes Provitamin in das eigentliche Vitamin D umwandelt. Fördernde Faktoren sind zusätzlich künstliche Ernährung, Fehlernährung, Milchüberfütterung, zu frühe Geburt und eine familiäre Disposition.

Auch wenn genügend Osteoid- und Knorpelmassen vorhanden sind, kommt es bei mangelnder Verkalkung in schweren und unbehandelten Fällen zu ungenügender Stabilität. Der Knochen ist weich und wenig belastbar. Ferner kommt es zu einer Verminderung des Muskeltonus und Herabsetzung der Infektabwehr.

Klinik: Die Rachitis betrifft vorzugsweise die rasch wachsenden Knochen. Die eindrucksvollsten Symptome finden sich zwischen dem 6. Lebensmonat und 3. Jahr. Skelettsymptome sind der Kraniotabes (umschriebene leicht eindrückbare Erweichung am hinteren Teil des Scheitelbeines und des Occiput), der rachitische Rosenkranz (Auftreibung der Knorpel-Knochen-Grenzen der Rippen), die Harrisonsche Furche (Einziehung der Rippen am Zwerchfellansatz), Hühner- und Trichterbrust, Wirbelsäulenverkrümmungen in Form von Skoliosen, Kyphosen und Lordosen. Auch die Coxa vara, Genua vara und valga sowie Beckendeformierungen können Folgen dieser Stoffwechselstörung sein. Aufgrund der Muskelhypotonie stellt sich eine erhöhte Laxidität der Bänder und Sehnen ein mit Senk-Spreiz-Fuß-Bildung und schlaffer Haltung. Im späterem Alter kann dies zu einem Haltungsverfall führen und die Entstehung eines Sitzbuckels und einer Skoliose begünstigen. Die statomotorische Entwicklung ist verzögert, das Laufenlernen oft verspätet.

Röntgen: Die ersten Zeichen sind verbreiterte und unregelmäßige Epiphysenfugen mit becherförmig aufgetriebenen Metaphysen. Wegen des verminderten Mineralgehaltes der Knochen zeigt sich eine unscharfe Knochenstruktur.

Therapie: Die Primärbehandlung besteht in der Behebung des Vitamin-D-Mangels (Vigantol). Die Verbiegungen gehen zum Teil zurück und die Muskelschwäche nimmt ab. Schwere Knick-Senk-Füße erfordern stützende Einlagen. Kommt es trotz adäquater medikamentöser Therapie zu keiner spontanen Korrektur oder gar zu einer Progredienz der Verbiegung, muß schon vor Wachstumsabschluß (am besten vor der Einschulung) die Indikation zur Korrekturosteotomie gestellt werden.

Durch metaphysäre Osteotomien an Hüfte und Kniegelenk, gelegentlich auch supramalleolär, können ausreichend differenziert Achsenfehlstellungen korrigiert werden. Der rachitische Rundrücken erfordert frühzeitig Gipsredressionen, evtl. ein Bauchliegebrett und krankengymnastische Übungen. Eine schwere Kielbrust sollte im Alter von 7–8 Jahren operativ korrigiert werden.

Störungen der Nebenschilddrüsenfunktion (primärer, sekundärer, tertiärer Hyperparathyreoidismus, der Hypo- und Pseudohypoparathyreoidismus), die idiopathische Hyperkalzämie, die Hypophosphatasie, die Hypervitaminosis D und die renale Osteopathie sind weitere Stoffwechselerkrankungen, die Skelettdeformitäten hervorrufen können. Es handelt sich um Fehlstellungen der unteren Extremitäten mit Ausbildung einer Coxa vara, Varus- und Antekurvationsstellungen von Femur und Tibia. Bei frühzeitiger Feststellung und entsprechender adäquater Behandlung der Erkrankung läßt sich ein Fortschreiten der Verbiegungen verhindern; Spontanheilungen werden oft gesehen. Bei erheblichen Fehlstellungen sind allerdings Korrekturosteotomien notwendig. Vitaminmangelerscheinungen (Vitamin C–A) bedingen Skelettveränderungen, finden sich aber in Europa extrem selten. Auch endokrine Störungen gehen mit Veränderungen am Skelettsystem einher. Die Unterfunktion der Hypophyse kann zu einem proportionierten Zwergenwuchs führen; eine Hypersekretion bedeutet Riesenwuchs.

Differentialdiagnose: Vitamin-D-resistente Rachitis (Funktionsstörungen der Nierentubuli), familiäre Hypophosphatämie, progressive Muskeldystrophie, Crus varum congenitum, Tibia vara, Chondrodystrophie, Osteogenesis imperfecta, Hypothyreose, Morbus Down.

Bei den Schilddrüsenerkrankungen ist die *angeborene Hypothyreose* von besonderer orthopädischer Bedeutung (Kretinismus). Seitens des Skelettwachstums besteht eine Störung des Knochenwachstums und der Knochenreifung. Die Epiphysenkerne erscheinen spät und entwickeln sich unregelmäßig. Die Epiphysenfugen wachsen langsam und bleiben über den normalen Zeitpunkt des Epiphysenanschlusses hinaus offen. Auch Veränderungen der Metaphysen sind häufig.

Differentialdiagnostisch sind der Morbus Perthes, das verzögerte Auftreten des Hüftkopfkernes bei Hüftluxationen und Hüftkopfnekrosen sowie Hüftkopfkernveränderungen bei epimetaphysären Dysplasien abzugrenzen.

Vaskuläre Störungen

Klippel-Trenaunay-Syndrom

Angeborener, auf eine Extremität begrenzter Riesenwuchs mit Naevi und Varizen. In der Mehrzahl sind die Beine betroffen. Es bestehen Übergänge zum Sturge-Weber-Syndrom, mit angiomatösen Veränderungen des Gesichts und der Hirnhäute und spastischer Hemiparese. Ateriovenöse Fisteln, Hämangiome, Venektasien bedeuten eine Veränderung und Vermehrung der Durchblutung mit Vergrößerung des Längen- und Dickenwachstums der betroffenen Körperabschnitte.

Orthopädische Probleme: Es treten in Folge der Durchblutungsveränderungen Beinlängendifferenzen, partieller Riesenwuchs und Skoliosen auf. Eine kausale Therapie ist nur durch gefäßchirurgische Eingriffe möglich, mit Drosselung der arteriovenösen Kurzschlüsse, einer Verringerung der Blutzufuhr zu den Angiomen oder Verödung der betroffenen Varizen.

Zur Klärung der speziellen Gefäßformation und der Zirkulationsverhältnisse sind Arteriographien, Phlebographien und Lymphographien notwendig.

Geringe Beinlängendifferenzen lassen sich mit einer Schuherhöhung ausgleichen. Größere Beinlängendifferenzen erfordern operative Korrekturen, bis hin zu Amputationen bei extremen Längen und Umfangsdifferenzen.

Skelettschäden bei hämatologischen Affektionen

Leukämie

Leukämische Knochenveränderungen sind durch invasives, weniger durch destruktives Wachstum gekennzeichnet.

Klinik: Der Krankheitsbeginn kann schleichend sein oder relativ akut mit Fieber und Knochenschmerzen. Manchmal treten im engen zeitlichen Zusammenhang auch hämatologische Krankheitszeichen, wie Blutungen und Vergrößerungen der lymphatischen Organe, auf. Die Diagnose ist aus dem Knochenpunktat, aber auch röntgenologisch in der Regel eindeutig zu stellen.

Therapie: Sie beruht auf einem ursprünglich von Pinkel angegebenen Plan: Prednison, Methotrexat, Endoxan, Vincristin, Adriamycin. Die orthopädischen Probleme treten dann in den Hintergrund.

Differentialdiagnose: Jugendlicher Rheumatismus, eine Osteomyelitis und eine Verletzung sind häufig die Erstdiagnosen. Das Auftreten von rheumatischen Beschwerden sollte allerdings, gerade bei Kindern, an eine Leukämie mit Skelettbeteiligung denken lassen und Anlaß zu einer Skelettröntgenuntersuchung geben.

Hämophilie

Geschlechtsgebundene rezessive Vererbung, heterozygote Frauen sind phänotypisch gesund. Sie geben aber das kranke Gen an die Hälfte ihrer männlichen und weiblichen Nachkommen weiter.

Hämophilie A-B

Es besteht eine herabgesetzte Blutstillung durch Fehlen von Blutplasmafaktoren. Die klinischen Veränderungen sind bei beiden Formen gleich. Blutergelenke sind häufig die ersten Zeichen einer Hämophilie. Befallen werden hauptsächlich das Knie, Ellenbogen und oberes Sprunggelenk, selten die Hüfte. Die Kniegelenke sind prall, gerötet, glänzend, überwärmt, mit deutlichem Bewegungsschmerz. Wichtig ist, bei ungeklärten Gelenkhämatomen an die Möglichkeit einer solchen pathologischen Blutgerinnungsstörung zu denken. Eine Gelenkpunktion oder Operation könnte zu zusätzlichen Blutungen führen, mit lebensbedrohlichen Zuständen.

Röntgen: Zunächst zeigt sich eine Gelenkspalterweiterung, später eine Gelenkverschmälerung, durch Zerstörung und Unterminierung des Gelenkknorpels. Es kommt zu Einblutungen in den Knochen mit Entstehung von zystenartigen Hohlräumen, die wie Pseudotumoren imponieren können (Differentialdiagnose: Knochensarkom).

Therapie: Eine gezielte hämatologische Behandlung mit Bluttransfusionen und Ersatz der fehlenden Gerinnungsfaktoren. – Orthopädisch stehen eine kontrakturverhütende Lagerungsbehandlung und vorsichtige krankengymnastische Übungsbehandlung im Vordergrund. Eine Apparateversorgung, frühzeitige Synovektomien, besonders der Kniegelenke, bringen eine deutliche Funktionsbesserung. Bei ausgeprägteren Deformierungen infolge von Wachstumsstörungen sind später Korrekturosteotomien notwendig.

Primäre Knochentumoren

Die Knochentumoren werden nach klinischen und prognostischen Gesichtspunkten in gutartige, primär bösartige, potentiell bösartige Knochentumoren, Metastasen und die sich gutartig verhaltenden tumorähnlichen Knochenprozesse eingeteilt. Eine Tumordiagnose ist erfahrungsgemäß auf klinischem und röntgenologischem Wege selten mit Sicherheit zu stellen. Eine zuverlässige Artdiagnose kann nur durch die histologische Untersuchung und aus der Verlaufskontrolle ermittelt werden.

Der tumorähnliche Knochenprozeß bedeutet, wie der Name sagt, keinen echten Tumor, sondern Veränderungen, die bezüglich ihrer klinischen

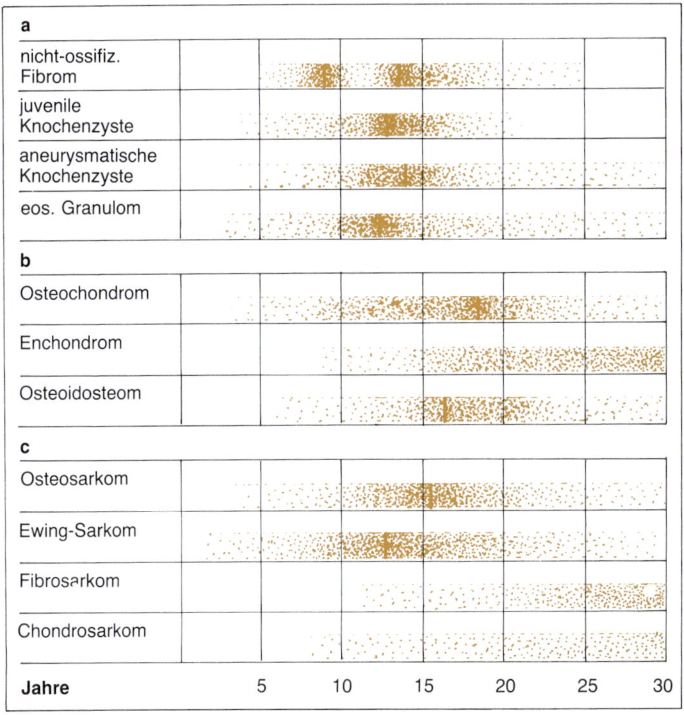

Abb. **119** Die Lebensalter, in welchen Knochentumoren zu erwarten sind. Die Mehrzahl der primären benignen und malignen Tumoren treten in der Wachstumsperiode auf

Symptome, ihres Wachstums und der röntgenologischen Veränderungen einem echten Tumor ähneln. Aus klinisch-therapeutischen Aspekten werden die Begriffe „potentiell maligne" oder „semimaligne" benutzt. Die semimalignen Knochentumoren, zu denen die Riesenzelltumoren, das chondromyxoide Knochenfibrom und die Chondrome der langen Röhrenknochen und des Beckens gezählt werden können, sind charakterisiert durch ein lokalinvasives und destruktives Wachstum mit hoher Rezidivneigung und später Metastasierung. Die Metastasierung der malignen Knochentumoren geschieht meistens schon sehr früh und vorwiegend hämatogen, mit einer bevorzugten Lokalisation in der Lunge. – Mehr als die Hälfte aller primären Knochentumoren betreffen Kinder und Jugendliche (Abb. **119**).

Fast zwei Drittel der Knochentumoren sind in den Extremitäten, besonders in der Nähe der großen Gelenke, wie Hüft- und Kniegelenken, lokalisiert. Wegen der uncharakteristischen Symptomatologie vergeht oft eine lange Zeit bis die Diagnose Tumor gestellt wird. Die klinische Symptomatik und Anamnese eines Knochentumors ist weitgehend unspezifisch. (Nächtliche) Schmerzen, Bewegungseinschränkungen, lokale Entzündungszeichen, Schwellungen, Überwärmungen, sind unspezifische Zeichen und können ebenso völlig fehlen.

Fieber, BSG-Beschleunigungen und laborchemische Veränderungen werden bei Knochentumoren (jedenfalls bei malignen) beobachtet, geben aber keinen Hinweis auf die Art des Tumors. Eine lange Anamnesedauer ist eher bei benignen, als bei malignen Prozessen nachweisbar. Oft wird der Tumor zufällig und im Zusammenhang mit einer Verletzung (pathologische Fraktur) diagnostiziert. Röntgenologisch kann in der Übersichtsaufnahme nicht nur die Existenz eines Tumors nachgewiesen werden, sondern es besteht häufig die Möglichkeit, aus der Lage, Form und Ausdehnung des Tumors eine Verdachtsdiagnose zu stellen. Osteolytische Knochendestruktionen, sklerosierende Randsäume, periostale Reaktionen, lamelläre- und spikuläre Periostreaktionen sind typische Röntgenzeichen für Tumoren von benigner und maligner Art. Aber auch Knochenentzündungen gehen mit ähnlichen Veränderungen einher.

Zusatzuntersuchungen, wie Tomographie, Angiographie, Computertomographie, Szintigraphie, Kernspintomographie und Ultraschall, im Zusammenhang mit einer offenen oder geschlossenen chirurgischen Probeentnahme vom Tumorgewebe, sichern letztendlich die Diagnose. Die Berücksichtigung des Alters der an einem Knochentumor erkrankten Kinder und Jugendlichen spielt eine große Rolle in der differentialdiagnostischen Abklärung.

Bis zum 5. Lebensjahr sind Tumoren im Kindesalter selten. Zwischen dem 6. und 15. Lebensjahr überwiegen an gutartigen Tumoren die tumorähnlichen Prozesse, wie die juvenile und aneurysmatische Knochenzyste und das eosinophile Granulom, das nicht ossifizierende Knochenfibrom, das Osteoid-Osteom und die fibröse Dysplasie. Das Ewing-Sarkom ist der häufigste bösartige Tumor.

Besonders Zonen zellenverstärkten Wachstums (Epimetaphyse) mit intensiver Zellaktivität bergen die Gefahr der Entwicklung maligner und benigner Tumoren in sich.

Die Behandlung maligner Knochentumoren bestand lange Zeit allein in der chirurgischen Therapie. Durch frühzeitige Bestrahlung mancher Tumoren (Ewing-Sarkom) und einer komplexen Chemotherapie sind bei peripherem Befall, wenn möglich, extremitätenerhaltende Tumorsektionsbehandlungen der Amputation vorzuziehen.

Bei Metastasen im Becken und in der Wirbelsäule sind häufig nur begrenzende und teils verstümmelnde Operationsverfahren möglich. Andere maligne Tumoren (Fibro-, Chondrosarkom), die weder auf Bestrahlungs- und Chemotherapie ansprechen, sind ausschließlich durch chirurgisches Vorgehen anzugehen.

Die operative Therapie eines benignen Tumors hängt in erster Linie von dessen lokaler Rezidivneigung ab. Tumoren mit hoher Rezidivtendenz, wie das Chondromyxoidfibrom, das Osteoblastom und die aneurysmatische Knochenzyste, sollten wenn möglich „en-bloc" reseziert werden. Besonders an der Wirbelsäule sind En-bloc-Resektionen schwierig.

Durch Tumoren entstehen bei Kindern und Jugendlichen oft Wachstumsstörungen mit Deformitäten. Bei einer Gelenkbeteiligung an der Wirbelsäule können lokalisierte Tumoren, wie das Osteoid-Osteom oder das Osteoblastom, zur Entwicklung von Skoliosen Anlaß geben.

Durch die Bestrahlung wachsender Röhrenknochen, besonders der Epiphysen, wird das weitere Wachstum gehemmt bis hin zu Asymmetrien oder dysproportioniertem Minderwuchs. Auch genetische Defekte der Strahlenbehandlung müssen bedacht werden.

Die häufigsten tumorähnlichen Knochenveränderungen

Nicht ossifizierendes Fibrom

Gutartiger fibrohistiozytärer Knochenprozeß, vor allem in der Metaphyse der langen Röhrenknochen bei Kindern und Jugendlichen. Die Tumornatur des Leidens ist umstritten, da beobachtet wird, daß Krankheitsherde sich spontan innerhalb eines oder mehrerer Jahre ohne Therapie zurückbilden. Wachstumsstörungen, bzw. Entwicklungs- und Ossifikationsstörungen werden als Ursache angegeben.

Die Läsion beginnt nahe der Wachstumsfuge und wandert mit zunehmendem Längenwachstum diaphysenwärts. Die Hauptlokalisation ist die distale Femurmetaphyse, weitere bevorzugte Orte sind die proximale und distale Tibia.

Klinik: Ein Großteil der nichtossifizierenden Knochenfibrome wird meistens zufällig röntgenologisch entdeckt. Nur gelegentlich klagen die Kinder über leichte uncharakteristische, kurzandauernde Schmerzen, meistens in der Kniegelenksgegend. Selten kommt es bei größeren Tumoren zu einer pathologischen Fraktur als erstes Krankheitszeichen.

Röntgen: Das Röntgenbild ist sehr charakteristisch. Die Geschwülste liegen exzentrisch 2–5 cm von der Epiphysenplatte entfernt in der Metaphyse der langen Röhrenknochen, sind zystisch ohne oder nur mit gering ausgeprägter Innenstruktur nach medial durch eine sklerotische Zone umgeben. Die Kortikalis ist verdünnt und manchmal leicht vorgewölbt, jedoch stets erhalten. Die Mehrzahl aller nichtossifizierenden Knochenfibrome kann mit Sicherheit allein aus dem Röntgenbild diagnostiziert werden.

Therapie: Da das nichtossifizierende Knochenfibrom zur Spontanregression neigt, ist beim Fehlen von Symptomen im allgemeinen keine Therapie notwendig. Regelmäßige Verlaufskontrollen sind erforderlich, um eine eventuelle Vergrößerung rechtzeitig festzustellen. Insbesondere größere zentralliegende Formen zeigen weniger Rückbildungserscheinungen und können zum Teil noch größer werden.

In solchen Fällen, bei erheblichen Beschwerden oder Frakturen muß operiert werden mit Ausräumung und Auffüllung des Defektes mit eigenen Knochen. Die Prognose ist gut, und Rezidive sind nicht zu erwarten. Über maligne Entartungen wird nur vereinzelt in der Literatur berichtet.

Differentialdiagnose: Solitäre Knochenzyste, fibröse Dysplasie, chondromyxoid Fibrom, chronische entzündliche Prozesse.

Aneurysmatische Knochenzyste

Die aneurysmatische Knochenzyste ist eine gutartige Geschwulst. Die zumeist solitär zystisch mit Blut gefüllten Hohlräume ergeben eine exzentrische blasige Knochenauftreibung. Die Ätiologie ist unbekannt. Bevorzugter Sitz sind die Metaphysen langer Röhrenknochen, die Wirbelsäule sowie platte Knochen, wie z. B. das Becken. Die Altersprädilektion sind das zweite und dritte Lebensjahrzehnt.

Klinik: Die Erkrankung verläuft selten symptomlos. Hauptsymptome sind Schmerzen, Schwellungen, Bewegungseinschränkungen von Gelenken. Aneurysmatische Knochenzysten des Wirbels mit ihrer bevorzugten Lokalisation am Bogen und den Gelenkfortsätzen verursachen relativ früh einen radikulären Schmerz, der bis zur Paraplegie oder kompletten Querschnittssymptomatik führen kann. Bei stärkerer extraossärer Ausbreitung werden Bewegungseinschränkungen, Paresen und Paralysen beobachtet.

Röntgen: Exzentrische Lokalisation mit Osteolyse der Kompakta und extraossärer Ausdehnung der papierdünnen Kortikalis (Seifenblasenbild).

Therapie: Die aneurysmatische Knochenzyste muß chirurgisch behandelt werden. Soweit technisch durchführbar, sollte die Blockresektion vorgenommen werden. Sie vermindert gegenüber der Kürettage oder der einfachen Exzision die Rezidivrate deutlich. Chirurgisch nicht angehbare aneurysmatische Knochenzysten werden bestrahlt. Da in seltenen Fällen nach Bestrahlung maligne Entartungen beobachtet werden, sollte die Indikation zur Strahlentherapie mit großer Vorsicht gestellt werden, insbesondere wenn Jugendliche davon betroffen sind.

Differentialdiagnose: Riesenzelltumor, benignes Osteoblastom, Metastasen, juvenile Knochenzyste, eosinophiles Granulom, Osteosarkom, Chondrosarkom, fibröse Dysplasie.

Juvenile Knochenzyste

Die juvenile, solitäre Knochenzyste ist eine expansiv wachsende osteolytische, nicht tumoröse Knochenaffektion. Betroffen sind vorwiegend Kinder und Jugendliche, hauptsächlich Jungen. Die Ätiologie ist unbekannt. Es handelt sich um eine Wachstumsstörung der metaphysären Epiphysenplatte. Es besteht eine große Neigung zu Spontanfrakturen, eine Ausheilungstendenz nach einer Fraktur wird in etwa 20 % der Fälle beschrieben. Die Hauptlokalisationen sind die Metaphysen langer Röhrenknochen besonders des proximalen Humerus und Femurs.

Klinik: Die Symptomatik ist gering. Eine Schwellung und Druckschmerzhaftigkeit sowie Belastungs- und Bewegungsschmerzen können in einzelnen Fällen vorhanden sein. Die eigentliche Krankheitsdauer ist meist kurz, obwohl die Zysten bei ihrer Entdeckung meist eine erhebliche Größe aufweisen. In zwei Drittel der Fälle wird die Diagnose anläßlich einer Fraktur gestellt.

Röntgen: In der Metaphyse liegende Zyste, die je nach Größe in die Diaphyse reicht. Die Struktur kann ein- oder mehrkammrig sein (Abb. **120** a). Bei großen Zysten ist die Kortikalis deutlich verdünnt, dadurch sind pathologische Frakturen sowie Infraktionen sehr häufig. Die Epiphyse ist selten betroffen. Bei abgeschlossenem Wachstum kann die ursprünglich epiphysär entstandene Zyste diaphysenwärts gewandert sein.

Therapie: Als operative Verfahren stehen die Fenestration, Exkochleation und Auffüllung des Hohlraumes mit autologen und homologen Knochenspänen zur Verfügung. Wegen der hohen Rezidivrate und oft nicht ausreichender Eigenspongiosa bzw. Schädigung der Wachstumsapophyse am Beckenkamm, haben sich andere alternative Verfahren durchgesetzt. Die Kontinuitätsresektion mit Entfernen der Zyste im Gesunden und Überbrückung des Defektes mit einem autologen kortikospongiösen Span (Rippe, Wadenbein) unter Verwendung einer übungsstabilen Osteosynthese zeigen deutlich günstigere Ergebnisse und weniger Rezidive. In den letzten Jahren wurden auf Vorschlag von Scaglietti die Steroidinstillation mit unterschiedlichem Erfolg angewandt: In Allgemeinnarkose erfolgt mit 2 dicken Kanülen eine Punktion der Zyste, so daß die Flüssigkeit der Zyste abgelassen werden kann. Über eine verbleibende Nadel wird Metylprednisolonacetat gelöst in gleicher Flüssigkeitsmenge wie sie dem Zysteninhalt entspricht, instilliert. In der Regel werden 5 ml Flüssigkeit gewonnen und 40–80 mg Kortison injiziert; bis zu 6mal kann eine solche Kortisoninjektion vorgenommen werden (Abb. **120** b).

Differentialdiagnose: Riesenzelltumor, aneurysmatische Knochenzyste, Chondromyxoidfibrom, fibröse Dysplasie.

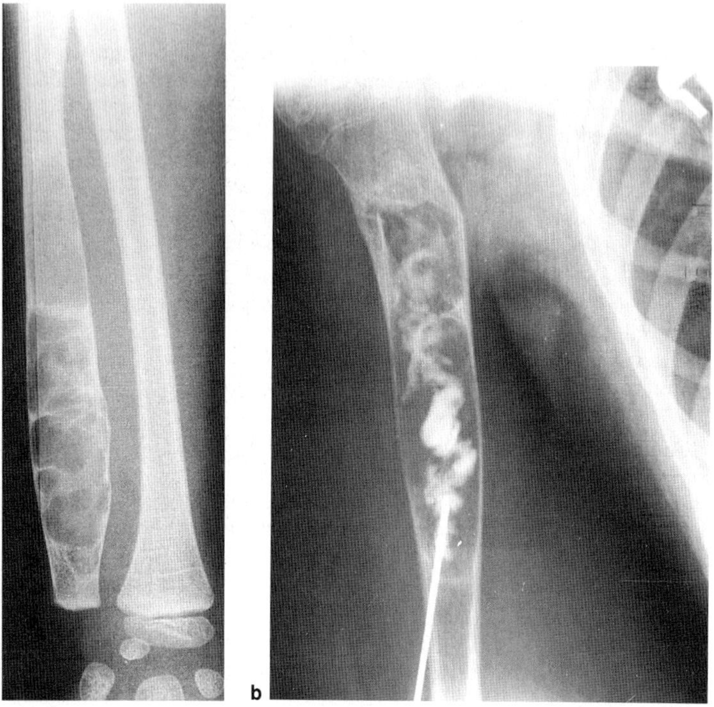

a b

Abb. **120** a) Jugendliche Knochenzyste. Ausgedehnte gekammerte zystische Aufhellung mit eierschalendünner Kortikalis der distalen Ulna, b) Knochenzyste im Humerus; liegende Punktionsnadel nach Auffüllung mit Kontrastmittel. Bestimmung der richtigen Nadellage und Zystengröße, anschließend Instillation von Steroid

Eosinophiles Granulom

Das eosinophile Knochengranulom ist ein osteolytischer Tumor retikulärer Knochenmarkszellen und granulomatösen Charakters. Es geht vom Gewebe des Markraumes aus. Die Ätiologie des eosinophilen Granuloms ist ungeklärt. Es kommt solitär in wenigen Herden oder multiple vor. Solitär auftretende Erkrankungen sind die häufigsten. Typische Lokalisationen des Tumors sind das Schädeldach, der Femur, der Unterkiefer, die Rippen, das Becken, die Wirbelsäule und der Humerus. Das eosinophile Granulom ist eine Erkrankung des Klein- und des Schulkindes.

Klinik: Der Tumor verursacht anfangs keine Beschwerden. Erst wenn die Herde rasch wachsen und eine gewisse Größe erreicht haben, entstehen örtliche Weichteilschwellungen und Schmerzen. Leichter Rückenschmerz bei Befall der Wirbelsäule, Kopfschmerz bei Betroffensein des Schädels und Gangstörungen bei Läsion des Beckens und der unteren Extremitäten können in einzelnen Fällen die ersten Symptome sein.

Röntgen: Solitäre oder multiple osteolytische Herde mit kortikalen und periostalen Reaktionen. Bei Befall der Wirbelsäule kann es zu Wirbelkörpereinbrüchen kommen und sich das von Calvé beschriebene Bild der Vertebra plana entwickeln.

Therapie: Eine spontane Heilungstendenz der eosinophilen Knochengranulome ist beschrieben. Stets ist die Diagnose histologisch zu stellen, da Klinik- und Röntgenbefund keineswegs charakteristisch sind, so daß eine Verwechslung mit einem Ewing-Sarkom oder Osteomyelitis ausgeschlossen werden muß. Bei Verdacht auf ein eosinophiles Granulom muß eine Untersuchung des übrigen Skeletts mittels Szintigraphie erfolgen. Die Ausräumung des eosinophilen Granuloms erfolgt primär chirurgisch mit Spongiosaauffüllung, je nach Sitz und Ausdehnung des Tumors. Ebenfalls wirksam sind Röntgenbestrahlungen mit niedrigen Dosen, was besonders bei chirurgisch nicht angehbaren Tumoren von Vorteil sein kann, jedoch in Epiphysennähe nicht angewendet werden sollte.

Bei multiplem Skelettbefall hat sich auch eine Chemotherapie in Kombination mit Kortikosteroiden bewährt.

Prognose: Die solitären und multiplen eosinophilen Knochengranulome haben eine sehr gute Prognose. Nur wenige Fälle gehen in eine Hand-Schüller-Christiansche oder Letterer-Siwesche Erkrankung über.

Differentialdiagnose: Alle osteolytischen Knochenerkrankungen.

Knochenbildende Tumore

Osteoid-Osteom

Das Osteoid-Osteom ist ein gutartiger osteoblastischer Tumor, meist schmerzhaft mit charakteristischem klinischen, röntgenologischen und histologischen Bild. Die Tumornatur ist umstritten. Er kann an allen Knochen vorkommen. Häufigste Lokalisationen sind die Diaphysen von Femur und Tibia, seltener Wirbelsäule (Wirbelbogen oder Fortsätze); auch in den Phalangen von Fuß und Hand finden sich diese Veränderungen. Das Osteoid-Osteom besteht aus einem scharf abgegrenzten, meist nicht einmal 1 cm großen Kern (Nidus) und einer unterschiedlich breiten umgebenen Zone reaktiv entstandenem verdichteten Knochen (Sklerosesaum). Der Nidus besteht aus verkalkten oder unverkalkten Osteoidbälkchen. Betroffen sind besonders Jugendliche und junge Erwachsene im Alter von 10–25 Jahren.

Klinik: Die Patienten klagen über langsam zunehmende Knochen- oder Gelenkschmerzen, die sich nachts verstärken und an Intensität im Laufe von Wochen und Monaten zunehmen. Die Beschwerden sprechen gut auf die Gabe von Salizylatderivaten (Aspirin) an. Bei Befall der Wirbelsäule strahlen die Schmerzen je nach Sitz in Schulter, Flanke, Becken oder Extremitäten aus. Charakteristische schmerzreflektorische Fehlhaltung und Funktionseinschränkung sind die Folge. Der lokale Wirbel- und radikuläre Schmerz sind wichtige Leitsymptome. Jede Entwicklung einer schmerzhaften Skoliose im Kindes- und Adoleszentenalter soll differentialdiagnostisch an ein Osteoid-Osteom denken lassen.

Röntgen: Das Bild ist gekennzeichnet durch die beiden Merkmale: zentraler Nidus als osteolytischer Defekt und der randständigen Sklerose. Im Falle einer Wirbellokalisation ergeben sich oft erhebliche Schwierigkeiten, denn hier sind die Osteoid-Osteome schwer nachzuweisen. Das Szintigramm zeigt den Herd eher als das Röntgenbild. Auch die computertomographische Untersuchung läßt den Nidus darstellen.

Therapie: Die Entfernung des Nidus ist in der Regel ausreichend. Die umgebende, häufig dichte sklerosierte Randzone bildet sich meist zurück. Eine Block-Resektion ist nicht notwendig, sie führt nicht selten zu einer Beeinträchtigung der Tragfähigkeit des Knochens. Der Schmerz ist nach der Nidusentfernung sofort verschwunden. Die nicht vollständige Entfernung des Tumors führt zu Rezidiven mit entsprechender Schmerzsymptomatik.

Differentialdiagnose: Brodie-Abszeß, Osteoblastom, chronische Osteomyelitis, Marschfraktur, maligne Knochentumoren.

Osteoblastom

Es handelt sich dabei um den großen Bruder des Osteoid-Osteoms mit einer Prädilektion für die Wirbelsäule, insbesondere die Bogen-, Quer- und Artikulationsfortsätze und langen Röhrenknochen der unteren Extremitäten. Der gutartige, meist solitär intramedullär wachsende gefäßreiche Knochentumor zeigt histologisch osteoidknochenbildende Strukturen. Das Adoleszentenalter und die 3. Lebensdekade werden eindeutig bevorzugt, er kann aber auch vereinzelt im Kleinkindesalter vorkommen.

Klinik: Klinisch fehlen die Nachtschmerzen und das gute Ansprechen der Schmerzen auf Salizylate. Sie erreichen nie die Schmerzintensität wie beim Osteoid-Osteom. Schwellungen bei gelenknahem Sitz und Bewegungseinschränkungen kommen vor. Sitzt die Geschwulst in der Wirbelsäule, treten oft neurologische Ausfälle bis hin zur Querschnittslähmung ein. Eine langsam sich entwickelnde skoliotische Fehlhaltung muß auch an ein Osteoblastom denken lassen.

Röntgen: Die Röntgenbefunde variieren stark und sind nicht spezifisch.

Es finden sich osteolytische Herde, die in den langen Röhrenknochen vorwiegend metaphysär an der Wirbelsäule, meist an den Wirbelbögen oder den Dornfortsätzen liegen. Die Tumoren weisen einen leicht sklerotischen Randsaum auf, der nicht das Ausmaß der Randsklerose des Osteoid-Osteoms erreicht.

Therapie: Bei symptomlosem Verlauf ist eine chirurgische Therapie nicht angezeigt. Als Behandlung ist eine Tumorausräumung mit Spongiosaauffüllung zu empfehlen. Ein zu radikales Vorgehen ist wegen der Gutartigkeit nicht notwendig. Rezidive sind selten.

Differentialdiagnose: Osteomyelitis, eosinophiles Granulom, Osteosarkom, Chondromyxoidfibrom, monostotische fibröse Dysplasie.

Knorpelbildende Tumoren

Enchondrom (Chondrom)

Gutartiger Tumor, der aus reifem hyalinen Knorpel aufgebaut ist (heterotrope Knorpelreste), und der sowohl zentral als auch exzentrisch vorkommt. Er weist seine höchste Frequenz im 2. Lebensjahrzehnt auf. Solitäre Enchondrome sind an allen Knochen beschrieben, besonders in den Phalangen der Hand, des Fußes sowie der Rippen. Stammnahe Chondrome in langen Röhrenknochen und im Stammskelett werden als potentiell maligne Geschwülste beurteilt.

Klinik: Ein großer Teil der Chondrome verläuft infolge des langsamen Wachstums asymptomatisch und stellt oft einen Nebenbefund bei einer Röntgenuntersuchung wegen einer anderen Krankheit dar. Meist besteht ein leichter Schmerz in Verbindung mit ein- oder allseitigen an Hand und Füßen kugelförmigen oder spindelförmigen Knochenauftreibungen. Frakturen mit gelegentlichem Zurückbleiben des Längenwachstums einer Gliedmaße oder Knochendeformierungen finden sich bei Kindern.

Röntgen: Scharf konturierte osteolytische zentral oder exzentrisch liegende Knochenprozesse, vornehmlich im metaphysären Bereich.

Therapie: Die einzig in Frage kommende Therapie ist die operative Entfernung des Tumors. Im Bereich der Phalangen bietet sich die Kürettage an mit Spongiosaauffüllung. Chondrome sind absolut strahlenresistent. Rezidive finden sich häufiger, deswegen ist eine radikale Tumorentfernung anzustreben, was besonders an Hand und Fuß nicht immer möglich ist. Die in den kleinen Hand- und Fußknochen vorkommenden Chondrome sind überwiegend gutartiger Natur. Chondrome der übrigen Skelettlokalisation, besonders die stammnahen Enchondrome, entarten zum Teil bis zu 50 % (Chondrosarkom). In diesen Fällen sollte unbedingt eine Blockresektion im Gesunden angestrebt werden, die gelegentlich auch die Amputation erforderlich macht.

Eine Verlaufsbeobachtung ist weiterhin wichtig. Das Auftreten multipler Chondrome wird als Enchondromatose bezeichnet und als Entwicklungsanomalie aufgefaßt (Dyschondroplasien). Bei multiplem Auftreten von Chondromen muß mit einer hohen Rate maligner Entartungen gerechnet werden.

Solitäres Osteochondrom (Kartilaginäre Exostose)

Häufigste aller benigner Knochentumoren. Es handelt sich um eine von hyalinem Knorpelgewebe kappenartig überzogene knöcherne Veränderung. Der Tumorsitz ist vorwiegend die Metaphyse der langen Röhrenknochen, mit gehäuftem Auftreten im kniegelenksnahen Abschnitt der Epimetaphyse von Femur und Tibia und proximalenmetaphyse des Humerus (Abb. **121**). Die Osteochondrome können breitbasig oder schmalbasig dem Knochen aufsitzen. Die Knorpelkappe erscheint nicht im Röntgenbild. Die kartilaginäre Exostose findet sich gehäuft im Kindes- und Jugendalter.

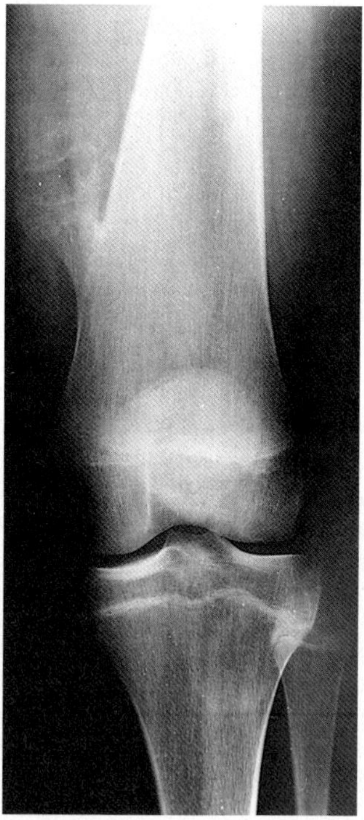

Abb. **121** Kartilaginäre Exostose am distalen medialen Femurrand bei einem 12jährigen Mädchen

Klinik: Eine schmerzlose Knochenverwölbung führt meistens zur Feststellung der Erkrankung. Beschwerden entstehen gelegentlich durch langsames Wachsen des Tumors mit Druck auf angrenzende Nerven, Gefäße und Weichteile. Häufig entsteht über der Exostose eine Bursa, die Anlaß zu Reizerscheinungen und lokal entzündlichen Symptomen geben kann. Große kartilaginäre Exostosen in Gelenknähe können zu Bewegungseinschränkungen führen. Auch ein Schnappen und Springen in Gelenknähe kann durch eine Exostose verursacht sein. Das Schulterblattknarren kann auch durch eine Exostose ausgelöst sein. Das Tumorwachstum erfolgt schubweise und hört bei einem Teil der Patienten mit Ende des Körperwachstums auf.

Therapie: Bei Abwesenheit von Symptomen ist bei gleichgroß bleibenden Tumoren ohne funktionelle Störungen eine Behandlung nicht notwendig. Regelmäßige Kontrollen zur Größenbeurteilung sind erforderlich. Kleine Exostosen erfordern in der Regel keine klinischen und röntgenologischen Kontrollen. Die Therapie ist bei Beschwerden die vollständige Entfernung des Osteochondroms mit den fibrösen Anteilen an der Ansatzstelle des Knochens. Nur bei radikalem Entfernen des Tumors lassen sich Rezidive vermeiden. Mit der Resektion von epiphysennahen Osteochondromen im Kindesalter sollte man wegen der Gefahr einer Verletzung der Epiphysenfuge abwarten, falls keine wesentlichen Beschwerden bestehen. Die Prognose ist gut, die Gefahr einer sarkomatösen Entartung, die von der Knorpelkappe ausgeht, liegt im Durchschnitt um 2 %. Eine maligne Entartung nach Wachstumsabschluß ist dann möglich, wenn die Exostose an Größe zunimmt und Schmerzen auftreten.

Chondroblastom (Codman-Tumor)

Es handelt sich um einen seltenen, aus knorpeliger Grundsubstanz aufgebauten Tumor, der fast immer epiphysär in den langen Röhrenknochen der Extremitäten und des Beckens gelegen ist. Der Tumor betrifft vorwiegend Jugendliche in der 2. Lebensdekade.

Klinik: Die Symptomatik ist uncharakteristisch. Wochen- bis monatelange lokale, zum Teil rheumatische Gelenkbeschwerden mit Schwellung, seltener Gelenkergüsse mit Bewegungseinschränkung, können auf diesen Tumor hinweisen. Die artikulären Beschwerden lassen zunächst intraartikuläre Prozesse vermuten (z. B. Meniskuslösung).

Röntgen: Runde, ovale osteolytische Läsionen mit feinem sklerotischem Randsaum und fleckigen Verkalkungen im Zentrum.

Therapie: Die Chondroblastome wachsen langsam und verhalten sich gutartig. Ein zu radikales Vorgehen ist daher nicht angebracht. Nach Ausräumung und Spongiosaplastik sind Rezidive selten. Eine Strahlenbehandlung ist in der Regel nicht indiziert. Sekundäre Sarkome wurden danach beobachtet, aber auch Heilungen. Bei gelenknahen Tumoren sind gelegentlich Resektionsarthroplastiken notwendig.

Differentialdiagnose: Chondrosarkom, maligner Riesenzelltumor, Chondromyxoidfibrom, Knochen-Tbc.

Chondromyxoidfibrom

Ein gutartiger, histologisch aus knorpelähnlichen, myxomatösen und fibromatösen Anteilen aufgebauter Tumor. Die Metaphysen der langen Röhrenknochen sind bei diesem seltenen Tumor am häufigsten befallen. Die Erkrankung betrifft hauptsächlich jugendliche Patienten zwischen 15 und 25 Jahren.

Klinik: Die Gegend der Geschwulst kann angeschwollen sein, der Tumor selbst palpabel und druckschmerzhaft. Selten wird der Tumor erst durch eine Spontanfraktur entdeckt.

Röntgen: In der Metaphyse der langen Röhrenknochen ist eine exzentrische, scharf umschriebene osteolytische Zone sichtbar.

Therapie: Als Therapie wird die Entfernung des Tumors im Gesunden angestrebt, da er gerne rezidiviert, besonders bei Jugendlichen. Bei Blockresektionen ist mit einer endgültigen Heilung zu rechnen. In seltenen Fällen wird eine maligne Entartung beschrieben.

Differentialdiagnose: Chondrosarkom, Chondroblastom, Chondrom, Riesenzelltumor.

Gefäßtumoren

Kapilläres und kavernöses Knochenhämangiom

Es handelt sich um eine aus kavernösen und kapillären Blutgefäßen aufgebaute Knochengeschwulst. Das Wachstum von Knochenhämangiomen korreliert mit dem Wachstum des Knochens. Neben dem überwiegend solitären ist auch ein multiples Vorkommen sowohl in einem, als auch in mehreren Knochen möglich. Die überwiegende Mehrzahl der Knochenhämangiome wird in der Wirbelsäule und im Schädel beobachtet. Nach Abschluß des Skelettwachstums kommt es häufig zum Stillstand der Hämangiomentwicklung. Sie werden in allen Altersgruppen gefunden.

Klinik: Die klinische Symptomatik ist recht uncharakteristisch und richtet sich vor allem nach ihrer Lokalisation. Entsprechend dem Hauptsitz in der Wirbelsäule werden hier am häufigsten Beschwerden angegeben. Neben leichten Schmerzen bei bestimmten Haltungen oder Bewegungen gibt es alle Übergänge bis zu einsetzenden Lähmungen infolge Nerven- bzw. Rückenmarkskompressionen durch die befallenen Wirbelkörper. Am Schädeldach können sich die Symptome in den Schädelinnenraum oder nach außen hin entwickeln. Bei Sitz in den übrigen Knochen sind Schmerzen und Bewegungseinschränkungen vorhanden, allerdings nicht sehr ausgeprägt. Auch pathologische Frakturen kommen vor.

Röntgen: Bei einem allgemein herabgesetzten Kalkgehalt sieht man anstelle der feinporigen Spongiosa vertikal verlaufende gröbere Knochentrabekel. Die Wirbelkörper können größer oder kleiner sein bis hin zur Destruktion. In langen Röhrenknochen kommen Hämangiome sowohl im epi- als auch metaphysären Bereich und in der Diaphyse vor. Sie wachsen sehr expansiv, treiben den Knochen auf und verdünnen die Kortikalis.

Therapie: Die Strahlentherapie ist angebracht, da die chirurgische Sanierung der Herde wegen der Lokalisation und der möglichen massiven Blutung, besonders an der Wirbelsäule, problematisch sein kann. Bei akutem Geschehen im Bereich der Wirbelsäule mit schweren neurologischen Ausfällen ist eine Laminektomie durchzuführen. Bei Skeletthämangiomen außerhalb der Wirbelsäule ergibt die Kürettage, sofern technisch durchführbar, die besten Resultate. Eine maligne Entartung der Tumoren ist bislang nicht beschrieben. Die Prognose außerhalb der Wirbelsäule ist gut. Bei Entdeckung eines Hämangioms ist das Skelett nach weiteren Herden zu untersuchen.

Differentialdiagnose: Eosinophiles Knochengranulom, fibröse Dysplasie, aneurysmatische Knochenzyste.

Maligne Tumoren

Chondrosarkom

Von Knorpelzellen abstammende maligne Geschwulst. Chondrosarkome können in jedem Skelettabschnitt vorkommen. Die überwiegende Mehrheit ist in den Extremitäten, Schultergürtel und Becken lokalisiert. Unter 10 Jahren ist das Auftreten eines Chondrosarkoms unwahrscheinlich, danach gibt es kein Prädilektionsalter.

Die am stammnahen Skelett (Wirbelsäule, Becken, Schultergürtel) lokalisierten Chondrosarkome sind meist als hochmaligne einzustufen. Die peripher wachsenden Tumoren (z. B. an den Fingern oder Füßen) zeigen histologisch in der Regel eine geringere Malignität.

Chondrosarkome können einmal primär aus dem Knochen entstehen, zum anderen sich sekundär aus einer vorbestehenden tumorösen Veränderung entwickeln (meist erst im späteren Erwachsenenalter), wie aus einem Enchondrom (solitär/multipel; M. Ollier), im Rahmen einer fibrösen Dysplasie oder auf dem Boden einer kartilaginären Exostose.

Klinik: Die Patienten mit einem Chondrosarkom weisen gewöhnlich eine lange Anamnese auf. Geringer Schmerz und Schwellungen sind häufig die einzigen Symptome. Stärkere Schmerzen treten erst nach Zerstörung der

Kortikalis und Infiltration der umgebenden Weichteile auf. Bei gelenknahem Sitz kommt es zu Funktionsbeeinträchtigungen der angrenzenden Gelenke.

Röntgen: Chondrosarkome der langen Röhrenknochen wachsen expansiv. Der Knochenabschnitt ist teilweise oder gänzlich aufgetrieben. Die Kortikalis kann verdickt, ausgedünnt oder destruiert sein. Charakteristisch sind starke fleckförmige Verkalkungen, so daß das gesamte Tumorgebiet gefleckt oder gesprenkelt aussieht.

Therapie: Wegen der Strahlen- und Chemotherapieresistenz ist die chirurgisch radikale Entfernung des Tumors vorzunehmen. Bei Lokalisation des Tumors im Becken sind oft ausgedehnte Operationen, wie z. B. die Hemipelvektomie, notwendig. Bei Befall des proximalen Humerus oder des hüftnahen Femurendes hat sich nach Resektion der endoprothetische Ersatz zur Erhaltung der Gliedmaße bewährt. Die 5-Jahres-Remissionszeit liegt je nach Differenzierungsgrad (Grad I–III) und Lokalisation bei etwa 50 %.

Differentialdiagnose: Chondrom, Osteochondrom, Chondroblastom, Osteosarkom, Knocheninfarkt.

Fibrosarkom

Primärmaligner Tumor mit blastischen Anteilen bei Fehlen von Knochen- und Knorpeldifferenzierung. Mehr als 50 % aller Fibrosarkome treten in der Nähe des Kniegelenkes auf. Meist ist die Metaphyse der langen Röhrenknochen betroffen. Man findet diese Tumoren bei sehr jungen, aber auch bei sehr alten Menschen.

Klinik: Kein charakteristisch klinischer Befund. Zwischen deutlichen Schmerzen aufgrund sich rasch ausbildender Formen mit Ausbruch des Tumors aus dem Knochen und sich langsam entwickelnder Tumoren mit nur geringen wechselnden Beschwerden finden sich alle Bilder.

Röntgen: Scharf begrenzte osteolytische Destruktion, ohne wesentliche Periostreaktion.

Therapie: Eine Blockresektion, ggf. Amputation, ist zu empfehlen. Das Fibrosarkom ist strahlenresistent. Eine Strahlentherapie sollte nur palliativ diskutiert werden. Die Prognose ist wegen des langsamen Wachstums des Tumors und der relativ späten Metastasierung gegenüber Osteosarkomen und Chondrosarkomen günstiger. Dies ist zu beachten beim operativen Vorgehen.

Differentialdiagnose: Osteochondrosarkom, Riesenzelltumor.

Ewing-Sarkom

Das Ewing-Sarkom ist ein bösartiger Knochentumor mit Abstammung von unreifen Retikulozyten des Knochenmarks oder vom bindegewebigen Knochenmarksgerüst. Er bildet keine Knochen- oder Knorpelsubstanzen. Das Ewing-Sarkom ist der zweithäufigste Knochentumor im Kindesalter. Ca. 80 % der Tumoren treten im Alter unter 20 Jahren auf mit einer deutlichen Bevorzugung des männlichen Geschlechts. Hauptlokalisationen des Tumors sind der Femur, gefolgt vom Becken und dem Unterschenkel. Auch Flachknochen, wie die Skapula und Rippen, sowie das Becken und die Wirbelsäule können betroffen sein. In den langen Röhrenknochen kann sich der Tumor meta- wie auch diaphysär ausbreiten. Das Knochensarkom wächst rasch und zeigt früh eine Metastasierungstendenz (Lunge).

Klinik: Frühsymptome sind Schmerz, Schwellung, Fieber und eine mäßige Leukozytose. Die Schmerzen kommen bei 80–90 % der Tumorerkrankungen vor und bestehen zunächst in einer Schmerzempfindung nach stärkerer Belastung.

Im weiteren Verlauf treten intermittierend dumpfe oder stechende Schmerzen auf, die auf den Ort und die Umgebung des Tumors beschränkt sind. Schließlich kommt es zu Dauerschmerzen. Fieber ist in bis zu 60 % der Fälle festzustellen. Es bestehen subfebrile Temperaturen, gelegentlich auch hohes Fieber, oft von periodischem Charakter. Es scheint durch den Tumorzellzerfall zu entstehen.

Eine Weichteilschwellung über dem betroffenen Knochen ist ebenfalls oft zu verzeichnen. Der Allgemeinzustand kann lange gut sein, oft tritt schnelle Verschlechterung mit Appetitlosigkeit, Blässe und Gewichtsverlust ein.

Die Beschwerden werden anfangs häufig fehlgedeutet als Rheuma oder Entzündungsschmerz.

Röntgen: Meist zeigt das Ewing-Sarkom ein uncharakteristisches Röntgenbild. Unscharfe osteolytische und reaktiv osteosklerotische Prozesse mit frühzeitigen Periostreaktionen in Form von Spikulae und Zwiebelschalen werden beobachtet (Abb. **122**). Im späteren Stadium wird die Kortikalis durchbrochen, und die Weichteile sind mehr oder weniger stark infiltriert. Bei etwa einem Drittel der Ewing-Sarkome kommt es zur Sekundärinfektion, so daß röntgenologisch und auch histologisch Probleme in der Diagnose auftreten können.

Zur präoperativen Planung sind zusätzlich Knochenszintigramme, Tomogramme, Arteriographien und Computertomogramme hilfreich, um die Ausdehnung des Tumors in Knochen und Weichteilen zu erfassen.

Therapie: Bis zur Einführung der systemischen Chemotherapie waren die Behandlungsergebnisse für das Ewing-Sarkom aufgrund der frühen Metastasierung sehr schlecht. Die 5-Jahres-Remissionszeit lag bei 5 bis 8 %.

Durch die chirurgische Resektion, die heute unbedingt radikal anzustreben ist, und Bestrahlung in Verbindung mit einer wirksamen Chemothe-

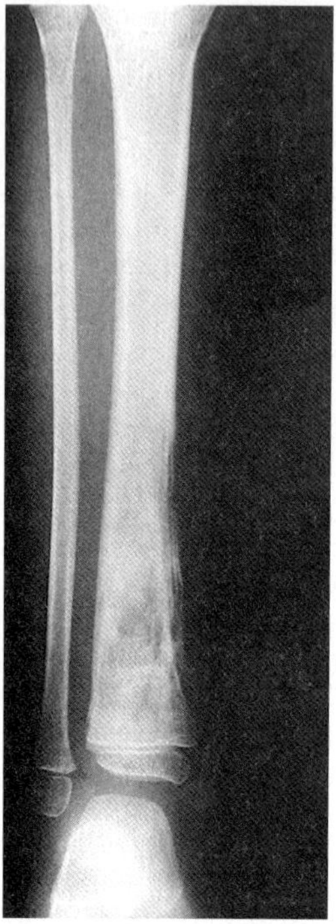

Abb. **122** Ewing-Sarkom. 9jähriges Mädchen mit seit 1½ Jahren bestehenden Schmerzen. Klinisch Schmerzen im Bereich des Beines, vorwiegend in der Knöchelgegend und druckschmerzhafte Weichteilschwellung. Röntgen: kleinfleckige osteolytische Veränderungen des Markraumes mit Destruktion der Kortikalis und zwiebelschalenartige periostale Auflagerungen im Bereich der distalen Tibia. Teilweise Ausbildung eines „Codmannschen Dreieckes"

rapie (zur Verhütung der Metastasierung und zur Tumorreduktion) konnten die Therapieerfolge wesentlich gebessert werden.

In einem Zusammenschluß verschiedener Kliniken Deutschlands und Österreichs wird versucht, zentral durch optimalen Einsatz der Behandlungsmodalitäten, ähnlich wie beim Osteosarkom, von Chemotherapie, Radiotherapie und Operation eine möglichst gute rezidivfreie Überlebensrate bei Patienten mit einem Ewing-Sarkom zu erreichen (CESS-Studie). Derzeit werden erkrankungsfreie Überlebenszeiten von über 50% erzielt, besonders in Verbindung mit einer radikalen Operation (Operationsmöglichkeiten siehe Osteosarkom). In der Chemotherapie kommen Zytostatika wie Zyklophosphamid, Adriamycin, Vincristin und Actomycin D zur Anwendung.

Aufgrund der zu erwartenden bestrahlungsbedingten Wachstumsstörungen ist bei Befall der unteren Extremitäten vor Abschluß der Wachstumsperiode eher die alleinige chirurgische Resektion in Kombination mit der Chemotherapie anzuraten. Bei inoperablem Tumorsitz, multiplem Knochenbefall und allen (röntgenologisch) nicht radikalen Tumorresektionen ist eher eine Bestrahlung mit Chemotherapie indiziert. Nach der Operation und/oder Bestrahlung ist meist die Weiterführung der Chemotherapie notwendig.

Bei der chirurgischen Tumorresektion und Bestrahlung ist immer zu beachten, daß das Ewing-Sarkom sich oft intramedullär weit über die röntgenologisch oder szintigraphisch faßbaren Veränderungen hinaus erstreckt.

Spätkomplikationen nach erfolgreicher Behandlung eines Ewing-Sarkoms können nach einer Latenzzeit von 6–10 Jahren strahleninduzierte Sarkome und Funktionseinschränkungen der Gliedmaßen sein. Auch das Auftreten einer akuten myeloischen Leukämie wird beschrieben.

Differentialdiagnose: Primäre und sekundäre Knochentumoren, Osteomyelitis, eosinophiles Granulom, Leukämie.

Osteosarkom

Das Osteosarkom ist der häufigste primäre maligne Knochentumor. Er ist ein sehr bösartiger Tumor mesenchymalen Ursprungs. Die Tumorzellen bilden direkt, ohne knorpelige Zwischenphase, neoplastische Knochensubstanz. Histologisch unterscheidet man mehr osteolytische von osteoplastischen Osteosarkomen. Der Tumor wird in allen Knochen des menschlichen Skeletts beobachtet. Er ist in den Metaphysen der am stärksten wachsenden Skelettpartien, besonders den langen Röhrenknochen, am häufigsten. Ein besonderes Vorkommen findet sich um das Kniegelenk, ausgehend von der distalen Femurmetaphyse oder proximalen Tibiametaphyse. Der Tumor kann in allen Altersgruppen auftreten; jedoch sind Heranwachsende im zweiten Lebensjahrzehnt besonders betroffen. Sein Auftreten überwiegt beim männlichen Geschlecht mit 3:2 gegenüber dem weiblichen.

Klinik: Die klinischen Symptome sind anfangs sehr uncharakteristisch. Initialsymptome des Osteosarkoms sind lokaler Schmerz und später Schwellungen, verbunden mit einer Erwärmung und gar Rötung am Tumorort, die zumindest in späteren Phasen der Erkrankung stets vorhanden sind. Bei gelenknahen Lokalisationen ist die Gelenkbeweglichkeit eingeschränkt. Der Schmerz wird im weiteren Verlauf stärker und anhaltender. Die Dauer der Symptomatik bis zum Aufsuchen des Arztes bzw. Diagnosestellung liegt zwischen einigen Wochen und Monaten. Häufig wird der Befall der Schmerzen nach einem Bagatelltrauma angegeben. Laborchemisch ist die Blutsenkungsgeschwindigkeit meist normal oder nur mäßig erhöht. Bei ausgedehnteren Prozessen mit Destruktionen findet sich in 60% eine Erhöhung der alkalischen Phosphatase.

Röntgen: Sehr variables Röntgenbild. Alle Knochenelemente sind betroffen (Spongiosa, Markhöhle, Kortikalis, Periost). In den Frühstadien ist manchmal eine Periostreaktion bzw. leichte Anhebung das einzige Symptom. Später finden sich destruktive Prozesse mit Weichteilinfiltrationen. Reaktiv neugebildetes Knochengewebe wird in parallel zur Kortikalis geordneten Schichten abgelagert (zwiebelschalenartige Periostreaktion).

Die sog. Spikulabildung, d. h. senkrecht zur Kortikalis verlaufende strahlige subperiostale Knochenbildungen, sind typisch, aber keineswegs pathognomonisch für das Osteosarkom. Man sieht sie auch bei Metastasen, beim Ewing-Sarkom oder bei unspezifisch periostalen Reaktionen (Entzündung). Ein Großteil der Osteosarkome streut hämatogen mit besonderem Befall der Lunge. Thoraxröntgen- oder Schichtaufnahmen bzw. eine Computertomographie sind daher anzufertigen. Mit der Knochenszintigraphie kann die Ausbreitung des Primärtumors in den betroffenen Knochen und ein weiterer Skelettbefall erfaßt werden.

Therapie: Die Therapie des Osteosarkoms bestand lange Zeit in der alleinigen chirurgischen Behandlung. Die 5-Jahres-Remissionszeit wurde mit 5–10 % angegeben. Bei der nur chirurgischen Therapie, d. h. in der Regel Amputation der betroffenen Gliedmaße, treten in 80 bis 90 % der Fälle meist innerhalb eines Jahres Lungenmetastasen auf. Das Osteosarkom gilt als strahlungsresistent. Der Durchbruch der Behandlung des Osteosarkoms mit eindeutiger Verbesserung der Prognose war erst erreicht, als die operative Entfernung des Primärtumors mit einer intensiven Chemotherapie verbunden wurde. Als Zytostatika kommen im wesentlichen Methotrexat, Adriamycin und Cisplatin zur Anwendung.

Kooperative Studiengruppen in der Bundesrepublik und Österreich (COSS) versuchen, durch zentral geleitete Therapieschemata die optimalen Therapiemöglichkeiten für Chemo- und operative Therapie aufzustellen.

Die Polychemotherapie sollte sofort nach Diagnosestellung (durch Biopsie) eingeleitet werden.

Die Wirksamkeit der Chemotherapie kann nach histologischer Aufbereitung des operativ entfernten Primärtumors durch das Ausmaß der Tumorzellzerstörung anhand von Regressionsgraden festgelegt werden. Besteht eine schlechte Ansprechbarkeit des Tumorgewebes auf die Chemotherapie, so kann im weiteren Behandlungsverlauf auf andere Zytostatika bzw. andere zytostatische Medikamentenkombinationen übergegangen werden.

Die präoperative Chemotherapie gibt zunächst Zeit für die genaue Planung des chirurgischen Eingriffes. Die Operation sollte sich aber schon bald nach dem Einleiten der Chemotherapie anschließen.

Heute strebt man anstatt der reinen Amputation gliedmaßenerhaltende und funktionsgünstige Resektionen (en bloc) an. Dabei darf aber die Erhaltung der Extremität keineswegs zu Lasten der Radikalität des operativen Eingriffs gehen, d. h. der Tumor muß in einem ausreichend großen Sicherheitsabstand mit den umgebenden Weichteilen entfernt werden. Tumorresektionen an den Armen bereiten weniger Probleme als an den Beinen.

Am proximalen Humerus kann der Tumor meist radikal (oft allerdings mit umgebender Muskulatur) ohne Schädigung von Nerven und Gefäßen entfernt werden. Die Implantation einer Humerus- oder Schulter-Humerusprothese sollte auch bei noch jungen Kindern angestrebt werden. Die verbleibende Schulterfunktion ist zwar meist deutlich eingeschränkt, die Beweglichkeit von Ellenbogen und Hand bleibt dabei erhalten. Verkürzungen der oberen Extremitäten sind durchaus in Kauf zu nehmen, solange die Funktion der Hand dadurch nicht beeinträchtigt wird.

Das Vorgehen an der unteren Extremität ist komplizierter. Bei einem großen Tumor, der sich zusätzlich weit in die umgebenden Weichteile ausdehnt, sind extremitätenerhaltende Eingriffe nur schwer möglich. Oft bleibt keine ausreichende Weichteildeckung und Muskelkraft. Eine Endoprothese würde z. B. dann dem Bein keine sinnvolle Funktion mehr geben. Die Endoprothesenversorgung ist nicht geeignet für kleine Kinder, die noch stark wachsen, aufgrund der kleinen Knochen und einer zu erwartenden starken Verkürzung des betroffenen Beines und späterhin notwendiger apparativer Versorgung. Seit neuerem werden allerdings auch Prothesen bei jüngeren Kindern implantiert, die in der nachfolgenden Wachstumsperiode durch kleinere operative Eingriffe verlängert werden können.

Für die Femurtumoren, besonders den kniegelenksnahen, bietet sich die Umkehrplastik (Borggreve) an.

Dabei wird nach Resektion des Kniegelenkes und des (distalen) Femurs der gesunde Unterschenkel an den verbleibenden Femuranteil oder der Hüfte reimplantiert. Gefäß- und Nervenoperationen sind zusätzlich notwendig. Die Osteosynthese erfolgt so, daß der Fuß um 180 Grad gedreht ist und so die Beugebewegung des Unterschenkels nachahmt. Der Patient kann dadurch, anstatt mit einer Oberschenkel- bzw. Hüftexartikulationsprothese versorgt zu werden, eine Unterschenkelprothese erhalten.

Bei Lokalisation des Tumors in der Tibia und dem Fuß sind Unterschenkelamputationen bis hin zur Knieexartikulation notwendig.

Besonders bei Tumoren im Tibiakopf sollte möglichst die Exartikulation im Kniegelenk angestrebt werden. Diese Amputationshöhe ermöglicht eine günstigere funktionelle Prothesenversorgung im Vergleich zur Oberschenkelamputation, da bei belastungsfähigem Stumpf auf einen Tubersitz verzichtet werden kann.

Spricht der Tumor gut auf die Chemotherapie an, so wird sie postoperativ in der Regel noch für ein Jahr fortgesetzt. Ein guter initialer Chemotherapieeffekt und weiterentwickelte Operationsverfahren gestalten somit die Prognose günstiger mit bis zu 70 % remissionsfreien 5-Jahres-Überlebenszeiten. Bei Patienten mit inoperablem Tumorsitz oder Knochenmetastasen sowie solchen, bei denen keine ausreichende Ansprechbarkeit auf die Chemotherapie besteht oder gravierende Nebenerkrankungen vorhanden sind, ist die Prognose schlecht. Immuntherapeutische Ansätze können evtl. in der Zukunft die Prognose des Osteosarkoms noch zusätzlich verbessern.

Differentialdiagnose: Riesenzelltumor, aneurysmatische Knochenzyste, Osteoklastom, Ewing-Sarkom, Osteomyelitis, Myositis ossificans.

Frakturen und Luxationen im Wachstumsalter

Zwischen Knochenbrüchen im Kindesalter und jener ausgewachsener Jugendlicher bzw. Erwachsener bestehen wesentliche Unterschiede, die durch das Epiphysenwachstum bei Kindern gekennzeichnet sind. Obwohl die meisten Frakturen durch die Wachstumsfuge schnell und ohne bleibende Folgen heilen, werden andere durch partiellen oder kompletten Wachstumsstopp mit daraus resultierenden Wachstumsstörungen kompliziert.

Die Prognose der Wachstumsverletzungen hängt im großen Maße von der Stellung der Frakturebene innerhalb der Epiphysenfuge ab. Die Wachstumsfuge kann in eine Reihe unterschiedlicher histologischer Regionen unterteilt werden.

Das Längenwachstum vollzieht sich durch Chondrozytenteilung, Produktion intrazellulärer Matrix, vorläufige Kalzifizierung und enchondralen Umbau. Eine Zone der Schwäche besteht dort, wo die Chondroidmatrix provisorisch kalzifiziert wird. Dieses Gebiet widersteht kaum Scherkräften und ist der Hauptsitz von Frakturen. Von dieser Zone aus können sich die Frakturlinien in die Metaphyse, Epiphyse oder beide ziehen.

Frakturen der Epiphyse oder Epiphysenfuge folgen eine Reihe von wohldefinierten Mustern. Einteilungen von Aitken, Salter, Morscher, von Laer u. a. haben zu Epiphysenfrakturen ein Klassifizierungssystem geschaffen, das eine Prognose für die Frakturheilung und mögliche Wachstumsstörungen ermöglicht. Ebenfalls lassen sich hieraus dann primärtherapeutische Konsequenzen ziehen.

Im allgemeinen kann man erwarten, daß Frakturen durch die Zonen der provisorischen Kalzifizierung mit oder ohne begleitendem metaphysären

Fragment schnell und ohne Wachstumsstörung heilen, wenn eine gute Reposition erreicht wurde.

Dislozierte, aber auch undislozierte Frakturen, die sowohl die Epiphyse, Epiphysenfuge und Metaphyse betreffen, haben eine schlechtere Prognose, da sie durch die Keimschicht der Wachstumszone verlaufen und zu Nekrosen des Wachstumsknorpels und zu Durchblutungsstörungen führen können.

Trotz anatomischer Reposition bilden sich häufig knöcherne Brückenbildungen zwischen Epiphyse und Metaphyse aus. Je nach Ausmaß dieser Ausheilungsbrücke kann das Wachstum dieses Bereiches dann sistieren und zu einer angulären Deformität oder Gelenkinkongruenz führen, abhängig vom Alter und der betroffenen Fuge.

Aber auch Epiphysenlösungen und Bandausrisse mit Teilen der Epiphyse können zu knöchernen Brückenbildungen Anlaß geben. Splitterbrüche der Wachstumsfuge in Verbindung mit schweren Weichteil- und Quetschverletzungen haben einen sehr ungünstigen Verlauf. Zerstörungen der Keimzellschicht und/oder totale Unterbrechung der Gefäßzufuhr zur Wachstumsfuge bedeuten eine frühzeitige Verknöcherung der Fuge und totalen Wachstumsstopp. Die Spätfolgen sind Verkürzungen und Achsenfehlstellungen. Je jünger der Patient ist, desto größer sind die zu erwartenden Veränderungen.

Prinzipien der Behandlung

Zur Diagnosestellung und Therapie sind stets Röntgenbilder in 2 Ebenen notwendig, da zahlreiche Frakturen sich nicht nur in einer Ebene darstellen lassen. Bei Schaftfrakturen müssen die angrenzenden Gelenke mit abgebildet sein.

Die Mehrzahl aller Frakturen des Kindes können konservativ durch Reposition und Immobilisation im elastischen Verband oder Gips behandelt werden.

Die Frakturheilung am wachsenden Skelett erfolgt praktisch immer über die Kallusbildung. Der primäre Kallus wird unter der späteren Belastung umstrukturiert, so daß wieder eine Kompakta und ein Markkanal entstehen.

Die exakte anatomische Reposition der metaphysären und diaphysären Frakturen ist bei Kindern nicht immer erforderlich. Der wachsende Knochen hat besonders bei jungen Patienten mit noch großer Wachstumserwartung ein bemerkenswertes Umbaupotential und Korrekturfähigkeit (Abb. **123**). Innerhalb bestimmter Grenzen kann man erwarten, daß sich Achsenfehlstellungen in der Frontal- (varus, valgus) und der Sagittalebene (Ante-, Rekurvation) spontan während des Wachstums korrigieren (Abb. **124**).

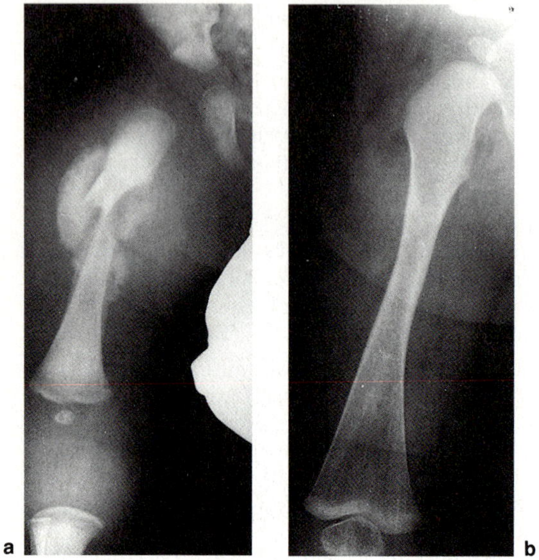

Abb. **123** Geburtstraumatische Femurfraktur, a) mit ausgeprägter Kallusheilung, b) Röntgenbild nach Ausheilung in Achsenkorrektur 4 Monate später

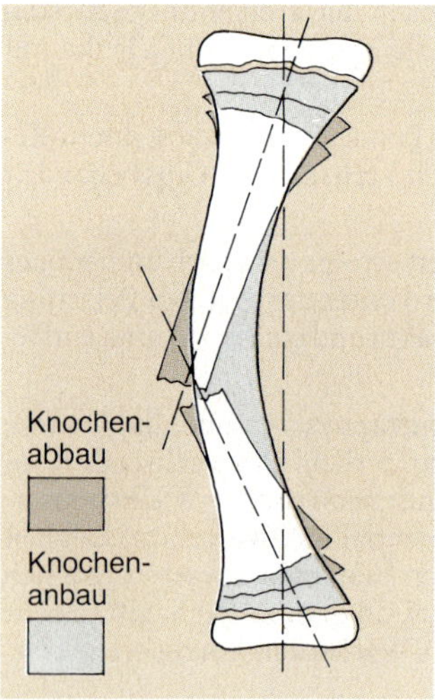

Abb. **124** Achsenkorrektur während des Wachstums. Die Epiphysenfuge stellt sich wieder senkrecht zur Längsachse des Knochens. Die Epiphyse wächst asymmetrisch in die Länge; man spricht von epiphysärem Längenwachstum. Durch Beiwachsen in der Konkavität und Abnehmen auf der konvexen Seite richtet sich der Schaft gerade. Dieses periostale Dickenwachstum und das epiphysäre Längenwachstum sind besonders gut entwickelt bei jungen Kindern, und Frakturen werden hier am besten korrigiert

An den unteren Extremitäten sollten allerdings aus statischen Gründen nur geringe Fehlstellungen hingenommen werden. Eine Achsenfehlstellung in der Nähe eines Gelenkes wird sich besser umbauen als eine Abwinkelung in der Mitte des Schaftes, und junge Kinder haben ein weitaus größeres Umbaupotential als ältere.

Nach von Laer können auch gewisse Rotationsfehler, besonders des Femurs, toleriert werden, da im Rahmen der physiologischen Detorsion Rotationsfehler wieder vollständig verschwinden oder sich auf ein kompensierbares Maß reduzieren. Lediglich Rotationsfehler am Unterschenkel und Finger, die durch die nächstliegenden Gelenke nicht ausgeglichen werden können, sollten nicht hingenommen werden, da sie oft zu Beschwerden führen.

Der Heilungsprozeß jeder Fraktur führt zu einer mehr oder weniger ausgedehnten Hyperämie der sie umgebenden Wachstumszone. Das Ausmaß der dadurch verstärkten Wachstumspotenz ist abhängig vom Aus-

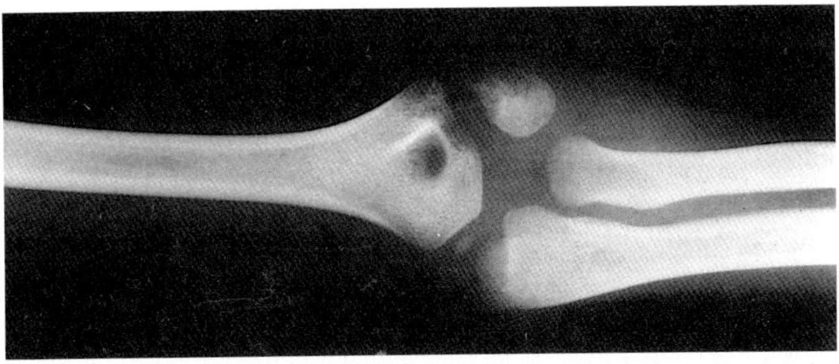

a

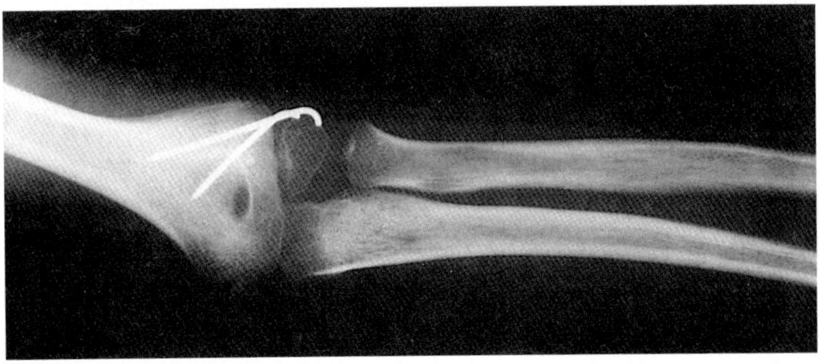

b

Abb. **125** a) Ellenbogengelenksluxation mit Stauchungsfraktur des Condylus radialis. Hier besteht eine absolute Operationsindikation, b) Reposition der Ellenbogengelenksluxation und offene operative Drahtosteosynthese des Condylus radialis

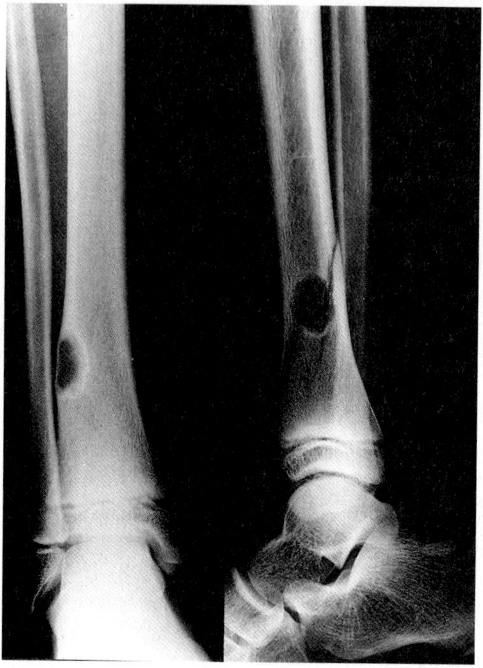

Abb. **126** Pathologische Fraktur im Bereich der distalen Tibia bei großer Kortikaliszyste

maß der Fraktur, der operativen Eingriffe und Alter des betroffenen Kindes.

Eine Seitverschiebung der diaphysären Frakturfragmente ist häufig wünschenswert. Die Fraktur stimuliert gewöhnlich bei Kindern das Wachstum gegenüber der unbeteiligten Gegenseite, und die End-zu-End-Position oder Überdistraktion kann ein unerwünschtes Längenwachstum bedeuten.

Bis 2 cm Überlappung sind bei kindlichen Femurschaftfrakturen zwischen 2 und 10 Jahren akzeptabel. Die prophylaktische Verkürzungsfehlstellung kann aber nicht in allen Fällen die spätere Verlängerung verhüten.

Frakturen in der Präpubertät bewirken eine Beschleunigung des physiologischen Schlusses der Fuge infolge der Hyperämie mit einer sich eher daraus resultierenden Verkürzung.

Tabelle **26** Grobe Richtlinien für durchschnittliche Ruhigstellungszeiten der häufigsten Verletzungen im Wachstumsalter in Wochen

	bis 5 J.	5–10 J.	> 10 J.
Klavikula	1	2	2–3
Humerus – proximal stabil	1	1–3	2–3
– proximal instabil	1	2–3	3
– Schaftmitte	2	3–4	4–6
– suprakondylär	1–2	2–3	3–4
– Condylus radialis	3	3–4	4
– Condylus ulnaris Y-Fraktur	2–3	3	3–4
– Epicondylus ulnaris (+ Ellbogenluxation)	2–3	2–3	3
proximales Radiusende	1	2	2–3
Olekranon	1	2–3	3–4
Radiusköpfchen- und Ellbogenluxation	–	3	3
Vorderarmschaft inkl. GH	3	4	4–6
distaler Radius und VA	2	3–4	4–5
Epiphysenlösung distaler Radius	2	2–3	3–4
Handwurzel	–	4–6	6–12
Mittelhand subkapital und basal	–	2	2–3
– Schaft	–	3–4	4–6
Finger Subkapital und Basis	1–2	2	2–3
– Schaft	2–3	3–4	4–8
Femur – Schenkelhals	–	4–6	6–12
– subtrochantär	3–4	4–5	4–6
– Schaft	1–3	4–5	4–6
– Kondylen	2–3	3–4	4
Tibia und Unterschenkel – Eminentia	–	3–4	4–6
– proximale Metaphyse	2–3	3–4	4
– Schaft	2–3	3–5	4–6
– supramalleolär und Gelenk (OSG)	2–3	3–4	4–5
Fußwurzel und Kalkaneus	–	4–8	6–12

Tabelle **26** (Fortsetzung)

	bis 5 J.	5–10 J.	> 10 J.
Mittelfußbasis und subkapital	2–3	3	3–4
Zehen	1	1–2	2–4
fibulotalarer Bundapparat – Ausriß knöchern	–	3	3–4

(aus: v. Laer, L.: Frakturen und Luxationen im Wachstumsalter. Thieme 1986)

Die operative Behandlung ist nur bei bestimmten kindlichen Frakturen erforderlich. Frakturen mit Beteiligung der Gelenkoberfläche müssen sorgfältig reponiert werden. Eine verbleibende Gelenkinkongruenz hat einen frühzeitigen Gelenkverschleiß zur Folge.

Epiphysenfrakturen verlangen ebenfalls eine exakte Reposition, um ein späteres Fehlwachstum zu vermeiden. In diesen Fällen wird häufig die offene Reposition und interne Fixation (Kirschner-Draht-Spickung oder Schraubenfixation), meist mit zusätzlicher Gipsruhigstellung, angewandt (Abb. **125**).

Ruhigstellungsschäden, wie Gelenksteifen, sind bei Kindern auch nach längerer Immobilisation nicht zu erwarten. Daher sind im Kindesalter physikalische und physiotherapeutische Nachbehandlungen in der Regel nicht notwendig.

Nach Anlegen eines Gipses sind ständige Gips- und Weichteilüberprüfungen erforderlich. Bei allen komplizierten Frakturen sollten zusätzlich Röntgen-Stellungskontrollen in den ersten Wochen erfolgen, um einen Stellungsverlust frühzeitig zu erkennen. Grobe Richtlinien für durchschnittliche Ruhigstellungszeiten sind nach von Laer in Tab. **26** wiedergegeben.

Die Ischämie einer Extremität ist eine entscheidende Komplikation bestimmter Frakturen und Luxationen. Verletzungen um das Ellbogen- und Kniegelenk herum und Frakturen des Unterarmes sind besonders häufig von einer mangelnden Durchblutung begleitet. Die Schwellung innerhalb eines geschlossenen Faszienkompartiments oder unter einem zu eng angelegten Gips kann die Ursache sein.

Die Ischämie einer Extremität ist ein absoluter Notfall. Irreversible Weichteilschäden setzen innerhalb von 6–8 Stunden nach dem Gefäßverschluß ein und schreiten rasch fort. Muskel- und Nervennekrosen führen zu Paralysen, Kontrakturen, Deformitäten (z. B. Volkmannsche Kontraktur), und gelegentlich ist die Amputation eine Konsequenz bei Fehlern in der Diagnose und Behandlung.

Tabelle **27** a Frakturen der oberen Extremitäten

Klavikula Prognose: gut	In der Regel konservativ, Rucksackverband für 2–3 Wochen, Op. bei drohenden Durchspießungen mit Gefäß-/Nervenverletzungen. Achsenabknickung/Verkürzung korrigiert sich im Laufe des Wachstums voll
Skapula	Konservativ. Desault-Verband, Op. bei Schultergelenkbeteiligung und stark dislozierten Frakturen
Luxation des Sternoklavikulargelenkes	Ruhigstellung im Desault-Gipsverband für 3 Wochen. Op. bei vollständiger Luxation
Schulterluxation	Reposition, Desault für 1 bis 4 Wochen, je nach Alter des Kindes
proximale Oberarmfraktur Epiphysenlösung mit metaphysärem Stückbruch (infratuberkuläre Grünholzfrakturen) Prognose: gut Abkippungen bis 60° in der Frontal- oder Sagittalebene korrigieren sich spontan bei Kindern unter 10 Jahren, selten Verlängerung/Verkürzung über 1 cm	Meist konservativ, Desault für 3 Wochen, selten Extension, bei Epiphysenlösungen mit metaphysärem Stückbruch Reposition mit Kirschner-Draht-Spickung notwendig. Bei stark dislozierten Frakturen Operation
Oberarmschaftbruch Prognose: gut	Fehlstellung bis 20°, bei Säuglingen auch stärker, sowie Verkürzung bis 2 cm können toleriert werden, Rotationsfehler spielen funktionell keine Rolle. Meist konservativ im Desault-Gipsverband für 3 Wochen, evtl. Reposition durch Extension bei starker Abknickung
Suprakondyläre Oberarmfrakturen Extensionsfrakturen	Nicht dislozierte stabile Frakturen ohne wesentliche Deviation, bis zum 8. Lebensjahr Cuff and Collar nach Blount. Bei starker Deviation Reposition in Narkose und Oberarmgips in 90° Beugung für 2 bis 3 Wochen. Instabile Frakturen Reposition in Narkose und Gips, evtl. Operation bei schlechter Stellung (Kirschner-Draht-Plattenfixation)

Tabelle **27** a (Fortsetzung)

Flexionsfrakturen Prognose: Bei geringer Dislokation gut, sonst öfters Bewegungseinschränkungen, Rotationsfehler mit Cubitus-valgus-et-varus-Fehlstellungen, periartikuläre Verkalkungen. Komplikationen: Durchblutungsstörungen, Volkmannsche Kontraktur, Nervenverletzungen	Meist konservativ nach Reposition im Oberarmgips
Epicondylus ulnaris Prognose: gut, selten geringe Bewegungseinschränkung	Bei nicht dislozierter Epiphyse Behandlung konservativ im Oberarmgips in Beugung von 90° für 3 bis 4 Wochen. Dislozierte Frakturen: offene Reposition mit Osteosynthese
Epicondylus radialis Prognose: gut, gelegentlich Streckhemmung, Schmerzen, Cubitus varus	Meist Operation mit exakter Reposition und Kirschnerdraht- oder Schraubenfixation (Abb. **125**) (Epiphysenverletzung)
Epicondylus-radialis-et-ulnaris-Fraktur Prognose: gut	Brüche ohne wesentliche Dislokation konservativ, sonst Operation durch Osteosynthese
Capitulum-radii-Fraktur Prognose: gut, cave! besonders bei offener Reposition Durchblutungsstörungen mit Radiusverkürzung, Valgusdeformität, Synostosen	Meist konservativ. Dislokationen des Radiusköpfchens zwischen 30 und 60°. Darüber hinaus und bei Luxationsgefahr Operation (gute Fähigkeit zur Spontankorrektur)
Olekranonfraktur Prognose: gut, bei exakter Reposition	Meist konservativ im Oberarmgips in leichter Beugung für 3–4 Wochen. Wenn disloziert, Op. durch Zuggurtungsosteosynthese
Luxation des Ellenbogengelenkes	Reposition in Narkose, bei Bandverletzung Operation (Epikondylenbandausrisse)
Luxation Radiuskopf (Cave: Monteggia-Fraktur mit Ulnafraktur)	Reposition in Narkose. Bei Bandverletzung Op. (Lig. anulare)

Tabelle **27** a (Fortsetzung)

Unterarm Prognose: gut Gute Spontankorrektur von Achsenfehlern, vorwiegend bei jüngeren Kindern, besondes des proximalen und distalen Radius. Frakturen in der Schaftmitte erlauben nur geringe Abweichungen	Meist konservativ, nach Reposition in Narkose im Oberarmgipsverband. Operation selten bei offenen Frakturen oder wegen Interposition nicht reponibler bzw. nicht stabilisierbarer Frakturen
Monteggia-Fraktur (Fraktur proximale Ulna mit Luxation Humeroradialgelenk) Prognose: gut bei exakter Reposition	Meist konservativ durch Korrektur der Ulnaabweichung. Dadurch meist Spontanreposition des Radius. Operation, wenn Luxation des Radius nicht zu beheben ist und bei instabilen Frakturen der Ulna
Finger	Meist konservativ. Bei instabilen Frakturen, Repositionshindernissen und Bandrupturen Operation

Tabelle **27** b Frakturen der unteren Extremitäten

Hüftluxation Prognose: günstiger als bei Erwachsenen, Komplikationen sind avaskuläre Hüftkopfnekrose, Pfannenwachstumsstörung durch Verletzung der Y-Fuge, frühzeitiger Epiphysenschluß	Reposition in Narkose mit nachfolgender Extension bei Instabilität, Becken-Bein-Gipsverband
Schenkelhalsfraktur Komplikation: aseptische Nekrose, vorzeitiger Epiphysenschluß (Schenkelhalspseudarthrose)	Operation mit offener Reposition, Gelenkentlastung, Spongiosaschraubenosteosynthese, Becken-Bein-Gips. Bei älteren Kindern bei übungsstabiler Osteosynthese keine Gipsfixation notwendig
pertrochantere Frakturen	Evtl. konservativ durch femurkondyläre Extension in Rechtwinkelstellung von Hüfte und Kniegelenk für 4 Wochen, danach Becken-Bein-Gips
subtrochantere Femurfrakturen	Meist konservativ möglich, bei stärkeren Rotationsfehlern Operation (Plattenosteosynthese)

Tabelle **27** b (Fortsetzung)

Femurschaftfrakturen Prognose: gut	Meist konservativ bis zum 10. Lebensjahr, kurze Konsolidierungszeiten und hoher Korrektureffekt. Versuch der Korrektur durch Extension, besonders bei Verkürzungstendenz. Achsenfehler von mehr als 20° sollten nicht toleriert werden. Sonst erhöhtes Mehrwachstum zu erwarten. (Overhead-Pflaster-Extension, Kirschner-Draht-Extension, Weber-„Bock")
suprakondyläre Oberschenkelfrakturen	Konservative Reposition mit Becken-Bein-Gips, evtl. perkutane Kirschner-Draht-Fixation der Bruchstücke
Kniegelenk distale Femurepiphysenlösung + Metaphysenkeil	Reposition, Oberschenkelgips Konservativer Versuch, bei Interposition von Weichteilen (Muskulatur, Periost) offene Reposition mit Kirschner-Draht-Zugschraubenfixation
Epiphysenfrakturen Komplikationen: Fugenschädigung, Beinlängendifferenz, Varus-/Valgusfehlstellungen	Operativ exakte Reposition der Fragmente
Patella Prognose: bei exakter Reposition gut	Ohne Dislokation konservativ, Brüche mit Dislokation offene Reposition + Kirschner-Draht-Zuggurtung
Osteochondrale Frakturen im Kniegelenk (flake frakture) Prognose: gut	Offene Reposition mit Fixation der Fragmente (Kirschner-Drähte/Schrauben)
Epiphysenfrakturen proximale Tibia (Wachstumsstörungen in 1/3 der Fälle)	Exakte Reposition, Gipsruhigstellung, evtl. Kirschner-Draht- oder Schraubenfixation
Eminentia intercondylaris Prognose: gut bei exakter Reposition	Wenn disloziert, Operation (mit Zugschraubenosteosynthese bzw. Kirschner-Draht-Fixation)
Tuberositas tibiae-Fraktur: selten partieller Fugenschluß mit Genu recurvatum-Fehlbildung	Meist konservativ. Bei dislozierten Frakturen Reposition und Kirschner-Draht-Schraubenfixation

Tabelle **27** b (Fortsetzung)

Unterschenkelfrakturen Prognose: gut bei exakter Reposition, selten Pseudarthrose, Achsenfehler Komplikation: Kompartment-Syndrom	Allgemein konservativ mit Beseitigung von Fehlstellungen. Korrekturpotenz im Unterschenkelbereich sehr gering. Oberschenkelgips für 4 bis 6 Wochen. Operation nur in Ausnahmefällen bei offenen Frakturen, Gefäß- und Nervenverletzungen
Sprunggelenksfrakturen Prognose: gut bei exakter Reposition	Dislozierte Epiphysenfrakturen müssen offen reponiert und fixiert werden. Bandverletzungen mit Subluxation des Talus sowie Syndesmosenrupturen bei älteren Jugendlichen sind operativ zu behandeln
Fußwurzel-/Zehenfrakturen Prognose: gut	Vorwiegend konservativ. Unterschenkelgips, evtl. Zügelverbände. Bei stark dislozierten Frakturen oder Fragmentabsprengungen evtl. Operation mit Schrauben, Kirschner-Draht-Osteosynthese

Tabelle **27** c Beckenfrakturen

	Vornehmlich konservativ, Becken- Bein-Gipsverband. Bei dislozierten Frakturen und Kombinationsverletzungen evtl. Operation
Dislozierte Acetabulumbrüche (immer Epiphysenfrakturen)	Operation – Plattenosteosynthese

Tabelle **27** d Wirbelfrakturen

Frakturen ohne Verletzung der Wachstumszone keilförmige Kompression ventral Prognose: gut mit Spontankorrektur	Bettruhe und/oder Dreipunktekorsett (3–6 Mon.), Schonung, Schwimmen, Physiotherapie, Kontrolle bis Wachstumsabschluß nur bei Kompressionen über 15° notwendig
kombinierte ventrale laterale Kompression Prognose: spontane Aufrichtung deutlich geringer	Funktionelle Behandlung mit Bettruhe, Dreipunktekorsett (6 Mon.), Schonung, Schwimmen, Physiotherapie, Kontrollen bis Wachstumsabschluß

Tabelle **27** d (Fortsetzung)

Frakturen mit Verletzung der Wachstumszone (Deckplatten-Trümmerbrüche, Luxationsfrakturen) Prognose: gestört durch potentielle Wachstumsstörung, begleitende Paraplegie, Kyphose und/oder Skolioseentwicklungen gestört	Sofortige Reposition (geschlossen oder operativ), Fixateur interne nach Dick-Harrington, Korsett, Physiotherapie, evtl. sekundäre Spondylodese bei progredienter Verkrümmung in Frakturhöhe oder distal davon (Lähmungsskoliose), Kontrolle bis Wachstumsabschluß

Tabelle **28** Ursachen für pathologische Frakturen

- Idiopathische juvenile Osteoporose
- endokrin (z. B. Cushing-Syndrom)
- metabolisch stoffwechselbedingt (z. B. Gaucher-Syndrom)
- Knochentumoren, juvenile Knochenzyste (Abb. **126**), nicht ossifizierendes Fibrom, osteogenes Sarkom
- fibröse Dysplasie
- entzündlich
- Osteogenesis imperfecta
- Ostitis fibrosa generalisata
- neuromuskuläre Erkrankungen (Meningomyelozele, muskuläre Dystrophie, zerebrale Bewegungsstörungen, Arthrogrypose)
- Metastasen
- Streßfrakturen (durch Überbeanspruchung des Skeletts ohne Trauma), selten komplette Fraktur (durch Schonung und Gipsruhigstellung in der Regel Abheilung)

Frakturheilungsstörungen, wie Pseudarthrosen, Refrakturen, Sudecksche Dystrophien und Infektionen, sind bei Kindern selten.

Pathologische Frakturen

Pathologische Frakturen kommen im Kindesalter selten vor und sind meist das Ergebnis bestimmter Krankheitsbilder (Abb. **126**, Tab. **28**).

Weiterführende Literatur

Bernbeck, R., G. Dahmen: Kinderorthopädie. Thieme, Stuttgart 1976

Brocher, J. E. W., H.-G. Willert: Differentialdiagnose der Wirbelsäulenerkrankungen, 6. Aufl. Thieme, Stuttgart 1980

Carter, C. O., J. A. Wilkinson: Genetic and environmental factors in the etiology of congenital dislocation of the hip. Clin. Orthop. 33 (1964)

Cotta, H.: Orthopädie. Thieme, Stuttgart 1984

Debrunner, A. M.: Orthopädie der Störungen des Bewegungsapparates in Klinik u. Praxis. Huber, Bern 1983

Debrunner, H. U.: Orthopädisches Diagnostikum, 4. Aufl. Thieme, Stuttgart 1982

Endler, F.: Orthopädische Röntgendiagnostik. Thieme, Stuttgart 1984

Hohmann, G.: Orthopädie in Praxis und Klinik, 2. Aufl. Thieme, Stuttgart 1984

Hohmann, D., R. Uhlig: Orthopädische Technik, 7. Aufl. Enke, Stuttgart 1982

Idelberger, K. H.: Lehrbuch der Orthopädie. Springer, Berlin 1984

Jentschura, G.: Haltungsschäden bei Kindern und Jugendlichen. Enke, Stuttgart 1977

Kalbe, U.: Die Cerebral-Parese im Kindesalter. Fischer, Stuttgart 1981

Köhler, A., E. A. Zimmer: Grenzen des Normalen und Anfänge des Pathologischen im Röntgenbild des Skeletts, 12. Aufl. Thieme, Stuttgart 1982

Krämer, J.: Konservative Behandlung kindlicher Luxationshüften. Enke, Stuttgart 1982

Lovell, W. W., R. B. Winter: Pediatric Orthopaedics. Lippincott, Philadelphia 1978

Meschan, I.: Analyse der Röntgenbilder. Klinische Radiologie in 3 Bänden. Enke, Stuttgart 1978

Ozonoff, M. B.: Pediatric Orthopedic Radiology. Saunders, Philadelphia 1979

Parsch, K. D., K.-P. Schulitz: Das Spina-bifida-Kind. Thieme, Stuttgart 1972

Rizzi, M. A.: Die menschliche Haltung und die Wirbelsäule. Hippokrates, Stuttgart 1979

Salter, R. B.: Textbook of Disorders and Injuries of the Musculoskeletal Systems, 2. Aufl. Williams & Wilkins, Baltimore 1983

Schinz, H. R.: Lehrbuch der Röntgendiagnostik, Band II, Teil 1/2. Thieme, Stuttgart 1981

Sauer, H.: Das verletzte Kind. Thieme, Stuttgart 1984

Sharrard, W. J. W.: Pediatric Orthopaedics & Fraktures. Blackwell, Oxford 1971

Spranger, J., L. O. Langer, H. R. Wiedemann: Bone Dysplasias. Fischer, Stuttgart 1974

Sutherland, D. H.: Gait Disorders in Childhood and Adolescence. Williams & Wilkins, Baltimore 1984

Tachdyian, M. O.: Pediatric Orthopaedics. Saunders, Philadelphia 1972

Tönnis, D.: Die angeborene Hüftdysplasie und Hüftluxation im Kindes- und Erwachsenenalter. Springer, Berlin 1984

Tönnis, D.: Hüftluxation und Hüftkopfnekrose bei verschiedenen konservativen und operativen Einrenkungsverfahren der angeborenen Hüftluxation. Enke, Stuttgart 1978

Wagenhäuser, F. J.: Die Haltungsstörungen der Wirbelsäule. Vertebragene Syndrome. Karger, Basel 1973

Zippel, H.: Wirbelgleiten im Lendenbereich. Barth, Leipzig 1980

Sachverzeichnis

B

C

E

F

M

N

O

P

W

X

Y

Z